住院医师规范化培训精品案例教材

总主审：王成增　　总主编：姜　勇

# 儿科学

本册主编　王怀立　张建江　王　叨

郑州大学出版社

**图书在版编目(CIP)数据**

儿科学 / 王怀立，张建江，王叨主编. -- 郑州 :
郑州大学出版社，2024.8
住院医师规范化培训精品案例教材 / 姜勇总主编
ISBN 978-7-5773-0276-8

Ⅰ. ①儿…　Ⅱ. ①王… ②张… ③王…　Ⅲ. ①儿科学
-职业培训-教材　Ⅳ. ①R72

中国国家版本馆 CIP 数据核字(2024)第 070330 号

**儿科学**
ERKEXUE

| | | | |
|---|---|---|---|
| 项目负责人 | 孙保营　李海涛 | 封面设计 | 苏永生 |
| 策划编辑 | 陈文静 | 版式设计 | 苏永生 |
| 责任编辑 | 陈　思　苏靖雯 | 责任监制 | 李瑞卿 |
| 责任校对 | 张若冰　赵佳雪 | | |

| | | | |
|---|---|---|---|
| 出版发行 | 郑州大学出版社 | 地　　址 | 郑州市大学路 40 号(450052) |
| 出 版 人 | 卢纪富 | 网　　址 | http://www.zzup.cn |
| 经　　销 | 全国新华书店 | 发行电话 | 0371-66966070 |
| 印　　刷 | 辉县市伟业印务有限公司 | | |
| 开　　本 | 850 mm×1 168 mm　1 / 16 | | |
| 印　　张 | 16.5 | 字　　数 | 479 千字 |
| 版　　次 | 2024 年 8 月第 1 版 | 印　　次 | 2024 年 8 月第 1 次印刷 |

| | | | |
|---|---|---|---|
| 书　　号 | ISBN 978-7-5773-0276-8 | 定　　价 | 69.00 元 |

# 编委会名单

# 作者名单


主　编　王怀立　张建江　王　叨

副主编　禚志红　李树军　王　军　史长松　金志鹏　娄　丹

编　委　（以姓氏笔画为序）

卫海燕（河南省儿童医院）
马　威（郑州大学第一附属医院）
王　叨（郑州大学第一附属医院）
王　军（郑州大学第一附属医院）
王芳洁（河南省儿童医院）
王怀立（郑州大学第一附属医院）
田凤艳（郑州大学第一附属医院）
史长松（河南省人民医院）
冯　嵩（郑州大学第一附属医院）
刘翠华（河南省儿童医院）
孙慧清（河南省儿童医院）
李小芹（河南省儿童医院）
李树军（新乡医学院第一附属医院）
杨玉霞（郑州大学第三附属医院）
吴　静（郑州大学第一附属医院）
张　园（郑州大学第一附属医院）
张　曼（郑州大学第一附属医院）
张建江（郑州大学第一附属医院）
张艳丽（郑州大学第三附属医院）
张素琴（郑州大学第一附属医院）
张晓莉（郑州大学第三附属医院）
张继要（郑州大学第一附属医院）
金志鹏（河南省儿童医院）
赵德安（新乡医学院第一附属医院）
娄　丹（河南科技大学第一附属医院）
徐发林（郑州大学第三附属医院）
曹　璐（郑州大学第一附属医院）
韩玫瑰（新乡医学院第一附属医院）
程秀永（郑州大学第一附属医院）
禚志红（郑州大学第一附属医院）

编写秘书　王　越（郑州大学第一附属医院）
　　　　　姚　运（郑州大学第一附属医院）

# 前言

随着全国各地住院医师规范化培训（简称规培）制度的深入开展与实施，规培已成为医师成长的必经之路。在日常的临床工作中，有很多具有代表性的教学案例值得初学者学习借鉴。然而，由于各种原因，至今未将其编写成册供广大规培生参考学习，因此，编写一套以“临床案例”为载体的规培教材显得尤为重要。

住院医师规范化培训是临床医师从基础走向临床的关键一步。规培生是否能有效地将理论知识成功运用于临床知识，一方面取决于自己平时的知识储备，另一方面也取决于是否善于理论联系实际，学以致用。然而，医学知识浩瀚如海，“灯塔”显得尤为重要。目前国内关于住院医师规范化培训方面的书籍并不多，并且成系统的、以临床能力（胜任力）为导向的规培相关书籍基本没有。基于此，我们围绕国家和河南省出台的《住院医师规范化培训细则》规定的培训目标和核心能力要求，结合考核标准，以规定的相关病种为载体，强调住院医师临床思维能力的构建。

本教材所有的案例均来自日常积累的真实病例。从每一个典型的案例切入，在病史采集、查体、诊断、治疗及病情变化等环节逐步深入，在阐述疾病诊疗的全过程中不断地抛出问题，启发学生思考，并结合国内外最新文献逐一解答疑问，使学生如同身临其境，在全程参与的过程中逐步形成系统的临床思维。最后，我们会推荐该病例相关的书籍及文献供大家参考学习。

本教材的编写形式特别，以病例为载体，将理论知识及临床知识有机结合，由浅入深，循序渐进。编写人员是选自省内各大规培单位中具有丰富临床教学经验及深厚学术造诣的儿科专家。经过精心筛选，最终共选入了包括儿童保健及营养障碍疾病、小儿危重病、感染性疾病、新生儿疾病、消化系统疾病、呼吸系统疾病、循环系统疾病、泌尿系统疾病、血液系统疾病、神经系统疾病、风湿免疫性疾病、内分泌及遗传代谢性疾病等 12 个章节，共计 48 个典型病例。所选病种均为规培细则中要求学习的病种，非常适用于广大规培生日常工作中学习参考，从而更好地帮助规培生拓展临床思维，提高解决实际问题的能力，进而提高临床胜任力。

编委们在编写工作中付出了巨大的努力，各专业的编委均设置有组长审核，最后由主编再次审核，从而确保本书的可读性。感谢他们的辛勤付出。同时也感谢编委会的各位老师的指导，确保本丛书在有限的编写时间内如期和大家见面。不足之处请广大读者多提宝贵意见。

编者

2024 年 1 月

# 目 录

## 第一章 儿童保健及营养障碍疾病



## 第二章 小儿危重病



## 第三章 感染性疾病

## 第四章　新生儿疾病



## 第五章　消化系统疾病



## 第六章　呼吸系统疾病

## 第七章　循环系统疾病



## 第八章　泌尿系统疾病



## 第九章　血液系统疾病



## 第十章　神经系统疾病

## 第十一章　风湿免疫性疾病



## 第十二章　内分泌及遗传代谢性疾病

# 第一章　儿童保健及营养障碍疾病

## 案例 1　儿童健康体检

### 一、病历资料

#### (一)门诊接诊

患儿,男,1 岁。

1. 代主诉　1 岁健康体检。

2. 问诊重点　询问出生史、喂养方式、添加辅食情况,详细了解生长发育史,关注既往是否患有婴儿期常见的消化系统疾病、营养缺乏性疾病,询问体重、身高增长和出牙情况及语言、动作等发育情况,针对健康风险及疾病的筛查也是体检非常重要的一部分,同时应详细询问疫苗接种情况。

3. 问诊内容

(1)一般信息:核对患儿年龄、性别等信息,参照生长曲线(建议采用中国 0~18 岁儿童生长参照标准及生长曲线)推测其身长(高)及体重在正常情况下所应处的大致位置,并与既往体检资料对比。部分未正规体检的孩子,其家长较难提供孩子既往身长(高)、体重的具体数值,可通过询问孩子与周围同年龄、同性别孩子有无差距,推算大概的生长发育情况。

(2)个人史:患儿第几胎第几产,是否足月,询问出生分娩方式、出生身长、体重和阿普加(Apgar)评分情况,是否有围产期损伤(如产钳助产、窒息抢救史)等;生后喂养以何种乳品为主,具体占比,了解添加辅食情况、进食情况和大小便及睡眠情况;询问体重、身长(高)变化情况、乳牙萌出时间及颗数,了解运动发育和智能发育情况等;预防接种史是否按时进行。

(3)既往史:有无患病史,若有应询问患病时间和诊治情况;有无食物、药物过敏史,有无不良物理、化学或生物环境因素暴露史,有无输血及血液制品史。

(4)家族史:记录家族成员身体状况和疾病史,父母是否近亲婚配,母亲孕期健康状况,家族中有无遗传代谢性疾病史,父母对患儿的关爱程度及家庭环境等情况。

**问诊结果**

患儿,男,1 岁,前来健康体检。患儿无恶心、呕吐,无皮疹、腹泻,无发热、咳嗽,无夜惊、烦躁不安等情况,食欲正常,大小便未见异常。近来 3 个月体重增加 1 kg,自述身长增加大致正常。夜间睡眠时间约 10 h,白天睡眠时间约 2 h。系第 1 胎第 1 产,足月顺产,母亲孕期无感染性疾病、接触放射线、服用药物或接触毒物等病史。出生体重 3.5 kg,身长 51 cm。否认出生窒息抢救史,出生 Apgar 评分 1 min 及 5 min 均为 10 分。生后母乳喂养至今,生后半个月添加维生素 A、维生素 D 至今，6 月龄逐渐添加富含铁的米粉，8 月龄添加肉末，目前辅食摄入种类及量可。3 月龄竖头稳，身长 62 cm，体重 7.1 kg；4 月龄会翻身；5 月龄萌牙；6 月龄独坐稳，叫名字有反应；8 月龄会表示“欢迎、再见”等，8 月龄身长 72 cm，体重 9 kg；9 月龄会四肢爬。目前独站数秒，可迈步，会旋转瓶盖，能懂得人的表情，会有意识叫爸爸、妈妈。按计划进行预防接种。既往健康，否认慢性疾病及用药史，无食物及药物过敏史，无不良理化、生物环境因素暴露史。父母身体健康，父亲 27 岁，母亲 26 岁，非近亲婚配，家族中无传染病、慢性病、遗传代谢性等疾病史。家庭环境和谐。

4. 思维引导　儿童的体格发育评估往往是发现疾病的第一站。根据国家建议的体检时间，婴儿分别在生后的 42 天、3 个月、6 个月、8 个月和 12 个月要进行一次体检。儿童保健医生的主要任务是监测和评估儿童的健康发育状况，并针对性地提出有效的建议。儿童生长发育既有连续性又有阶段性，在不同的年龄阶段，有着不同的发育标志，对不同年龄儿童进行体检有不同的关注重点。婴儿期是生长发育最快的时期，消化功能尚未成熟，易发生消化紊乱和营养缺乏性疾病；该时期也是神经发育的关键时期，运动从先天性无条件反射到逐渐形成复杂动作；此阶段应关注营养状况和发育状况，其中体格发育和神经心理发育筛查是重点。儿童发育里程碑是指在特定时间范围内获得的技能。如婴儿 3 月龄会竖头；4 月龄会翻身；6 月龄会坐；9 月龄会发“ba、ma”音；1 岁会走，会指认爸妈等。在问诊中应对母亲孕期情况，出生史，患儿语言、运动、智能（力）发育等方面进行询问。若患儿有宫内营养不良、早产、多胎等情况，需要评估出生时是否属于小于胎龄儿，小于胎龄儿中有部分患儿可能出现生长持续不追赶；若疑似发育落后需要更加详细了解围生期的有关情况，如母亲孕期有无病毒感染、营养不良、妊娠高血压或其他疾病，有无吸烟、特殊用药等，有无习惯性流产病史，同时应注意染色体疾病和相关的综合征，若智能有倒退趋势，须警惕遗传性神经系统变性疾病。对于生长发育障碍、智能发育落后、性发育异常或有遗传性疾病家族史者，应做详细的家系调查和家谱分析，特别要询问家族中是否有新生儿或儿童死亡、精神发育迟缓、先天性缺陷、癫痫发作、已知的某种遗传病、近亲结婚、不育、流产和死产等情况。此患儿母孕期无特殊情况，出生史无异常，无生长发育迟缓的表现，达到发育的里程碑。注意体格检查各个系统的相关情况。

### （二）体格检查

1. 重点检查内容及目的

（1）体格发育指标的测量：如体重、身长、顶臀长、头围、胸围、腹壁皮下脂肪厚度、身材（顶臀长/身长）是否匀称。

（2）全身各器官检查：应进行详细体格检查，全面评估，系统分析患儿的体格检查特点。注意儿童的精神反应情况、皮肤毛发、前囟状态、颅骨骨缝情况、眼睛、口腔及牙齿情况，有无斜颈，有无漏斗胸、鸡胸等胸廓异常，肺部听诊有无啰音，心脏听诊有无杂音（排除先天性心脏病），有无肝、脾大，脊柱有无畸形，关节活动是否异常，是否有多、并指（趾）或异常手纹，外生殖器有无异常，男孩应关注睾丸是否降至阴囊中，有无鞘膜积液，检查四肢肌力、肌张力等。应注意有无婴幼儿常见疾病（如维生素 D 缺乏性佝偻病、贫血、锌缺乏症等）的体征，有无慢性疾病的体征及骨骼畸形等。体检为疾病筛查提供初步的重要线索。

**体格检查结果**

T 36.2 ℃，P 102 次/min，R 28 次/min，身长 76.5 cm，体重 10.3 kg，头围 46 cm，胸围 46.1 cm，上臂围 14.1 cm，顶臀长 48.0 cm，顶臀长/身长 = 0.63，神志清，反应好，全身皮肤黏膜

无黄染、苍白、皮疹、出血点，浅表淋巴结未触及肿大。无特殊面容。头颅无畸形，前囟 0.5 cm×0.5 cm，平软，眼外观无异常，视物时无凑近、眯眼、皱眉，双侧巩膜无黄染，结膜无苍白，无脓性分泌物。双侧瞳孔等大等圆，外耳道无畸形，口唇颜色红润，咽腔无充血，牙齿 6 颗，无龋齿。颈软，无抵抗，双侧甲状腺未触及肿大，双侧胸廓对称，无鸡胸、漏斗胸，无肋缘外翻，无郝氏沟，双肺呼吸音清，呼吸 28 次/min，未闻及干、湿啰音，心音有力，心律齐，心率 102 次/min，各瓣膜听诊区未闻及病理性杂音。腹平软，皮下脂肪厚度约 8 mm，肝右肋下 1 cm，质软，边缘光滑，脾左肋下未触及肿大，双肾区无叩击痛。四肢关节活动自如，指（趾）无畸形，未见异常手纹，双下肢无水肿，脊柱无侧弯。生殖器呈男性外观，双侧阴囊可触及睾丸，睾丸容积 1 mL，未见鞘膜积液。四肢肌力及肌张力正常，生理反射存在，病理征阴性。专科查体：表情丰富，叫名有反应，会懂得人的表情，会有意识地叫爸爸、妈妈，独坐自如，会扶蹲，能独站，可迈步，会捏小丸，会旋转瓶盖，一步指令完成好。

2. 思维引导　儿童的生长发育有着一定的规律。身长和体重在第 1 年为生后的第 1 个生长高峰，至青春期出现第 2 个生长高峰；各系统、器官生长发育不平衡：神经系统发育较早，大脑在生后 2 年内发育较快，生殖系统发育较晚；生长发育受遗传、环境等多因素影响，存在个体差异，评价时需要综合考虑。婴儿期是出生后生长和发育最快的时期，尽早筛查生长或发育迟缓，及时处理对改善预后有积极作用。有效地评估儿童生长与发育则需要定期观察。

儿童常用的形态指标：身长（高）、体重、头围、胸围、上臂围、皮下脂肪、身材比例与匀称度等。准确地测量有助于评价指标是否在正常范围。

此患儿，男，1 岁，身长 76.5 cm，体重 10.3 kg，身长及体重均位于同种族、同年龄、同性别正常儿童生长标准曲线的第 50 百分位数左右，头围正常，皮下脂肪厚度正常，身材比例匀称，正常月龄添加辅食，饮食结构均衡，生长趋势良好，睡眠时间及节律正常，体格检查未发现提示营养性贫血、佝偻病、锌缺乏症、先天性心脏病、甲状腺功能减退症及其他系统疾病的体征。可根据患儿的病史、体检等实际情况选择相应的化验检查。

### （三）辅助检查

1. 主要内容及目的

（1）血常规、尿常规、大便常规：排查血液系统、肾疾病、消化系统疾病。

（2）神经心理发育评价：丹佛发育筛查测验（Denver Development Screen Test，DDST）。

（3）根据实际情况可选择以下检查：①25-羟基维生素 $D_3$，可协助诊断维生素 D 缺乏性佝偻病。②微量元素，可排除锌缺乏症、铅中毒等。③肝、肾功能，可排查肝、肾损害。

**辅助检查结果**

（1）血常规：白细胞计数（WBC）$6.58\times10^9$/L，中性粒细胞百分数（N%）28.8%，淋巴细胞百分数（L%）60.8%，红细胞计数（RBC）$4.11\times10^{12}$/L，血红蛋白（Hb）118 g/L，血小板计数（PLT）$203\times10^9$/L。

（2）尿常规：尿比重 1.016，淡黄色，透明，白细胞（-），蛋白（-），上皮细胞（-），霉菌（-），隐血（-），葡萄糖（-），酮体（-）。

（3）大便常规：黄色，软便，黏液（-），白细胞（-），红细胞（-），潜血（-），霉菌（-），未见脂肪球、食物残渣及虫卵。

(4)25-羟基维生素 $D_3$:35 ng/mL。

(5)神经心理发育评价:DDST 正常。

2. 思维引导 经过问诊、体格检查、实验室检查,该男婴,1 岁,存在如下情况:①身长、体重均位于同种族、同年龄、同性别正常健康儿童生长曲线的第 50 百分位数左右,前囟、头围、皮下脂肪厚度等均在正常范围内;②出生后第一年身长增加 25.5 cm,体重增加 6.8 kg,增加趋势(生长速度)大致正常;③体格检查未发现提示疾病的阳性体征,初步化验血常规、尿常规、大便常规、25-羟基维生素 $D_3$ 等正常,进一步排除贫血、营养性维生素 D 缺乏性佝偻病、营养不良、寄生虫感染等疾病;④出生情况无特殊,无遗传性等疾病家族史,既往体健,目前通过 1 岁发育里程碑,DDST 正常,排除发育迟缓。

儿童神经心理发育的生理基础是神经系统的生长发育。不同年龄期儿童心理和行为发育有一定的特点,并遵循一定的规律和原则。儿童神经心理发育的水平表现在感知、运动、语言和心理过程等各种能力及性格方面。婴幼儿期对这些能力和性格特点的检查统称为发育测试或发育评估。DDST 是国内应用较广的发育评价和智能筛查工具,其测查和评价方法相对简便、易操作。DDST 适用范围:用于 0 ~6 岁儿童智能发育水平的监测(最适年龄≤4.5 岁),可作为精神发育迟缓的筛查工具。量表设计:量表包括 104 个项目,按测试内容分为 4 个能区,即个人-社会、精细动作-适应性、语言、粗大运动,各项目与年龄段相对应。DDST 是发育性测试筛查,若筛查异常或可疑,应注意复查或进一步行诊断性评定,它不能替代诊断性评定,对小儿目前和未来智力发展潜能无预测作用。

### (四)初步评价

结合患儿上述病史、查体、实验室检查结果,初步评价:①体格发育正常(中等水平);②智能发育筛查正常。

## 二、健康指导

### (一)生长发育指导

1. 合理科学喂养 世界卫生组织目前推荐纯母乳喂养至 6 个月,母乳喂养可持续至 2 岁。婴儿 6 个月以后开始添加辅食,推荐以富含铁的米粉作为首次添加的食品,辅食的添加遵循由少到多、由稀到稠、由一种到多种循序渐进的原则。1 岁以后幼儿可逐渐尝试淡口味的家庭膳食,同时保证充足的能量和优质蛋白质的摄入;婴幼儿自我进食欲望变强、好奇心重,注意力容易转移,且善于模仿,喂养者需要引导其用餐行为,每次进餐时间不宜过长或过短,20 min 左右即可,鼓励进食,但不强迫喂养,做到回应性喂养。

2. 加强户外活动、养成良好的生活习惯 增加户外活动可增加皮肤合成维生素 D,但婴儿皮肤娇嫩,考虑到紫外线对儿童皮肤的损伤,户外晒太阳注意循序渐进,逐步延长晒太阳的时间,平均户外活动应在 1 ~2 h/d。注意补充维生素 D 制剂,以防止佝偻病的发生。科学规律安排孩子的睡眠、进食、排便、游戏等活动。

3. 定期监测生长发育指标、预防疾病 指导家长坚持使用生长发育监测图,及时监测,预防常见营养性疾病的发生。每 3 ~6 个月体检 1 次,筛查缺铁性贫血,进行眼保健和口腔保健。随当地社会进行疫苗接种,增强传染病的免疫力。注重手卫生,饭前、便后要洗手,防止感染性疾病发生。预防异物吸入、烫伤、跌伤等意外伤害的发生。

### (二)挖掘早期潜能

儿童神经心理发育遵循一定的规律,但影响因素较多。儿童早期发展越来越受到国家的重视,它的最终目标是帮助儿童发挥最大的潜能。大力促进儿童各项技能的发展。在运动方面，利用色彩鲜艳、有声的玩具促进儿童的视听觉发育和各种运动能力的发展，可根据不同阶段运动发育的特点，针对性地进行一些身体活动训练，例如训练爬行、独站、跑跳等。鼓励婴幼儿在养育者视线范围内安全地爬行、活动，并引导儿童独立行路，如果迈步不稳，可借助家具或其他固定的物品。在语言方面，父母应该重视与儿童的交流，利用各种游戏、故事情景帮助儿童的语言发展。婴儿期处于语言发育的前语言阶段，此阶段为儿童的语言表达和理解做了大量的准备工作。9～12个月婴儿经常会模仿成人的语音，养育者可用简单重复的言语和婴儿交流或进行假扮性游戏互动等提高婴儿的语言理解能力。

### （三）思维引导

此1岁婴幼儿，通过问诊、体检和实验室检查，获取了儿童基本情况，临床上对生长发育进行评估，均在正常范围内。儿童体检工作中监测健康发育比治疗儿童疾病的内容更广泛，包括对儿童体格生长、全身系统发育评估（含认知和心理发育水平的评估）以及鉴别与处理儿童生长发育相关问题。其中体格生长发育评估包括生长水平评价、生长速度评价、身材匀称度评价及成熟度评价。生长水平评价在婴幼儿体检中经常应用，也是大多数家长最关心的内容，评价时将测量值和中国0～18岁儿童生长参照标准及生长曲线比较，获得该儿童在同种族、同年龄、同性别人群中所处的位置；生长速度评价指的是通过定期、连续测量获得在一定时间内的增长值；成熟度评价指包括性发育评估和骨龄评价，多用于年长儿。儿童全身系统发育评估涉及多方面，婴儿期是神经系统发育关键期，常规从运动能力、社交能力、语言认知能力等方面入手对神经系统进行评估和筛查。需要注意的是，儿童的生长发育是一个动态过程，此时结果仅仅代表目前体检与同年龄正常儿童相仿，需要动态监测及观察之后的生长发育是否偏离正常。同时加大科普宣传，对于高危儿做好档案管理，提高家长对婴儿定期体检的重视。对患儿有针对性地进行实验室检查，如新生儿期尿常规异常、儿童或相关疾病高危儿童可进行肾功能的监测；对有高危因素的儿童可进行血糖监测；对有听力障碍高危因素的婴幼儿定期听力筛查；对有运动落后、腓肠肌肥大等临床怀疑进行性肌营养不良的儿童进行血清肌酶检查；对具有潜在重金属污染风险的高危儿童可进行重金属筛查等；以便防患于未然，早期发现疾病。

## 三、思考与讨论

生命早期大脑快速发育的过程受到遗传、生物及社会心理因素综合影响，早期高危因素暴露可导致大脑结构及功能受损，进而影响儿童认知及社会情绪发展。儿童定期进行健康检查能及早发现健康风险问题。儿童保健工作不仅仅是要消除疾病和致病因素对儿童的伤害，同时要保障并促进儿童获得体格、社会情绪以及认知语言能力的全面发展。儿童早期发展是回报率最高的人力资本投资，它的最终目标是提高人口综合素质。从怀孕到8岁，是儿童体格、认知及情绪发育最关键的时期，重点是从怀孕到3岁。儿童早期是发育关键期，尤其是对其今后成长及学习至关重要的阶段。具体实践中应按照国务院《“健康中国2030”规划纲要》文件精神，规范开展儿童健康体检服务。1岁是人生体格发育的第一个高峰期，容易出现贫血、佝偻病、消化不良等，同时需要关注各个能区（运动、语言、认知等）发育能否达到里程碑，以免漏掉发育迟缓的诊断。

## 四、练习题

1. 常用的测量儿童体格发育的指标有哪些？
2. 如何进行1岁婴儿的生长发育指导？

## 五、推荐阅读

[1]中国医师协会儿科医师分会,中国儿童体检专家共识小组.中国儿童健康体检专家共识[J].中国实用儿科杂志,2022,37(8):561-566.

[2]王卫平,孙锟,常立文.儿科学[M].9版.北京:人民卫生出版社,2018.

[3]陈荣华,赵正言,刘湘云.儿童保健学[M].5版.南京:江苏凤凰科学技术出版社,2017.

[4]黎海芪.实用儿科保健学[M].北京:人民卫生出版社,2016.

[5]中华医学会儿科学分会内分泌遗传代谢学组,中华医学会儿科学分会儿童保健学组,中华儿科杂志编辑委员会.儿童体格发育评估与管理临床实践专家共识[J].中华儿科杂志,2021,59(3):169-174.

[6]中华医学会儿科学分会儿童保健学组,中华儿科杂志编辑委员会.中国儿童维生素D营养相关临床问题实践指南[J].中国实用儿科杂志,2022,37(8):561-566.

(娄　丹　卢亚亚)

# 案例2 儿童肥胖病

## 一、病历资料

### (一)门诊接诊

患儿,女,7岁半。

1.代主诉　体重增长过快7年半。

2.问诊重点　体重是衡量儿童体格发育和营养状况的重要指标,体重增长过快是儿童内分泌代谢系统的常见症状,需要结合患儿年龄判断增长是否超出正常速度,是脂肪堆积所致还是体液潴留所致。患儿多隐匿起病,问诊时应注意病程中有无潜在感染,患儿的营养结构、进食行为是否健康及有无伴随症状,同时要注意询问生长发育史、疾病史、药物史及家族史。

3.问诊内容

(1)诱发因素:有无能量摄入过多、不健康的饮食结构和/或饮食行为、身体活动减少等诱发因素。

(2)主要症状:体重增长过快需要询问患儿体重快速增长的具体起病年龄、增长速度,有无不同年龄阶段的体重记录。

(3)伴随症状:若有明显生长减速,伴多毛、痤疮、皮肤反复真菌感染、伤口愈合延迟、头痛或骨痛等表现,提示皮质醇增多症可能;伴面容幼稚、出牙延迟等,提示生长激素缺乏症可能;伴乏力、腹胀、便秘、食欲减退、畏寒或嗜睡等表现,提示甲状腺功能减退症可能;若有行为异常、智力低下、性腺功能减退或脏器发育畸形等表现,提示肥胖相关遗传综合征可能;若有明显生长加速,提示单纯性肥胖、性早熟可能。

(4)诊治经过:有无进行肥胖相关检查评估,有无每年进行身高、体重等体格发育指标的检测,是否进行饮食、行为干预;有无服用糖皮质激素、抗癫痫药(如丙戊酸钠)、抗精神分裂药物(如氯氮平、奥氮平、利培酮）及β受体阻滞剂等导致体重增加的药物，若有，具体药物、剂量及疗程如何，是否已经停药。

（5）既往史：询问有无免疫性血小板减少症、肾病综合征、哮喘、癫痫、精神类疾病及用药史，有无颅脑外伤、脑炎、脑脓肿、脑血管意外等致间脑损伤病史，有无外伤或疾病后长期卧床史。

（6）个人史：①出生史，母孕期健康状况。胎次与产次，孕周，出生体重与身长，出生有无缺氧、窒息。②喂养史，出生后喂养情况，何时添加辅食。③生长发育史，婴儿期有无肌张力低下、喂养困难、低体温、体重不增，有无运动、语言发育落后，有无行为异常；了解学习成绩，有无焦虑、压力过大或者父母离异、家庭变故等。④预防接种史，有无随社会计划免疫接种。

（7）家族史：注意询问父母的身高、体重及三代以内直系亲属中有无肥胖症、糖尿病、高血压等。

**问诊结果**

7年半前即患儿出生时体重超重(4.4 kg)，2岁时体重达14.5 kg，此后平均每年增长5 kg，身高每年增长7～8 cm。生后进食量大于同龄儿。平素挑食，爱吃肉、汉堡、薯条、辣条等，喜饮饮料，不爱吃蔬菜、水果，饭量较大，多有暴饮暴食，夜间常有加餐，吃外卖较多，不爱运动，睡眠质量欠佳，夜间间断有打鼾。无恶心、呕吐、腹胀、气促、畏寒、乏力、头晕、头痛等症状，家属未在意，未予诊治。近半年来体育课运动耐力逐渐下降，偶有上课打瞌睡，前来就诊。自发病以来，神志清，精神尚可，大、小便正常。平素体质好，无肾病、呼吸系统、血液系统及结缔组织病史，无外伤手术史，无骨折史，无食物、药物过敏史，无反复发热应用激素退热史。患儿为第1胎第1产，母孕期合并妊娠糖尿病，胎动无异常，羊水量正常，足月剖宫产出生，出生体重4.4 kg(+2.83SD)，身长53 cm(+1.94SD)，出生时无缺氧窒息。新生儿期两病筛查正常。生后母乳喂养，进奶量大于同龄儿，8月龄添加辅食，2岁时断奶。3月龄抬头，7月龄会坐，11月龄会喊妈妈，12月龄会站，14月龄会走路。目前上小学三年级，学习成绩一般，父母工作较忙，平素由爷爷奶奶照顾。随社会计划进行免疫接种。父亲身高172 cm，体重84 kg，母亲身高160 cm，体重65 kg，遗传靶身高(159.5±5.0)cm，爷爷与外婆体型肥胖，患糖尿病、高血压、高脂血症。

4.思维引导　患儿母亲妊娠期糖尿病，患儿出生即为巨大儿，长期以来暴饮暴食、摄入高能量食物、缺乏适当体育运动，家族中多个成员体型肥胖，合并高血压、高脂血症以及糖尿病，存在引发肥胖的多种因素。需要进行体格发育指标测量和计算，判断是否符合肥胖标准。若符合，需根据体格检查掌握脂肪组织分布部位差异，判断是周围型肥胖还是向心性肥胖。该患儿起病年龄<5岁且有明确阳性家族史，提示有遗传性肥胖可能。遗传性肥胖能够以综合征或非综合征形式呈现，单基因综合征性肥胖常伴智力障碍、发育畸形；而单基因非综合征性肥胖除过度摄食外，常伴内分泌功能异常。患者无疾病用药史，暂不考虑药物引起继发性体重过快增长可能。患儿自幼贪食少动，智能及运动发育均正常，甲状腺功能减退症可能性小，但仍需要进一步行体格及实验室辅助检查予以鉴别。

### （二）体格检查

1.重点检查内容及目的　目前初步考虑为肥胖，肥胖多存在皮下脂肪层厚度增加，需重点观察脂肪分布是否均匀、皮肤皱褶部位是否存在黑棘皮病，关注皮肤是否粗糙或细腻，是否有多毛、紫纹、痤疮，重点测量身高、体重、指间距、腰围、臀围、上部量、下部量、皮下脂肪层厚度、腹围，计算体重指数(body mass index，BMI)、腰围身高比（腰围和身高的比值）(waist-to-height ratio，WHtR)，评价身高体重所处百分位、身材及体型匀称度，测量四肢血压，关注四肢及性征特点，协助诊断和鉴别诊断。

**体格检查结果**

T 36.5 ℃,P 92 次/min,R 28 次/min,BP 135/76 mmHg。身高 131.5 cm(+1.13SD),上部量 65.8 cm,下部量 65.7 cm,体重 44 kg(+5.15SD),BMI 25.5 kg/m$^2$。神志清,精神可,体型肥胖,面部散布多个小痤疮,颈部、腋窝及腹股沟可见黑棘皮病(+++),臀部及大腿外侧可见紫纹,浅表淋巴结未触及,头颅无畸形,满月脸,无多血质面容,无贫血貌,甲状腺无肿大,心、肺听诊无异常。腹围 78 cm,腰围身高比 0.59,臀围 90.7 cm,腹部膨隆,皮下脂肪厚度 2.5 cm,肝、脾未触及肿大。双乳外观 Tanner 分期Ⅱ期,未触及乳核,乳间距正常,乳晕颜色正常,无腋毛,外生殖器呈女性外观,未见阴毛。指间距 131.0 cm,四肢肌力、肌张力正常,四肢脊柱无畸形,手足正常,神经系统查体未见异常,双侧肱二、三头肌腱反射正常,双侧膝、跟腱反射正常,双侧巴宾斯基(Babinski)征、霍夫曼(Hoffmann)征、克尼格(Kernig)征均为阴性。

2. 思维引导 患儿 BMI 25.4 kg/m$^2$($>P_{97}$),符合儿童肥胖症诊断标准,WHtR 是判断向心性肥胖的重要指标,中国儿童数据显示,当6~9 岁女童 WHtR>0.48,代谢性疾病风险增加,该患儿 WHtR 为 0.59,提示为向心性肥胖。须完善肝功能、血糖、血脂、尿酸、糖化血红蛋白及口服葡萄糖耐量试验(oral glucose tolerance test,OGTT)及胰岛素释放试验等指标进行评估,判断是否存在糖代谢和脂代谢异常。患儿 7.5 岁前出现可疑乳房发育,双侧乳房 Tanner Ⅱ期外观,需要完善性激素六项、骨龄、乳房、子宫卵巢超声检查,排除性早熟可能,必要时还需完善垂体核磁共振成像明确是否存在可疑垂体病变。患儿存在睡眠中打鼾,需进行呼吸睡眠监测明确是否存在睡眠呼吸暂停综合征。患儿收缩压超过同性别、年龄、身高女孩血压 $P_{95}$114 mmHg,建议 3 次以上不同时间复测确认收缩压和/或舒张压,若超过同年龄、性别、身高 $P_{95}$可诊断为高血压,如符合高血压诊断,建议进行动态血压监测排除白大衣高血压可能,完善肾素-血管紧张素-醛固酮系统(renin-angiotensin-aldosterone system,RAAS)卧立位、皮质醇节律、24 h 尿游离皮质醇、肾动脉及肾上腺彩超,明确是否存在继发性高血压的常见因素如肾实质性疾病、肾上腺及肾动脉疾病等。

### (三)辅助检查

1. 主要内容及目的

(1)肝功能、肾功能、血脂:判断是否存在高脂血症、高尿酸血症、肝功能损伤等。

(2)口服葡萄糖耐量试验及胰岛素释放试验、糖化血红蛋白:当存在潜在的糖尿病高危因素[家族中多个成员确诊糖尿病,同时存在胰岛素抵抗表现如高血压、血脂异常及黑棘皮病(患儿自身存在)等]时,判断是否合并血糖代谢紊乱及胰岛素抵抗的情况;注意上述试验建议在血糖接近 5~10 mmol/L 时进行,口服无水葡萄糖 1.75 g/kg,空腹 8~10 h,晨起 7—9 时开始,5 min 内服完,从进食第一口糖水开始计时,于 0 min、30 min、60 min、120 min 和 180 min 分别抽血测胰岛素水平,并测指尖血糖。

(3)下丘脑-垂体-肾上腺轴评估:血浆促肾上腺皮质激素(adrenocorticotropic hormone,ACTH)、皮质醇节律及 24 h 尿游离皮质醇测定(如果存在节律紊乱,或午夜 0:00 皮质醇 >50 nmol/L 时需进一步行地塞米松抑制试验),判断是否存在皮质醇增多症。

(4)下丘脑-垂体-性腺轴评估:性激素六项检查判断有无促性腺激素水平升高达青春期水平。

(5)下丘脑-垂体-甲状腺轴评估:甲功三项检查,判断是否存在甲状腺功能减退。

(6)肾素-血管紧张素-醛固酮卧立位测定:肾素与血管紧张素一般是平行变化,正常人卧位肾素活性为立位的 50%,肥胖时 RAAS 激活,肾素活性、血管紧张素和醛固酮均较正常人同向增高,皮质醇增多症患者肾素-血管紧张素-醛固酮卧立位反应与正常人类似,卧位肾素活性和血管紧张素

Ⅱ在正常偏高范围，RAAS 无明显的激活或抑制，立位醛固酮/肾素活性比值（ARR）中位值在正常值范围（正常人上限 17.8）。动态血压监测：有助于观察特定时间的血压模式，如果以舒张期高血压或者夜间高血压为主须详细排查导致高血压的继发性因素。

（7）超声：肝、胆、脾、胰超声明确是否存在脂肪肝；乳腺及子宫卵巢超声判断第二性征发育的程度；肾上腺超声明确是否存在肾上腺增粗或者可疑占位；心脏超声明确是否有心脏结构异常及心功能下降。

（8）其他影像学检查：怀疑 ACTH 非依赖性皮质醇症时可结合肾上腺 CT 对于肾上腺占位诊断效果更佳；对可疑 ACTH 依赖性皮质醇症及中枢性性早熟时须进行垂体磁共振平扫+增强；左手 X 线片判断骨龄是否正常。

（9）其他：呼吸睡眠监测了解是否合并阻塞型睡眠呼吸暂停；心电图及眼底视网膜病评估。因患者肥胖发病年龄<5 岁，且具有肥胖及糖代谢异常和脂代谢异常家族史，须警惕遗传因素导致肥胖可能，建议进行基因检测，排除 *MC4R*、*KSR2*、*SH2B1* 等基因突变导致的遗传性肥胖综合征可能。

## 辅助检查结果

（1）肝功能、肾功能、血脂：肝功能，丙氨酸转氨酶（ALT）217 U/L，天冬氨酸转氨酶（AST）102 U/L，蛋白及胆红素正常。肾功能，尿酸（UA）594 μmol/L，尿肌酐（Cr）42 μmol/L，尿素氮（BUN）4.1 mmol/L。血脂，总胆固醇（TC）8.33 mmol/L，甘油三酯（TAG）3.42 mmol/L，高密度脂蛋白（HDL）0.99 mmol/L，低密度脂蛋白（LDL）6.43 mmol/L。

（2）OGTT 及胰岛素释放试验、糖化血红蛋白：OGTT+胰岛素释放试验结果如表 1-1。糖化血红蛋白 5.8%。

表 1-1　OGTT+胰岛素释放试验结果

| 时间/min | 0 | 30 | 60 | 120 | 180 |
|---|---|---|---|---|---|
| 血糖/（mmol/L） | 5.2 | 5.7 | 5.9 | 7.8 | 6.7 |
| 胰岛素/（μIU/L） | 27.4 | 52.2 | 69.8 | 205.9 | 7.4 |

（3）血浆 ACTH 及皮质醇节律测定：ACTH 8:00 60.6 pg/mL（参考值 25～100 pg/mL），16:00 31.7 pg/mL，0:00 10.2 pg/mL。皮质醇 8:00 303 nmol/L（参考值 135～650 nmol/L），16:00 155 nmol/L，0:00 40 nmol/L。24 h 尿游离皮质醇 203 nmol/24 h（参考值 58～403 nmol/24 h）。

（4）甲功三项：促甲状腺激素 3.56 μIU/mL，游离三碘甲腺原氨酸 6.34 pmol/L，游离甲状腺素 11.65 pmol/L。

（5）性激素：LH 0.1 mIU/mL，FSH 0.4 mIU/mL，雌二醇（$E_2$）8.8 pg/mL，睾酮 0.09 ng/mL，孕酮 0.08 ng/mL，催乳素 8.44 ng/mL。

（6）拒绝完善肾素-血管紧张素-醛固酮系统卧立位测定和动态血压监测。

（7）肝超声：脂肪肝。子宫卵巢超声：子宫大小 15 mm×10 mm×5 mm，左侧卵巢大小 18 mm×9 mm×9 mm，右侧卵巢大小 20 mm×13 mm×4 mm。双侧卵巢内可见多个无回声区，较大者 3 mm×3 mm。乳腺超声：双侧胸壁扫查未见明显腺体组织回声。肾上腺 B 超未见增粗或者占位。心脏超声：心脏形态结构及功能均正常。

（8）拒做肾上腺 CT 和垂体磁共振，左手 X 线片提示骨龄 7 岁半。

（9）其他：呼吸睡眠监测不支持阻塞型睡眠呼吸暂停。心电图：窦性心律。眼底检测和基因检测均拒做。

2.思维引导　该患儿肥胖症诊断明确，排除了内分泌因素和药物因素导致肥胖，同时进行了潜在并发症的相关评估。生化检查提示肝功能损伤，脂代谢紊乱，高血压，无饮酒史，肝超声提示肝脂肪变性，支持非酒精性脂肪肝诊断。OGTT 2 h 血糖为7.8 mmol/L，提示糖耐量减低，空腹血糖<5.6 mmol/L，空腹血糖正常，胰岛素释放曲线提示空腹胰岛素升高支持胰岛素抵抗诊断，早期反应不佳（30 min 和60 min 未达峰值水平），峰值延后（120 min 出现），3 h 降至基础水平，需要考虑糖尿病前期。患儿皮质醇节律及24 h 尿游离皮质醇水平均正常，肾上腺未见增生或者结节，不支持库欣综合征诊断。甲状腺功能正常，排除甲状腺功能减退症。女孩7岁半之前未出现乳房结节，乳腺B超未发现腺体组织，骨龄与年龄相符，盆腔B超显示女孩子宫及卵巢容积无增大，卵巢内未见直径>4 mm 的卵泡，血清促性腺激素水平为青春前期水平，故不符合性早熟诊断，为肥胖导致的假性乳房增大。7岁半女童尿酸水平>320 μmol/L，支持高尿酸血症诊断。

### （四）初步诊断

分析上述病史、体格检查、实验室检查结果，支持以下诊断：肥胖，非酒精性脂肪肝，高胰岛素血症，糖尿病前期，原发性高血压，高尿酸血症。

## 二、治疗经过

### （一）饮食干预

1.控制热量摄入　参照《儿童青少年肥胖食养指南（2024年版）》，6～10岁正常体重、中等活动强度、女童能量日需要量在1 450～1 900千焦。肥胖儿童在减重阶段，膳食能量应维持在正常体重儿童日需要量稳定降低。体重超正常范围1%左右时不再限制热量。

2.饮食结构调整　制订饮食计划，给予低盐、低嘌呤、低脂、低糖和高优质蛋白质、维生素、微量元素的饮食。参照《中国居民膳食指南（2022）》和《中国儿童肥胖诊断评估与管理专家共识》进行营养搭配，即在对各类营养素限制摄入量的基础上，保证满足孩子生长发育的正常需求。

3.生活方式改变　控制进餐速度，避免进食时看电子产品，看屏幕时间不超过2 h，每餐时间建议控制在20～30 min。养成健康的睡眠卫生习惯，规律作息，睡前避免参与较兴奋活动。

### （二）运动干预

从每天走路20 min，每周逐渐增加运动时间及运动强度。至1个月时增加到每天至少运动60 min。以中强度身体运动（正常速度骑自行车、快步走、爬楼梯、滑冰）和高强度运动（搬重物、快步跑、打球、踢球及快速骑自行车）运动相结合，逐步形成长期运动习惯。

### （三）家庭健康教育

肥胖儿童的管理需以家庭为单位，对患儿及家属均需要进行健康教育，了解肥胖危害，进行肥胖的饮食、运动、睡眠、生活方式指导，同时注意患儿心理健康。

### （四）思维引导

儿童肥胖已经出现其他代谢异常（异常因素包括血压升高、血糖异常、血脂异常及存在胰岛素抵抗，合并任何一项定义为代谢异常型肥胖），代谢异常型肥胖的诊断标准可参照《中国儿童代谢健康型肥胖定义与筛查专家共识（2019版）》。因此需要积极干预治疗。主要治疗方式为生活方式干预，主要原则为减少能量摄入和增加能量消耗，使体重减少，接近正常，同时又不影响患儿身体健康和生长发育。目前尚无批准的用于10岁以下肥胖的药物。

### （五）治疗效果

1.症状　6个月后门诊随访，患儿体重减轻1.4 kg，活动耐力较前有所好转。

2. 体格检查 T 36.6 ℃,R 26 次/min,P 90 次/min,BP 100/60 mmHg,身高 135.2 cm(+1.24SD),体重 42.6 kg(+4.03SD),BMI 23.3 kg/m$^2$。神志清,精神可,体型肥胖,面部痤疮较前减少,黑棘皮及皮肤紫纹状况减轻,仅在颈部和腋窝可见黑棘皮病(++),腰围身高比 0.55,腹围 74 cm,腹部皮下脂肪 2.0 cm,双乳外观 Tanner Ⅱ期,余查体无异常。

3. 辅助检查 肝功能:ALT 40 U/L,AST 34 U/L,蛋白及胆红素正常。肾功能:UA 432 μmol/L。血脂:TC 5.6 mmol/L,TAG 1.8 mmol/L,HDL 1.02 mmol/L,LDL 3.2 mmol/L。空腹胰岛素 14.8 μIU/L,空腹血糖 5.1 mmol/L。

## 三、思考与讨论

近年来,儿童肥胖症的患病率不断升高,《中国居民营养与慢性病状况报告(2020 年)》显示,我国 6~17 岁、6 岁以下儿童和青少年超重/肥胖率分别达到 19.0% 和 10.4%。该患儿属于极早肥胖,因存在肥胖症、糖尿病及高脂血症的家族史,建议进行遗传学检测排除肥胖相关遗传性疾病,但是与家属沟通后暂时拒绝该检查,干预治疗不应因此止步不前。患儿长期存在不良的饮食习惯和生活方式,且就诊时已出现多种相关合并症,经过积极的非药物治疗,BMI、腹围、腹部皮下脂肪层厚度均较前明显改善,活动耐力有所提升,生化复查提示肝功能已恢复正常,甘油三酯、胆固醇、空腹胰岛素及尿酸水平较前明显下降,血压恢复正常。由此可见,正处于生长发育期的肥胖儿童,健康的生活方式引导极为重要,节食减重不利于孩子的身心健康,短时间内的快速减重容易出现减重-复胖的反跳循环,成人使用减肥食品饮品及药品往往不适合儿童使用,还有潜在的加重肝肾损伤的风险。

## 四、练习题

1. 儿童肥胖症的诊断标准是什么?
2. 儿童肥胖症的病因都有哪些?
3. 儿童肥胖症有哪些危害?
4. 儿童肥胖症的治疗原则是什么?

## 五、推荐阅读

[1]中华医学会儿科学分会内分泌遗传代谢学组,中华医学会儿科学会儿童保健学组,中华医学会儿科学会临床营养学组,等. 中国儿童肥胖诊断评估与管理专家共识[J]. 中华儿科杂志,2022,60(6):507-515.

[2]黎海芪,毛萌. 科学评估儿童体格生长与发育[J]. 中华实用儿科杂志,2019,34(10):810-814.

[3]中华医学会儿科学分会内分泌遗传代谢学组,中华医学会儿科学分会儿童保健学组,中华儿科杂志编辑委员会. 儿童体格发育评估与管理临床实践专家共识[J]. 中华儿科杂志,2021,59(3):169-174.

[4]中华医学会儿科学分会内分泌遗传代谢学组,中华儿科杂志编辑委员会. 中枢性性早熟诊断与治疗专家共识(2022)[J]. 中华儿科杂志,2023,61(1):16-22.

[5]妇幼健康研究会,妇女儿童肥胖控制专业委员会,中国儿童代谢健康型肥胖定义与管理专家委员会. 中国儿童代谢健康型肥胖定义与筛查专家共识[J]. 中国妇幼健康研究,2019,30(12):1487-1490.

[6]范晖,闫银坤,米杰. 中国 3~17 岁儿童性别、年龄别和身高别血压参照标准[J]. 中华高血压杂志,2017,25(5):428-435.

[7]中国高血压防治指南修订委员会,高血压联盟(中国),中华医学会心血管病学分会,等. 中国高血压防治指南(2018 年修订版)[J]. 中国心血管杂志,2019,24(1):24-56.
[8]沈永年,罗小平. 儿科内分泌遗传代谢性疾病诊疗手册[M]. 上海:上海科学技术文献出版社,2010.

(吴　静)

# 案例 3　蛋白质-能量营养不良

## 一、病历资料

### (一)门诊接诊

患儿,男,8 月龄。

1. 代主诉　生长发育迟缓 2 个月,厌食、异食癖 2 周。

2. 问诊重点　生长发育迟缓在婴幼儿中常见于慢性营养性疾病、先天性甲状腺功能减退症、生长激素缺乏症、肾小管酸中毒、遗传代谢性疾病以及心血管、消化、呼吸、泌尿、风湿免疫、血液等系统慢性疾病。厌食、异食癖需要关注营养性贫血、锌缺乏、寄生虫病等。问诊时应注意诱因、疾病演变、一般情况、出生史、喂养方式、体重和身长及增长速度、运动和语言发育、父母身高等。

3. 问诊内容

(1)诱发因素:有无反复呼吸道感染、喂养不当、不良饮食习惯、慢性腹泻、服用药物等诱发因素。

(2)主要症状:生长发育迟缓需要重点关注身长、体重及增长情况,询问患儿出生及生后身长及体重测量情况,以月为单位估算体重、身长生长速度。厌食呈间断性或持续性,进食情况如饭量大小、食物结构。异食癖表现为进食何种异物、频率、食量。

(3)伴随症状:若伴有全身性凹陷性水肿,提示有肝、肾疾病或蛋白质-能量营养不良(protein-energy malnutrition,PEM)。若伴有面部、眼睑部黏液性水肿、对周围事物反应少、智能发育低下,提示先天性甲状腺功能减退症。若伴有多饮、多尿、烦渴,提示糖尿病、尿崩症、肾小管酸中毒、巴特(Bartter)综合征等。若伴有生后不久出现拒食、呕吐、腹泻,皮肤黏膜色素沉着,外生殖器增大、阴毛早现而睾丸不大等表现,提示肾上腺皮质增生症。若伴有多脏器受损、危象期与缓解期交替发作、容貌异常、毛发肤色色素异常或视、听、智力障碍及家族中有类似病患,提示遗传代谢性疾病。若伴有皮肤黏膜苍白,提示贫血。若伴有反复鹅口疮、发热、喷嚏、咳嗽、喘息,提示反复呼吸道感染、哮喘及免疫系统疾病等。若伴有恶心、呕吐、腹泻、便秘,提示消化系统异常。若伴有发热、拒食、排尿时哭闹或有尿频、尿液混浊等,提示泌尿系统感染。若伴有长期发热、关节疼痛、出血点等,提示肿瘤、血液或免疫系统疾病。

(4)一般情况:有无精神状态差、活动量少,大小便、睡眠是否正常。

(5)诊治经过:已做过的检查和结果,用药情况、效果如何、有无不良反应。

(6)既往史:曾患疾病、患病时间及诊治情况,应着重了解有无急性、慢性传染病、先天性心脏病、恶性肿瘤、呼吸系统疾病、消化道疾病、肝病、遗传代谢病等;有无药物或食物过敏史,有无手术外伤史。

(7)个人史:①出生史,母孕期健康情况,有无宫内营养不良,胎次与产次,出生体重、身长,出生胎龄，生产方式，出生时有无窒息或产伤，Apgar 评分等情况。②喂养史，喂养方式，如人工喂养或混合喂养以何种乳品为主，配制方法，喂哺次数及奶量，断奶时间，添加辅食情况等。③生长发育史，囟门有无闭合及闭合时间，乳牙有无萌出及萌出时间、顺序，标志性大运动、语言以及智能发育状况。④预防接种史，何时接种过何种疫苗，具体次数，有无异常接种反应。

（8）家族史　家族中有无遗传性、过敏性或传染性疾病病史；父母是否近亲结婚、父母及同胞的健康状况或有无类似情况。

**问诊结果**

患儿，男，8月龄。2个月前出现体重不增，生长缓慢，伴活动减少，精神较差。2周前开始食欲减退、食量减小、拒食，喜食泥土、纸片，频次不详，未见食用其他异物。1周前自行给予"枯草杆菌二联活菌颗粒"口服，一次1包，2次/d，食欲未见明显改善。无水肿、皮疹，无发热、咳嗽，无呕吐、腹泻、便秘、腹痛，无多饮、多尿，无抽搐、烦躁等。自发病以来，大小便正常，睡眠尚可。

既往体质佳，无传染病史及传染病接触史，无药物或食物过敏史，无先天性心脏病、消化道畸形等病史，无手术、外伤史，无血液制品输注史。

母孕期营养状态可，无贫血、感染、妊娠并发症及服药史。患儿系第1胎第1产，母孕 $39^{+2}$ 周自然分娩，出生体重3 400 g、身长51 cm，Apgar评分1 min、5 min均为10分。患儿无难产、产伤、窒息缺氧史。患儿5月龄前纯母乳喂养，奶量可。后因母乳量减少，逐步添加米粉、菜泥喂养，至7月龄时添加米粥、水果，偶进食少量水蒸蛋。至今未添加配方奶、鱼、肉、动物肝脏等。生后2周补充维生素 $D_3$ 400 IU/d。3个月抬头较稳，6个月独坐、乳牙萌出2颗（下中切牙），目前不能独立完成翻身和前爬，前囟未闭，后囟及颅缝已闭。偶尔无意识地发出"爸爸、妈妈"，不会重复简单音节。1月龄、3月龄、6月龄监测身长、体重、头围均处于同性别、同月龄中等水平，数值不详。已预防接种"卡介苗、乙肝疫苗、脊髓灰质炎疫苗、百白破混合疫苗、脑膜炎球菌疫苗（第一针）"。

父母体健，否认近亲结婚，否认家族遗传性、过敏性、传染性疾病病史。

4. 思维引导　患儿体重不增、生长缓慢，伴活动减少、精神较差2个月，厌食、异食癖2周。因母乳不足而未及时添加其他富含蛋白质食品，仅添加米粉、稀饭、水果泥等，存在喂养不当。喂养不当是原发性营养不良的最主要的原因，蛋白质和热量摄入量长期不足影响婴幼儿的生长发育，早期表现为活动减少、精神较差、体重生长速度不增，因此首先考虑蛋白质-能量营养不良。皮下脂肪层厚度是判断营养不良程度重要指标之一，皮下脂肪消耗的顺序先是腹部，其次为躯干、臀部、四肢，最后为脸颊，体格检查时应注意患儿有无体重低下、腹壁皮下脂肪减少。蛋白质-能量营养不良常见的并发症有营养性贫血、锌缺乏、多种维生素缺乏等。营养性贫血、锌缺乏均可出现食欲减退、厌食、异食癖等消化系统症状，营养性贫血尚存在烦躁不安或萎靡不振等神经精神异常，锌缺乏者可伴有脱发、皮炎，体格检查时应注意有无皮肤黏膜苍白、皮疹、毛发脱落、肝脾大、心率增快、反甲等。同时应注意排查以下几种疾病：①先天性甲状腺功能减退症，该患儿精神较差，活动减少，运动语言发育稍落后，但无面部、眼睑部黏液水肿，无过期产史，出生体重正常，体格检查时应注意有无皮肤粗糙、眼距宽、唇厚舌大等特殊面容，有无体温低、脉搏慢、呼吸慢、心音低钝、肌张力低下等体征。②生长激素缺乏症，常有臀位、难产等不良孕产史，牙齿萌出延迟，无精神、运动或智能异常，生长速度减慢多于1岁后出现，身高落后比体重低下更显著，患儿无臀位产、难产史等，乳牙萌出时间正常，体格检查应注意体重和身高落后的关系。③肾小管酸中毒和 Bartter 综合征，此两种患儿可以有生长迟缓、厌食、消瘦表现，但常有多尿、烦渴，甚至抽搐等症状，患儿无多尿、烦渴，不考虑。④肾上腺皮质增生症，患儿无体格发育过快、无失盐表现，暂不考虑，体格检查应注意皮肤黏膜色素情况，外生殖器发育情况进一步排除。⑤遗传代谢病，患儿无发作缓解反复病史，无视、听障碍，智力可，无家族史，不考虑。可结合血生化、血糖、心肌酶、血气等进一步排除，必要时行血、尿滤纸片代谢筛查。⑥寄生虫感染，此病患儿可出现体重不增或减轻、厌食，严重者可出现生长发育迟缓。该例患儿喂养饮食卫生，但近两周喜食异物，有寄生虫感染的可能，体格检查时应注意有无腹胀、腹痛等，可结合血液嗜酸性粒细胞数量和大便常规检查鉴别。

### （二）体格检查

1. 重点检查内容及目的　患儿蛋白质-能量营养不良可能性大，体格检查需要详细评估体格生长指标，如体重、身长、顶臀长、指距、头围、胸围、腹壁皮下脂肪厚度、体型（身长别体重）和身材（顶臀长/身长）是否匀称，还应注意有无生命体征异常、皮肤黏膜苍白、特殊面容、毛发脱落、反甲等，有无心脏、肺、肝、脾等重要脏器异常体征，以协助诊断和鉴别诊断。

**体格检查结果**

T 36.2 ℃，P 114 次/min，R 32 次/min，BP 76/54 mmHg，身长 69.4 cm（-0.4SD），体重 6.96 kg（-2.1SD），顶臀长 43.7 cm。

体形消瘦，身材匀称，营养不良貌，意识清晰，精神欠佳，正常面容。全身皮肤干燥、弹性降低，无苍白、皮疹、皮下出血及水肿。全身浅表淋巴结未触及。头发稀疏脱落、纤细、黄色。头颅大小正常，头围 43.8 cm，无畸形，前囟 1.0 cm×1.2 cm，稍凹陷。眉毛无脱落，无倒睫，眼睑无水肿、下垂。眼球无凸出、下陷、震颤、斜视。结膜无充血、水肿、苍白。巩膜无黄染。双侧瞳孔等大等圆，直径 3 mm，对光反射灵敏，调节反射正常。耳郭无畸形，乳突无压痛，左、右外耳道无分泌物，听力正常。唇无畸形、疱疹、皲裂、溃疡、发绀。乳牙萌出两颗（下正中切牙），口唇黏膜无苍白、溃疡、出血点，悬雍垂位置居中，扁桃体无肿大。颈软、无抵抗。气管居中。甲状腺无肿大。胸廓对称，胸围 41 cm，无局部隆起、塌陷。双肺呼吸音清，无干、湿啰音。心前区无隆起，心尖搏动正常，心前区无异常搏动，律齐，心脉率一致，各瓣膜听诊区未闻及杂音。腹部稍凹陷，皮下脂肪减少，腹壁皮下脂肪层厚度 0.3 cm，无腹胀、腹壁静脉曲张、胃肠型和蠕动波，腹式呼吸存在。腹部柔软、无包块。肝、脾肋缘下均未触及。肠鸣音正常、4 次/min，肛门及外生殖器无异常。脊柱活动正常，四肢活动自如，指距 66.0 cm，无畸形、杵状指（趾）、反甲。关节无红肿、活动度受限、畸形。腹壁反射正常，四肢肌力、肌张力低下，双侧膝、跟腱反射正常，双侧病理征阴性。正常男童外阴，无色素沉着，阴毛 Tanner Ⅰ期，阴茎长 3.1 cm，直径 1.1 cm，双侧睾丸容积 1 mL，位于阴囊内。

2. 思维引导　经上述体格检查，患儿体温正常，心音有力，肠蠕动正常，无眼距宽、唇厚舌大、黏液性水肿、脐疝等体征，计算上部量/下部量比值为 1.7，身材匀称，排除先天性甲状腺功能减退症。患儿体形消瘦，全身皮肤干燥、弹性降低，腹部稍凹陷，皮下脂肪减少、腹壁皮下脂肪厚度 0.3 cm，四肢肌力、肌张力降低，提示蛋白质-能量营养不良。5 岁以下儿童营养不良分型与分度：①体重低下（underweight），体重低于同年龄、同性别参照人群值的均值减 2SD 以下为体重低下。如低于同年龄、同性别参照人群值的均值减 2～3SD 为中度；低于均值减 3SD 为重度。该指标主要反映慢性或急性营养不良。本例患儿体重-2.1SD，符合体重低下（中度）。②生长迟缓（stunting），身高（长）低于同年龄、同性别参照人群值的均值减 2SD 为生长迟缓。如低于同年龄、同性别参照人群值的均值减 2～3SD 为中度；低于均值减 3SD 为重度。此指标主要反映慢性长期营养不良。本患儿病程 2 个月，身长未达生长迟缓标准。③消瘦（wasting），体重低于同性别、同身高（长）参照人群值的均值减

2SD 为消瘦。如低于同性别、同身高(长)参照人群值的均值减 2～3SD 为中度；低于均值减 3SD 为重度。此项指标主要反映近期、急性营养不良。患儿身长别体重 SD 为-2.1，位于同性别、同身长参考人群的均值减 2～3SD，符合中度标准。

临床综合应用上述指标来判断患儿营养不良的类型和严重程度。以上 3 项判断营养不良的指标可以同时存在，亦可仅符合其中 1 项。符合 1 项即可做出营养不良的诊断。本例患儿存在体重低下(中度)、消瘦(中度)，可诊断营养不良(中度)。

蛋白质-能量营养不良初期主要影响体重的增加，身高不受影响，随病情加重，骨骼生长减慢，身高亦低于正常。患儿毛发稀疏脱落不排除维生素、微量元素缺乏所致。患儿心率正常，皮肤黏膜无苍白、出血点或瘀斑，肝、脾肋下均未触及，无贫血体征，然而营养性贫血是蛋白质-能量营养不良的常见并发症，须进行血常规等确定。患儿无腹胀、腹痛，但有食用异物史，存在寄生虫感染风险。轻度蛋白质-能量营养不良者精神状态正常，重度有精神萎靡、反应差，重要脏器功能损害，应行相应实验室检查及发育筛查明确。

### (三)辅助检查

1. 主要内容及目的

(1)血常规、网织红细胞：明确有无贫血，判断贫血类型。

(2)大便常规：明确有无寄生虫感染。

(3)肝功能、肾功能、电解质、空腹血糖：明确蛋白质缺乏程度，有无肝功能、肾功能损害；明确有无内环境紊乱；明确有无低血糖症。

(4)微量元素：明确有无微量元素缺乏。

(5)维生素和叶酸：明确有无维生素 A、维生素 D 和叶酸缺乏。

(6)铁代谢：明确有无铁缺乏。

(7)丹佛发育筛查测验(DDST)：明确有无运动、智能发育迟缓。

(8)胰岛素样生长因子 1：明确胰岛素生长因子 1 分泌情况。

(9)C 反应蛋白、病毒全套、血涂片：明确有无细菌、病毒感染，红细胞形态等(可选)。

(10)甲状腺功能三项：是否有甲状腺功能减退。

**辅助检查结果**

(1)血常规：WBC 6.85×$10^9$/L，N% 31%，L% 63%，嗜酸性粒细胞百分数 2.1%；RBC 4.57×$10^{12}$/L，Hb 116 g/L，PLT 333×$10^9$/L；平均红细胞体积(MCV)87.90 fL；平均红细胞血红蛋白含量(MCH)29.10 pg；平均红细胞血红蛋白浓度(MCHC)331 g/L。

(2)大便常规：黄色软便，白细胞 0 个/HP，红细胞 0 个/HP，未见虫卵，隐血试验(-)。

(3)肝功能：ALT 55 U/L，AST 57 U/L，碱性磷酸酶 150 U/L，总蛋白 55 g/L，白蛋白 32 g/L，球蛋白 23 g/L，前白蛋白 98 mg/L，TC 1.70 mmol/L。

(4)肾功能：BUN 4.3 mmol/L，Cr 38 μmol/L。

(5)电解质：钾 3.8 mmol/L，钠 141 mmol/L，氯 100 mmol/L，钙 2.33 mmol/L，磷 1.41 mmol/L。

(6)空腹血糖：3.4 mmol/L。

(7)微量元素：锌 48 μg/dL(参考值>65 μg/dL)，铁 7.8 mmol/L(参考值 6.0～12.0 mmol/L)，钙 1.3 mmol/L(参考值 1.05～1.80 mmol/L)，镁 1.41 mmol/L(参考值 0.75～1.90 mmol/L)，铜 17.32 μmol/L(参考值 9～29 μmol/L)，铅 25.66 μg/L(参考值<100.00 μg/L)，锰 0.644 μmol/L(参考值 0.06～1.20 μmol/L)，铬 0.347 μg/L(参考值<5.8 μg/L)。

(8)维生素和叶酸：维生素 A 2.3 μmol/L(参考值 1.7～2.79 μmol/L)，维生素 $B_{12}$ 486.4 pg/mL(参考值 200～900 pg/mL)，维生素 C 101.28 μmol/L(参考值 34～114 μmol/L)，25-羟基维生素 $D_3$ 60.18 ng/mL(参考值 30～100 ng/mL)，叶酸 10.79 ng/mL(参考值 5.21～20 ng/mL)。

(9)铁代谢：铁蛋白 30 μg/L，血清铁 15.6 μmol/L，总铁结合力 46.9 μmol/L，转铁蛋白饱和度 18%。

(10)DDST：发育商(DQ)82(≥85 正常，75～84 可疑，<75 低下)；智商(MI)81(≥85 正常，75～84 可疑，<75 低下)。

(11)胰岛素样生长因子-1 50.12 ng/mL(参考值 55～327 ng/mL)。

(12)甲状腺功能三项：游离三碘甲状腺原氨酸($FT_3$)5.47 pmol/L，游离甲状腺素($FT_4$) 15.08 pmol/L，促甲状腺激素(TSH)4.47 μIU/mL。

(13)C 反应蛋白 3.1 mg/L，病毒全套均为(-)，血涂片(-)。

2. 思维引导　患儿生后至 6 月龄生长发育基本正常，近 2 个月喂养不当，有营养不良的体征，丙氨酸转氨酶、天冬氨酸转氨酶升高，总蛋白、白蛋白、前白蛋白和总胆固醇降低，支持蛋白质-能量营养不良的诊断。患儿厌食、异食癖 2 周，体格检查发现毛发稀疏脱落，微量元素示血清锌降低，DDST 示发育商和智商发育稍低于正常数值，未达到低下标准，支持锌缺乏的诊断。血常规、铁代谢、维生素 $B_{12}$ 及叶酸无异常，排除营养性贫血。血常规嗜酸性粒细胞不高，大便常规未见寄生虫卵，排除寄生虫病。营养不良早期往往缺乏特异、敏感的诊断指标。血浆白蛋白浓度降低为其特征性改变，其半衰期较长而不够灵敏。前白蛋白和视黄醇结合蛋白较敏感，胰岛素样生长因子-1(insulin-like growth factor，IGF-1)不受肝功能影响，是早期诊断灵敏可靠指标。患儿 IGF-1 降低，虽有生长减速，但身长未达到生长迟缓(矮小症)诊断标准，目前考虑与营养不良有关，需补充营养、调整饮食结构，待蛋白质-能量营养不良，继续追踪生长发育速度，必要时完善生长激素缺乏症相关检查。

### (四)初步诊断

分析上述病史、体格检查、实验室检查结果，支持以下诊断：①蛋白质-能量营养不良、体重低下(中度)、消瘦(中度)；②锌缺乏症。

## 二、治疗经过

### (一)初步治疗

1. 一般治疗

(1)去除病因、治疗原发病：大力提倡母乳喂养，及时添加辅食，由少到多逐步引入蛋黄、鱼泥、肉末、肝泥、豆腐等保证优质蛋白质的摄入量。

(2)调整饮食、补充营养：强调个体化，勿操之过急。患儿为中度营养不良，应从每日热量 60～80 kcal/kg、蛋白质从每日 3 g/kg 开始，逐渐增至每日热量 150 kcal/kg、蛋白质 3.5～4.5 g/kg。待体重接近正常后，再恢复至生理需要量。热量、蛋白质、脂肪调整速度按具体情况而定，不宜过快，以免引起消化不良。同时还要补充各种维生素、微量元素等。鼓励多进食富含锌的动物性食物如肝、鱼、瘦肉、禽蛋、牡蛎等。

2. 基本药物治疗　①补充锌剂：常用葡萄糖酸锌，每日剂量为元素锌 0.5～1.0 mg/kg，相当于葡萄糖酸锌 3.5～7.0 mg/kg，疗程一般为 2～3 个月，以促进食欲、改善代谢。②给予各种消化酶(胃蛋白酶、胰酶等)以助消化。③口服各种维生素及微量元素，必要时肌内注射或静脉滴注补充。

④必要时可肌内注射蛋白质同化类固醇制剂，如苯丙酸诺龙，每次 10 ~ 25 mg，每周 1 ~ 2 次，连续 2 ~ 3 周，以促进机体对蛋白质的合成、增进食欲。

3. 其他治疗　针灸、推拿、捏脊等疗法可起一定促进食欲的作用。健脾补气等中药可以帮助消化，促进吸收。

4. 加强运动和语言训练　辅助患儿练习翻身、爬行、拍手、扶站等训练，每天 3 ~ 4 次，每次 10 ~ 15 min。增加与患儿的语言交流。

5. 加强护理　①向家长宣教对儿童的辅食添加应由少到多、逐步添加量和品种，以免引起消化不良。食后清洁口腔，预防口腔炎、鹅口疮。②患儿皮下脂肪薄，易出现压伤，因此褥垫要软，经常为患儿翻身，骨突出部位每日多次按摩，细心保护皮肤、避免皮肤感染。③注意保暖、预防呼吸道感染。待病情好转后适当户外运动，促进智力、体力的恢复。④食物、食具注意清洁卫生，以免引起感染性腹泻，加重营养不良。

6. 治疗后复查　2 周后复查肝功能，4 周后复查微量元素。

### （二）思维引导

1. 诊断依据

（1）蛋白质-能量营养不良（中度）诊断依据：①喂养不当，近 2 个月患儿母乳不足而未及时添加其他富含蛋白质食品，仅添加米粉、稀饭、水果泥等，蛋白质、热量供应不足。②体重低下，患儿体重低于同年龄、同性别参照人群值的均值减 2 ~ 3SD，达到中度标准。③消瘦，患儿身长的体重位于同性别参考人群均值减 2 ~ 3SD，达到中度标准。④皮下脂肪减少，腹壁皮下脂肪厚度 0.3 cm。⑤伴有其他系统功能紊乱和营养素缺乏：肝功能损害、低蛋白血症、锌缺乏。

（2）锌缺乏症诊断依据：①喂养不当，仅食用植物性食物，未及时添加动物性食物。②消化功能减退表现，食欲减退、厌食、异食癖。③头发稀疏、脱落。④血清锌水平降低。

2. 治疗对策

（1）对因治疗：①患儿存在喂养不当，进行人工喂养训练指导，逐步增加热量及蛋白质的摄入；②微量元素示血清锌降低，鼓励进食含锌较多的动物性食物，补充锌剂，以促进食欲、改善代谢。

（2）对症治疗：①增进食欲，促进消化、吸收，纠正饮食后蛋白质与热量摄入增加，给予胃蛋白酶、胰酶等，或采用中医的治疗方法，增进食欲、促进消化吸收。对进食极少或拒绝进食者，可应用普通胰岛素 2 ~ 3 U/次，肌内注射，每日 1 次，在肌内注射前必须先口服 20 ~ 30 g 葡萄糖或静脉注射 25% 葡萄糖溶液 40 ~ 60 mL，以防发生低血糖，每 1 ~ 2 周为 1 个疗程，有促进食欲的作用。②营养不良的患儿皮下脂肪薄、免疫力低下，因此在正确添加辅食的同时应注意预防感染、加强护理；③患儿不能独立完成翻身和前爬，偶尔无意识发出“爸爸，妈妈”，DDST 示运动和智能稍低于正常值，应辅助患儿练习翻身、爬行、拍手等大运动和精细运动训练，同时增加与患儿的语言交流。

3. 复查随访　患儿肝功能、微量元素锌及 IGF-1 存在异常，营养不良纠正后，肝功能可于 2 周左右恢复，微量元素锌于 2 ~ 4 周恢复。待补充营养、调整饮食结构后，若存在生长发育速度不佳，再继续完善生长激素缺乏症相关检查如 IGF-1、生长激素激发试验等。

### （三）治疗 2 周后

1. 症状　食欲改善，异食癖症状纠正，精神好转，活动增加。

2. 体格检查　身长 69.9 cm（-0.2SD），体重 7.12 kg（-1.9SD），腹壁皮下脂肪 0.5 cm，精神可，皮肤弹性可。可独立完成翻身，尚不能爬行。

3. 辅助检查　丙氨酸转氨酶 37 U/L，天冬氨酸转氨酶 38 U/L，总蛋白 64 g/L，白蛋白 37 g/L，前白蛋白 185 mg/L，总胆固醇 2.60 mmol/L。

### (四)后续治疗

经2周治疗后,患儿食欲得到改善,异食癖纠正,精神好转,活动增加,身长增加0.5 cm,体重增加0.16 kg,腹壁皮下脂肪增加0.2 cm。复查肝功能正常。提示患儿经初步治疗后症状改善显著,体重生长速度处于同性别、同年龄$P_{50}$~$P_{75}$水平,肝功能恢复。患儿补充营养、调整饮食结构后,身长增长速度正常,排除生长激素缺乏症。应继续正确喂养完成生长的追赶。2周后复查微量元素锌水平,定期评估生长发育,3个月后可复查IGF-1。

## 三、思考与讨论

患儿近2个月存在喂养不当,体重不增,生长缓慢,活动减少,精神较差,2周前开始食欲减退,异食癖。体格检查发现体重低于同年龄、同性别参照人群值的均值减2~3SD,身长的体重位于同性别、同年龄参考人群均值减2~3SD,腹壁皮下脂肪厚度<0.5 cm,肝功能示轻度肝功能损害、低蛋白血症,血清锌降低,DDST示运动和智能发育稍有落后,以上均支持蛋白质-能量营养不良(中度体重低下、中度消瘦)合并锌缺乏的诊断。

蛋白质-能量营养不良从病因上分为原发性和继发性。原发性是因食物中蛋白质和能量摄入量长期不能满足机体生理需要和生长发育所致。喂养不当成为原发性营养不良的最主要原因。继发性是由于疾病因素,如消化系统异常引起消化吸收障碍;长期发热、传染病以及慢性消耗性疾病等致分解增加、食物摄入减少及代谢障碍。早产、多胎、宫内营养不良等先天不足也可引起生后营养不良。需要重点排除继发性疾病。本例患儿排除继发性,考虑原发性蛋白质-能量营养不良。蛋白质-能量营养不良要注意评估其所引起的各系统功能减退以及多种营养素缺乏。原则上应在去除病因,调整饮食、补充营养的基础上补充相应营养素,加强护理,并定期随访监测生长发育。该患儿在正确喂养方式下给予充足的热量和蛋白质,口服锌剂后食欲明显改善,体重、身长出现追赶性生长,运动和智能发育提高。锌缺乏相关症状常常于补锌治疗1个月内消退。

喂养不当是婴幼儿原发性营养不良最主要原因,应提倡母乳喂养,对混合喂养或人工喂养者及时给予指导,坚持平衡膳食,戒绝偏食挑食等不良饮食习惯,定期进行体格发育和营养健康的监测。

## 四、练习题

1. 蛋白质-能量营养不良常见的病因有哪些?
2. 蛋白质-能量营养不良最早出现的症状是什么?
3. 蛋白质-能量营养不良的常见并发症有哪些? 如何诊断锌缺乏症?
4. 如何对蛋白质-能量营养不良进行分型和分度?
5. 蛋白质-能量营养不良的治疗原则是什么?

## 五、推荐阅读

[1]胡亚美,江载芳,申昆玲,等.诸福棠实用儿科学:上[M].8版.北京:人民卫生出版社,2015.
[2]王卫平,孙锟,常立文,等.儿科学[M].9版.北京:人民卫生出版社,2018.
[3]中国营养学会.中国居民膳食指南2022[M].北京:人民卫生出版社,2022.
[4]中华预防医学会儿童保健分会.婴幼儿喂养与营养指南[J].中国妇幼健康研究,2019,30(4):392-417.
[5]汪之顼,盛晓阳,苏宜香.《中国0~2岁婴幼儿喂养指南》及解读[J].营养学报,2016,38(2):105-109.

(田凤艳)

# 案例 4　营养性维生素 D 缺乏及维生素 D 缺乏性佝偻病

## 一、病历资料

### (一)门诊接诊

患儿,女,1 岁 11 个月。

1. 代主诉　双下肢膝内翻畸形 5 月余。

2. 问诊重点　膝内翻畸形是婴幼儿和儿童时期较常出现的体征,可见于营养性疾病、遗传代谢疾病及遗传性骨骼疾病等。问诊时应注意患儿年龄及其伴随症状特点、症状演变过程及是否随年龄增长出现新的体征和症状、诊疗经过等,同时也要关注患儿母亲孕期营养状况、出生情况、喂养情况、发育状况、家族史等。

3. 问诊内容

(1)诱发因素:有无过早站立及行走、体重超重或肥胖、使用学步车,有无长期缺乏户外活动、偏食挑食等。

(2)主要症状:需要关注起病年龄,是否为双侧、对称,是否具有自限性,是否行走困难或步态异常。

(3)伴随症状:若伴有兴奋、易激惹、多汗、睡眠不安等早期(6 个月内)神经兴奋性增高表现或颅骨软化、肋骨串珠、肌张力减退等表现,提示营养性维生素 D 缺乏性或维生素 D 依赖性佝偻病。若伴有非龋牙脓肿、釉质缺损、牙髓腔扩大、长冠牙等牙齿发育和矿化不良表现,或四肢短小及肌肉的骨骼附着点、关节周围韧带及肾钙质沉着等骨外钙化表现,提示遗传性低磷性佝偻病。若伴有多发骨骼畸形、骨痛及易骨折体质,提示遗传性骨病可能。若伴有生长迟缓、智力障碍、四肢短小、特殊面容、肌张力异常、皮肤蒙古斑、多毛表现,提示溶酶体贮积症可能。若伴有婴儿期胆汁淤积性肝功能衰竭或迟发性肝大、转氨酶升高、肝硬化、呕吐、厌食、生长迟缓、神经症状、肾性糖尿、氨基酸尿等表现,提示酪氨酸血症可能。若伴有幼年出现贫血、急慢性肝炎、暴发性肝衰竭、眼睛角膜色素环(K-F 环)、棕灰色向日葵样白内障、行为异常、类帕金森病性肌张力障碍,提示肝豆状核变性可能。若伴有乏力、食欲减退、贫血、面色苍黄、高血压、下肢及眼睑水肿表现,提示慢性肾功能不全可能。若伴有外伤、发热、膝关节局部活动受限及红、肿、热、痛等,提示骨髓炎。

(4)诊治经过:是否用药,用何种药、具体剂量、效果如何;是否佩戴支具,何时开始佩戴,效果如何。

(5)既往史:询问是否有骨折、外伤及膝关节局部皮肤疖肿史,是否有慢性腹泻、肝肾功能不全及胆道疾病史,是否存在反复感染史。

(6)个人史:出生史,第几胎第几产、出生胎龄、分娩方式、出生身长、出生体重。喂养史,生后是否母乳喂养及时长,是否补充维生素 D 和足够量的奶制品、具体剂量及时长,饮食中是否富含钙、磷,是否有摄入植酸盐含量较高的谷物。生活史,是否接受足够日照,是否长期居住在高纬度、多雨多雾地区。生长发育史,体格生长、语言、运动及智能发育情况是否与同龄儿相符。预防接种史,是否随社会计划进行免疫接种。母孕期营养及健康情况,是否规律补充维生素 D 制剂、钙剂,日照时间是否充足。

(7)家族史:三代以内直系亲属中是否有骨骼畸形、智力低下、发育迟缓、面容丑陋、骨痛、骨折、肌无力、肾结石、抽搐、手足搐搦、四肢麻木、四肢无力、脱发或毛发稀疏等病史。母亲是否有不良妊娠史，各次分娩情况及孕期健康状况。

**问诊结果**

(1)患儿，女性，1岁11个月。

(2)现病史：5个月前患儿直立行走后出现双下肢膝内翻畸形，伴蹒跚步态，进行性加重。日常睡眠不安，喜哭闹，常有多汗、摇头表现。自发病以来，大小便正常，食量可，无抽搐、恶心、呕吐、多饮、多尿、腹痛、腹泻等表现。

(3)既往史：平素易反复呼吸道感染，无外伤、骨折、肠道及胆道疾病史。

(4)个人史：患儿为第1胎第1产，孕37周顺产出生，出生身长50 cm，出生体重3 kg，无产伤窒息病史。母孕期体健，户外运动少，仅补充叶酸、铁剂，无妊娠期疾病或用药史，无腓肠肌抽搐史。纯母乳喂养至8月龄添辅食，挑食，不喜蛋类，未曾补充维生素D及配方奶。14个月出牙。患儿语言智力发育等与同龄儿相符，8个月独坐，1岁独站。随社会计划进行免疫接种。

(5)家族史：父母体健，家族中否认与患儿类似疾病或其他遗传病史。

4. 思维引导　患儿母亲孕期及患儿生后均未补充维生素D，且户外活动均较少，存在影响钙、磷代谢的高危因素，双下肢膝内翻畸形进行性加重，日常存在睡眠不安、哭闹、易激惹、多汗及摇头等神经兴奋性增高表现，考虑营养性维生素D缺乏性佝偻病可能性大，须重点和以下疾病相鉴别。①生理性膝内翻：是儿童发育过程中的正常生理过程，不会进行性加重，多在1岁半~2岁时会自然缓解，不会出现其他症状。②遗传性骨病，会出现多处骨骼畸形，伴或不伴生长迟缓，身材比例失衡，骨、关节及肌肉异常，可因骨骼畸形出现中耳功能障碍、脑积水、脊髓压迫等症状，但不会出现神经兴奋性增高的症状；其中低碱性磷酸酶血症是一种罕见的代谢性骨病，婴幼儿期发病者可出现喂养困难、生长迟缓、肌张力低下、乳牙过早脱落等。③溶酶体贮积症：多表现为多系统多脏器受累，骨骼受累时须与佝偻病相鉴别，出生时多无明显症状，随年龄增长会逐渐出现骨骼畸形及关节活动受限、丑陋面容、不同程度智力发育落后、心脏瓣膜病、扁桃体肥大和气道狭窄，婴儿期即出现的反复呼吸道感染，查体时应注意有无肝脾大、肺部有无啰音。④各种因素：如肾小管酸中毒、维生素D依赖性佝偻病、低磷血症性佝偻病、急慢性肝病、慢性肾功能障碍、原发性甲状旁腺功能亢进症等均可导致钙和/或磷代谢障碍，出现佝偻病样体征，其中原发性甲状旁腺功能亢进症由于全身骨质脱钙，生化表现为高钙血症和高尿钙相应的临床表现。

### (二)体格检查

1. 重点检查内容及目的　体格检查时注意测量身高、坐高、头围、指间距，判断是否存在身材矮小症及是否为匀称性身材矮小症。关注有无枕秃、方颅、前囟闭合延迟、出牙迟、肋骨串珠、肋膈沟、鸡胸、漏斗胸、手足镯、肌肉松弛、脱发、毛发稀疏、釉质缺损、脊柱侧弯、后凸畸形、心脏听诊杂音、肺部听诊啰音、蒙古斑、局部皮肤破损、肌肉骨骼附着点及关节周围钙化结节，低钙血症时神经肌肉兴奋性增高，可通过刺激神经及肌肉观察是否可引发面神经征、腓反射及低钙束臂征。低磷血症除典型佝偻病体征外，还可出现生长迟缓、肌肉无力、牙齿微裂纹、蛀牙和牙周炎等。须仔细体格检查协助诊断及鉴别诊断。

**体格检查结果**

身长83.7 cm(-0.79SD)，体重10.3 kg(-1.17SD)，T 36.4 ℃，R 27 次/min，P 112 次/min，BP 96/60 mmHg。患儿神志清，精神可，指间距81.9 cm，头围47 cm，皮肤光滑细腻，无蒙古斑、

咖啡斑、色素脱失斑及色素痣。方颅，囟门已闭，枕秃明显，面容正常，已萌出乳牙10个，牙列整齐。胸廓对称，第8～10肋骨和肋软骨交界处可见钝圆形隆起，双侧下段肋骨外翻。双肺呼吸音清晰，未闻及干、湿啰音。心音有力，律齐，心前区未闻及杂音。腹部平软，肝、脾肋下未触及，无压痛及反跳痛，双下肢膝内翻畸形，双膝间距3.5 cm，无触痛，手腕和踝部可见环状钝圆形隆起，无局部皮温升高及触痛。四肢肌张力、肌力轻度降低。四肢关节无挛缩及活动受限。脊柱无侧弯，活动度及生理弯曲度正常，腱反射正常，双侧布鲁津斯基征、巴宾斯基征、克尼格征阴性。

2. 思维引导 经上述检查发现患儿方颅，枕秃明显，肋骨外翻，可见肋骨串珠、手足镯，结合母孕期及患儿少有户外活动，且未摄入维生素D的病史，临床诊断营养性维生素D缺乏性佝偻病可能性大，25-(OH)$D_3$水平显著下降<12 ng/mL(30 nmol/L)是和其他原因导致的佝偻病的重要鉴别指标，营养性维生素D缺乏性佝偻病激期时可出现低钙症和低磷血症，低血磷抗维生素D佝偻病多数为肾小管重吸收磷或肠道吸收磷障碍，一般血磷下降更明显，血钙不受影响，须进一步完善实验室检查及影像学检查，明确诊断。

### (三)辅助检查

1. 主要内容及目的

(1)尿常规、肾功能：判断有无肾损害，排除肾性佝偻病。

(2)血电解质：判断是否存在低磷血症、低钙血症、高钙血症等。儿童时期血磷参考值较成人偏高，不同年龄段参考范围有所不同，须谨慎解读，避免误诊。

(3)肝功能：是否有肝功能的损害，排除肝性佝偻病。

(4)静脉血气分析：明确有无代谢性酸中毒，排除远端肾小管性酸中毒。

(5)血清25-(OH)$D_3$：是评价维生素D营养状况的最佳指标，是诊断营养性维生素D缺乏性佝偻病最可靠诊断标准，25-(OH)$D_3$水平的明确为后续治疗药物的剂量提供依据，同时排除维生素D依赖性佝偻病。

(6)碱性磷酸酶和血清骨型碱性磷酸酶：反映成骨细胞活性及矿化水平，其升高程度与佝偻病活动程度密切相关，是诊断佝偻病活动期的重要指标。血清骨型碱性磷酸酶灵敏度和特异度均高于碱性磷酸酶。同时需要注意是否存在急性疾病、药物、年龄因素等影响。

(7)甲状旁腺激素：甲状旁腺激素升高可见于低钙血症、维生素D缺乏、假性甲状旁腺功能减退症、假假性甲状旁腺功能减退症、甲状旁腺功能亢进症、麦丘恩-奥尔布赖特(Mccune Albright)综合征；甲状旁腺激素降低见于甲状旁腺功能减退症。

(8)X线检查：诊断佝偻病的可靠指标，主要根据骨骺和干骺端形态判断。

**辅助检查结果**

(1)血常规：WBC $8.54\times10^9$/L，N% 32%，L% 63%，RBC $4.68\times10^{12}$/L，Hb 130.4 g/L，PLT $306\times10^9$/L。

(2)尿常规：pH 6.0，尿比重1.015，酮体(-)，隐血(-)，葡萄糖(-)，蛋白(-)，白细胞(-)，红细胞(-)，透明管型(-)，病理管型(-)。

(3)肝、肾功能：ALT 13 U/L(参考值0～40 U/L)，AST 17 U/L(参考值0～40 U/L)，尿素4.6 mmol/L(参考值2.2～8.2 mmol/L)，Cr 3.7 mmol/L(参考值20～115 mmol/L)，总蛋白

67.9 g/L(参考值 60~85 g/L),白蛋白 46.7 g/L(参考值 35~55 g/L),总胆红素(TBil) 9.5 μmol/L(参考值 4~15 μmol/L),结合胆红素(DBil) 3.4 μmol/L(参考值 0~10 μmol/L)。

(4)电解质:钙 1.85 mmol/L(参考值 2.10~2.55 mmol/L),磷 1.0 mmol/L(参考值 1.44~2.08 mmol/L),钠 139 mmol/L(参考值 137~145 mmol/L),钾 4.63 mmol/L(参考值 3.5~5.1 mmol/L),氯 105 mmol/L(参考值 98~107 mmol/L)。

(5)静脉血气分析:pH 7.395,$HCO_3^-$ 20 mmol/L(参考值 22~26 mmol/L),乳酸 0.8 mmol/L(参考值 0.5~1.7 mmol/L),阴离子间隙 10 mmol/L(参考值 8~16 mmol/L)。

(6)25-(OH)$D_3$ 12.3 ng/mL(参考值 20~100 ng/mL)。

(7)甲状旁腺素 136 pg/mL(参考值 15~65 pg/mL)。

(8)血碱性磷酸酶 545 U/L(参考值 38~126 U/L);血清骨型碱性磷酸酶 290 U/L(参考值 <200 U/L)。

(9)膝关节 X 线:双侧膝关节内翻,双下肢呈"O"形变;两股骨、胫骨骨骺软骨带增宽,干骺端宽大,中间凹陷,呈杯口状;股骨、胫骨骨质稀疏。

2. 思维引导　根据该患儿病史中有维生素 D 缺乏的高危因素:母亲孕期及生后维生素 D 摄入不足、日照不足,日常有多汗、枕秃、哭闹易激惹等神经系统兴奋性增高的症状和肋骨串珠、肋骨外翻、手足镯、膝内翻畸形等佝偻病特殊体征,以及实验室检查和骨 X 线片,支持营养性维生素 D 缺乏性佝偻病的诊断。尿常规和肝、肾功能正常,排除肝性、肾性佝偻病;尿 pH 及血气分析无酸碱失衡,除低血磷外,无低钾血症,排除远端肾小管性酸中毒;25-(OH)$D_3$明显下降,不支持维生素 D 依赖性佝偻病。

### (四)初步诊断

分析上述病史、体格检查、实验室及影像学检查结果,支持以下诊断:营养性维生素 D 缺乏性佝偻病(激期)。

## 二、治疗经过

### (一)初步治疗

1. 药物治疗　补充维生素 $D_3$ 2 000 IU/d 和钙剂 500 mg/d 口服,持续 1 个月,之后维生素 $D_3$改为 400 IU/d。

2. 调整膳食结构　补充含钙和磷丰富的食物,包含奶制品、豆制品及海产品等。

3. 坚持户外活动与阳光照射　平均户外活动时间应在每日 1~2 h。

4. 穿戴支具　矫正膝内翻。

### (二)思维引导

患儿 1 岁 11 个月,25-(OH)$D_3$水平明显降低,结合年龄需给予每日维生素 D 制剂 2 000 IU 补充,口服法相比肌内注射法可更快提高血维生素 D 水平,同时补充适量钙剂 500 mg/d,利于改善症状。经治疗各项临床体征及生化指标改善后需继续补充维持剂量的维生素 D(400 IU/d)。若无改善,则需进一步完善相关检查,明确导致佝偻病的病因。针对骨骼畸形采取支具治疗,以期纠正膝内翻畸形。血电解质示血磷降低,但患儿肌张力轻度低下,暂不必补磷,只需要对症治疗。维生素 D 水平回升促进肠道吸收钙剂,体内甲状旁腺素分泌减少,血磷水平将随之升高至正常。在药物治疗的基础上，增加户外活动和阳光照射，调整饮食结构，注意补充含钙丰富的食物。

### （三）治疗效果

1. 症状　3 个月后门诊随访睡眠安稳、无哭闹、多汗、摇头表现，乳牙萌出 14 个。

2. 查体　身长 86.3 cm（-0.71SD），体重 11.2 kg（-0.88SD），T 36.5 ℃，R 27 次/min，P 105 次/min，BP 100/65 mmHg，指尖距 84.7 cm。枕秃完全消失。胸廓对称，第 8～10 肋骨与肋软骨交界处、手腕及踝部钝圆形隆起消失，双下肢膝内翻畸形较前改善明显。

3. 辅助检查　电解质：血钙 2.23 mmol/L（参考值 2.10～2.55 mmol/L），血磷 1.54 mmol/L（参考值1.44～2.08 mmol/L）；碱性磷酸酶 89 U/L（参考值 38～126 U/L），25-（OH）$D_3$ 46.3 ng/mL（参考值20～100 ng/mL），甲状旁腺素 46 pg/mL（参考值 15～65 pg/mL）。膝关节 X 线示双侧膝关节内翻较前明显改善；两股骨、胫骨骨骺软骨带恢复正常（<2 mm），干骺端恢复正常；出现广泛骨膜新生骨。

## 三、思考与讨论

患儿有胎儿期摄取维生素 D 不足、出生后未规律补充维生素 D、婴幼儿期有挑食行为等维生素 D 缺乏的高危因素，并出现非特异性神经兴奋性增高症状和肋骨串珠、肋骨外翻、手足镯、膝内翻畸形等佝偻病特殊体征，实验室检查提示 25-（OH）$D_3$ 水平明显下降，骨骼 X 线片出现干骺端呈杯口状改变，以上均支持营养性维生素 D 缺乏性佝偻病的诊断。

此外，当一般治疗剂量维生素 D 治疗无效或 1 岁以后出现佝偻病症状时，应重点与其他原因导致的佝偻病和遗传性骨骼疾病相鉴别。

1. 远端肾小管性酸中毒　常出现多饮多尿、腹痛腹泻，血 pH 降低，尿 pH 升高，血电解质示低钾血症、低钠血症、低钙血症、高氯血症。

2. 肝性佝偻病和肾性佝偻病　常出现肝、肾功能损害。

3. 维生素 D 依赖性佝偻病　由 1,25-（OH）$_2D_3$ 合成减少或受体缺陷导致，患者体内 25-（OH）$D_3$ 水平常正常。

4. 低血磷性佝偻病　患者的血磷水平明显降低，出现严重肌无力、乏力、嗜睡、恶心、呕吐、腹泻、便秘等低磷症状。

维生素 D 缺乏性佝偻病属营养性疾病，通过按时补充维生素 D、调整饮食、多晒太阳、适量摄入钙剂，症状和体征多可得到好转和恢复，一般不会遗留严重后遗症。对于轻度的病理性膝内翻及膝外翻可以考虑矫形支具，不良反应较小，但治疗时间长，患儿依从性较差，不易坚持；对于严重的膝内翻、膝外翻需行手术治疗，一般以学龄期儿童且踝间距或者膝间距大于 10 cm 者为手术指征。该患者出现轻度膝内翻，同时伴其他佝偻病特异性体征，通过积极药物治疗和生活方式调整，以及佩戴支具，患儿最终完全恢复。在第 3 个月随访时，在早期大剂量维生素 D 口服治疗后患儿 25-（OH）$D_3$ 水平回升至充足状态，后期调整维生素 D 用量为 400 IU/d 口服。现患儿规律随访，生长发育良好。

## 四、练习题

1. 佝偻病有哪些特异性体征？
2. 各种类型佝偻病应如何鉴别？
3. 哪些人群需要补充维生素 D，应如何补充？
4. 如何预防营养性维生素 D 缺乏性佝偻病？

## 五、推荐阅读

[1]戴耀华,王琳,杨振宇,等.中国儿童维生素 A、维生素 D 临床应用专家共识[J].中国儿童保健杂志,2021,29(1):110-116.

[2]中华医学会儿科学分会儿童保健学组,中华儿科杂志编辑委员会.中国儿童维生素 D 营养相关临床问题实践指南[J].中华儿科杂志,2022,60(5):387-394.

[3]梁雁,罗小平.关注儿童青少年钙磷代谢障碍相关性骨病和遗传性骨病[J].中国实用儿科杂志,2017,32(9):649-654.

[4]GONZALEZ NGUYEN-TANG E,PARVEX P,GOISHKE A,et al. Vitamin D deficiency and rickets: screening and treatment,practical aspects for clinicians[J]. Revue Medicale Suisse,2019,15(638):384-389.

[5]夏维波,章振林,林华,等.维生素 D 及其类似物的临床应用共识[J].中华内分泌代谢杂志,2018,34(3):187-200.

（吴　静）

# 第二章　小儿危重病

## 案例 5　脓毒症休克

### 一、病历资料

#### (一)PICU 接诊

患儿,女,3 岁。

1. 代主诉　发热、咳嗽 5 d,精神差 3 d,呼吸困难半天。

2. 问诊重点　患儿年龄,发热、咳嗽的诱因及特征,问诊应仔细询问主要症状及伴随症状特点、疾病演变过程、诊治经过、治疗效果等;重点注意生命体征,判断意识水平、肺部体征,检查双肺呼吸音是否对称、呼吸音强弱,是否闻及湿啰音等,检查心率、血压、肝大小、毛细血管再充盈时间(CRT)、重要脏器灌注情况、尿量等。

3. 问诊内容

(1)诱发因素:有无受凉、呛咳等诱发因素,有无类似症状患者接触史。

(2)主要症状:患儿发热与咳嗽关系、热峰,热型。咳嗽起病方式(突然咳嗽应考虑呼吸道异物的吸入)、咳嗽的性质(干咳、刺激性咳嗽或湿性咳嗽)、咳嗽的音调、咳嗽的时间、咳痰情况如咳痰的量、颜色有何特点。导致精神差的因素;是否影响睡眠、饮食,咳嗽变化情况。

(3)伴随症状:有无声音嘶哑、喘息、咯血、呕吐、呼吸困难、皮疹、抽搐、腹泻等。

(4)诊治经过:就诊哪家医院、做过何种检查,什么诊断,用何种药、具体剂量,效果如何。

(5)既往史:平素体质如何,是否反复患呼吸道感染,有无先天性心脏病等基础疾病。是否按时进行预防接种。

(6)个人史:出生史、喂养史、生长发育史有无异常。

(7)家族史:家族中有无遗传性疾病、过敏性疾病、传染病及先天性疾病史。

**问诊结果**

患儿,女,3 岁,平素体健,5 d 前接触患“呼吸道感染”的哥哥后出现发热,热峰 38.5 ℃,伴咳嗽,有痰,痰少,不易咳出,无皮疹、喘息、声音嘶哑等,至当地诊所就诊考虑上呼吸道感染,未再检查,给予退热栓治疗,体温可降至正常,易反复,效果差;3 d 前热峰达 41 ℃,出现精神差,无抽搐、腹泻等,再次就诊于当地诊所,给予口服“阿莫西林克拉维酸钾干混悬剂(2.5 mL/次,2 次/d),氨溴索口服液(2.5 mL/次,3 次/d)”药物治疗,半天前出现气促、呼吸困难,无面色及口唇发绀,仍有高热、精神差,遂来诊。患病以来,精神反应欠佳,食欲欠佳,大便干结,尿量减少。

4. 思维引导　患儿接触患"呼吸道感染"的哥哥后，出现发热、咳嗽病史，考虑存在呼吸道感染，呼吸增快，肺部可闻及湿啰音，考虑肺部感染，病情渐加重，出现呼吸浅快、三凹征阳性，精神差、呼吸困难，肺部感染加重，可进一步完善胸部 CT，了解肺部情况；患儿出现心率增快、血压下降、毛细血管再充盈时间延长、尿量少、四肢末梢凉等表现，结合存在感染病史，考虑脓毒症休克可能，进一步完善血培养，协助诊断。患儿无进食呛咳、异物吸入史，无反复呼吸道感染病史，气道异物的可能性小。患儿急性起病，无鼻炎、鼻窦炎病史，不考虑上气道咳嗽综合征。患儿无喘息、无过敏史，可排除哮喘。

### （二）体格检查

1. 重点检查内容及目的　呼吸系统：是否有气促、鼻翼扇动、点头呼吸、三凹征，有无面色及口唇发绀，双肺呼吸音是否对称、呼吸音强弱、是否闻及湿啰音等。循环系统：心率、心音、肝大小、意识、四肢肌张力、病理征、四肢末梢温度、毛细血管再充盈时间、重要脏器灌注情况等。

**体格检查结果**

T 38.3 ℃，P 172 次/min，R 50 次/min，BP 62/35 mmHg，体重 14 kg。

嗜睡，皮肤无黄染、皮疹及出血点。呼吸促，鼻翼扇动，口唇发绀，三凹征阳性。双侧瞳孔等大等圆，直径 3 mm，对光反射灵敏。颈软，双肺呼吸音粗，可闻及大量细湿啰音，左肺呼吸音减低，左肺叩诊呈浊音。心音有力，律齐。腹软，肝、脾肋下未触及，未触及包块，肠鸣音存在。四肢肌力、肌张力正常，膝反射存在，布鲁津斯基征阴性，双侧巴宾斯基征阴性，双侧克尼格征阴性，四肢发花、末梢凉，毛细血管再充盈时间 4 s。

2. 思维引导　经上述检查患儿存在嗜睡、呼吸困难、发绀、肺部体征重。精神差，尿量少，血压低，四肢发花、末梢凉，毛细血管再充盈时间 4 s，提示脓毒症休克。因心脏查体无明显异常发现，肝不大，可排除心源性休克；神经系统查体无阳性体征，暂不支持中枢神经系统感染诊断，结合有精神差表现，还须警惕脓毒症脑病，进一步行实验室监测及影像学检查，明确诊断。

### （三）辅助检查

1. 主要内容及目的

（1）血常规、CRP、PCT：进一步证实感染性疾病及严重程度。

（2）动脉血气分析：明确是否有呼吸衰竭及严重程度。

（3）胸部影像学：明确病变部位。

（4）肝肾功能、心肌酶、电解质：是否有肝肾功能、心肌损害、内环境紊乱。

（5）血培养、痰培养及药敏试验：协助明确致病菌，并指导抗菌药物的应用。

（6）血清支原体抗体、病毒抗体系列、呼吸道 PCR 病原学检测或抗原检测等：查找致病原。

（7）血乳酸：有无微循环障碍。

需要注意是在应用抗生素前尽快留取血、体液或分泌物标本做培养和药敏试验，对明确致病原至关重要。

**辅助检查结果**

（1）血常规：WBC 19.57×$10^9$/L，N% 84%，L% 12%，RBC 4.32×$10^9$/L，Hb 115 g/L，PLT 110×$10^9$/L。

(2)CRP、PCT 及血乳酸:CRP 155 mg/L,PCT 13.38 ng/mL,血乳酸 3.5 mmol/L。

(3)动脉血气分析($FiO_2$ 61%):pH 7.21,二氧化碳分压($PaCO_2$)47 mmHg,氧分压($PaO_2$)53 mmHg,碱剩余(BE)-9.4 mmol/L,$HCO_3^-$ 17 mmol/L,乳酸(lac)4.5 mmol/L,钠 134 mmol/L,钾 4.5 mmol/L,氯 100 mmol/L,钙 1.22 mmol/L。

(4)胸部 X 线:肺炎,左侧大量胸腔积液。

(5)肝肾功能:ALT 81.9 U/L,AST 189.0 U/L,白蛋白(ALB)29.7 g/L,乳酸脱氨酸(LDH)1 162.6 U/L,BUN 8.5 mmol/L,Cr 85.1 μmol/L。

(6)病原学检查:①痰涂片镜检可见革兰氏阳性球菌生长,未见到抗酸杆菌,未见到真菌;②咽拭子检测乙型流感病毒抗原(-)、甲型流感病毒抗原(-)、腺病毒抗原(-),血清肺炎支原体抗体 IgM 阴性。

2. 思维引导 重要的检查结果有三项:①血常规白细胞总数、中性粒细胞分类比例、CRP 及 PCT 均明显增高;②动脉血气有代谢性酸中毒和低氧血症,血乳酸增高;③胸部 CT 提示肺炎,左侧大量胸腔积液。《儿童脓毒性休克(感染性休克)诊治专家共识(2015 版)》,诊断标准如下。

(1)代偿期(早期):临床表现符合下列 6 项中 3 项。①意识改变:烦躁不安或萎靡,表情淡漠,意识模糊甚至昏迷、惊厥(多见于失代偿期)。②皮肤改变:面色苍白发灰,唇周、指(趾)发绀。皮肤发花,四肢凉。如有面色潮红,四肢温暖,皮肤干燥为暖休克。③心率脉搏改变:周围动脉搏动减弱,心率、脉搏快。④CRT≥3 s,排除环境温度的影响。⑤少尿:尿量<1 mL/(kg·d)。⑥代谢性酸中毒:排除其他缺血缺氧及代谢因素。

(2)失代偿期(晚期):代偿期临床表现进一步加重,血压下降。收缩压<该年龄组第 5 百分位或<该年龄组正常值 2 个 SD 以下。可记忆为:1~12 个月<70 mmHg,1~10 岁<70 mmHg+[年龄(岁)×2],≥10 岁<90 mmHg。

《儿童社区获得性肺炎诊疗规范》(2019 年版)重症肺炎诊断标准:①意识障碍;②呼吸频率≥30 次/min;③$PaO_2$<60 mmHg,$PaO_2/FiO_2$<300,需行机械通气治疗;④动脉收缩压<90 mmHg;⑤并发脓毒症休克;⑥胸片或胸部 CT 提示病变扩大≥2/3,一侧肺浸润、多叶肺浸润、胸腔积液、气胸、肺不张、肺坏死、肺脓肿;⑦少尿,尿量<20 mL/h,或急性肾功能不全需要透析治疗;以上表现中出现任何 1 项即可诊断为重症肺炎。

急性呼吸衰竭:动脉血气 $PaO_2$<60 mmHg,常伴有 $PaCO_2$ 正常或<35 mmHg 则诊断为Ⅰ型呼吸衰竭;若 $PaO_2$<60 mmHg 且伴有 $PaCO_2$>50 mmHg 则诊断为Ⅱ型呼吸衰竭;排除解剖性右至左的静脉血性缺氧和因代谢性碱中毒导致低通气引起的高碳酸血症。

### (四)初步诊断

分析上述病史、体格检查、辅助检查,该患儿符合:①感染性休克;②重症肺炎;③呼吸衰竭(Ⅰ型);④左侧胸腔积液诊断。但感染原还不明确,需要等待血培养结果。治疗目的为控制感染,纠正休克。

## 二、治疗经过

### (一)初步治疗

1. 氧疗 由于血氧饱和度不能维持,给予气管插管机械通气保证氧供。

2. 液体复苏 建立 2 条静脉通路。生理盐水 20 mL/kg,5~10 min 内输注,必要时可以重复,第 1 个小时共可以给予 40~60 mL/kg 的负荷剂量的液体输注。

3. 抗感染　1 h 内应用，应用前应抽血培养，头孢曲松注射液 50 mg/(kg·次)，q12h 泵入；万古霉素注射液 15 mg/(kg·次)，q6h 泵入抗感染。

4. 血管活性药物应用　如果补液 40~60 mL/kg 后仍然存在休克表现，则启用血管活性药物，肾上腺素 0.05~0.20 μg/(kg·min) 静脉泵入。

5. 引流　给予左侧胸腔闭式引流。

### (二)思维引导

1. 氧疗　患儿存在脓毒症休克，休克患者均有组织缺氧，需根据病情选择适当的氧疗方法纠正缺氧。

2. 液体复苏　休克患者有效循环血量不足，需要开始扩容，每次补液后评估生命体征和循环状况，根据评估结果决定下一步补液量和速度，以保证充分的液体复苏。建立 2 条及以上静脉通路方能保证抗休克时液体复苏和用药及时输入。

3. 抗感染　患儿 WBC、PCT、CRP 均明显升高，结合胸片，肺部重症感染，痰涂片提示革兰氏阳性球菌感染，病情危重，不排除耐头孢菌素的球菌感染，联合使用万古霉素。尽量在抗感染药物应用前留取血培养标本。

4. 血管活性药物应用　休克患者血管张力异常，在充分扩容的前提下若血液仍低应使用升压药物。

5. 引流　重症感染中，病灶的清除、充分引流也至关重要。

6. 检测血糖　因患儿 3 d 精神差，建议常规床旁检测血糖，维持血糖平衡。

### (三)治疗效果

1. 症状　1 h 后患儿持续机械通气，气道通畅，胸廓明显地上下运动，面色较前红润，呼吸费力较前缓解，仍有发热，血压较前上升。

2. 查体　意识模糊，T 38.0 ℃，R 35 次/min，HR 162 次/min，BP 90/50 mmHg，经皮氧饱和度($SPO_2$)95%，机械通气下口唇无发绀，双肺呼吸音粗，可闻及大量细湿啰音，左肺呼吸音稍低，心音有力，律齐，无肝大，四肢末梢凉，CRT 3 s，尿量>1 mL/(kg·h)。

3. 辅助检查　血气分析($FiO_2$ 45%) pH 7.30，$PaCO_2$ 32 mmHg，$PaO_2$ 106 mmHg，BE −6 mmol/L，$HCO_3^-$ 22 mmol/L，lac 3.2 mmol/L，钠 137 mmol/L，钾 4.2 mmol/L，氯 103 mmol/L，钙 1.18 mmol/L。

### (四)病情变化

入院第 5 天，患儿热峰有下降，持续机械通气下突然出现经皮氧饱和度下降，听诊右肺呼吸音减低，心音有力，腹软，四肢末梢暖，CRT 2 s。

患儿病情变化的可能原因及应对：痰堵？脱管？右肺气胸？呼吸机故障？立即给予清理呼吸道，听诊双肺呼吸音，检查呼吸机，急查血气分析、胸片。

**检查结果**

(1) 血气分析：pH 7.30，$PaCO_2$ 41 mmHg，$PaO_2$ 54 mmHg，BE −3.4 mmol/L，$HCO_3^-$ 21.9 mmol/L，lac 2.2 mmol/L。

(2) 胸片：肺炎、右侧气胸，左侧胸腔积液消失。

(3) 血中宏基因二代测序：金黄色葡萄球菌。

### (五)思维引导

患儿突然出现血氧饱和度下降，对于插管患儿首先需考虑排查以下四方面(DOPE)。

Displacement：插管移位，可能导致气道阻塞、感染、出血等并发症。排查方法包括观察患儿的呼吸情况，听诊气道，使用胸部 X 线或纤维支气管镜检查气管位置等。

Obstruction：插管阻塞，可能由导管松动、气道狭窄、血栓形成等原因造成。排查方法包括观察患儿的呼吸情况，听诊气道，使用胸部 X 线或纤维支气管镜检查气道通畅度等。

Pneumothorax：气胸，可能由于胸腔积液、肺动脉栓塞、肺炎等原因造成。排查方法包括观察患儿的呼吸情况，听诊胸腔和肺部，使用胸部 X 线或纤维支气管镜检查胸腔压力和肺容积等。

Equipment：设备故障，可能由于导管松动、气道狭窄、血栓形成等原因造成。排查方法包括观察患儿的呼吸情况、听诊气道，使用胸部 X 线或纤维支气管镜检查导管位置和通畅度等。

### （六）治疗 8 天后

患儿低热，热峰 37.8 ℃，已撤离呼吸机，改鼻导管吸氧 1 L/min，咳嗽，有痰，左侧闭式引流液逐渐减少，右侧闭式引流管已拔出。

查体：神志清，精神反应欠佳，吸氧下呼吸平稳，口唇无发绀，双肺呼吸音粗，可闻及少量细湿啰音，双肺呼吸音对称，心腹体格检查无异常，四肢末梢暖。

血气分析（鼻导管吸氧 1 L/min）：pH 7.36，$PaCO_2$ 38 mmHg，$PaO_2$ 102 mmHg，BE −2.4 mmol/L，$HCO_3^-$ 23 mmol/L，lac 0.8 mmol/L。

血常规：WBC $9.8\times10^9$/L，N% 72%，L% 21%，RBC $4.2\times10^{9}$/L，Hb 112 g/L，PLT $210\times10^9$/L，CRP 35 mg/L；PCT 1.3 ng/mL。

胸片：肺炎吸收期、右侧气胸消失。

## 三、思考与讨论

3 岁，幼儿，有发热、咳嗽表现，病情进展迅速，出现精神差，呼吸困难表现，并伴循环异常，血压下降，感染指标明显升高，结合胸部 X 线检查，重症肺炎合并脓毒症休克诊断明确，入院血气分析，鼻导管吸氧（2 L/min）状态下 $PaO_2$<60 mmHg，$PaCO_2$<50 mmHg，Ⅰ型呼吸衰竭诊断明确。病情危重，应立即给予气管插管机械通气，开放 2 条及以上静脉通路和液体复苏等处理。在进行液体复苏时，每次补液后评估生命体征和循环状况，根据评估结果决定下一步补液量和速度，以保证充分的液体复苏。经液体复苏后仍然存在低血压和低灌注，需要考虑应用血管活性药物提高和维持组织灌注压，改善氧输送。诊断脓毒症休克后 1 h 内应静脉使用有效抗菌药物。需要根据流行病学和地方病原流行特点选择覆盖所有疑似病原微生物的经验性药物治疗。尽可能在应用抗菌药物之前留取血培养或其他感染原培养。尽快确定和去除感染灶如采取清创术、引流等。该患儿痰涂片提示革兰氏阳性球菌感染，故头孢曲松抗感染治疗，因病情重，不排除耐头孢菌素的球菌感染，联合万古霉素抗感染治疗。如积极抗感染治疗效果不明显，还需要注意兼顾革兰氏阴性菌感染特征，必要时加用碳青霉烯等。因此，病原检测是感染性疾病诊断的重要环节，目前检测病原手段进一步提高，如果该患儿血培养结果并不能解释其全部临床表现，寻求一种更好的检测方法至关重要，高通量测序技术又称为二代测序（NGS），可同时对大量核酸片段进行检测，将 NGS 应用于临床微生物检测的研究方法称为宏基因组二代测序（mNGS）。mNGS 直接从样本中获得病原体的核酸序列，再对获得的核酸序列进行对比分析，不仅可以检测已知病原体的基因组，还能从头组装未知微生物的基因组，对发现未知病原体感染有重要意义。

该患儿严重脓毒血症合并休克，容易进一步病情进展为肾损伤、肝损伤、心肌损害及凝血功能障碍，病情危重，符合儿科重症血液净化治疗的应用范畴，在严重脓毒症患儿中进行血液净化治疗，连续静-静脉血液透析滤过（continuous veno-venous hemodiafiltration，CCVHDF）是常用的模式，主要清除中小分子物质，联合 PE 模式可清除致病的大分子物质，改善凝血功能。血液净化治疗主要机制在于调节致炎和抗炎介质浓度，下调炎症反应，阻断脓毒症的细胞因子风暴，阻止多器官功能衰竭的发生，有研究证实血液净化治疗可明显改善机体血流动力学状态、减少正性肌力药物用量，提高存活率。该患儿入院血流动力学不稳定，暂未进行血液净化治疗，经过呼吸支持、积极补液复苏、抗感染等综合治疗后，病情好转，体温逐步稳定，逐步撤机改为鼻导管吸氧，转入普通病房继续巩固治疗。

## 四、练习题

1. 脓毒症休克的诊断标准是什么?
2. 脓毒症休克 1 h 集束化治疗内容有哪些?
3. 脓毒症休克判断组织灌注恢复和停止液体复苏的标准是什么?

## 五、推荐阅读

[1]王莹，陆国平，张育才. 儿童脓毒性休克（感染性休克）诊治专家共识（2015 版）[J]. 中华实用儿科临床杂志，2015，30（22）：1687-1691.

[2]WEISS S L, PETERS M J, ALHAZZANI W, et al. Surviving sepsis campaign international guidelines for the management of septic shock and sepsis-associated organ dysfunction in children[J]. Pediatr Crit Care Med, 2020, 21(2): e52-e106.

[3]中华人民共和国国家健康委员会，国家中医药局. 儿童社区获得性肺炎诊疗规范（2019 年版）[J]. 中华临床感染病杂志，2019，12（1）：6-13.

（李树军）

# 案例 6 急性呼吸衰竭

## 一、病历资料

### （一）门诊接诊

患儿，男，6 岁。

1. 代主诉　间断发热、咳嗽 7 d，加重伴气促 1 d。

2. 问诊重点　重点询问发热、咳嗽的症状特点、病情演变及其他具有鉴别意义的伴随症状、诱因、接触史、外院诊治经过、治疗效果和一般情况等。

3. 问诊内容

（1）诱发因素：有无受凉及接触呼吸道感染患者等诱发因素。

（2）主要症状

1）发热的热峰、热型特点，是否易退，演变规律。

2）咳嗽的性质：干咳或刺激性咳嗽常见于急性咽喉炎、急性支气管炎初期、支气管异物等；湿性咳嗽常见于肺炎、空洞性肺结核、支气管扩张等。咳嗽的时间与规律：突发性咳嗽常为吸入刺激性气体或异物，淋巴结或肿瘤压迫气管或支气管分叉处引起；发作性咳嗽常见于百日咳、咳嗽变异性哮喘等。咳嗽的音色特点：咳嗽声音沙哑常见于声带的炎症或肿瘤压迫喉返神经；鸡鸣样咳嗽常见于百日咳、喉炎或气管受压。

(3)伴随症状:有无口唇、甲床发绀、呼吸费力等呼吸衰竭表现;有无下肢水肿、端坐呼吸、咳粉红色泡沫样痰等心力衰竭表现;有无精神差、嗜睡、烦躁等神经系统受累表现;有无恶心、呕吐、食欲差等消化系统受累表现;有无尿量减少、四肢发凉、皮肤发花的休克表现。

(4)诊治经过:外院就诊情况,辅助检查结果,有无用药,何种用药、具体剂量、效果如何,以利于了解病情演变及迅速选择治疗用药。

(5)既往史:须重点问询患儿有无先天性心脏病、支气管发育异常、免疫功能低下等基础疾病,有无慢性咳嗽、鼻炎病史,有无结核等传染病史及接触史。

(6)个人史:有无早产病史,生长发育情况,生活环境情况,早产、生长发育落后患儿易并发先天性发育异常及免疫功能低下问题,易出现严重呼吸道感染、心脏疾病等。生活环境可能是呼吸道疾病的诱因。

(7)家族史:应注意询问家族中有无遗传性疾病患者,有无传染病患者,兄弟姐妹情况及家族中有无早夭儿童,如肺部囊性纤维化为基因异常所致,可出现反复呼吸道感染、咳嗽、咳痰、呼吸急促等表现。

**问诊结果**

患儿,男,6岁,7 d前患儿无明显诱因出现发热,热峰38.9 ℃,热型不规则,口服“布洛芬”后体温易退,伴阵发性干咳,1~2声/次,无时间规律性,患儿家长未重视,未正规治疗。5 d前仍反复发热、咳嗽,当地诊所就诊后诊断“呼吸道感染”,予以抗菌药物输液1 d(具体用药及剂量不详),效果差,发热及咳嗽未见缓解,就诊于某县人民医院,行胸部X线检查提示双肺斑片状密度增高影(未见报告单),以“肺炎”为诊断收住院,予以“头孢呋辛、甲泼尼龙琥珀酸钠”应用,发热较前稍缓解;1 d前患儿咳嗽加重,伴咳少量黄色黏痰,呼吸急促,呼吸频率70次/min,精神差、食欲缺乏,鼻导管吸氧下经皮氧饱和度波动在90%左右,遂转诊至上级医院。患儿既往无基础疾病,孕期及出生史无异常,生长发育正常,否认家族遗传病史、传染病及传染病接触史。

4.思维引导 患儿发热7 d,热型不规则,初为干性咳嗽,1 d前出现湿性咳嗽。患儿无结核患者接触病史,发热热型不规则,无盗汗,外院胸片结果不支持肺结核表现,可进一步查痰涂片或结核菌素纯蛋白衍生物(PPD)试验或其他结核相关检查证实。患儿家属否认异物吸入及突发性呛咳病史,两肺呼吸音对称,结合外院胸片示双肺斑片状密度增高影,暂不考虑气道异物吸入。患儿无慢性咳嗽表现,既往无反复呼吸道感染病史,初为干咳,后为黄色黏痰,暂不支持支气管扩张。患儿平素体健,活动耐力可,无哭闹或运动后发绀表现,暂不支持先天性心脏病,查体时注意心脏听诊。患儿无咯血、痰中带血,暂不考虑支气管结核、气道血管畸形、气道赘生物。患儿无下肢水肿、端坐呼吸、皮肤发花、四肢冰凉、大汗淋漓等,大小便正常,暂不考虑心力衰竭及心源性休克,注意体格检查时心脏叩诊、听诊及皮肤末梢循环灌注情况。患儿急性起病,以“发热、咳嗽”为首发表现,外院胸部X线提示肺部大片炎症,1周来病情不断进展,1 d前出现症状加重,呼吸急促,经皮血氧饱和度下降,考虑重症肺炎合并呼吸衰竭的可能性大。

**(二)体格检查**

1.重点检查内容及目的 综合患儿问诊内容,考虑重症肺炎合并呼吸衰竭可能性大,体格检查时应重点行胸部体格检查,同时注意有鉴别意义的其他系统体征。①如有气管向健侧移位、患侧胸廓饱满、呼吸活动度降低、患侧叩诊过清音或鼓音、呼吸音减低,提示气胸可能。②如有胸膜摩擦音、胸膜摩擦感、患侧语音震颤减弱、叩诊浊音、听诊呼吸音减弱或消失,提示胸腔积液可能。③如有语音震颤增强,叩诊浊音、呼吸音减弱甚至消失或湿啰音,提示肺实变可能。④如有呼吸频率增加，吸气性三凹征阳性，口唇、指甲发绀、精神错乱、烦躁等缺氧表现，提示急性呼吸衰竭可能。⑤如有两肺底广泛的湿啰音和哮鸣音，左心界扩大、心率增快、心尖部奔马律，提示心源性肺水肿可能。⑥如有强迫坐位、面色灰白、发绀、大汗、烦躁、舒张早期第三心音奔马律、下肢水肿、颈静脉怒张、肝颈静脉回流征阳性、肝大，提示心力衰竭可能。⑦如有心率增快、血压正常或下降、皮肤湿冷、出汗、面色苍白、表情淡漠、脉搏细速、血压下降、毛细血管再充盈时间延长，提示休克可能。⑧如有腹胀、肠鸣音减弱或消失，提示累及消化系统。⑨如有瞳孔改变、病理征和/或脑膜刺激征阳性，提示累及中枢神经系统。⑩如有皮肤出血点、瘀点或瘀斑，提示凝血系统受累。

**体格检查结果**

T 38.2 ℃，P 129 次/min，R 62 次/min，BP 101/68 mmHg，体重 20 kg。

发育正常，营养良好，急性面容，表情痛苦，自主体位，神志清楚，精神欠佳，全身皮肤黏膜无花斑、水肿。瞳孔等大等圆，对光反射灵敏，口唇稍发绀，鼻翼扇动，咽部红肿，扁桃体Ⅰ度肿大。颈静脉正常，气管居中，肝颈静脉回流征阴性，胸廓正常，吸气三凹征阳性，呼吸急促，62 次/min，鼻导管吸氧状态下（2 L/min）经皮血氧饱和度维持在 90% 左右。双肺下部叩诊浊音，呼吸音粗糙，可闻及固定细湿啰音，无胸膜摩擦音。心尖搏动正常，心浊音界正常，心率 129 次/min，律齐，搏动有力，各瓣膜听诊区未闻及杂音，未闻及奔马律，无心包摩擦音。腹软，肝、脾肋下未触及，肠鸣音 3 次/min。四肢无水肿，无四肢湿冷，毛细血管再充盈时间<2 s，无杵状指（趾）。膝、跟腱反射无亢进，双侧巴宾斯基征阴性，脑膜刺激征阴性。

2. 思维引导　经上述体格检查，患儿存在肺部感染体征：双肺下部叩诊浊音、呼吸音粗糙、可闻及固定细湿啰音，初步诊断支气管肺炎。①患儿有呼吸困难及低氧表现：呼吸频率增快、鼻翼扇动、吸气性三凹征阳性、口唇稍发绀，考虑呼吸衰竭可能。②患儿双肺下部叩诊浊音，提示可能有胸腔积液、肺实变或肺不张，后续可进一步结合肺部影像学检查进行鉴别。③患儿气管居中、胸廓正常、双肺叩诊无过清音或鼓音，提示无气胸。④全身皮肤黏膜无花斑、水肿，颈静脉正常，肝颈静脉回流征阴性，心浊音界正常，心律齐，搏动有力，各瓣膜听诊区未闻及杂音，未闻及奔马律，肝未触及，无四肢湿冷，毛细血管再充盈时间<2 s，提示无急性心力衰竭及休克。⑤患儿无呼吸节律异常，如潮式呼吸、比奥呼吸等，中枢神经系统查体阴性，亦无神经肌肉传导障碍疾病表现，暂不考虑中枢神经系统或神经肌肉传导障碍所致的呼吸衰竭，主要考虑肺部病变所致急性呼吸衰竭，后续可根据血气分析结果判断具体呼吸衰竭分型。

### （三）辅助检查

1. 主要内容及目的

（1）血常规、CRP、PCT：进一步协诊感染性疾病。

（2）病原检测

1）细菌学检查：痰涂片、抗酸染色、痰培养加药敏试验、血培养加药敏试验，必要时行支气管肺泡灌洗液细菌培养。

2）G 试验、G-M 试验：辅助判断有无真菌感染。

3）病毒及特殊病原体的抗原抗体及 PCR 检测：如流感病毒咽拭子检测、腺病毒咽拭子检测、肺炎支原体血清抗体检测等。

（3）动脉血气分析：明确是否有呼吸衰竭及类型，判断病情的严重程度。

（4）肺部影像学：了解肺部情况，明确病变部位及鉴别胸腔积液、肺实变、肺不张等。

（5）心电图：了解有无心律失常。

(6)心脏超声：了解心脏射血、心脏结构及瓣膜情况，排除先天性心脏病、肺动脉高压、脓毒性心肌病等疾病。

(7)B 型脑利尿钠肽：协查有无心力衰竭、心功能受损。

(8)肝功能、肾功能、电解质、凝血功能：是否有肝功能、肾功能的损害、内环境紊乱、凝血功能异常。

**辅助检查结果**

(1)血常规：WBC $4.48\times10^9$/L，N $3.21\times10^9$/L(72%)，L $0.94\times10^9$/L(21%)，RBC $5.92\times10^{12}$/L，Hb 115 g/L，PLT $186\times10^9$/L；CRP 117 mg/L；PCT 0.49 ng/mL。

(2)病原学检测

1)痰涂片镜检：可见革兰氏阳性球菌生长，未见到抗酸杆菌，未见到真菌，痰培养、血培养结果尚未回示。

2)G 试验、G-M 试验：血清 G 试验 19.78 pg/mL，G-M 试验 0.455 pg/mL，均在正常范围。

3)咽拭子检测：乙型流感病毒抗原阳性、甲型流感病毒抗原阴性、腺病毒抗原阴性(-)，血清肺炎支原体抗体 IgM 阴性。

(3)血气分析(鼻导管吸氧 2 L/min)：pH 7.474↑，$PaCO_2$ 31.5 mmHg↓，$PaO_2$ 56.3 mmHg↓，$HCO_3^-$ 22.6 mmol/L，GLU 7.2 mmol/L，lac 1.23 mmol/L。

(4)肺部 CT：双肺下叶可见多发片状、结节样高密度模糊影，局部可见支气管充气征(图 2-1)，其余未见明显异常。

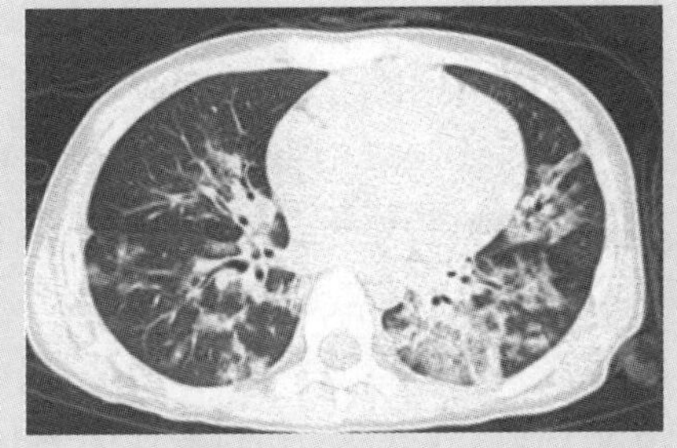

图 2-1　肺部 CT 结果

(5)心电图：正常心电图。

(6)心脏彩超：心肌收缩及舒张功能正常，心脏房室结构、各瓣膜亦未见其他异常表现。

(7)B 型脑利尿钠肽测定：53 pg/mL。

(8)肝功能、肾功能、凝血功能、电解质：肝功能、肾功能、凝血功能均正常。电解质：钠 129 mmol/L↓，钾 3.5 mmol/L，氯 94 mmol/L↓，血晶体渗透压 275.36 mOsm/L↓。

2. 思维引导　患儿发热、咳嗽 7 d，入院前当地已查胸片提示双肺斑片状密度增高影，入院后为详细了解肺部情况故查肺部 CT 提示双肺炎症性病变，伴有呼吸困难、口唇发绀、呼吸频率>50 次/min，根据《儿童社区获得性肺炎诊疗规范(2019 年版)》，患儿符合重症肺炎诊断标准；患儿淋巴细胞计数减低，病原体检测发现乙型流感病毒抗原阳性，考虑乙型流感病毒感染，CRP、PCT 明显升高，痰涂片可见革兰氏阳性球菌，考虑患儿流感病毒感染后继发细菌感染的可能性较大。患儿鼻导管吸氧状态下，血气中氧分压仍低于 60 mmHg，提示存在呼吸衰竭，而 $PaCO_2\leqslant50$ mmHg，符合Ⅰ型呼吸衰竭特征，主要为换气功能障碍。心脏彩超、BNP 结果正常，结合病史及查体结果，判断无心功能不全表现。电解质结果提示低钠血症、低氯血症，治疗中注意补充。

**(四)初步诊断**

①重症肺炎(乙型流感病毒，继发革兰氏阳性球菌感染?)。②Ⅰ型呼吸衰竭。③酸碱平衡紊乱：呼吸性碱中毒。④电解质紊乱：低钠血症、低氯血症。

## 二、治疗经过

### (一)初步治疗

1. 一般治疗　注意监护患儿基本生命体征、经皮血氧饱和度,严格执行院感隔离措施,报传染病报告卡。

2. 注意气道管理,保持呼吸道通畅　保持颈部适度舒展,充分拍背吸痰,“盐酸氨溴索注射液15 mg q12h 静脉推注”联合“乙酰半胱氨酸 0.3 g q12h 雾化吸入”化痰,“布地奈德 1 mg q12h 雾化吸入”抑制气道炎症。

3. 无创机械通气　经鼻持续气道正压通气(nasal continuous positive airway pressure,N-CPAP)呼吸机辅助呼吸,初调参数为 $FiO_2$ 40%,呼气末正压通气(positive end expiratory pressure,PEEP) 6 $cmH_2O$,氧流量(flow)14 L/min。

4. 病因治疗

(1)磷酸奥司他韦 45 mg bid po。

(2)盐酸万古霉素注射液 0.3 g q6h(15 mg/kg,q6h)静脉滴注抗感染治疗(患儿肾功能正常,首次给药 48 h 后开始监测万古霉素血药浓度,如患儿肾功能不全,给药后>72 h 首次监测万古霉素血药浓度)。

5. 一般支持治疗　患儿无创机械通气下,予以咪达唑仑 1 μg/(kg・min)持续泵入镇静,降低氧耗,有利于器官保护;注意营养摄入,监测出入水量,纠正水电解质紊乱。

6. 重要脏器功能的监测与支持　定期监测血气分析、感染指标、肝功能、肾功能。

### (二)思维引导

患儿重症肺炎,无基础疾病史,呼吸急促、口唇发绀,血气分析提示低氧血症,考虑重症肺炎后出现气体交换功能障碍(换气功能障碍为主),Ⅰ型呼吸衰竭。急性呼吸衰竭的治疗原则,包括保持呼吸道通畅、氧疗或机械通气,病因治疗,一般支持治疗及其他重要脏器功能的监测与支持。

本患儿呼吸道通畅,神志清楚,血流动力学稳定,面部无创伤,无须气管插管保护(无误吸、严重消化道出血、气道分泌物过多且排痰不畅)。患儿无进行无创机械通气的禁忌证,立即予以 N-CPAP辅助患儿克服气道阻力,改善换气功能,提高氧合能力。患儿烦躁,小剂量咪达唑仑应用镇静,缓解患儿无创呼吸机通气时鼻塞应用中不适感,减少患儿呼吸肌做功。患儿持续高热,血常规提示淋巴细胞计数减低,咽拭子提示乙型流感病毒抗原阳性,痰涂片可见革兰氏阳性球菌生长,不排除细菌定植,但患儿 CRP、PCT 亦显著升高,胸部 CT 提示明显实变影及支气管充气征,仍考虑并发革兰氏阳性细菌感染可能,且患儿在应用头孢呋辛后症状未见减轻,耐药性革兰氏阳性球菌不排除,在磷酸奥司他韦应用基础上,加用万古霉素应用,应用过程中,注意监测体温、感染指标变化、万古霉素血药浓度及患儿肾功能情况。治疗中注意患儿营养支持及内环境监测,儿童肠道对感染、缺氧因素敏感,且无创呼吸机使用过程中可能使患儿腹部胀气,进食受影响,须密切监测患儿出入水量及内环境情况,维持水、电解质平衡。

### (三)治疗效果

1. 呼吸机应用 1 h 后　口唇无发绀,吸气性三凹征较前稍缓解,呼吸频率 30~40 次/min,心率110 次/min,经皮血氧饱和度维持在 96% 左右。血气分析:pH 7.445,$PaCO_2$ 34 mmHg,$PaO_2$ 63 mmHg,$HCO_3^-$ 23.6 mmol/L。

2. 入院 3 d 后　患儿体温正常,入院时痰培养送检回示多重耐药肺炎链球菌感染,万古霉素敏感,最小抑菌浓度(MIC)值≤0.5,继续万古霉素抗感染治疗。

3. 治疗1周后，复查胸部CT 双肺仍散在多发片状、结节样高密度影，较入院时减轻（图2-2）。血常规：WBC $9.78\times10^9$/L，N% 69%，L% 21%，RBC $4.56\times10^{12}$/L，Hb 97 g/L，PLT $279\times10^9$/L，CRP 14.75 mg/L；患儿呼吸急促缓解，氧合稳定，逐步降低无创呼吸机参数后撤离无创呼吸机，改为鼻导管吸氧，转至儿科普通病区继续治疗。

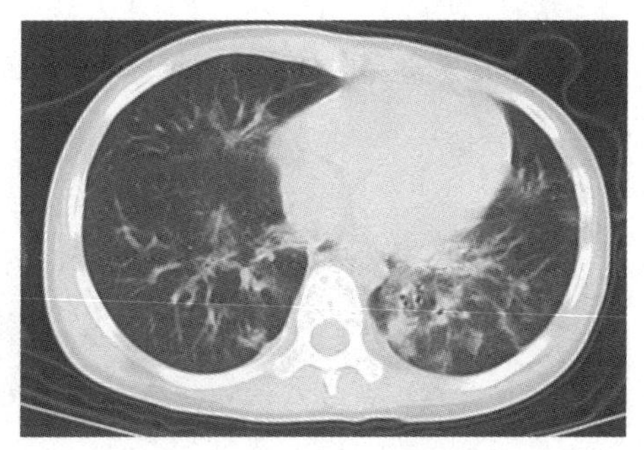

图2-2 治疗1周后胸部CT

## 三、思考与讨论

患儿急性起病，表现为发热伴呼吸道症状，外院胸部X线提示大片炎症，肺炎诊断明确。在治疗过程中，患儿持续发热，病情进行性加重，出现了呼吸急促，经皮血氧饱和度下降。入院后查体双肺下部叩诊浊音、呼吸音粗糙、可闻及细湿啰音，并伴有缺氧体征：鼻翼扇动、口唇稍发绀、吸气性三凹征阳性，考虑重症肺炎。完善血气分析，鼻导管吸氧（2 L/min）状态下 $PaO_2$<60 mmHg，$PaCO_2$<50 mmHg，Ⅰ型呼吸衰竭诊断明确。

呼吸衰竭（respiratory failure）是指由各种原因导致的中枢性和/或外周性的呼吸生理功能障碍，使动脉血氧分压降低和/或二氧化碳分压增加，患儿有呼吸困难（窘迫）的表现，如呼吸音降低或消失、吸气时有辅助呼吸肌参与，出现吸气性凹陷，以及意识状态的改变。儿童呼吸衰竭多为急性呼吸衰竭，是儿科重要的危重病，是导致儿童心搏、呼吸骤停的主要原因，具有较高的死亡率。呼吸衰竭分为两型，Ⅰ型呼吸衰竭缺氧而无二氧化碳潴留（$PaO_2$<60 mmHg，$PaCO_2$降低或正常），Ⅱ型呼吸衰竭缺氧伴 $CO_2$潴留（$PaO_2$<60 mmHg，$PaCO_2$>50 mmHg）。

本例患儿发生急性呼吸衰竭的原因考虑为重症肺炎并发换气功能障碍。应与其他原因所致的急性呼吸衰竭相鉴别，如心源性肺水肿、肺血管疾病、胸壁和胸膜疾病（自发性气胸、胸腔积液等）也容易导致急性换气功能障碍，出现Ⅰ型呼吸衰竭；气道阻塞（异物、烧伤、喉头水肿），神经肌肉疾病（脑血管意外、颅脑损伤、脑炎、安眠药中毒、重症肌无力、脊髓灰质炎等）易导致通气功能障碍，出现Ⅱ型呼吸衰竭。结合病史、查体及其他辅助检查，这些因素在本患儿中均未出现。在急性呼吸衰竭的治疗中除肺部疾病本身治疗外，须警惕肺外并发症的出现，如循环系统障碍、中毒性脑病、缺氧中毒性肠麻痹、严重感染后诱发弥散性血管内凝血等。

呼吸衰竭治疗原则除了治疗原发病以外，重点是呼吸支持，如果氧合持续不能改善，则可以给予特殊的呼吸支持，如体外膜氧合（extracorporeal membrane oxygenation，ECMO）等。

## 四、练习题

1. 呼吸衰竭的分型及诊断标准是什么？
2. 儿童急性呼吸衰竭的常见病因有哪些？
3. 儿童急性呼吸衰竭的处理方法有哪些？

## 五、推荐阅读

[1]中华人民共和国国家健康委员会. 流行性感冒诊疗方案（2018年版修订版）[J]. 中华临床感染病杂志，2019，12（1）：1-5.
[2]中华人民共和国国家健康委员会，国家中医药局. 儿童社区获得性肺炎诊疗规范（2019年版）[J]. 中华临床感染病杂志，2019，12（1）：6-13.
[3]许峰. 实用儿科机械通气操作手册[M]. 北京：人民卫生出版社，2018.
[4]国家卫生健康委员会合理用药专家委员会. 国家抗微生物治疗指南[M]. 2版. 北京：人民卫生出

版社,2017.
[5]王辰,王建安.内科学八年制[M].3版.北京:人民卫生出版社,2015.

(董跃丽　史长松)

# 案例7 惊　厥

## 一、病历资料

### (一)门诊接诊

患儿,女,2岁。

1.代主诉　咳嗽3 d,发热伴惊厥半小时。

2.问诊重点　咳嗽伴发热为儿童常见的上呼吸道感染症状,如果伴有高热,部分患儿会出现惊厥发作,但不同年龄段合并惊厥发作的原发疾病不尽相同,问诊时重点关注患儿年龄、有无咳痰、鼻塞、流涕等上呼吸道常见症状,重点询问惊厥发作时的体温、发作表现形式、持续时间及既往是否曾有类似情况发生。整体把握本次发病的疾病演变过程、诊治经过和治疗效果等。

3.问诊内容

(1)诱发因素:有无着凉、感冒、积食或同居住人发热、腹泻、头外伤等导致发热和惊厥发作的因素。

(2)主要症状:儿童上呼吸道感染后易出现咳嗽、咳痰、咽痛、流涕、鼻塞等症状,询问咳嗽性质,阵发性或者偶尔咳嗽,有无加重,咳嗽时有无咳痰或者痰鸣音。应询问发热的热峰,退热的效果,有无退而复升,发热时的精神状态;惊厥发作的表现形式、持续时间及治疗措施和效果。

(3)伴随症状:咳嗽时有无咳痰,痰液的多少、颜色、气味等,有无恶心呕吐、腹痛、腹泻、进食减少等症状。发热时伴不伴寒战、皮疹、精神萎靡等。惊厥时意识状态如何,有无意识丧失、双眼凝视、口唇发绀、流涎吐沫、四肢握拳、肢体抖动、大小便失禁等,惊厥停止后精神状态如何,有无嗜睡、再发作。

(4)诊治经过:做过哪些检查、结果如何,是否用药,用何种药,具体剂量、效果如何。

(5)既往史:既往体质如何,有无因何种疾病住院病史、治疗效果如何。既往有无发热后惊厥病史,和此次发病是否形式类似,治疗效果如何;有无头颅外伤、脑炎、癫痫、慢性腹泻等病史,其他既往史基本内容。

(6)个人史:胎次产次,是否足月,顺产还是剖宫产,出生时有无产伤、窒息、抢救、黄疸等异常,生后喂养方式、生后生长发育如何。

(7)家族史:三代以内的直系亲属特别是母亲家族中有无惊厥病史。有无其他遗传性疾病家族史。

**问诊结果**

3 d前,因受凉后出现咳嗽,呈阵发性连声咳,痰少不易咳出,诉咽部不适,无发热、喘息、腹痛、腹泻等表现。自行口服中成药物效果不好。半小时前出现发热,热峰39 ℃,无眼球充血、皮疹、口唇干裂、颈部肿胀等症状,在社区卫生服务中心就诊过程中出现惊厥发作1次,表现为双眼上翻、呼之不应、口唇轻度发绀、双手强直握拳,无大小便失禁,持续约1 min后缓解,缓解后精神稍差,来到医院急诊。

患儿既往身体健康。无基础疾病及近期腹泻、头外伤等病史。无过敏史，预防接种按正常顺序进行，无漏种及不良反应。第1胎第1产，足月顺产。生后生长发育如同龄儿。家族中无类似惊厥发生史及其他遗传病史。

4. 思维引导　患儿2岁，本次就诊主要原因为发热后惊厥发作，首先，需要了解小儿发热性疾病的常见病因，其次，重点学习发热伴惊厥发作的原因及发病机制。该患儿以咳嗽起病，继之出现发热，考虑急性感染性发热疾病，常见病原体为病毒、细菌、支原体等，可以通过详细的体格检查和血常规、CRP及病毒学检查，进一步明确病原体。当然也要考虑是否为非感染性发热疾病，如川崎病、风湿热、脱水等。该患儿有上呼吸道感染病史和症状，考虑急性上呼吸道感染可能性大，需结合后续呼吸道的体格检查协助诊断。发热伴惊厥发作的常见原因如下。

(1)感染性病因

1)颅内感染：如由细菌、病毒、寄生虫、真菌引起的脑膜炎和脑炎。常表现为反复而严重的惊厥发作，大多出现在疾病初期或极期，伴有不同程度意识障碍和颅内压增高表现，脑脊液检查对诊断和鉴别诊断有较大帮助。

2)颅外感染：非颅内感染性疾病引起的惊厥发作。①热性惊厥：是儿科最常见的急性惊厥。②感染中毒性脑病：大多并发于败血症、重症肺炎、菌痢、百日咳等严重细菌性感染疾病中，与感染和细菌病毒导致急性脑水肿有关。通常于原发病极期出现反复惊厥、意识障碍与颅内压增高症状。检查脑脊液除发现压力增高外，脑脊液常规、生化均正常。

(2)非感染性病因

1)颅内疾病：如颅脑损伤与出血、先天发育畸形、颅内占位性病变等。

2)颅外(全身性)疾病：如缺氧缺血性脑病、代谢性疾病、水电解质紊乱、中毒等。通过后续的体格检查、血生化、炎症指标及必要时的脑脊液检查可以协助诊断。

### (二)体格检查

1. 重点检查内容及目的　患儿本次起病以上呼吸道感染后咳嗽、发热为主要症状，后出现惊厥发作。体格检查重点在口腔、咽腔、肺部等呼吸系统及神经系统。观察患儿神志状态、全身皮肤有无皮疹、头颅有无外伤表现、球结膜有无充血、口唇有无皲裂、有无草莓舌、咽腔及扁桃体情况，颈部及颌下淋巴结有无肿大、心率及节律，呼吸音是否清晰、对称，有无喘鸣音、干湿啰音，肝脾大小。有无脑膜刺激征及病理反射等。

**体格检查结果**

T 39.4 ℃，P 130 次/min，R 28 次/min，BP 100/60 mmHg。

神志尚清，精神稍差，生长发育正常，平卧位、查体合作。全身皮肤黏膜未见皮疹、充血及出血点，四肢末梢凉。全身浅表淋巴结未触及，头颅无外伤及畸形，球结膜无充血，双侧瞳孔等大等圆，直径约3 mm，对光反射灵敏。口唇无皲裂，双侧扁桃体Ⅱ度肿大，表面无渗出、白膜。呼吸平稳，双肺呼吸音粗，未闻及干、湿啰音，心率130次/min，律齐，心音有力，未闻及病理性杂音。肝、脾肋下均未触及。肠鸣音3次/min。四肢关节无红肿，活动正常，四肢肌力及肌张力正常，膝反射、跟腱反射无亢进，双侧布鲁斯基征及巴宾斯基征均阴性。

2. 思维引导　经上述体格检查，发现患儿神志尚清楚，仍高热，心率呼吸均增快，咽腔明显充血，双侧扁桃体Ⅱ度肿大，肺部未闻及异常呼吸音，神经系统查体无明显异常。发热的原因初步诊断为急性上呼吸道感染,要了解急性上呼吸道感染的诊断与鉴别诊断,掌握小儿热性惊厥的诊断,接下来应该做哪些辅助检查来鉴别诊断,进一步明确病因。

### (三)辅助检查

1. 主要内容及目的

(1)血液检查:因多为病毒性感染,白细胞计数常正常或偏低,伴淋巴细胞百分数升高。细菌感染者可有白细胞计数与中性粒细胞增多和核左移现象。

(2)尿液检查:由于某些肾小球疾病(如急性肾炎、急进性肾小球肾炎)的发生以上呼吸道感染为首发症状,而在尿液检测中能发现血尿、蛋白尿等;若发现有白细胞明显升高也能提示有泌尿系统感染,故尿液常规检查可以起到鉴别诊断的作用。

(3)病原学检查:因病毒类型繁多,且明确类型对治疗无明显帮助,一般无须明确病原学检查。需要时可用免疫荧光法、酶联免疫吸附法、血清学诊断或病毒分离鉴定等方法确定病毒的类型。细菌培养可判断细菌类型并做药物敏感试验以指导临床用药。

(4)肝功能、肾功能、血糖、电解质检查:除了可以了解患儿因本病对肝、肾等重要脏器功能的影响,发现其他可能隐藏的疾病,亦能在治疗过程中给予帮助,如抗生素药物使用的种类及剂量的选择。由于发热及惊厥的发生,患儿伴有水、电解质,酸碱平衡紊乱及低血糖,发现问题及时纠正,并且可以对惊厥的原因进行鉴别。

(5)影像学及电生理检查:头颅 CT 或 MRI 检查排除颅内出血、骨折、结构畸形、占位等病变,腰椎穿刺检查脑脊液以排除颅内感染性疾病,脑电图用以和癫痫相鉴别。

(6)遗传代谢性疾病筛查:了解有无糖或氨基酸代谢障碍性疾病引发的惊厥发作。

**辅助检查结果**

(1)血常规:WBC $7.2\times10^9$/L,N% 61.2%,L% 20%,RBC $3.88\times10^9$/L,Hb 110 g/L,PLT $344\times10^9$/L。

(2)CRP:6.5 mg/L。

(3)心电图:窦性心动过速。

(4)血生化:天冬氨酸转氨酶 21 U/L,丙氨酸转氨酶 32 U/L,血糖 6.1 mmol/L,钠 136 mmol/L,钙 2.01 mmol/L,钾 3.8 mmol/L,镁 1.2 mmol/L,肌酐 22 μmol/L,尿素 6.5 mmol/L。

(5)咽拭子病毒六项检测:腺病毒 IgM 阳性,其余均阴性。

(6)尿、大便常规:无异常。

(7)胸部 X 线正位片:心、肺、膈未见明显异常。

(8)头颅 MRI 平扫:未见明显异常。

2. 思维引导　该患儿血常规及 CRP 基本正常,咽拭子病毒检测腺病毒 IgM 阳性,其余检测无明显异常,提示患儿上呼吸道感染病原体为腺病毒感染,排除细菌感染、下呼吸道感染、川崎病、传染性单核细胞增多症、泌尿系统感染、颅内感染及占位性病变所致发热与惊厥发作。下一步主要讨论该病该如何治疗,是否需要住院治疗,有无再发风险及将来有无进展为癫痫可能等,并向家属嘱咐惊厥发作时的护理主要内容,如何与家长良好沟通。

### (四)初步诊断

分析上述病史、体格检查、实验室检查结果,支持以下诊断:①急性上呼吸道感染(腺病毒感染);②单纯性热性惊厥。

## 二、治疗经过

### (一)治疗方案

1. 急性上呼吸道感染的治疗　由于目前尚无特效抗病毒药物，以对症处理为主，同时注意休息，多饮水，保持室内空气流通和防治继发细菌感染。

2. 热性惊厥的治疗　分为急性发作期治疗、间歇性预防治疗及长期预防治疗。须根据患儿个体情况和家长意愿进行综合评估与选择。

(1)急性发作期的治疗：大多数单纯性热性惊厥呈短暂的单次发作，持续时间一般1～3 min，不必急于止惊药物治疗。应保持气道通畅、监测生命体征、保证正常心肺功能，必要时吸氧，建立静脉通路。若惊厥发作持续>5 min，则需要尽快使用药物止惊。地西泮0.3 mg/kg缓慢静脉推注，简单快速、安全有效，是一线止惊剂。如难以立即建立静脉通路，咪达唑仑肌内注射或水合氯醛灌肠也可满意发挥止惊效果。对于热性惊厥持续状态(febrile status epilepticus，FSE)的病例，需要静脉用药积极止惊，并密切监护发作后状态，积极退热，寻找并处理发热和惊厥的原因。

(2)间歇性预防治疗：指征包括以下两点。①短时间内频繁惊厥发作(6个月内≥3次或1年内≥4次)；②发生惊厥持续状态，需止惊药物治疗才能终止发作。在发热性疾病初期间断足剂量口服地西泮或水合氯醛灌肠，大多可有效防止惊厥发生；有报道新型抗癫痫药物左乙拉西坦间歇性用药可预防热性惊厥复发。

(3)长期预防治疗：单纯性热性惊厥远期预后良好，不推荐长期抗癫痫药物治疗。FSE、复杂性热性惊厥等具有复发或存在继发癫痫高风险的患儿，可考虑长期抗癫痫治疗。用药前应和监护人充分沟通，告知可能的疗效和不良反应。

(4)急性惊厥发作时的护理：①出现惊厥时，应立即将患儿平卧，解松领扣，头偏向一侧，使口腔分泌物易于流出，以免引起窒息。若出现窒息时，应立即吸出呼吸道分泌物，施行人工呼吸。②用缠有纱布的压舌板放入口腔内上、下齿之间(如没有压舌板可用铝匙柄外面裹以手帕)，以防舌被咬伤。③保持环境安静，减少对患儿的刺激，惊厥发作不可将患儿抱起或高声呼叫。④有高热时，应给以物理或药物降温。如惊厥发作时间较长，无论有无发绀，均应给以吸氧，以减轻脑缺氧。⑤惊厥发作时，禁忌任何饮食，包括饮水。待惊厥停止、神志清醒后根据病情适当给以流质或半流质。⑥必要时可用针刺人中、合谷等穴位。⑦迅速送医院就医，并向医生反映惊厥开始时间、惊厥次数、持续时间、惊厥部位、两眼有无凝视或斜视、大小便有无失禁以及解痉后有无嗜睡现象等。以便诊断和处理。

特别强调，儿科护理工作者对小儿发热这一急症要有正确的认识，治疗过程适时进行护理干预，尤其对有高热惊厥史的患儿家长进行家庭护理及健康宣教指导，极大地缓解了家长们焦虑、恐惧的情绪，使其积极有效地配合治疗，保证小儿的用药安全，防止了解热镇痛药滥用、重叠使用、多次使用等现象，也有效地减少了抗生素的滥用，保证小儿的身心健康和用药安全，有效降低惊厥患儿的复发率。

### (二)治疗效果

入院后，予以退热药物后，患儿体温降至37.8 ℃，未再发生惊厥，精神好转，心电监护提示心率、呼吸逐渐平稳，给予少量的温水喂服顺利，未见呛咳。同时开了一些抗病毒中成药物回家继续口服。由于孩子诊断上呼吸道感染所致的单纯性热性惊厥，第一次发作，建议暂回家观察病情。今后如有发热提前及时退热，预防惊厥发生，和家属沟通后，讲明发作时的护理要点，暂未给予预防药物口服。

## 三、思考与讨论

1. 发热时退热时机的选择　发热是人体的抗感染机制之一，发热时人体内各种免疫功能（即人体抵抗力）指标均优于体温正常时，因此发热对疾病的恢复是有利的。但是高热往往对人体又会产生不利影响：如消耗过多能量，使人食欲减退、乏力、全身不适，5 岁以下儿童，尤其是 6 个月 ~3 岁还有发生高热惊厥的危险。当孩子发热时要权衡利弊，再决定是否予以退热处理。2 个月 ~5 岁的发热患儿如果玩耍如常，机敏活泼则不必急用退热药。世界卫生组织（WHO）建议，在一般情况下，退热治疗应该只用于高热的幼儿，即肛门温度≥39 ℃。但不要苛求体温完全降至正常，发热毕竟是机体对感染的反应，适度的发热有利于疾病的恢复。但经常有高热惊厥发作的婴幼儿，一旦出现高热，就应立即服用退热药、镇静药或置冷毛巾于头部，还可用温水擦浴，达到及时降温、防止惊厥再发作的目的。

2. 热性惊厥复发及与其相关的癫痫或癫痫综合征

（1）复发风险的评估：热性惊厥首次发作后的复发与年龄相关，首发年龄<12 月龄者复发率高达 50%，而首发年龄 12 月龄及以上者复发率约 30%。复发的危险因素：①起始年龄小；②发作前发热时间短（<1 h）；③一级亲属中有热性惊厥病史；④低热时出现发作。具有危险因素越多，复发风险越高。

（2）继发癫痫风险的评估：10% ~15% 的癫痫患者既往有热性惊厥史，继发癫痫的比例不一；单纯性热性惊厥、复杂性热性惊厥继发癫痫的概率分别为 1.0% ~1.5% 和 4.0% ~15.0%。继发癫痫的主要危险因素包括：①神经系统发育异常；②一级亲属有特发性或遗传性癫痫病史；③复杂性热性惊厥。具有危险因素越多，继发癫痫的风险越高。

3. 住院指征　既往有单纯性热性惊厥病史的患儿或年龄>18 月龄首次单纯性发作者，发热病因明确且临床症状及体征平稳，则无须住院治疗，但应告知家长仍需密切观察病情变化。以下情况需留院或住院观察：①有嗜睡等神经系统症状或异常体征者；②首次发作年龄<18 月龄尤其是已使用抗生素治疗者；③热性惊厥的感染原因不明或感染较为严重者；④复杂性热性惊厥或惊厥持续状态患儿，后续病情变化可能较复杂，建议住院观察；⑤对于无明确家族史者建议住院观察以明确病因。

## 四、练习题

1. 什么是热性惊厥，如何分类？
2. 热性惊厥的处理原则是什么？
3. 惊厥持续状态应如何处理？

## 五、推荐阅读

[1]董卫国. 临床医学 PBL 教程：教师版[M]. 2 版. 北京：人民卫生出版社，2015.

[2]王艺，秦炯，刘智胜，等. 热性惊厥诊断治疗与管理专家共识（2016）[J]. 中华儿科杂志，2016，54（10）：723-727.

[3]王卫平，孙锟，常立文. 儿科学[M]. 9 版. 北京：人民卫生出版社，2018.

（马　威）

# 第三章　感染性疾病

## 案例8　百日咳

### 一、病历资料

#### (一)门诊接诊

患儿,女,4岁。

1. 代主诉　咳嗽18 d,加重9 d。

2. 问诊重点　咳嗽是本病患儿的主要症状,故问诊应围绕咳嗽进行,如咳嗽诱发因素,有无鼻塞、打喷嚏、流涕、咽痛等感冒症状;咳嗽的性质,咳嗽时相特点及伴随症状。

3. 问诊内容

(1)诱发因素:有无受凉、接触呼吸道感染患者,有无异物吸入史,有无吸入冷空气、异味,有无哭闹、运动、进食等诱发因素。

(2)主要症状:咳嗽是该患儿的主要临床表现,应询问咳嗽的性质,是干咳还是湿咳,有无痉挛性咳嗽;咳嗽发生的时间;咳嗽的时相特点,是单声咳还是连声咳,是阵发性还是连续性;咳嗽的音色,有无鸡鸣样尾音、金属音;有无咳痰,痰的颜色、性状等。

(3)伴随症状:患儿咳嗽严重是否伴随呕吐,食欲如何,呼吸状况,有无喘息、发绀、呼吸困难、声音嘶哑。是否有发热、喘息、呕吐、腹痛等伴随症状。

(4)诊治经过:发病以来的就诊过程、辅助检查、用药情况、治疗效果。

(5)既往史:平素健康状况,既往有无变应性鼻炎、哮喘、慢性咳嗽病史,有无结核病史及接触史,有无其他传染病接触史。预防接种史(百日咳疫苗、卡介苗、流感嗜血杆菌疫苗等疫苗接种情况),当地有无类似疾病流行。

(6)个人史:患儿出生情况及生长发育情况,有助于判断患儿是否为先天性的气道发育问题,因为先天性发育问题时患儿出现症状早,可能对生长发育有影响。

(7)家族史:家族有无遗传性疾病史,有无结核病等传染病史,有无慢性咳嗽、哮喘等过敏性疾病史。

**问诊结果**

患儿,女,4岁,18 d前无明显诱因出现咳嗽,干咳,伴流涕,打喷嚏,伴低热,热峰37.8 ℃,自行口服药物后发热好转,无喘息、发绀、呼吸困难、声音嘶哑等,先后至多家医院就诊,予口服药物治疗(具体药物不详),9 d 前咳嗽加重,有痰,呈阵发性痉挛性咳嗽伴明显“鸡鸣”样回音,每天咳嗽 10 余次,每次 3 ~5 声至数十声,持续时间长短不等,长的可达数分钟,咳嗽剧烈时伴呕吐,呕吐物为白色黏痰,时有大量的胃内容物。痉咳时患儿常面红唇绀,表情痛苦,呈惊恐样,蜷缩屈曲体位。咳嗽夜间稍多,两次咳嗽间歇期患儿无明显异常。至当地医院查胸片:两肺纹理增粗,考虑呼吸道感染,继续口服药物治疗(具体不详),效果差。7 d 前按“百日咳”给予口服“阿奇霉素、氨溴索、右美沙芬及百咳宁颗粒”及布地奈德和特布他林雾化治疗(具体不详),咳嗽无好转。3 d 前查血常规:WBC $24.5\times10^9$/L,N% 12.35%,L% 79.95%,Hb 130 g/L,PLT $509\times10^9$/L;咽拭子查百日咳鲍特菌结果未回,遂转至医院就诊。发病以来食欲欠佳,精神一般,睡眠可。起病前 1 周曾与痉挛性咳嗽患者有接触,无结核病接触史、呛咳史、异物吸入史、先天性心脏疾病等,百白破混合疫苗及其他疫苗已按计划接种,患儿发育正常,家族中无类似疾病史,无过敏性疾病史。

4. 思维引导　患儿咳嗽 18 d,有与痉挛性咳嗽患者接触史,最初起病如上呼吸道感染,轻微咳嗽、流涕、喷嚏、鼻塞、一过性低热,数日后出现阵发性痉挛性咳嗽,伴“鸡鸣”样吸气性回声,咳剧时伴呕吐,呕吐物中含黏稠痰液,夜间症状较重,口服阿奇霉素及雾化等治疗效果欠佳,血常规示白细胞明显升高,以淋巴细胞为主。根据咳嗽特点和外院血常规结果考虑百日咳可能性较大,随后体格检查时关注百日咳及其并发症如肺炎、支气管炎、气胸、百日咳脑病的临床体征:肺部是否有啰音,呼吸音是否对称,精神状况等,并注意可能出现痉挛性咳嗽疾病的体征。

### (二)体格检查

1. 重点检查内容及目的　体格检查时重点检查百日咳的临床体征,是否有精神差,有无明显呼吸困难、气促发绀等缺氧表现,注意有无舌系带溃疡,眼睑下方是否有瘀斑,球结膜是否有出血,双肺是否可闻及干、湿啰音。心脏大小,有无腹胀、肝脾大,肠鸣音有无异常,神经系统体格检查有无异常等。

**体格检查结果**

T 36.9 ℃,P 122 次/min,R 23 次/min,BP 89/45 mmHg,体重 16 kg,$SpO_2$ 96%。

神志清,精神反应一般,全身皮肤黏膜无皮疹、出血点,无水肿,浅表淋巴结无肿大。头颅无畸形。双侧瞳孔等大等圆,对光反射灵敏,直径 3 mm。口唇红润,咽充血。双侧扁桃体无肿大,口腔黏膜光滑完整,舌系带无溃疡。颈软,无抵抗,气管居中,胸廓对称,吸气性三凹征阴性,双肺听诊呼吸音粗,未闻及干、湿啰音。心音有力,律齐,心尖搏动在第 4 肋间左锁骨中线外 1 cm,心界不大,心率 122 次/min,各瓣膜听诊区未闻及杂音。腹软,无压痛,肝、脾未触及。四肢肌力、肌张力正常,神经系统无异常。

2. 思维引导　详细询问病史后得出,患儿的症状特点与百日咳非常相似。百日咳是一种具有高度传染性的急性呼吸道疾病,其特征性临床症状为阵发性痉挛性咳嗽伴吸气“鸡鸣样”回声,感染百日咳鲍特菌后经过一段时间的潜伏期后,进入典型百日咳的 3 个临床阶段:卡他期主要表现为非特异性的类似感冒症状,包括流涕、打喷嚏、咳嗽、发热、咽痛等,一般持续 7 ~10 d。要仔细询问痉挛性咳嗽前有无此类症状,该患儿咳嗽 18 d,加重 9 d,病程的前 9 d 即为卡他期,有典型的卡他期症状,进入痉咳期后表现为阵发性痉挛性咳嗽,发作时连续的十余声短促咳嗽,继而深长吸气,使较多空气急速通过痉挛的声门而发出特殊的高调“鸡鸣样”回声,反复多次直至咳出大量黏稠痰液或者呕出胃内容物才停止,常伴呕吐,面红唇绀、张口伸舌(图 3-1),颈静脉显露,双手握拳屈肘和身体前倾，并且为白天轻夜间重，轻微刺激如进食、哭闹、受凉、烟尘刺激、情绪激动等可诱发。该患儿咳嗽特点符合百日咳典型咳嗽特点。百日咳剧咳可导致面部、眼睑水肿，球结膜充血、眼眶下瘀斑（图3-2），鼻出血，舌系带溃疡（图3-3），重者可颅内出血。该患儿无相应体征。痉咳期一般持续2～6周，亦可长达2个月以上。进入恢复期后痉咳缓解，“鸡鸣样”吸气性喉鸣消失，恢复期持续约2～3周。百日咳患儿若不合并感染，一般体温正常，不合并肺部感染时肺内无明显异常体征。痉挛性咳嗽间期患儿活动正常。

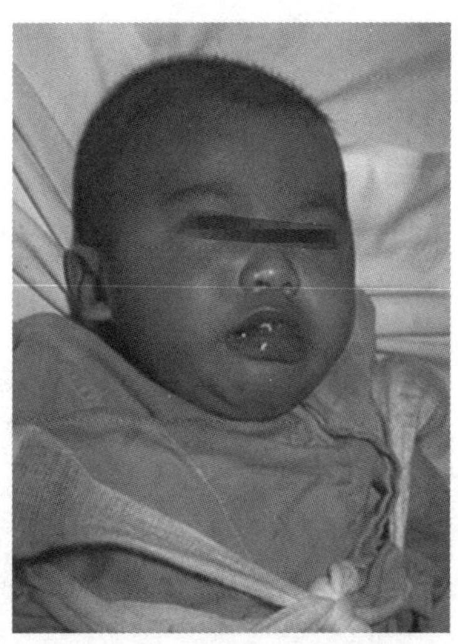
图3-1 百日咳咳嗽时面红唇绀、张口伸舌

下一步进行百日咳相关实验室检查进一步确定诊断，并且排除其他引起痉挛性咳嗽的疾病，如副百日咳鲍特菌、呼吸道合胞病毒、腺病毒、副流感病毒、肺炎支原体、流感嗜血杆菌引起的支气管炎、肺炎也可以出现痉挛性咳嗽，应注意鉴别，完善心脏彩超，注意有无肺动脉高压，因为白细胞明显增多时可伴发肺动脉高压。气道异物和支气管结核压迫气道也可引起痉挛性咳嗽，完善肺部影像学了解有无肺部感染，查变应原，体液免疫了解有无过敏性疾病，查结核菌素纯蛋白衍生物了解有无结核感染。

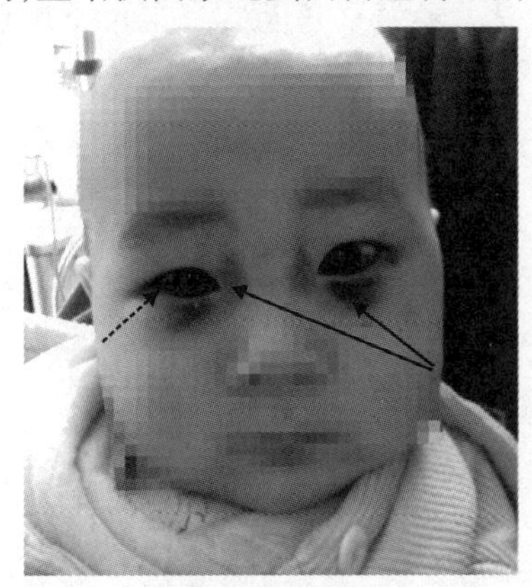
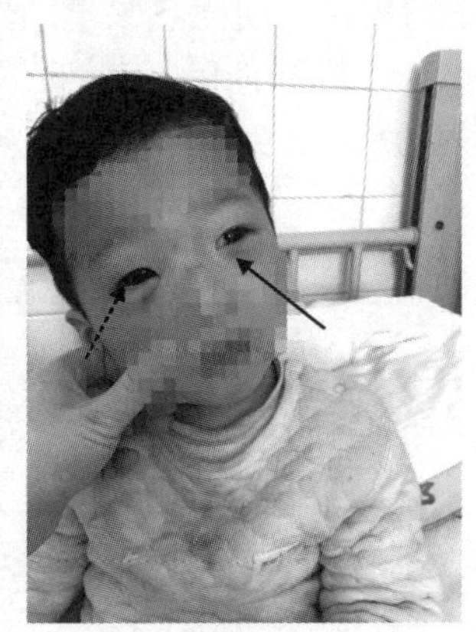
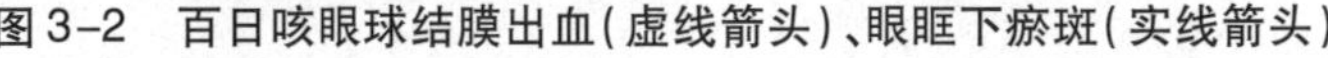
图3-2 百日咳眼球结膜出血（虚线箭头）、眼眶下瘀斑（实线箭头）

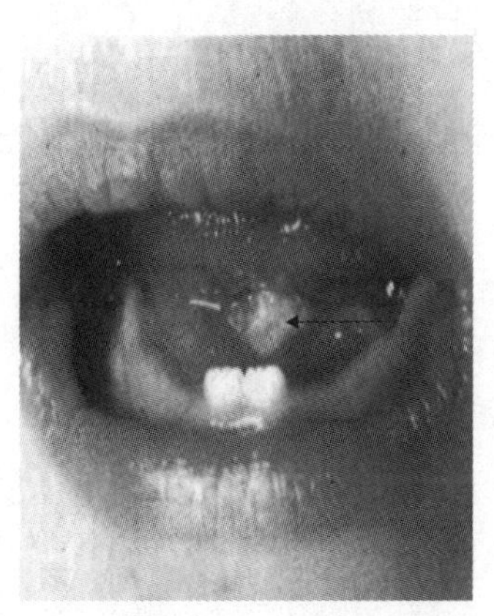
图3-3 舌系带溃疡（黑箭头所示）

### （三）辅助检查

1. 主要内容及目的

（1）血常规、ESR、CRP：对提示是否存在细菌感染有帮助。

（2）胸部影像学：了解肺部情况。

（3）病原学检查：痰液标本细菌培养；鼻咽拭子常见呼吸道病原检测，包括百日咳鲍特菌、肺炎链球菌、肺炎支原体、多种病毒在内的多种病原；血清学检测肺炎支原体等抗体；必要时行血培养明确继发感染的病原。

（4）血气分析及电解质：如伴有呕吐、食欲减退，要注意有无电解质及酸碱平衡紊乱。

（5）心脏超声：了解心脏结构，尤其关注有无肺动脉高压以及心功能情况。

**辅助检查结果**

（1）血常规、CRP、ESR：血常规，WBC $24.5\times10^9$/L，N% 12.35%，L% 79.95%，Hb 130 g/L，PLT $509\times10^9$/L；CRP 0.79 mg/L；ESR 9 mm/h。

(2)病原学检查。①肺炎支原体抗体 IgM(-);肺炎衣原体抗体 IgM(-)。②鼻咽拭子多重 PCR:查百日咳鲍特菌 DNA(+)、病毒(-);荧光抗体染色百日咳鲍特菌特异性抗原(+);鼻咽拭子抗原:呼吸道合胞病毒、甲型流感病毒、乙型流感病毒、腺病毒均(-)。③痰涂片:痰培养结果未见细菌生长。

(3)电解质:钾 4.08 mmol/L,钠 138.2 mmol/L,氯 105.2 mmol/L。

(4)心电图:窦性心动过速(心率 123 次/min)。

(5)胸片:两肺纹理增粗,未见明显点片状影。

(6)心脏超声:未见明显异常。

2. 思维引导　该患儿咳嗽 18 d,有可疑百日咳患者接触史,有痉挛性咳嗽,伴“鸡鸣样”吸气性尾声,无结核接触史、异物吸入史,肺部听诊呼吸音粗,未闻及干、湿啰音,胸部 CT 提示未见明显渗出性病变,未见肺结核病灶,不支持支气管炎、肺炎、结核病、气道异物等诊断。查血常规提示白细胞升高,以淋巴细胞为主,鼻咽拭子查百日咳鲍特菌核酸提示阳性;鼻咽拭子荧光抗体染色百日咳鲍特菌特异性抗原阳性,故其他引起痉挛性咳嗽的副百日咳鲍特菌引起的感染可以排除,百日咳诊断明确。百日咳临床诊断标准:无热或低热,频率和严重度均进行性增加的咳嗽,加上“鸡鸣样”回声、呼吸暂停(小婴儿)或咳嗽后呕吐;密切接触长期无热咳嗽的患者(多为家庭成员);也可不出现咳嗽,仅表现为阵发性呼吸暂停(小婴儿)、发绀和抽搐;症状夜间加重即可诊断。确诊需要病原学检测:鼻咽拭子查百日咳杆菌抗原、核酸阳性。

### (四)初步诊断

分析上述病史、体格检查、实验室检查结果,百日咳诊断明确。

## 二、治疗经过

### (一)一般治疗

1. 抗菌治疗　红霉素 30～50 mg/(kg · d),分 3 次,静脉滴注,14 d。

2. 一般治疗　采取呼吸道隔离措施,至有效抗生素治疗 5 d,保持室内空气流通和适当的温度与湿度,避免刺激咳嗽的诱发因素,预防并发症发生。

3. 对症治疗　雾化布地奈德 1 mg+特布他林 2.5 mg,3 次/d,雾化吸入;甲泼尼龙琥珀酸钠 1 mg/(kg · 次),2 次/d,静脉滴注 3 d;盐酸氨溴索注射液 7.5 mg,2 次/d,静脉滴注。

### (二)思维引导

患儿现诊断明确,百日咳治疗分为抗菌治疗、一般治疗和并发症治疗。抗菌治疗首选红霉素,也可选阿奇霉素、罗红霉素或克拉霉素等,疗效与用药早晚有关,卡他期应用抗生素可以减轻甚至不发生痉咳,进入痉咳期后应用,则不能缩短百日咳的临床过程,但可以缩短排菌期及预防继发感染。近年国内有报道百日咳鲍特菌耐红霉素比例较高。临床使用红霉素静脉滴注近 1 个疗程症状仍无改善时,可考虑复方新诺明。痰液黏稠可雾化吸入及吸痰护理,发生窒息时及时吸痰、给氧,若并发脑病发生脑水肿需及时进行脱水治疗,防止脑疝出现。进食营养丰富及易于消化的食物,补充各种维生素和钙剂。必要时使用镇静剂,可减少患儿因恐惧、烦躁而引发的痉咳,同时保证睡眠,可水合氯醛灌肠或服用异丙嗪(非那根)(2 岁以下禁用)、苯巴比妥等。

### (三)治疗效果

1. 症状　8 d 后痉挛性咳嗽、咳憋均明显减轻。

2. 查体　神志清楚,呼吸 25 次/min,口唇红润,双肺听诊呼吸音粗,未闻及干、湿啰音。

该患儿治疗过程顺利，无病情反复。但该病常因受凉、感冒、胃食管反流、合并肺炎等出现病情反复，治疗过程中如出现病情反复，须完善肺部影像学检查、病原微生物学检查，结合检查结果必要时调整抗感染药物，住院期间需要注意抬高头肩位避免胃食管反流加重病情。

## 三、思考与讨论

百日咳是由百日咳鲍特菌引起的急性呼吸道传染病，常表现为剧烈咳嗽，可持续 1 ~ 2 个月，甚至更长时间。近些年，尽管有疫苗接种，但百日咳再现，感染人群多为抗体已衰减至无保护作用的青少年、成人以及尚未到疫苗基础免疫接种时间的婴儿，并且显著特征是百日咳鲍特菌主要由青少年和成人传播给婴儿。百日咳诊断的主要依据是流行病学资料（包括发病年龄、百白破混合疫苗接种史、有无百日咳病例接触史等）和痉咳期的临床表现，诊断时一定注意年龄不同，临床表现不完全相同。在新生儿和小婴儿常无典型痉咳，多表现为数声咳嗽后屏气发作或呼吸暂停，伴面色发绀，易致窒息和惊厥，若抢救不及时，可因窒息或心搏骤停而猝死。在儿童或青少年症状不典型时，仅表现为持续性干咳，常迁延，易致慢性咳嗽。确诊诊断有赖于鼻咽拭子培养分离到百日咳鲍特菌或检测到特异性抗原，或者聚合酶链反应（PCR）检测百日咳鲍特菌的 DNA，临床诊断时需与引起痉挛性咳嗽的其他疾病进行鉴别，如肺炎、肺结核等，尤其注意与副百日咳鲍特菌、呼吸道合胞病毒、腺病毒、副流感病毒等引起的类百日咳综合征鉴别。百日咳痉咳期可出现并发症，最常见为肺炎，系因继发细菌或病毒感染所致。血常规白细胞计数以及中性粒细胞比例升高，CRP 或 PCT 异常，提示存在细菌感染，此时需及时采集呼吸道标本送检痰培养、痰呼吸道病毒检查并给予抗菌药物治疗。百日咳是呼吸道传染病，百日咳患者隔离时间为发病之日起 21 d。疫苗接种是预防百日咳的有效措施，中国的免疫程序是白喉类毒素、百日咳菌苗、破伤风类毒素三联制剂，于出生后 3 个月开始接种，每月 1 次，共 3 次，次年再加强注射 1 次。若遇到百日咳流行时可提前至出生后 1 个月接种。

## 四、练习题

1. 百日咳须与哪些疾病鉴别？
2. 如何诊断百日咳？
3. 百日咳并发症有哪些？

## 五、推荐阅读

[1]申昆玲，黄国英. 儿科学[M]. 北京：人民卫生出版社，2015.
[2]方峰，俞蕙. 小儿传染病学[M]. 5 版. 北京：人民卫生出版社，2020.
[3]王天有，申昆玲，沈颖. 诸福棠实用儿科学[M]. 9 版. 北京：人民卫生出版社，2022.
[4]中华医学会儿科学分会感染学组，《中华儿科杂志》编辑委员会. 中国儿童百日咳诊断及治疗建议[J]. 中华儿科杂志，2017，55(8)：568-572.

（杨玉霞）

# 案例 9 手足口病

## 一、病历资料

### （一）门诊接诊

患儿，男，1 岁 2 个月。

1. 代主诉　发热2 d,皮疹1 d。

2. 问诊重点　发热、皮疹是儿科常见症状,问诊时应注意有无诱因,发热的热峰、热型、热程,发热时有无其他伴随症状,发热与皮疹的关系,皮疹出现前有无诱因,皮疹出现与消失的时间、发展顺序、分布部位、形态大小、颜色及压之是否褪色、平坦或隆起、有无瘙痒及脱屑等,既往有无类似情况,周边有无类似病例以及接触史,有无过敏史,诊治经过、治疗效果等。

3. 问诊内容

(1)诱发因素:疾病接触史、着凉等诱发因素,出皮疹前有无食物、药物等诱发因素。

(2)主要症状:发热和皮疹的特点,可能的诱因,与用药有无相关性,有无药物过敏史。

(3)伴随症状:有无咳嗽、咳痰;有无结膜充血、口唇皲裂、淋巴结肿大等;皮疹有无变化,有无多种形态皮疹,有无呈向心性分布;有无惊颤、抽搐、精神萎靡、坐立不稳、抖动等;有无呼吸增快、心率增快、出冷汗、四肢末梢发凉及发花。

(4)诊治经过:是否就诊,辅助检查结果,诊断情况如何;是否药物治疗,用何种药、具体剂量、效果如何,药物治疗后是否有异常情况。

(5)既往史:既往是否有类似病史;是否有特殊疾病、用药、手术、外伤、输血、药物或食物过敏及传染病接触史。婴幼儿需重点关注疫苗接种情况,有无湿疹病史及荨麻疹病史。

(6)个人史:出生情况,生长发育及智力运动情况。

(7)家族史:有无传染性及遗传性疾病家族史,父母及兄弟姐妹有无过敏史。

**问诊结果**

患儿1岁2个月,5 d前接触“发热伴皮疹”患儿,2 d前出现发热,体温37.6 ℃,伴鼻塞、流涕,自行口服“小儿柴桂退热颗粒、头孢克肟颗粒、小儿消积止咳口服液”1次,效果差,体温升至39.0 ℃,5~6 h反复1次,后间断口服“布洛芬混悬液、小儿氨酚黄那敏颗粒”,体温可降至正常。1 d前发现患儿手、足及臀部散在红色皮疹,无明显瘙痒,2 h前皮疹增多,部分成小疱疹,遂来就诊。平素体质一般,规律接种疫苗,既往无类似情况。

4. 思维引导　患儿以“发热2 d、皮疹1 d”就诊,急性起病,既往无类似情况,5 d前有发热伴皮疹患儿接触史,考虑感染性疾病可能性大;患儿手、足、臀部皮疹,注意各类传染性疾病,如手足口病、水痘、麻疹等疾病;患儿有发热、鼻塞、流涕,注意有无呼吸系统疾病,注意肺部体征;区分皮疹性质,是否皮下出血点,按压是否褪色,皮疹大小、形态、分布。但需注意非感染性疾病,注意有无结膜充血、口唇皲裂、淋巴结肿大、肝脾大等情况,注意有无腹痛、关节肿痛。注意病情轻重,有无惊颤、抽搐、精神萎靡、坐立不稳等神经系统异常;有无呼吸增快、呼吸费力等呼吸系统异常;有无心率增快、出冷汗、四肢末梢发凉及发花、毛细血管再充盈时间延长等循环系统异常。

### (二)体格检查

1. 重点检查内容及目的　重点围绕各类感染性疾病,注意手、足及口腔黏膜等部位有无斑丘疹和疱疹,注意手足口病。注意皮疹形态及分布位置,是否存在多种形态,是否呈向心性分布,与水痘鉴别。注意口腔内有无麻疹黏膜斑,与麻疹鉴别。注意有无耳后淋巴结肿大,与风疹鉴别。注意有无咽峡炎、细小猩红色皮疹、环口苍白圈、帕氏线、草莓舌等,与猩红热鉴别。还需注意与非感染性疾病如川崎病、过敏性紫癜鉴别,观察有无淋巴结肿大、草莓舌、肝脾大、腹痛、关节痛等。注意观察精神状态,是否高热不退,有无嗜睡、易惊、头痛、呕吐、肢体抖动、眼球震颤、共济失调、下肢无力、惊厥等情况,警惕累及中枢神经系统,提示重型手足口病。有无呼吸增快、心率增快、出冷汗、四肢末梢发凉及发花、毛细血管再充盈时间延长、血压高等情况,若有提示心肺功能受累,提示危重型手足口病。

**体格检查结果**

T 37.5 ℃,P 125 次/min,R 23 次/min,BP 82/55 mmHg,体重 11 kg。

神志清,精神反应欠佳,发育正常,营养中等,全身皮肤黏膜无黄染及出血点,全身浅表淋巴结未触及,头颅无畸形,双眼睑无水肿,结膜无充血,巩膜无黄染,双侧瞳孔等大等圆,对光反射灵敏。耳鼻无畸形,口唇红润,咽部充血,双侧扁桃体无肿大,软腭可见大量出血点,咽峡部散在白色疱疹,直径 1 ~2 mm,周围伴红晕(图 3-4)。颈软,无抵抗,气管居中,双侧胸廓对称、无畸形,吸气性三凹征阴性,双肺呼吸音粗,未闻及干、湿啰音。心率 125 次/min,心音有力,律齐,各瓣膜听诊区未闻及杂音。腹软,肝右肋下 1 cm,质软边锐,脾肋下未触及,肠鸣音正常。脊柱四肢无畸形,活动自如,双手、双足及肛周可见红色小斑疹、疱疹,疱疹直径 1 ~3 mm,周围伴红晕,无明显瘙痒(图 3-5 ~图 3-7)。四肢肌张力无异常,生理反射存在,克尼格征、巴宾斯基征均阴性。

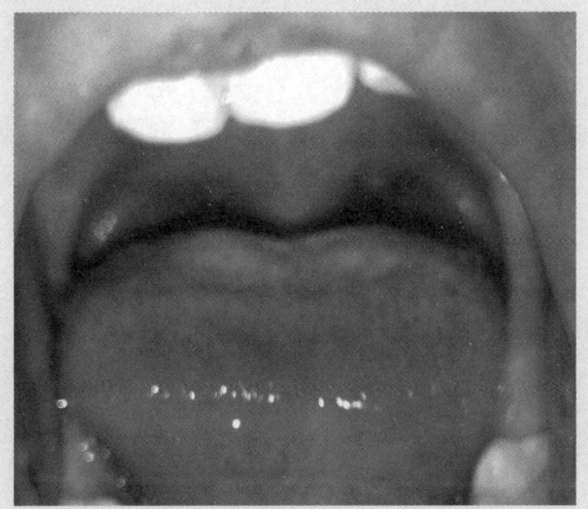

图 3-4 手足病咽部疱疹

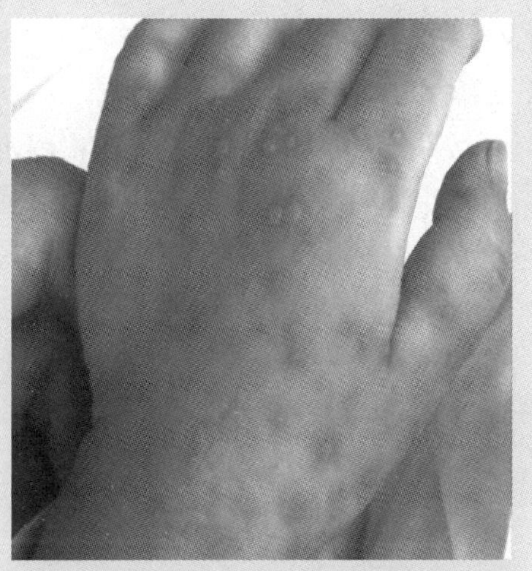

图 3-5 手足口病手部皮疹

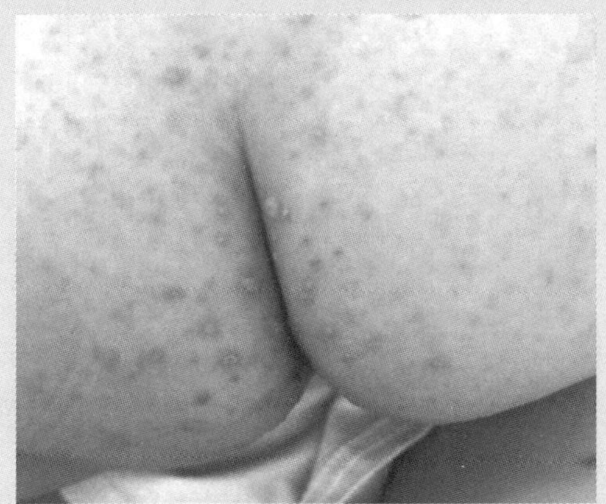

图 3-6 手足口病臀部皮疹

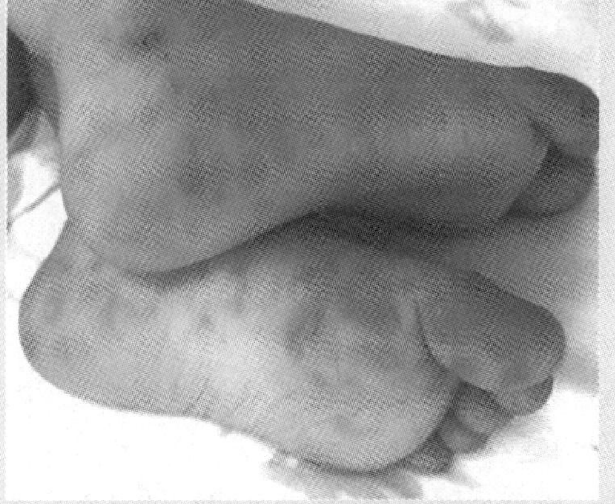

图 3-7 手足口病足部皮疹

2. 思维引导 患儿发热,伴疱疹,需考虑各种感染性皮疹。水痘患者一般为发热 1 d 后出疹,全身症状轻微,皮疹呈向心性分布,最初为红色斑疹和丘疹,继之变为透明水疱,且皮疹分批出现,斑疹、丘疹、疱疹、结痂 4 种形态同时存在。麻疹患儿发热 3 ~4 d 出疹,出疹期为发热的高峰期,皮疹先于耳后、发际、颜面出现,继而发展至颈、躯干,最后四肢末梢,疹退后有色素沉着和脱屑,而且麻疹患者早期往往伴有结膜炎和流涕等卡他症状,可出现口腔麻疹黏膜斑。幼儿急疹为高热3～5 d后出疹,热退疹出是该病的特点。风疹患儿发热1 d后出疹,全身症状轻,且皮疹消退快,退疹后无色素沉着。猩红热为产致热毒素的A组β链球菌所致,临床上具有发热、咽峡炎、全身弥漫性猩红色细小丘疹及疹退后明显脱屑等特征,常于发热后2 d出疹,始于耳后、颈及上胸部,1 d内蔓延至全身,典型皮疹为在皮肤充血的基础上有猩红色弥漫细小斑丘疹,皮肤压之变白,去压后数秒恢复充血,有时皮肤隆起如寒冷时所起的"鸡皮疙瘩状",抚摸有砂纸感,可在其顶端出现粟粒状小疱疹,面部皮肤充血,但无皮疹,口、鼻周围不充血,形成"环口苍白"征,在腋下、颈部、肘窝及腹股沟等皮肤褶皱处,皮疹密集,色深红,间或出血点,呈横线状,称为"帕氏线",舌部病初白苔样覆盖物,舌乳头红肿,称为"草莓舌"。

手足口病是由肠道病毒感染引起的一种儿童常见传染病,5岁以下儿童多发,主要临床表现为手、足及口腔黏膜等部位出现斑丘疹和疱疹。皮疹形态为小斑疹及直径1～3 mm疱疹,周围有红晕,手足及臀部为主,口腔咽峡部可见疱疹,无结膜充血、草莓舌、淋巴结肿大,无口腔麻疹黏膜斑,肺部听诊无异常,临床考虑手足口病可能性大。进一步行实验室检查,包括病原学检查以及肝功能、肾功能检查等,明确诊断,评估病情。

### (三)辅助检查

1. 主要内容及目的 ①肠道病毒检测明确病原体。②血常规、CRP、PCT、ESR,进一步评估感染情况。③心电图明确是否有心肌缺血、心律失常等。④肝功能、肾功能、电解质了解是否有肝功能、肾功能的损害,内环境紊乱等。

**辅助检查结果**

(1)血常规:WBC $10.90\times10^9$/L,N% 50.40%,L% 39.90%,Hb 126 g/L,PLT $339\times10^9$/L,CRP 60.76 mg/L;ESR 25 mm/h;降钙素原(PCT)0.24 ng/mL。

(2)心电图:正常心电图。

(3)肠道病毒核酸检测:柯萨奇病毒A16型阴性;肠道病毒71型阴性;肠道病毒通用型阳性。

(4)柯萨奇病毒B组IgM及IgG阴性,柯萨奇病毒A16型IgM阴性,肠道病毒71型IgM阴性。

(5)肝功能、心肌酶、肾功能:均正常。

2. 思维引导 手足口病临床表现复杂而多样,根据病情严重程度为普通病例和重症病例,后者又分为重型和危重型;按病情发展,病程分为5期。

(1)出疹期(第1期):主要表现为发热,手、足、口、臀等部位皮疹,可伴有咳嗽、流涕等呼吸道症状;部分病例仅表现为皮疹或疱疹性咽峡炎,个别病例可无皮疹。如果仅仅有此期临床表现诊断为普通型。

(2)神经系统受累期(第2期):部分患者累及中枢神经系统属于手足口病重症病例的重型。

(3)心肺功能衰竭前期(第3期):多发生在病程5 d内,表现为心率、呼吸增快,出冷汗,皮肤发花,血压升高,四肢末梢凉等,此期属于手足口病危重型,及时识别并正确治疗,可以降低病死率。

(4)心肺功能衰竭期(第4期):通常由第3期迅速发展到本期,可出现血压下降或休克的表现,甚至抽搐、昏迷等,病死率较高,属于危重型。

(5)恢复期(第5期):各项指标、各种症状逐渐好转恢复,个别可能会有神经系统后遗症。

结合流行病学有类似疾病接触史;临床表现为发热,典型疱疹和病原学检查做出手足口病的诊断。仅有发热、皮疹故诊断为手足口病普通型。手足口病的诊断分为临床诊断病例和确诊病例，临床诊断依据流行病学和临床表现即可诊断，确诊病例需要分离出引起手足口病的肠道病毒、病毒核酸或者 IgM 抗体阳性、病毒抗体 IgG 恢复期和急性期 4 倍以上升高，该患儿病原学检测出肠道病毒通用型核酸阳性，故确诊为手足口病。

### （四）初步诊断

分析上述病史、体格检查、实验室检查结果，支持以下诊断：手足口病（普通型）。

## 二、治疗经过

### （一）初步治疗

1. 对症治疗　目前没有特效的抗肠道病毒治疗药物，主要是对症治疗。

2. 普通病例的治疗　床旁隔离，避免交叉感染；做好口腔和皮肤护理；饮食清淡富有营养，多饮开水；发热较高者可用退热药。

### （二）思维引导

目前尚无特效的抗肠道病毒治疗药物，主要是对症治疗。

普通病例的治疗：主要包括隔离，避免交叉感染；做好口腔和皮肤护理；饮食清淡富有营养，多饮开水；发热较高者可用退热药。

患儿口腔疱疹，局部黏膜破坏，口腔内定植菌易入侵，易合并其他细菌感染，若治疗不佳，反复发热，注意合并其他感染的可能。早期口腔疱疹疼痛明显，进食困难，注意适当补液维持内环境平衡。患儿<3 岁，病程不足 5 d，随时有可能在短期内发展为重症或者危重症病例，须密切监测患儿生命体征和积极救治。具有以下表现者（尤其 3 岁以下）有可能在短期内发展为危重型病例，须密切监测和积极救治：①持续高热不退；②出现精神萎靡、头痛、眼球震颤或上翻、呕吐、易惊、肢体抖动、吸吮无力、站立或坐立不稳等；③呼吸增快、减慢或节律不整；④心率增快（>160 次/min）、循环不良（出冷汗、四肢末梢发凉及皮肤发花）和毛细血管再充盈时间延长（>2 s）及血压升高；⑤外周血白细胞计数≥$15\times10^9$/L，排除其他感染；⑥应激性高血糖，血糖>8.3 mmol/L；⑦高乳酸≥2.0 mmol/L。

### （三）治疗效果

1. 症状　仍有发热，热峰 39.0 ℃，口服退热药可降至正常，疱疹增多，伴流涎。

2. 查体　神志清，精神反应欠佳，查体不配合，口腔疱疹增多，呼吸 32 次/min，双肺呼吸音粗，未闻及干、湿啰音，心率 142 次/min，心音有力，律齐，各瓣膜听诊区未闻及杂音，腹部稍胀，无压痛，肝、脾肋下未触及，颈部稍抵抗，四肢肌张力正常，双侧克尼格征阴性，右侧巴宾斯基征阴性，左侧巴宾斯基征可疑阳性。

### （四）病情变化

入院第 2 天，患儿出现惊颤、肢体抖动，随之出现抽搐 1 次，表现为意识丧失，双眼向上凝视，牙关紧闭、口唇发绀、伴流涎，四肢僵硬伴抖动，无大、小便失禁，持续约 1 min 自行缓解，缓解后入睡，测体温 39.0 ℃，呼吸 42 次/min，心率 176 次/min，颈抵抗，布鲁津斯征阳性，克尼格征阴性，双侧巴宾斯基征阳性。

患者病情变化的可能原因及应对：重症手足口病合并病毒性脑炎？感染加重致中毒性脑病？严重的电解质紊乱？颅内出血？急查血常规、CRP、头颅 CT、电解质、腰椎穿刺。同时心电监护，监测血糖、血压。

### （五）思维引导

血常规显示白细胞不高，CRP 下降，不支持急性感染加重致中毒性脑病；头 CT 正常，可排除急性脑出血及脑占位病变;电解质正常,排除电解质紊乱引起的抽搐发作;脑脊液细胞数轻度升高,葡萄糖、蛋白、氯化物正常,考虑病毒性脑炎,立即给予甘露醇 0.5 g/(kg · 次),静脉注射,每 4 ~8 h 1 次,甲泼尼龙琥珀酸钠抗感染 1 mg/kg,连续 3 d,患儿惊厥停止,精神好转,体温正常。

重症病例的治疗措施如下。

1. 神经系统损害的治疗　①控制高颅内压。②有脑脊髓炎和危重型病例酌情使用皮质激素。③不建议常规静脉用免疫球蛋白(IVIg),有脑脊髓炎和危重病例可酌情使用。④其他治疗:降温、镇静和抗惊厥等。

2. 循环衰竭的治疗　保持呼吸道通畅和吸氧;确保 2 条静脉通道,监测呼吸、心率、血压和血氧饱和度;留置胃管和导尿管。在维持血压稳定情况下,限制液体入量,有条件者根据中心静脉压、心功能和有创动脉压监测调整液量。休克时的液体复苏首选生理盐水 5 ~ 10 mL/kg,15 ~ 30 min 输入,不能纠正者应输注胶体溶液。

3. 呼吸衰竭的治疗　出现以下表现之一者应气管插管机械通气:①呼吸急促、减慢或节律改变;②气道分泌物呈淡红色或血性;③短期内肺部出现湿啰音;④X 线检查提示肺部明显渗出性病变;⑤脉搏、$SpO_2$或 $PaO_2$下降;⑥面色苍白、发绀、皮温低、皮肤花纹及血压下降;⑦频繁抽搐或昏迷。需维持 $PaO_2$>60 mmHg,动脉血氧饱和度($SaO_2$)达 95% 以上,控制肺水肿和肺出血。根据血气和胸部影像学结果及时调整呼吸机参数。不宜频繁进行吸痰等降低呼吸道压力的护理操作。

4. 其他治疗　有条件时可行床旁连续性血液净化治疗,适用于第 3 期和第 4 期病例。

5. 恢复期治疗　促进各脏器功能恢复,尤其是神经系统功能康复治疗。

患儿目前呼吸平稳,神经系统受累,但脑脊髓膜炎诊断不够条件,故仅仅使用甘露醇降颅内压,甲泼尼龙琥珀酸钠抗感染,体温正常,抽搐停止。

**检查结果**

1. 脑脊液常规及生化检查　脑脊液常规:外观无色、清晰透明,蛋白定性阴性,细胞计数 $60×10^6$/L,多核细胞百分比 70%,单核细胞百分比 30%。生化检查:脑脊液蛋白、葡萄糖、氯化物正常。

2. 血常规　WBC $10.54×10^9$/L,N% 38.9%,L% 52%,RBC $4.33×10^{12}$/L,Hb 126 g/L,PLT $396×10^9$/L。C 反应蛋白 20.6 mg/L。

3. 电解质　钾 4.2 mmol/L,钠 142 mmol/L,氯 102 mmol/L。

4. 血糖　5.3 mmol/L。

5. 血压　90/53 mmHg。

6. 头颅 CT　正常。

### (六)治疗 5 天后

无发热等不适,原有疱疹逐渐消退,无新发疱疹(图 3-8 ~ 图 3-12)。

查体:神志清,口腔无疱疹,双手、足及肛周疱疹逐渐消退,神经系统检查无异常。

脑脊液:外观无色、清晰透明,蛋白定性阴性,细胞计数 $2×10^6$/L。生化:脑脊液蛋白、葡萄糖、氯化物正常。

血常规:WBC $8.86×10^9$/L,N% 33.7%,L% 58.7%,RBC $4.86×10^{12}$/L,Hb 134 g/L,PLT $361×10^{12}$/L,CRP 0.49 mg/L。

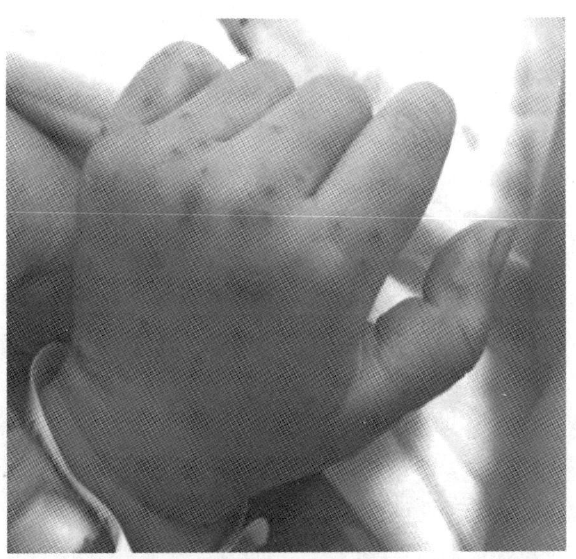
图 3-8　手足口病手部皮疹( 第 4 天)

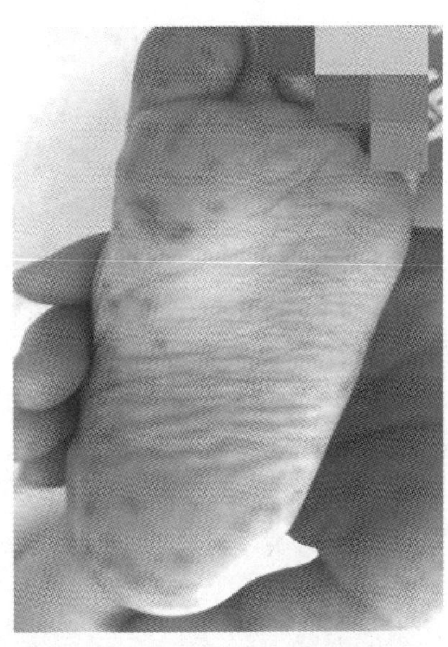
图 3-9　手足口病足部皮疹( 第 4 天)

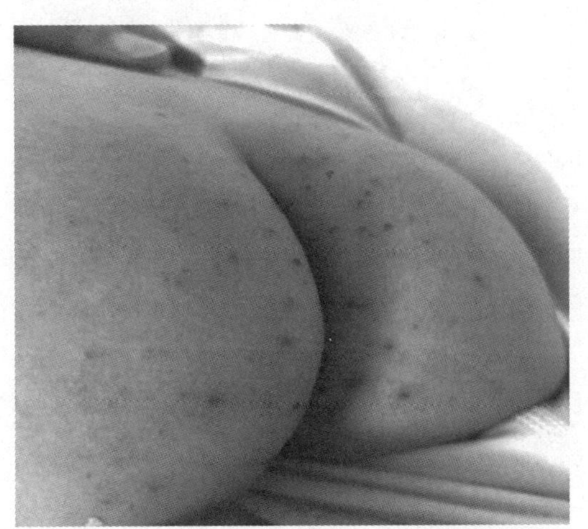
图 3-10　手足口病臀部皮疹( 出院时)

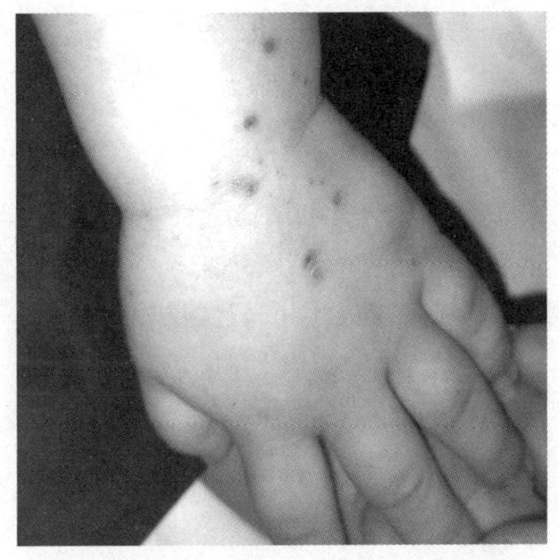
图 3-11　手足口病手部皮疹( 出院时)

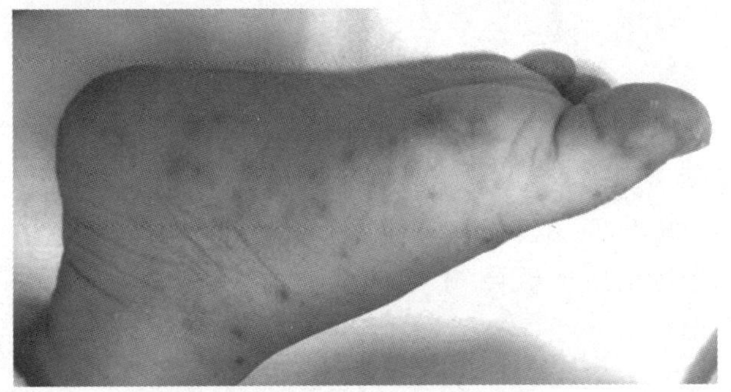
图 3-12　手足口病足部皮疹( 出院时)

## 三、思考与讨论

患儿有“急性发热、皮疹，伴鼻塞、流涕”症状，皮疹形态单一，主要分布于口腔、手足及肛周，结合近期手足口病流行季节，入院查肠道病毒通用型核酸阳性，故手足口病诊断明确，入院后病情变化，神经系统受累，故为重症手足口病。要及时识别重症及危重型病例，及时救治，减少并发症及死亡率。普通型手足口病需要与水痘、丘疹样荨麻疹及脓疱疮等鉴别。①水痘：皮疹呈向心性分布，以躯干为多，面部及四肢较少；疱壁较薄易破，瘙痒明显，可见各期皮疹同时存在。②丘疹样荨麻疹：为梭形水肿性红色丘疹，丘疹中心有针尖或粟粒大小水疱，触之较硬，多分布于四肢或躯干，不累及头部或口腔，不结痂，伴奇痒。③脓疱疮：好发于鼻唇周围或四肢暴露部位，初为疱疹，继成脓疱，然后结痂，黏膜处不常见。

重症手足口病合并中枢神经系统感染的，需要与其他病毒所致脑炎或脑膜炎鉴别。皮疹和疱疹为本病的重要线索，对皮疹不典型者应根据流行病学资料帮助判断，可依据病原学检查（尤其是EV-71）鉴别。重症病例合并急性弛缓性瘫痪，需要与脊髓灰质炎鉴别，后者主要表现为双峰热，通常是再次发热后第3～4天出现弛缓性瘫痪，随发热而加重，热退后瘫痪不再进展，无皮疹和口腔黏膜疹。重症病例发生神经源性肺水肿，需要与重症肺炎鉴别。重症肺炎主要表现为发热伴有咳嗽及呼吸急促等呼吸道症状，一般无皮疹，无粉红色或血性泡沫痰，胸片病变加重或减轻均呈逐渐演变过程，可见肺实变、肺不张及胸腔积液等。以循环障碍为主的重症病例，需要与暴发性心肌炎鉴别，后者无皮疹，有严重心律失常、心源性休克或阿-斯综合征发作表现，心肌酶谱明显升高，胸片或心脏彩超显示心脏扩大，心功能恢复较慢。最终可依据病原学检查鉴别。

目前尚无特效的抗肠道病毒治疗药物，主要是对症治疗，研究显示，干扰素α喷雾或雾化、利巴韦林静脉滴注早期使用可有一定疗效，若使用利巴韦林应关注其不良反应和生殖毒性。

中医辨证论治：手足口病属于中医“瘟疫、温热夹湿”等范畴，病变特点具有“卫气营血”的规律，可选用有清热解毒功效中成药，根据病症分期辨证论治，分别选用化湿透疹、息风定惊、固脱开窍功效且有治疗手足口病临床研究报道的药物。

普通病例1周左右自愈，预后良好，危重型病例病情凶险，病死率高，幸存者可有语言、运动和智力障碍以及癫痫等后遗症。

## 四、练习题

1. 哪些症状体征提示手足口病病情危重？
2. 手足口病的分期是什么？
3. 手足口病危重症的治疗原则是什么？

## 五、推荐阅读

[1]方峰，俞蕙. 小儿传染病学[M]. 5版. 北京：人民卫生出版社，2020.
[2]王卫平. 儿科学[M]. 9版. 北京：人民卫生出版社，2018.
[3]中华人民共和国国家卫生健康委员会. 手足口病诊疗指南（2018年版）[J]. 中华临床感染病杂志，2018，11(3)：161-166.

（杨玉霞）

# 案例10 麻 疹

## 一、病历资料

### (一)门诊接诊

患儿,男,8 个月。

1. 代主诉 发热、咳嗽 3 d,皮疹半天。

2. 问诊重点 患儿年龄,发病季节,发热、咳嗽、皮疹特点及伴随症状,发热与皮疹演变关系及流行病学史,诊治经过、治疗效果和一般情况等。

3. 问诊内容

(1)诱发因素:着凉、类似症状患者接触史等。

(2)主要症状:应仔细询问患儿的发热特点,如热峰、热型、热程等以及对退热药物的反应;有无流涕、打喷嚏、畏光、流泪等卡他症状;咳嗽的特点,如有无咳痰,痰液的颜色及性状,是否为刺激性咳嗽,是否与进食及睡眠有关,是否会在夜间加重,是否有声音嘶哑、"犬吠样"咳嗽,是否有"鸡鸣样"回声,是否有既往反复发热、咳嗽病史;同时注意询问皮疹与发热的关系,是否有发热时皮疹重、热退后皮疹减轻的现象,皮疹是否伴有瘙痒,皮疹为充血性还是出血性,出疹顺序及皮疹形态、分布特点等。

(3)伴随症状:有无精神差、嗜睡、烦躁等神经系统受累的表现,有无气促、呼吸困难、口唇发绀等表现。伴有喘息、痉挛性咳嗽、剧烈咳嗽伴呛奶、呕吐,应注意鉴别胃食管反流、百日咳、支原体感染、变应性咳嗽、气管异物等。咳嗽伴声音嘶哑、犬吠样咳嗽,应注意鉴别急性喉炎。伴有眼睑水肿、颈部淋巴结肿大、肝脾大,应注意鉴别传染性单核细胞增多症和白血病等。伴有口唇皲裂、草莓舌、手足硬肿,应注意鉴别川崎病。

(4)诊治经过:发病以来的就诊过程、辅助检查、用药情况、治疗效果。

(5)既往史:既往曾患疾病、治疗经过及疗效,有无反复发热、咳嗽、皮疹病史,有无传染病史及接触史,有无食物药物过敏史,预防接种史(是否按时接种麻腮风疫苗)等。

(6)个人史:包括母亲孕期情况、出生体重、是否足月、出生时是否缺氧窒息、喂养方式、生长发育及智力情况。

(7)家族史:家族中有无遗传性、过敏性疾病患者,有无传染病患者,母亲是否患过麻疹,兄弟姐妹情况等。

**问诊结果**

患儿,男,8 月龄,3 d 前发热,为中等热及高热,2~3 次/d,热峰 39.5 ℃,口服布洛芬 1~2 h 后难以降至正常,易反复,伴咳嗽,多为干咳,伴流泪、流涕,至诊所给予口服"头孢克肟、咳嗽糖浆"治疗(具体不详),效果差。半天前家长发现患儿耳后、面部及颈部出现红色米粒大小皮疹遂就诊。患儿在发病 10 d 前曾接触过患麻疹的邻居。出生后已接种过卡介苗、乙肝疫苗、脊髓灰质炎和百白破混合疫苗,未接种麻腮风疫苗。既往无皮疹史,无食物、药物过敏史。

4. 思维引导 该患儿为小婴儿，春季急性起病，病初发热伴干咳，流泪、流涕，抗感染治疗效果差，继之出现耳后、颜面及颈部少量红色皮疹，有麻疹接触史，故传染性出疹性疾病可能性大，尤其注意麻疹的可能。体格检查重点关注麻疹相关的体征，如皮疹特点，口腔黏膜是否光滑，有无麻疹黏膜斑，双眼球结膜是否充血、畏光、流泪等。

## （二）体格检查

1. 重点检查内容及目的 患儿有流涕、流泪，要注意患儿是否有眼睑水肿、结膜充血、角膜混浊以及眼部分泌物；注意全身皮疹的分布特点，皮疹的颜色、大小、形态，是否压之褪色，是否伴有明显痒感；口腔黏膜是否完整，是否有疱疹或溃疡，咽喉部是否充血，是否有疱疹；浅表淋巴结是否肿大；是否有气促、呼吸困难、吸气性三凹征；双侧呼吸音是否对称，呼吸音有无减弱，有无干、湿啰音；心音有无改变，是否有心脏杂音等。

**体格检查结果**

T 38.8 ℃，P 146 次/min，R 40 次/min，BP 83/57 mmHg，体重 8 kg。

神志清，精神反应差，急性病容。颜面、耳后、颈部皮肤可见米粒大小红色斑丘疹，压之褪色，疹间皮肤正常，四肢及手足部未见皮疹。颈部淋巴结未触及肿大。双侧瞳孔等大等圆，对光反射灵敏，双眼可见较多分泌物，球结膜充血。双外耳道未见分泌物。口腔黏膜充血、粗糙，两侧颊黏膜可见较多细小白色斑点，周围有红晕，咽充血。呼吸稍促，三凹征阴性，双肺呼吸音粗，可闻及干啰音。心音有力，律齐，各瓣膜听诊区未闻及杂音。腹平软，肝肋下 2.5 cm，质软，脾肋下未触及。四肢肌力、肌张力正常，神经系统检查未见异常。

2. 思维引导 经上述体格检查发现，患儿颜面、耳后、颈部皮肤可见红色斑丘疹。未发现明显肺炎体征。口腔黏膜充血、粗糙，两侧颊黏膜可见典型麻疹黏膜斑。进一步行实验室检查及胸部影像学检查，以明确诊断。

## （三）辅助检查

1. 主要内容及目的

（1）血常规、CRP、ESR、PCT：有助于明确是细菌感染、病毒感染或者免疫性疾病。

（2）肝功能、肾功能、心肌酶及电解质：明确是否存在肝功能、肾功能的损害，内环境紊乱。

（3）呼吸道病原学检测：麻疹风疹特异性抗体 IgM 检测，咽拭子麻疹病毒 PCR 检测等查找病原体。

（4）胸部影像学：明确肺部是否受累。

**辅助检查结果**

（1）血常规：WBC $11.3\times10^{9}$/L，N% 55%，L% 45%，RBC $4.6\times10^{12}$/L，Hb 159 g/L，PLT $368\times10^{9}$/L。CRP 11 mg/L，ESR 23 mm/h，PCT 0.05 mg/L。

（2）肝功能、肾功能及心肌酶：正常。

（3）呼吸道病原学检测：血清麻疹病毒 IgM(+)，风疹病毒 IgM(-)，呼吸道病原学检测全阴性，麻疹病毒 PCR 送疾控中心检测结果阳性。

（4）胸片：双肺纹理增粗。

2. 思维引导 患儿急性起病，以发热、咳嗽为主要表现，伴明显呼吸道卡他症状，出疹从耳后、颜面部延及颈部，为红色小斑丘疹，疹间皮肤正常，可见口腔麻疹黏膜斑（为麻疹的特征性皮疹），发病前有麻疹接触史，患儿未接种麻疹疫苗，麻疹病毒特异性 IgM 抗体、麻疹病毒 PCR 核酸检测阳性可明确诊断。

### （四）初步诊断

综合分析上述病史、体格检查、辅助检查结果及流行病学史，支持麻疹诊断，需要及时上报传染病报告卡。

## 二、治疗经过

### （一）初步治疗

1. 一般治疗和护理 呼吸道隔离，注意休息及个人卫生，室内通风保持空气新鲜；保持口、眼、鼻部及皮肤清洁。有基础疾病或病情危重者，给予心电监护及氧饱和度监测。

2. 对症支持治疗 退热：高热时可给予物理降温、静脉适量补液或适量退热剂；止咳化痰药物；补充维生素 A、维生素 D 制剂有助于康复。

3. 并发症的治疗 有并发症时给予相应治疗，继发细菌感染可给予抗生素治疗。

### （二）病情变化

入院第 2 天，患者仍持续高热，发热时间间隔缩短，热峰 40 ℃，出现犬吠样咳嗽，声音嘶哑明显，哭闹时出现吸气性喉鸣，轻度三凹征。颜面、耳后、颈部、躯干部皮疹较前增多，手掌、足底未见皮疹。两侧颊黏膜白色斑点明显增多，呼吸急促，50 次/min，双肺呼吸音粗，可闻及喉鸣传导音，未闻及固定湿啰音，心率 136 次/min，心音有力，律齐，腹软，肝脾同前。

### （三）思维引导

患者病情变化的可能原因：患儿热峰升高，皮疹增加，精神差，并出现犬吠样咳嗽，声音嘶哑较前加重，哭闹时有吸气性喉鸣，可见三凹征，考虑麻疹并发急性感染性喉炎。

患儿有Ⅰ度喉梗阻表现，应给予糖皮质激素雾化吸入治疗。如果出现安静时有吸气性喉鸣及吸气性呼吸困难等Ⅱ度喉梗阻症状，除局部雾化吸入治疗外，也可静脉应用糖皮质激素[甲基泼尼松龙 1～2 mg/(kg·d)或氢化可的松 5～10 mg/(kg·d)或地塞米松 0.2～0.5 mg/(kg·d)]，能更快缓解喉梗阻症状。如果吸气性喉鸣、呼吸困难进一步加重，出现明显喘鸣及三凹征，患儿颜面及口唇发绀，烦躁不安或意识改变的Ⅲ度喉梗阻症状，除给予吸氧外，可考虑给予肾上腺素雾化（1∶1 000肾上腺素 0.5 mL/kg，最大 5 mg，15～30 min 重复）及静脉使用激素，Ⅲ度喉梗阻治疗无效及Ⅳ度喉梗阻应立即气管切开，急性喉炎属儿科急症、危重症，应正确判断病情，不能贻误治疗。

### （四）病情变化

入院第 4 天，患儿仍持续高热，热峰 40.5 ℃。声音嘶哑减轻，无犬吠样咳嗽，但咳嗽、咳痰进一步加重。颜面、耳后、颈部、躯干部皮疹融合呈大片，四肢、手足出现皮疹。口腔黏膜欠光滑，两侧颊黏膜白色斑点消失，呼吸急促，双肺呼吸音粗，可闻及固定湿啰音，心音有力，律齐，腹软，肝脾同前。复查血常规：WBC $15.2×10^9$/L，N% 71%，L% 28%，RBC $4.9×10^{12}$/L，Hb 155 g/L，PLT $355×10^9$/L；CRP 56 mg/L，PCT 2.5 mg/L。查胸部 CT：两肺沿肺纹理可见斑片状阴影。

### （五）思维引导

患者病情变化的可能原因：患儿皮疹已基本出齐，仍持续发热，咳嗽、咳痰加重，呼吸急促，可闻及固定湿啰音，胸部 CT 提示肺炎，支持麻疹合并支气管肺炎诊断。

患儿已出现肺炎并发症，白细胞计数、中性粒细胞百分比、C 反应蛋白、降钙素原均升高，临床考虑继发细菌性肺炎，给予抗菌药物治疗。麻疹出疹期出现并发症，最常见的是肺炎，早期多为麻疹病毒本身所致，后期易继发细菌感染或者其他病毒感染；需要根据病情变化和呼吸道病原检测结果，综合分析酌情使用抗生素。

### （六）治疗效果

入院第6天，皮疹按出疹顺序消退，热峰下降。入院8 d后体温正常，咳嗽、咳痰明显减轻。查体：神志清楚，精神较前明显好转，颜面、耳后、颈部和躯干部可见色素沉着及糠麸样脱屑，口腔黏膜光滑，无麻疹黏膜斑，呼吸平稳，双肺呼吸音粗，未闻及干、湿啰音，心音有力，律齐，腹软，肝脾同前。

辅助检查：复查血常规、C反应蛋白和降钙素原，均正常。临床基本痊愈，出院。

## 三、思考与讨论

患儿以发热、咳嗽和皮疹为主要症状就诊，发病前有麻疹接触史，且患儿未接种麻疹疫苗，早期有呼吸道卡他症状，口腔可见麻疹黏膜斑，以上均提示麻疹的可能性大，麻疹病毒IgM抗体检测阳性，PCR检测阳性，明确麻疹诊断。典型麻疹的症状：前驱期主要表现为发热，热型不规则，全身不适，上呼吸道感染表现，结膜炎症状如畏光、流泪、充血等，病程一般为3～4 d。进入出疹期后，出疹同时全身中毒症状加重，包括体温更高，咳嗽、声音嘶哑等卡他症状加重。出疹3～5 d后进入恢复期，体温逐渐下降，全身症状好转，咳嗽、声音嘶哑、胃纳好转，皮疹逐渐消退。典型麻疹的体征：前驱期的科氏斑（Koplik spot）是早期诊断标志（图3-13）。出疹期的皮疹特点：红色斑丘疹、压之褪色、疹间皮肤正常（图3-14），出疹顺序：耳后发际→头面部→颈部→躯干→四肢→手、足。恢复期时皮疹按出疹顺序消退，表现为糠麸样脱屑，暂时性留有色素沉着，持续7～10 d（图3-15）。麻疹是儿童常见的传染性出疹性疾病，注意与以下疾病鉴别。①手足口病：为肠道病毒感染，皮疹形态多样，多见于口腔、手掌、足底和臀部，出疹无明显顺序，无色素沉着和糠麸样脱屑。②猩红热：为溶血性链球菌感染，发热1～2 d出疹，皮肤弥漫性充血伴细小猩红色粟粒样皮疹，疹退后有脱屑，学龄前或学龄期儿童多见，常伴咽或扁桃体炎症，咳嗽、声音嘶哑症状不明显。③传染性单核细胞增多症：多由EB病毒感染所致，伴有咽峡炎、淋巴结肿大、肝脾大和外周血白细胞升高和异常淋巴细胞。④幼儿急疹：人类疱疹病毒6型或7型感染，发热起病，呼吸道症状轻，发热3～4 d，热退或骤降疹出，红色斑丘疹，无科氏斑，无色素沉着和糠麸样脱屑，多见于1岁以内婴儿。⑤风疹：风疹病毒感染，发热1～2 d后出疹，1 d出齐，1～2 d疹退，淡红色斑丘疹，无色素沉着及脱屑，全身症状轻，无科氏斑，多伴耳后和枕部淋巴结肿大。⑥药物疹：有近期易引起药物疹的用药史，皮疹多样性（斑丘疹、荨麻疹、疱疹或猩红热样皮疹等），瘙痒，停药后皮疹逐渐消退，无麻疹典型黏膜斑和呼吸道卡他症状。⑦川崎病：持续发热>5 d，红色斑丘疹、猩红热样皮疹等，手足硬性肿胀，指（趾）端膜状脱皮，呼吸道症状轻微，唇红干裂，杨梅舌，口腔黏膜充血，球结膜充血，颈部淋巴结肿大，外周血白细胞计数、血小板计数、C反应蛋白、红细胞沉降率明显升高。

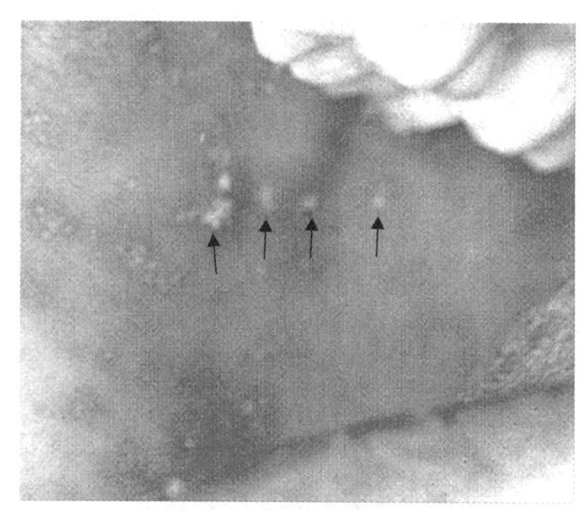

图3-13 麻疹科氏斑

麻疹的诊断主要根据发热与皮疹的特点（前驱期呼吸道卡他症状、口腔麻疹黏膜斑，恢复期色素沉着和糠麸样脱屑），出疹顺序（一般由耳后、发际、颜面部、颈部自上而下蔓延至躯干、四肢，最后达手掌、足底),结合流行病学史和病原学检查结果。熟悉掌握麻疹各期临床特点,有助于分析了解病情变化,出疹期是中毒症状最重的时期,也最容易出现喉炎、肺炎、中耳炎及继发细菌感染等并发症。出现声音嘶哑、犬吠样咳嗽、吸气性呼吸困难(三凹征),提示并发喉炎,若继发细菌感染时病情会进一步加重,严重者发生喉梗阻、窒息危及生命;出现持续发热,咳嗽、咳痰加剧,气促、发绀,肺部出现湿啰音,提示并发肺炎,若出现持续发热,不随皮疹消退而下降,或热退后再次发热,常提示继发性肺炎,常见病原体有肺炎链球菌、流感嗜血杆菌、金黄色葡萄球菌或腺病毒等,小婴儿病情重,病死率高,必要时给予呼吸支持治疗。

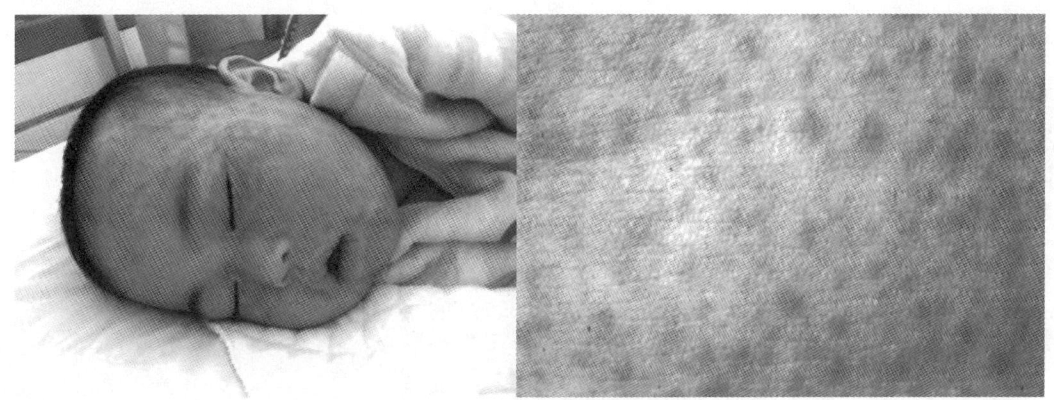

图 3-14　麻疹出疹期皮疹

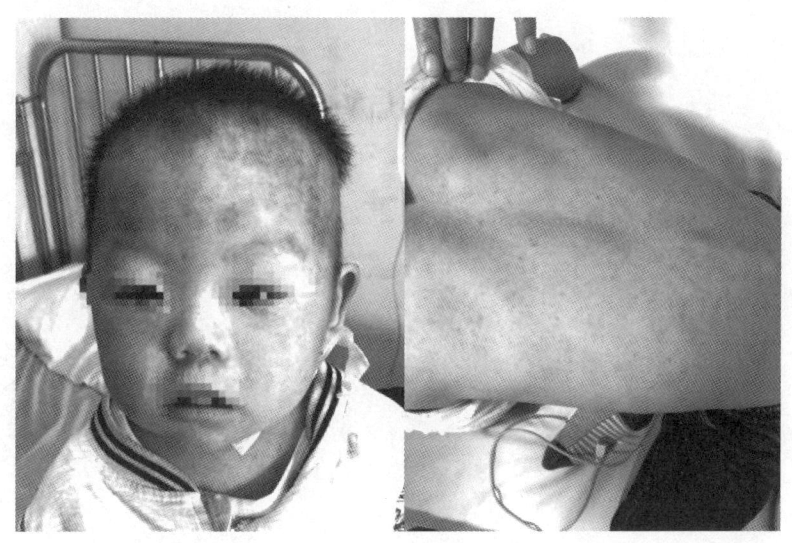

图 3-15　麻疹恢复期皮肤脱屑及色素沉着

非典型麻疹皮疹延迟出现,出疹期短,皮疹稀疏、色淡,或没有皮疹,也可无麻疹黏膜斑。见于以下情况:①麻疹处在前驱期;②6 个月以下婴儿,多残留有部分母传抗体;③接种过麻疹疫苗或近期注射过丙种球蛋白,前驱期可延长至接触患者后 14～21 d;④免疫功能低下或营养不良的儿童易患重型麻疹,继发严重感染,表现为持续高热,全身中毒症状重,皮疹可呈出血性或疹出不透,常伴惊厥、昏迷、循环衰竭等并发症,病死率高,须高度警惕。

麻疹是由麻疹病毒引起的急性呼吸道传染病,传染性极强,患者是唯一传染源,冬、春季易流行,未患过麻疹或者是未接种过麻疹疫苗的人群均易感,尤其是 6 个月至 5 岁的小儿。患者应呼吸道隔离至出疹后 5 d,有并发症者隔离至出疹后 10 d。疫苗接种是最有效的预防措施,我国的免疫程序是麻疹减毒活疫苗的初种年龄为 8 月龄,第 2 剂次为 18 ~24 月龄。

## 四、练习题

1. 哪些症状体征提示麻疹合并肺炎?
2. 麻疹合并肺炎时抗生素治疗原则有哪些?
3. 麻疹合并喉炎应如何治疗?

## 五、推荐阅读

[1]王天有,申昆玲,沈颖. 诸福棠实用儿科学[M].9 版. 北京:人民卫生出版社,2022.
[2]申昆玲,黄国英. 儿科学[M]. 北京:人民卫生出版社,2016.
[3]王卫平,孙锟,常立文. 儿科学[M]. 北京:人民卫生出版社,2019
[4]李兰娟,任红. 传染病学[M].9 版. 北京:人民卫生出版社,2018.

(金志鹏)

# 第四章　新生儿疾病

## 案例 11　新生儿窒息

### 一、病历资料

#### （一）产房接诊

**案例情景**

患者，女，28 岁，因“停经 9 月余，阴道出血 2 h”急诊入院，超声提示：宫内孕 38 周，完全性前置胎盘、胎盘早剥、胎儿宫内窘迫，拟急诊行剖宫产术；请求儿科支援。

1. 产前咨询　分娩前要询问 4 个问题：孕周多少？羊水清吗？预期分娩的新生儿数目？母婴有何高危因素？（该孕妇孕周 38 周，单胎，完全性前置胎盘、胎盘早剥。）

2. 组成团队及准备物品　根据上述信息组成新生儿复苏团队，准备相应的复苏用品[本案例需准备：辐射保暖台，肩垫、吸引球、负压吸引器、12F 吸痰管、听诊器、3-导联心电监测仪、电极片、脉搏血氧饱和度仪及传感器、自动充气式气囊、T-组合复苏器、足月儿面罩、喉镜、1 号镜片、气管导管（3.5 mm）、1∶10 000 肾上腺素，生理盐水，注射器、脐静脉导管等]。

**案例情景**

中午 1 时 30 分剖宫产娩出一男婴，出生体重 3 kg，但生后无哭声，无自主呼吸，全身青紫，四肢松软，刺激无反应，心率 85 次/min，羊水血性，脐绕颈 1 周，立即启动复苏抢救措施。

3. 快速评估　即刻评估 4 项指标，即羊水是否清亮，是否足月，哭声或呼吸是否良好，肌张力是否正常？如 4 项均为“是”，应快速彻底擦干全身，与母亲皮肤接触，进行常规护理。如 4 项中有 1 项为“否”，则进入复苏流程，开始初步复苏。如羊水有胎粪污染，则进行有无活力的评估，并决定是否需要气管插管吸引胎粪。

针对上述 4 个指标进行评估，本案例患儿为足月儿，羊水血性，生后无自主呼吸，肌张力低下，需要立即启动初步复苏。

4. 初步复苏　生后应即刻进行复苏及评估，不应延迟至 1 min Apgar 评分后进行，由产科医师、儿科医师、助产士（师）及麻醉师共同协作，初步复苏应在 30 s 内完成。

思维引导:如何实施初步复苏? 初步复苏包括 5 个步骤,保持体温、摆正体位、清理气道、擦干全身、给予刺激。上述步骤应严格按照顺序进行,不能调换,否则将影响复苏效果。

(1)保持体温:新生儿娩出后立即置于预热的辐射保暖台上。

(2)摆好体位:维持新生儿头部轻度仰伸,呈鼻吸气位。

(3)清理气道:如新生儿气道有较多分泌物且呼吸不畅,可用吸引球或吸痰管(12 F 或 14 F)清理气道,先口后鼻。应限制吸痰管插入的深度和吸引时间,吸引负压 80 ~ 100 mmHg。

(4)擦干全身:用温热干毛巾快速彻底擦干新生儿头部、躯干和四肢,去掉湿毛巾。

(5)给予刺激:用手拍打或手指轻弹患儿的足底或摩擦背部 2 次以诱发自主呼吸。

5. 正压通气　初步复苏后,患儿有不规则呼吸,12 次/min,仍不哭,心率 72 次/min,全身青紫,四肢松软,刺激无反应,下一步如何处理? 处理:在黄金一分钟内应实施有效的正压通气,同时监测脉搏和血氧饱和度,连接三导联心电图监测心率。

思维引导:①本案例患儿为 38 周足月儿,可用空气复苏,正压通气吸气峰压为 20 ~ 25 $cmH_2O$,通气频率为 40 ~ 60 次/min,正压通气要在氧饱和度仪的监测下进行。②要特别关注通气的有效性:有效的正压通气表现为胸廓起伏良好、心率迅速增加。如未达到有效通气,需做矫正通气步骤。首先,检查面罩和面部之间是否密闭;其次,通畅气道,可调整体位为鼻吸气位、清理气道分泌物、使新生儿的口部张开;最后,适当增加通气压力。上述步骤无效时,进行气管插管或使用喉罩气道。

6. 胸外心脏按压　有效正压通气 30 s 后患儿心率 54 次/min,全身青紫,四肢松软,刺激无反应,下一步如何处理? 处理:气管插管正压通气配合胸外按压,调节吸入氧浓度至 100%,同时进行脉搏血氧饱和度和 3-导联心电监测,做好脐静脉置管的准备。

思维引导:如何进行胸外心脏按压?

(1)胸外按压的指征:有效正压通气 30 s 后心率仍<60 次/min,在正压通气同时须进行胸外按压;若患儿在复苏开始时心率即已低于 60 次/min,应立即行气管插管并同时开始胸外心脏按压。

(2)胸外按压的实施:按压位置在胸骨体下 1/3,即新生儿两乳头连线中点下方。按压深度为胸廓前后径的 1/3。按压频率:胸外心脏按压时与正压通气配合,应进行 90 次/min 胸外心脏按压和 30 次/min 正压通气,即每 2 s 进行 3 次胸外按压及 1 次正压通气。按压方式:可根据患儿体型及复苏者手大小情况,采用拇指法(双手拇指端压胸骨,双拇指重叠或并列,双手环抱胸廓支撑背部)或双指法(右手示、中两个手指尖放在胸骨上,左手支撑背部)进行复苏。拇指法可改善新生儿血压和减少操作者疲劳,首先推荐。按压时注意按压时间应稍短于放松时间,放松时拇指或其他手指应不离开胸壁。

7. 药物治疗　胸外按压和气管插管正压通气 60 s 后,患儿自主呼吸仍微弱,心率 50 次/min,全身青紫,四肢松软,刺激无反应,如何处理? 处理:稀释为 1∶10 000 的肾上腺素 0.1 ~ 0.3 mL/kg 经脐静脉导管内注入(首选);脐静脉未建立时 1∶10 000 的肾上腺素 0.5 ~ 1.0 mL/kg 经气管导管内注入。

药物应用的指征:①肾上腺素,经气管插管正压通气、同时胸外按压 60 s 后,心率仍<60 次/min。②扩容剂,给予肾上腺素 30 s 后,如心率<60 次/min,并有血容量不足的表现,予生理盐水,剂量为每次 10 mL/kg,静脉缓慢输注 10 min 以上。

思维引导:应用肾上腺素后若心率仍小于 60 次/min,需要进一步评估患儿有无皮肤苍白、毛细血管再充盈时间延迟(>3 s)、脉搏微弱等低血容量情况以及有无气胸的可能性,分别进行生理盐水扩容或紧急胸腔穿刺抽气。

8. 复苏后监护与转运　经过复苏后,患儿心率渐回升至 112 次/min,自主呼吸不规则,肤色转红润,肌张力弱,刺激反应差,抢救成功。完善新生儿 Apgar 评分及脐动脉血气分析;暖箱保暖及持续正压通气下转运至新生儿重症监护病房。

### (二)新生儿重症监护室(NICU)接诊

患儿,男,20 min。

1. 代主诉 胎龄38周,窒息复苏后20 min。

2. 问诊重点 胎龄,分娩方式,孕母的高危因素,是否存在宫内窘迫,出生后Apgar评分及产房处理措施。

3. 问诊内容

(1)孕妇疾病:孕母有无慢性或严重疾病,妊娠合并症,年龄,是否多胎妊娠等。

(2)胎盘情况:有无前置胎盘、胎盘早剥和胎盘老化等。

(3)脐带情况:有无脐带受压、脱垂、绕颈、打结、过短和牵拉等。

(4)胎儿情况:是否早产儿、小于胎龄儿、巨大儿等;有无先天性畸形、羊水或胎粪吸入等。

(5)分娩情况:有无难产、助产,胎位,产程用药情况等。

(6)有无胎儿宫内窘迫。

(7)出生时状况,生后复苏情况,出生Apgar评分、脐动脉血气分析情况等。

**问诊结果**

孕母28岁,平素体健,无吸烟、吸毒史,妊娠期无合并高血压等疾病,宫内孕38周,完全性前置胎盘、胎盘早剥、胎儿宫内窘迫,阴道出血2 h,剖宫产娩出。出生时患儿无自主呼吸,皮肤青紫,四肢松软,刺激无反应,立即给予正压通气、气管插管、胸外按压、脐静脉应用肾上腺素等复苏抢救措施,Apgar评分1 min 2分,5 min 7分。脐动脉血气分析:pH值7.00,$PaCO_2$ 45 mmHg,$PaO_2$ 48 mmHg,lac 5.6 mmol/L,BE -12.0 mmol/L,TBil 1.3 mg/dL。

4. 诊断

(1)本案例患儿诊断:新生儿重度窒息。

(2)诊断依据:孕期病史,出生时的临床表现,Apgar评分及脐动脉血气分析。

(3)思维引导

1)多数新生儿窒息是胎儿宫内窘迫的延续,可以合并存在脐带异常、胎儿畸形等;也有产时窒息的病例;极少部分可由孕妇产时特殊用药所致。宫内窘迫早期有胎动增加,胎心率≥160次/min,晚期则胎动减少,甚至消失,胎心率<100次/min,羊水胎粪污染等。

2)Apgar评分是依据新生儿窒息基本体征的5个方面进行的综合评分,包括皮肤颜色(appearance)、心率(pulse)、对刺激的反应(grimace)、肌张力(activity)、呼吸(respiration),每项2分,满分10分(表4-1)。Apgar评分8~10分为正常,4~7分为轻度窒息,0~3分为重度窒息。通常1 min评分反映窒息严重程度,是窒息的依据,5 min评分反映了复苏的效果,有助于判断预后。

3)中华医学会围产医学分会新生儿复苏学组提出结合Apgar评分及脐动脉血气pH值诊断新生儿窒息,具体方案如下。①轻度窒息:Apgar评分1 min≤7分,或5 min≤7分,伴脐动脉血pH<7.2;②重度窒息:Apgar评分1 min≤3分或5 min≤5分,伴脐动脉血pH<7.0。本案例患儿Apgar评分结合脐动脉血气结果,评估患儿为新生儿重度窒息。

5. 监护与治疗

(1)监测呼吸、心率、动脉血氧饱和度、体温、血压、血糖、电解质等指标,了解通气、血氧水平、酸碱平衡及内环境情况。

(2)严密观察是否存在缺氧缺血性脑病表现,如颅内压增高、惊厥、意识障碍、肌张力异常等,评估

知识拓展

心脏、消化道、肾等器官缺血性损伤的情况；采用实验室、影像学、电生理等手段评估脏器功能。

(3)对于胎龄≥35 周和出生体重≥2 000 g 的新生儿，如果接受了高级复苏，且有新生儿缺氧缺血性脑病的证据，要及时采用亚低温治疗。

表 4-1 新生儿 Apgar 评分标准

| 体征 | 评分标准 | | | 评分 | |
|---|---|---|---|---|---|
| | 0 分 | 1 分 | 2 分 | 1 min | 5 min |
| 皮肤颜色 | 青紫或苍白 | 身体红，四肢青紫 | 全身红 | | |
| 心率/(次/min) | 无 | <100 | >100 | | |
| 弹足底或插鼻管反应 | 无反应 | 有动作，如皱眉 | 哭，喷嚏 | | |
| 肌张力 | 松弛 | 四肢略屈曲 | 四肢活动 | | |
| 呼吸 | 无 | 慢，不规则 | 正常，哭声响 | | |

## 二、练习题

1. 正压通气、胸外心脏按压的指征是什么？二者如何配合进行？
2. 如何诊断新生儿窒息？

## 三、推荐阅读

[1]邵肖梅，叶鸿瑁，丘小汕. 实用新生儿学[M]. 5 版. 北京：人民卫生出版社，2021.
[2]陈超，杜立中，封志纯. 新生儿学[M]. 北京：人民卫生出版社，2021.
[3]中国新生儿复苏项目专家组，中华医学会围产医学分会新生儿复苏学组. 中国新生儿复苏指南(2021 年修订)[J]. 中华围产医学杂志，2022，25(1)：4-12.
[4]韩彤妍，冯琪，王丹华，等. 中国新生儿复苏指南循证依据及推荐建议的解读[J]，中华围产医学杂志，2022，25(2)：92-98.

(徐发林 夏 磊)

# 案例 12 新生儿缺氧缺血性脑病

## 一、病历资料

### (一)新生儿重症监护室(NICU)接诊

患儿，男，6 h。

1. 代主诉 生后反应差 6 h，抽搐 1 次。

2. 问诊重点 详细询问患儿围生期有无缺氧史，母亲孕期有无合并症及宫内窘迫，出生时有无复苏抢救史，Apgar 评分情况，生后有无反应差、发绀、抽搐等症状。

3. 问诊内容

(1)主要症状：出生时窒息往往是胎儿宫内窘迫的延续，产前表现为胎心、胎动和/或胎儿监护异常;分娩困难也是导致出生时缺氧的重要原因;生后注意患儿有无意识障碍、惊厥、原始反射异常及颅内高压的表现。

(2)伴随症状:须注意其他系统缺氧缺血所导致脏器功能不全的表现;生后各种严重影响机体氧合状态的疾病,如新生儿肺炎、胎粪吸入综合征、休克、重度溶血、重度贫血及发绀型先天性心脏病等也可导致新生儿缺氧缺血性脑病(hypoxic ischemic encephalopathy,HIE)发生,须注意相关疾病的表现。

(3)个人史:①应询问胎龄、出生体重、分娩方式、有无难产及助产、产时复苏情况;②围生期有无导致胎儿宫内窘迫的高危因素:母亲孕期合并症,如妊娠高血压、糖尿病及胆汁淤积综合征等;胎盘因素,如胎盘供血不足、胎盘老化及胎盘早剥等;脐带因素,如脐带脱垂、扭转、绕颈等;③母亲孕期有无感染性疾病史、胎膜早破,是否有不洁产检史;有无药物滥用史,有无服用抗精神病药物史,排除母亲用药对患儿影响;④母亲既往妊娠有无死胎、死产史及不明原因死亡史,注意排除遗传代谢性疾病;⑤新生儿生后开始喂养时间及喂养方式,注意有无因饥饿原因导致低血糖的可能。

**问诊结果**

患儿系第2胎第1产,母孕$38^{+3}$周剖宫产娩出,产前有宫内窘迫史,出生时羊水Ⅱ度污染,Apgar评分1 min 2分(心率、肌张力各得1分),5 min 5分(呼吸、肌张力、皮肤颜色各得1分,心率得2分),出生体重3 200 g。出生时无自主呼吸,全身发绀,心率60次/min,肌张力低下,产房内给予气管插管,胸外心脏按压,复苏气囊正压通气,抢救后患儿呼吸、心率恢复,肤色好转,但反应仍差,转分娩医院新生儿科治疗。患儿于入院前2 h(生后2 h)抽搐1次,表现为双眼凝视,口唇发绀,持续1 min,予以"苯巴比妥钠60 mg"静脉注射后抽搐停止。

4.思维引导 患儿生后24 h内出现惊厥,考虑哪些疾病?患儿系足月剖宫产娩出,产前有宫内窘迫史,生后24 h内出现双眼凝视,四肢强直,口唇发绀症状,结合患儿围生期缺氧和出生时窒息复苏史,出生时Apgar评分1 min为2分,首先考虑围生期窒息所导致的缺氧缺血性脑病。其次是颅内出血,还要注意代谢紊乱,如低血糖、电解质紊乱导致的惊厥,注意排除有无围生期感染致颅内感染、严重的遗传代谢性疾病、先天性脑发育异常及新生儿戒断综合征可能。

### (二)体格检查

1.重点检查内容及目的 观察生命体征是否平稳,意识、反应、哭声、前囟张力、瞳孔对光反射、肌张力、原始反射是否正常,呼吸节律是否规整,了解有无脑干症状;同时观察患儿外观、面容是否特殊,协助分析是否为神经系统先天发育问题导致抽搐;有无肝脾大、皮疹等,以排除感染性因素。

**体格检查结果**

T 36.5 ℃,P 122次/min,R 48次/min,BP 61/33 mmHg,体重3 180 g。

反应差,易激惹,全身皮肤黏膜无黄染、苍白发花、皮疹及出血点。前囟平软,约1.5 cm×1.5 cm,稍有张力,双侧瞳孔等大等圆,大小约1.5 mm×1.5 mm,对光反射稍迟钝。双肺呼吸音清,未闻及明显啰音。心音稍低钝,节律齐,未闻及明显杂音。腹平软,肝右肋下1 cm,脾未触及。脐带结扎完好,脐轮无红肿,脐周及脐窝无分泌物。四肢肌张力稍增高,握持、吸吮、拥抱、觅食反射均减弱。

2. 思维引导　经上述检查患儿有反应差、前囟张力增高表现，且原始反射均减弱，结合患儿母孕史及出生史，考虑存在新生儿缺氧缺血性脑病，须进一步根据临床表现对患儿病情进行分度，以指导临床诊治及预后评估（表4-2）。

表4-2　新生儿缺氧缺血性脑病临床分度

| 项目 | 轻度 | 中度 | 重度 |
| --- | --- | --- | --- |
| 意识 | 过度兴奋 | 嗜睡、迟钝 | 昏迷 |
| 肌张力 | 正常 | 减低 | 松软 |
| 拥抱反射 | 活跃 | 减弱 | 消失 |
| 吸吮反射 | 正常 | 减弱 | 消失 |
| 惊厥 | 无 | 常有 | 频繁发作 |
| 中枢性呼吸衰竭 | 无 | 无或轻 | 常有 |
| 瞳孔改变 | 无 | 无或缩小 | 不对称或扩大 |
| 前囟张力 | 正常 | 正常或稍饱满 | 饱满紧张 |
| 脑电图(EEG) | 正常 | 低电压，可有痫样放电 | 爆发抑制，等电位 |
| 病程及预后 | 症状在72 h内消失，预后好 | 症状在14 d内消失，可能有后遗症 | 症状可持续数周，病死率高，多有后遗症 |

## （三）辅助检查

1. 主要内容及目的

（1）血气分析：出生时应取脐带血检测，pH减低可反映宫内窘迫和酸中毒程度，BE值和$PaCO_2$有助于识别酸中毒性质。

（2）头颅影像学检查：B超有助于了解脑水肿、基底核和丘脑、脑室内及其周围出血、白质软化等病变，可在HIE病程早期(72 h内)进行，并动态监测。CT对脑水肿、基底核和丘脑损伤、脑梗死等有一定的参考，最适检查时间为生后4～7 d。磁共振成像(MRI)能清晰显示B超或CT不易探及的部位，为判断足月儿和早产儿脑损伤的类型、范围、严重程度及评估预后提供影像学信息。

（3）脑电生理检查：脑电图，HIE表现为脑电活动延迟、异常放电，背景活动异常等，应在生后1周内检查，可客观反映脑损伤的严重程度；振幅整合脑电图(aEEG)，可床旁连续监测危重新生儿脑功能，评估HIE程度及预测预后。

（4）其他：血糖、肝功能、肾功能、心肌酶谱等，必要时行凝血功能检查、血氨检查。

**辅助检查结果**

（1）头颅B超：脑水肿。

（2）血常规：WBC $21.1\times10^9/L$，N% 61.4%，Hb 167 g/L，PLT $234\times10^9/L$。

（3）血CRP：<1 mg/L。

（4）血生化：肝功能、肾功能、血糖及电解质均未见异常，心肌酶学示肌钙蛋白增高。

（5）脑功能监测：振幅整合脑电图上边界电压 >10 μV、下边界电压 <5 μV，提示为不连续性背景活动。

(6)头颅 MRI:①脑白质发育符合足月新生儿;②双侧颞极蛛网膜下腔稍宽;③左侧额顶颞叶及右侧额叶多发异常信号,考虑缺氧缺血性改变;④双侧乳突少许积液或气化延迟。

2. 思维引导 根据检查结果,进一步明确或排除的疾病:①患儿头颅 B 超提示脑水肿,可排除颅内出血诊断;②患儿血常规检查白细胞、中性粒细胞及 C 反应蛋白正常,不支持细菌感染性疾病;③电解质、血糖未见明显异常,排除电解质异常、糖代谢紊乱所致新生儿惊厥。

**(四)初步诊断**

该患儿产前有宫内窘迫史,出生时有窒息复苏史,生后出现反应差、抽搐,头颅 B 超提示脑水肿,脑功能监测提示异常,符合新生儿缺氧缺血性脑病诊断。

## 二、治疗经过

新生儿复苏后出现神经症状时应立即开始治疗,最好 24 h 内采取综合措施,首先确保内环境稳定,其次是对症处理和恢复神经细胞的能量代谢,中度 HIE 治疗 10 ~ 14 d,重度 HIE 治疗 20 ~ 28 d。

1. 三项支持治疗 ①维持良好的通气、换气功能,使血气和 pH 保持在正常范围($PaO_2$ 60 ~ 80 mmHg);②维持周身和各脏器足够的血液灌注,使心率和血压保持正常范围(可用多巴胺、多巴酚丁胺等血管活性药物使血压维持在正常范围,以保证充足、稳定的脑灌注);③维持血糖在正常高值(5.0 mmol/L),以保证神经细胞代谢所需。

2. 三项对症处理

(1)控制惊厥:首选苯巴比妥钠,负荷量为 20 mg/kg,若不能控制惊厥,1 h 后可加 10 mg/kg,12 ~ 24 h 后给维持量为 5 mg/(kg · d)静脉滴注或肌内注射。顽固性抽搐者加用咪达唑仑,每次 0.1 ~ 0.3 mg/kg 静脉滴注;或加用水合氯醛 50 mg/kg 灌肠。

(2)降低颅内压,治疗脑水肿:每日液体总量不超过 60 ~ 80 mL/kg,颅内压增高最早在生后 4 h 出现,一般在 24 h 更明显,首选呋塞米 0.5 ~ 1.0 mg/kg,严重者可用 20% 甘露醇,每次 0.25 ~ 0.5 g/kg,静脉注射,每 6 ~ 12 h 1 次,连用 3 ~ 5 d。

(3)消除脑干症状:脑干症状最常见的表现为呼吸浅慢、节律不齐,有呼吸暂停,瞳孔缩小或扩大,对光反应消失,可使用纳洛酮,剂量为 0.05 ~ 0.10 mg/kg 静脉注射。

3. 亚低温治疗 用人工诱导方法将体温下降 2 ~ 5 ℃,以降低能量消耗、达到保护脑细胞作用;目前主要的方式有选择性头部亚低温(冰帽系统)和全身亚低温(冰毯系统)两种方式。选择性头部亚低温使鼻咽部温度维持在 33.5 ~ 34.0 ℃(目标温度),可接受温度为 33.0 ~ 34.5 ℃,同时直肠温度维持在 34.5 ~ 35.0 ℃。全身亚低温使直肠温度维持在 33.5 ~ 34.0 ℃(目标温度),可接受温度为 33.0 ~ 34.5 ℃。亚低温治疗开始愈早愈好,最好在生后 6 h 以内,治疗时间多为 72 h。治疗期间,严密监测生命体征及血液、呼吸、循环等系统功能,亚低温治疗复温后至少严密临床观察 24 h。

4. 其他治疗 重组人类红细胞生成素、干细胞等治疗尚处于临床试验阶段。

5. 新生儿期后治疗 病情稳定后尽早行智力和体能的康复训练,有利于促进脑功能恢复,减少后遗症。

## 三、思考与讨论

该患儿因“生后反应差 6 h,抽搐 1 次”入院,入院后给予完善相关检查,头颅超声提示脑水肿,aEEG 脑功能监测异常,腰椎穿刺及头颅 CT 可排除颅内感染、颅内出血及先天性脑发育异常。血常规、生化及电解质结果无异常,可排除感染及电解质紊乱所引起的抽搐,结合患儿产前宫内窘迫及生后重度窒息史,诊断新生儿缺氧缺血性脑病明确。入院给予鼻导管吸氧、静脉营养及补液等对症支持治疗，苯巴比妥钠控制惊厥，同时给予全身亚低温治疗，其间动态监测患儿血糖、血气，及时对症处理。亚低温治疗期间患儿未再有抽搐，复查头颅超声，脑水肿较前减轻，亚低温治疗 72 h 后停用，逐渐复温。于生后第 4 天行头颅 MRI 检查结果：①脑白质发育符合足月新生儿；②双侧颞极蛛网膜下腔稍宽；③左侧额顶颞叶及右侧额叶多发异常信号，考虑缺氧缺血性改变；④双侧乳突少许积液或气化延迟；现患儿呼吸平稳，逐渐开奶，奶量完成好，未再有抽搐等不适，于生后第 5 天停氧，停用苯巴比妥钠；患儿目前无神经系统异常表现，进一步复查脑电图及完善新生儿行为神经评分(NBNA)评分，注意患儿远期不良神经预后。

知识拓展

## 四、练习题

1. 新生儿缺氧缺血性脑病的临床表现有哪些？如何分度？
2. 新生儿缺氧缺血性脑病的治疗原则是什么？亚低温治疗的适应证是什么？

## 五、推荐阅读

[1]邵肖梅，叶鸿瑁，丘小汕. 实用新生儿科学[M]. 5 版. 北京：人民卫生出版社，2019.
[2]陈超，杜立中，封志纯. 新生儿科学[M]. 北京：人民卫生出版社，2021.
[3]陈小娜，姜毅. 2018 昆士兰临床指南：缺氧缺血性脑病介绍[J]. 中华新生儿科杂志(中英文)，2019，34(1)：77-78.
[4]中国医师协会新生儿科医师分会. 新生儿缺氧缺血性脑病磁共振诊断与损伤类型的分类建议[J]. 中国当代儿科杂志，2017，19(12)：1225-1233.
[5]中华医学会儿科学分会围产专业委员会. 新生儿振幅整合脑电图临床应用专家共识[J]. 中华新生儿科杂志，2019，34(1)：3-7.
[6]中华医学会儿科学分会新生儿学组. 新生儿缺氧缺血性脑病诊断标准[J]. 中华儿科杂志，2005，43(8)：584.
[7]邵肖梅. 亚低温治疗新生儿缺氧缺血性脑病方案(2011)[J]. 中国循证儿科杂志，2011，6(5)：337-339.
[8]王来栓，程国强，周文浩. 新生儿缺氧缺血性脑病后亚低温时代管理新思考[J]. 中华围产医学杂志，2020，23(3)：172-176.
[9]中华医学会儿科学分会新生儿学组，中华儿科杂志编辑委员会. 亚低温治疗新生儿缺氧缺血性脑病专家共识(2022)[J]. 中华儿科杂志，2022，60(10)：983-989.

(王 军 夏 磊)

# 案例 13 新生儿颅内出血

## 一、病历资料

### (一)新生儿重症监护室(NICU)接诊

患儿，男，10 min。

1. 代主诉　胎龄 29 周，呼吸困难 10 min。

2. 问诊重点　患儿胎龄、出生体重，是否有生后窒息史、具体采用的复苏措施、Apgar 评分情况；

母亲分娩方式、受孕方式、孕期情况、妊娠期并发症，胎儿宫内窘迫情况，早产的原因，产前是否应用糖皮质激素等。

3. 问诊内容

（1）主要症状：呼吸困难表现如何，有无呼吸费力、气促、呻吟样呼吸。

（2）伴随症状：若伴有口吐泡沫、双肺呼吸音低等，需要排除呼吸系统疾病如呼吸窘迫综合征、宫内感染性肺炎等；若伴激惹、嗜睡或昏迷、惊厥、脑性尖叫，需要排除颅内疾病；若伴有肤色苍白、贫血、黄疸等，需要排除溶血性疾病等。

（3）个人史：第几胎第几产，胎龄，出生体重，分娩方式，有无胎位不正、胎儿过大、急产、产程延长等，有无难产、高位产钳助产、胎头吸引、窒息史等情况；母孕期有无高血压疾病、先兆子痫、溶血肝功能异常血小板减少综合征（HELLP 综合征）、胎盘早剥、子宫异常、胎儿宫内窘迫、胎膜早破、绒毛膜羊膜炎等，有无使用苯妥英钠、苯巴比妥、利福平、吲哚美辛、阿司匹林等药物史。

（4）家族史：父母健康状况，是否近亲结婚，有无家族性遗传代谢性疾病史。

**问诊结果**

患儿系第 2 胎第 1 产，自然受孕，胎龄 29 周，因其母患“重度子痫前期、胎儿宫内窘迫”剖宫产娩出，出生体重 1 350 g，羊水、胎盘、脐带均正常，Apgar 评分 1 min 4 分，5 min 7 分。母亲孕期无胎盘早剥、胎盘植入、胎膜早破等，孕期无特殊用药。家族史无特殊。

4. 思维引导　胎龄 29 周，其母“重度子痫前期，胎儿宫内窘迫”剖宫产娩出，出生体重 1 350 g，生后 Apgar 评分 1 min 4 分，5 min 7 分（呼吸、肌张力、反应各扣 1 分），胎龄小，出生体重低，胎儿宫内窘迫，均是新生儿呼吸窘迫综合征的风险因素，需要明确存在与否，且需要与宫内感染性肺炎、先天性疾病（如膈疝等）、神经系统疾病（如脑病）等相鉴别。胎龄越小、体重越低，新生儿呼吸窘迫综合征发生率越高，须生后及时给予氧疗和/或肺表面活性物质应用。

患儿生后存在窒息史，且胎龄小，出生体重低，要重视神经系统病史或临床表现的问诊，若出现嗜睡、惊厥、前囟饱满、颅缝增宽等表现，均需完善头颅超声或磁共振成像等影像学检查，此例患儿生后 Apgar 评分低，属于新生儿轻度窒息，是新生儿缺氧缺血性脑病或新生儿颅内出血最主要的发病原因，且早产儿常因此发生不同程度的颅内出血。

### （二）体格检查

1. 重点检查内容及目的　患儿系早产、极低出生体重儿，生后有窒息和呼吸困难史，故应重点检查其皮肤颜色有无苍白、贫血和黄疸及其程度；反应情况即有无嗜睡或昏迷等神志意识改变；有无凝视、斜视，瞳孔大小和对光反射情况；呼吸次数及其节律改变情况；头围大小和前囟张力情况，有无前囟隆起或惊厥、角弓反张等颅内压增高表现；肌张力有无增高、减低或消失，原始反射存在或消失等情况。

**体格检查结果**

T 36.6 ℃，P 143 次/min，R 48 次/min，BP 55/28 mmHg，体重 1 350 g。

早产儿貌，发育欠佳，反应欠佳。肤色红润，全身皮肤黏膜无黄染，无皮疹及出血点，前囟平软，直径约 1.5 cm×1.5 cm。双侧瞳孔大小约 1.5 mm×1.5 mm，对光反应稍迟钝。双肺呼吸音低，未闻及干、湿啰音。心音稍钝，节律整齐，各瓣膜听诊区未闻及杂音。腹软，未见胃肠型，肝右肋下 1 cm，脾未触及，肠鸣音减弱。脐带结扎完好，脐轮无红肿。四肢肌张力稍低，原始反射均减弱。

2. 思维引导　患儿系早产儿，其母因“重度子痫前期、胎儿宫内窘迫”剖宫产娩出，出生体重1 350 g，生后有窒息，复苏后仍有呼吸困难，需要进一步完善胸片、血气分析及头颅超声或磁共振成像等检查。

### （三）辅助检查

1. 主要辅助检查项目及目的

(1)血常规、血气分析和血糖：主要了解外周血中白细胞计数、血红蛋白和血小板计数改变情况，有无出血引起的贫血；有无低血糖或高血糖；血液酸碱值变化，有无酸中毒和血氧分压及血氧饱和度情况，血电解质是否平衡，有无低钠或低钙情况。

(2)胸部X线检查：患儿有呼吸困难，双肺呼吸音低，需要进行胸部X线检查，了解肺部情况。

(3)根据病情变化情况，可进一步考虑进行头颅超声检查，必要时行头颅CT或核磁共振(MRI)检查，了解有无脑水肿或颅内出血情况。

**辅助检查结果**

(1)血常规：WBC 10.7×$10^9$/L，N% 61.3%，红细胞压积(HCT)51.2%，Hb 175 g/L，PLT 202×$10^9$/L。

(2)血气分析：pH 7.305，$PaCO_2$ 46.3 mmHg，$PaO_2$ 59.6 mmHg，$SaO_2$ 90.1%，钾4.4 mmol/L，钠139 mmol/L，氯99 mmol/L，钙1.18 mmol/L，BE -3.6 mmol/L。

(3)血糖：3.8 mmol/L。

(4)胸片：新生儿呼吸窘迫综合征Ⅱ级。

2. 思维引导　患儿辅助检查提示：血气分析存在$PaCO_2$偏高，$PaO_2$偏低，胸片提示为新生儿呼吸窘迫综合征Ⅱ级，结合患儿出生时的窒息史，诊断明确，需积极处理低氧状态，并严密监测因窒息、低氧可能引起的一系列并发症，如颅内出血等。

### （四）初步诊断

结合患儿出生史、母孕史及体格检查结果，考虑诊断：新生儿呼吸窘迫综合征；新生儿窒息；早产儿；极低出生体重儿。

## 二、治疗经过

### （一）初步治疗

①给予无创正压通气(初设NIPPV模式)；②肺表面活性物质应用；③给予保暖、静脉营养、监测血压及血糖等对症支持治疗。

### （二）病情变化

入院第3天，患儿无创正压通气(NIPPV模式)下出现频繁呼吸暂停，伴心率及经皮氧饱和度下降。查体：反应差，全身皮肤中度黄染，皮肤稍苍白，前囟稍饱满，直径约1.5 cm×3.0 cm，稍有张力。双侧瞳孔等大等圆1.5 mm×1.5 mm，对光反射稍迟钝。双肺呼吸音粗，未闻及干、湿啰音。心音有力，心律齐，各瓣膜听诊区未闻及杂音。腹软，肝右肋下1 cm，脾未触及，肠鸣音减弱。四肢肌张力低，原始反射均消失。

1. 患儿病情变化的可能原因及应对　考虑肺部病变加重、感染或颅内出血。本例患儿系早产儿、极低出生体重儿，生后第3天，以呼吸暂停为主要临床表现，应排查是否为原发性呼吸暂停或肺部本身疾病如新生儿呼吸窘迫综合征、宫内感染性肺炎等导致。同时，须警惕新生儿早发败血症、颅内感染、低血糖、颅内出血等导致的继发性呼吸暂停；患儿查体存在皮肤黏膜黄染、苍白，提示黄疸及贫血程度重，瞳孔对光反射迟钝、前囟饱满、囟门稍有张力、原始反射消失，提示新生儿颅内出血可能。

2. 思维引导

（1）体格检查：新生儿颅内出血查体时须重点观察意识状态、头围大小、囟门张力、眼征、瞳孔改变、肌张力、原始反射、有无惊厥发作等神经系统表现；观察有无呼吸不规则、呼吸暂停等呼吸改变；观察有无黄疸及其程度，分析有无胆红素脑病表现；观察有无贫血貌。

（2）进一步完善相关检查：结合患儿临床表现，初步考虑应急查血气分析、血常规、C 反应蛋白、胆红素等，急诊行床旁胸片、头颅超声检查；监测血压、血糖等。主要检查及目的：①监测血常规、C 反应蛋白、红细胞压积，了解有无进行性失血，有无白细胞异常，是否存在感染性疾病。②肝功能检查，尤其总胆红素、间接胆红素测定，了解黄疸程度，间接判断失血程度。③监测凝血功能，有无出血性疾病。④先天性宫内感染 TORCH 抗体等相关病原学检查。⑤头颅 B 超、CT 或 MRI 检查，了解颅内出血的性质、部位及程度，必要时可行头颅磁共振血管成像（MRA）检查，以排查是否合并先天性脑血管发育畸形。⑥脑脊液检查，可与其他引起中枢神经系统症状的疾病鉴别。⑦必要时进行遗传代谢性疾病筛查。

**辅助检查结果**

（1）血常规：WBC 8.62×$10^9$/L，N% 55.8%，HCT 30.6%，Hb 102 g/L，PLT 105×$10^9$/L。

（2）C 反应蛋白：0.62 mg/L。

（3）血气分析及电解质：pH 7.362，$PaCO_2$ 45.1 mmHg，$PaO_2$ 64.5 mmHg，Hb 103 g/L，$SaO_2$ 92.3%，钾 4.4 mmol/L，钠 139 mmol/L，氯 99 mmol/L，钙 1.18 mmol/L，BE −2.1 mmol/L。

（4）凝血功能：凝血酶原时间（PT）14.5 s，活化部分凝血活酶时间（APTT）50.2 s，纤维蛋白原（FIB）1.81 g/L。

（5）血糖：5.6 mmol/L。

（6）头颅超声：脑室内出血伴侧脑室扩张，左侧脑室旁脑实质出血。

（7）胸片：新生儿呼吸窘迫综合征治疗后改变，较前好转。

（8）胆红素：血清 TBil 235 μmol/L，IBil 202 μmol/L。

（9）脑脊液常规及生化检查：脑脊液常规，WBC 17×$10^6$/L，RBC 9×$10^6$/L。生化检查蛋白 1.7 g/L，糖 3.8 mmol/L，氯化物 112 mmol/L。

3. 结果分析　患儿生后第 3 天，查血常规示血红蛋白较入院时明显下降，提示急性失血。白细胞计数及 C 反应蛋白正常，胸片提示肺部情况好转，不支持感染。凝血功能正常，基本排除其他出血性疾病；血糖正常，排除低血糖所致。血气分析基本正常，排除代谢紊乱所致。患儿腰椎穿刺脑脊液常规符合新生儿颅内出血诊断，排除颅内感染。患儿贫血进展快、程度重，黄疸出现早，结合头颅超声检查，考虑合并脑室周围-脑室内出血（Ⅳ级）。

4. 思维引导　脑室周围-脑室内出血（PVH-IVH）是早产儿颅内出血最常见的类型。胎龄越小、体重越低，发病率越高，其中约 50% 发生在生后 24 h 内，约 90% 发生在生后 72 h。PVH-IVH 根据头颅影像学检查分为 4 级（图 4-1、图 4-2）：Ⅰ级室管膜下生发层基质出血；Ⅱ级脑室内出血，无脑室扩大；Ⅲ级脑室内出血伴脑室扩大；Ⅳ级脑室内出血伴脑实质出血。一般Ⅰ级预后良好；Ⅱ级绝大多数预后良好，但需要动态随访；Ⅲ级、Ⅳ级常留有不同程度的神经系统后遗症。

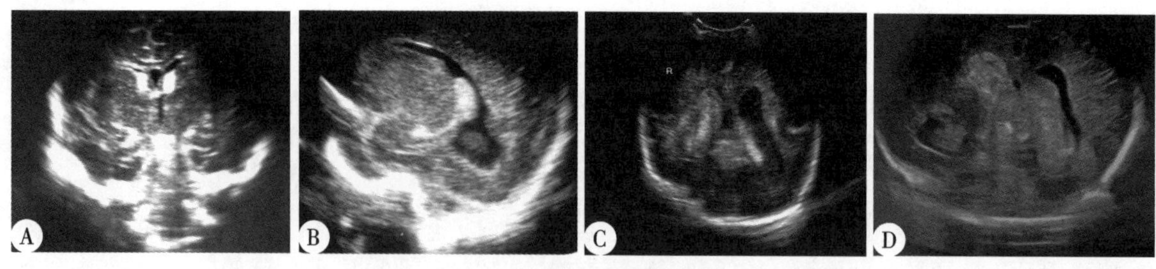

A. Ⅰ级;B. Ⅱ级;C. Ⅲ级;D. Ⅳ级。

图4-1 Ⅰ~Ⅳ级PVH-IVH头颅超声表现

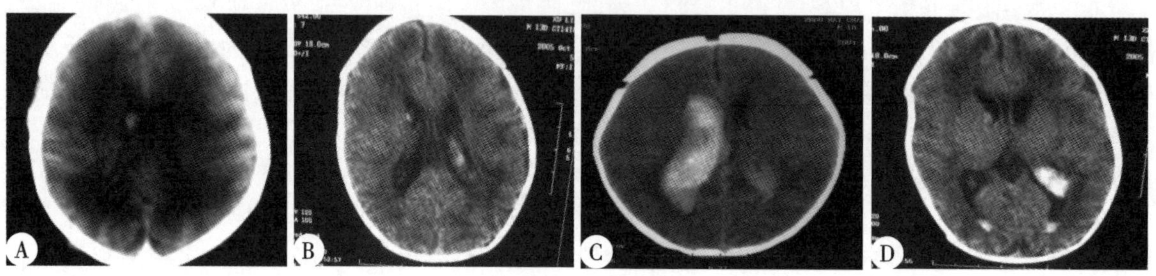

A. Ⅰ级;B. Ⅱ级;C. Ⅲ级;D. Ⅳ级。

图4-2 Ⅰ~Ⅳ级PVH-IVH头颅CT表现

### (三)诊断

分析上述病史、体格检查、实验室检查结果,结合头颅影像学检查,支持诊断:脑室周围-脑室内出血(Ⅳ级)。

### (四)鉴别诊断

1. 蛛网膜下腔出血(subarachnoid hemorrhage,SAH) 是足月儿颅内出血的常见形式。出血原发部位在蛛网膜下腔内,不包括硬膜下、脑室内或小脑等部位,出血后向蛛网膜下腔扩展,头颅CT/MRI可以定位鉴别。足月儿发生SAH多由产伤导致,早产儿SAH多由窒息、缺氧、酸中毒、产伤等因素导致。

2. 硬脑膜下出血(subdural hemorrhage,SDH) 多见于足月巨大儿、胎位异常难产、高位产钳助产儿。出血量少者多无症状,少数于数月后发生慢性硬脑膜下积液;出血量多者可于出生24 h后出现惊厥、偏瘫和斜视;严重的小脑幕、大脑镰撕裂和大脑表浅静脉破裂,可于出生后数小时危及患儿生命。

3. 脑实质出血(intraparenchymal hemorrhage,IPH) 常见于足月儿。主要由小静脉栓塞后,毛细血管内压力增高、破裂导致,患儿的临床表现与出血部位、出血量有关。出血量较多者可出现惊厥、意识障碍及颅内高压等神经系统表现;脑干出血常发生瞳孔变化、呼吸不规则、心动过缓,而前囟张力不高。

4. 小脑出血(cerebellar hemorrhage,CH) 多见于胎龄小于32周、出生体重<1 500 g的早产儿,或有产伤史的足月儿。包括原发性小脑出血、脑室内或蛛网膜下腔出血扩散至小脑、静脉出血性梗死、产伤引起小脑撕裂。严重者出现脑干受压的症状,如屏气、呼吸不规则、心动过缓、眼球偏斜、面瘫、间歇性肌张力增高、角弓反张等,可在发病后短时间内死亡,尤其是早产儿。

### (五)治疗

1. 主要是对症支持治疗

(1)一般支持疗法:保持患儿安静,尽可能避免搬动、刺激性操作。维持内环境稳定,维持正常、稳定的血压,避免血容量的急剧变化。

(2)呼吸支持:低氧血症会进一步损伤血管内皮细胞,加重出血,根据患儿病情给予适当的氧疗如鼻导管吸氧、辅助通气等。

(3)止血:可选择使用维生素 K、酚磺乙胺等,对有凝血功能障碍者可使用新鲜冰冻血浆等。

(4)对症治疗:伴有贫血时及时输注红细胞纠正贫血;及时发现并控制惊厥发作,可选择用苯巴比妥钠[负荷量 20 mg/kg,若不能控制惊厥可 1 h 后加用 10 mg/kg,12 ~ 24 h 后给予维持量为 5 mg/(kg · d)]或咪达唑仑、地西泮等药物;伴有脑水肿及颅内压增高症状者,给予降低颅内压,可应用呋塞米每次 0.5 ~ 1.0 mg/kg,每 8 h 或每 12 h 1 次静脉注射;中枢性呼吸衰竭者可用小剂量甘露醇,每次 0.25 ~ 0.50 g/kg,每 6 h 或 8 h 1 次静脉注射。

(5)连续腰椎穿刺:适用于Ⅲ级以上生发基质-脑室内出血(Germinal matrix-Intraventricular hemorrhage,GM-IVH),经影像学证实为梗阻性脑积水、侧脑室进行性增大且呈现高张力改变的患儿。方法:放液量在 8 ~ 10 mL/次,最多可达 14 mL,量少治疗效果差;初始每日 1 次,以后间歇时间延长,逐渐过渡至隔 1 d 1 次,隔 2 ~ 3 d 1 次,隔 3 d 1 次等;疗程为 2 ~ 4 周,使脑室不再扩大或一定程度减小(本治疗疗效在临床中尚存在争议,须慎重选择)。若出血后无进行性脑室扩大则不是连续腰椎穿刺治疗的适应证。

(6)外科治疗:当连续腰椎穿刺及药物治疗均无效,脑室仍呈进行性扩张时,须行外科治疗,常用方法包括:引流(侧脑室外引流、帽状腱膜下引流、Ommaya 储液囊)、脑室腹腔分流、内窥镜三脑室底造瘘术。

2. 思维引导　患儿为脑室周围-脑室内出血(Ⅳ级),首先需要患儿保持安静,尽量减少刺激性操作;其次给予维生素 K、酚磺乙胺等止血药物应用;患儿出现前囟张力增高等颅内压增高情况,可给予呋塞米及小剂量的甘露醇;患儿为脑室内出血,须严密监测患儿是否发生脑积水,密切观察患儿神经系统症状,监测头围变化,必要时请外科会诊,给予侧脑室置管引流术/脑室-腹腔分流术。需要注意的是,本患儿为早产儿,呼吸支持治疗的同时,须严密监测血气分析,避免内环境紊乱加重颅内出血。

## 三、思考与讨论

新生儿颅内出血是一种常见的脑损伤,常见诱因有早产、围生期窒息缺氧、产伤,母亲孕期合并子痫、胎盘早剥、子宫异常、绒毛膜羊膜炎等感染性疾病,产前应用吲哚美辛等特殊药物,新生儿不适当输入高渗溶液导致脑血管破裂等。早产儿以脑室周围-脑室内出血(PVH-IVH)多见,主要是由于室管膜下生发层基质发育不完善所致;窒息缺氧性损伤不仅可直接作用于血管内皮细胞造成破坏,也可通过形成"压力被动性脑血流"导致脑内毛细血管缺血性损伤而破裂出血。本例患儿系早产儿、极低出生体重儿,出生时有窒息缺氧史,于生后 72 h 内发生Ⅳ级 PVH-IVH,以呼吸暂停为首要症状,同时伴有皮肤黄染、肤色苍白、前囟张力增高、瞳孔对光反射迟钝等异常表现,在排除肺部疾病、感染、内环境紊乱等因素导致的呼吸暂停后,结合头颅影像学结果得以确诊。确诊后在积极给予呼吸支持、纠正贫血等治疗的同时,须严密监测基本生命体征,维持患儿内环境的稳定,及时复查头颅影像学检查,积极防治并发症。

新生儿颅内出血易并发脑室旁出血性梗死、出血后脑积水、脑白质损伤等合并症。颅内出血的预后与出血程度、部位、合并症、治疗处理是否得当以及新生儿成熟度直接相关。可导致患儿出现智力运动发育落后、脑瘫、视听障碍、行为异常等神经系统后遗症。

## 四、练习题

1. 新生儿颅内出血的常见原因及类型有哪些?
2. 新生儿颅内出血的临床表现有哪些?

## 五、推荐阅读

[1]邵肖梅,叶鸿瑁,丘小汕.实用新生儿科学[M].5版.北京:人民卫生出版社,2019.
[2]胡玲,雷红林,任漪,等.超声和CT在诊断新生儿颅内出血中的价值[J].医学影像学杂志,2018,28(9):1435-1438.

(王 军 夏 磊)

# 案例14 新生儿呼吸窘迫综合征

## 一、病历资料

### (一)病房/产房接诊

患儿,男,20 min。

1.代主诉 胎龄28$^{+6}$周,呼吸急促伴呻吟20 min。

2.问诊重点 胎龄、分娩方式、围生期情况、孕母产前激素应用情况、母亲妊娠期合并症。

3.问诊内容

(1)新生儿胎龄:通常是指月经龄,即母亲末次月经第1天至新生儿分娩的时间。

(2)分娩方式:分为经阴道自然分娩和剖宫产分娩。

(3)围生期情况:如宫内窘迫、出生后窒息,母亲前置胎盘、胎盘早剥和低血压等。

(4)孕母产前糖皮质激素应用情况:是否应用,应用的时机、剂量。

(5)母亲孕期合并症:妊娠合并糖尿病、高血压、阴道炎、胎膜早破等。

(6)出生后Apgar评分,产房处理措施。

**问诊结果**

患儿系第1胎,第1产,胎龄28$^{+6}$周。20 min前因其母"①重度先兆子痫;②胚胎移植术后;③多囊卵巢综合征"经剖宫产娩出,羊水、胎盘、脐带未见异常,出生体重1 250 g,生后呼吸不规则,四肢皮肤发绀,肌张力低下,给予保暖、清理呼吸道、气囊正压通气后皮肤颜色转红润,患儿渐出现呼吸急促、呻吟呼吸。Apgar评分:1 min 7分(皮肤颜色、呼吸、肌张力各扣1分),5 min 9分(呼吸扣1分)。

母亲血型为O型、Rh阳性。母孕期情况:孕期行胎儿颈后透明层厚度检查(NT)、唐氏筛查、无创DNA、口服葡萄糖耐量试验(OGTT)、四维彩超检查均未见异常。分娩前14 d无明显诱因出现头痛、眼部胀痛,双脚轻微肿胀,无恶心呕吐、无视物模糊,未在意;9 d前居家自测血压178/106 mmHg,至当地住院治疗,查尿蛋白(++),给予输注硫酸镁及口服拉贝洛尔等治疗。产前未使用糖皮质激素。无不良孕产史。

4.思维引导 新生儿呼吸窘迫综合征(respiratory distress syndrome,RDS)是由各种原因引起肺表面活性物质(pulmonary surfactant,PS)原发或继发性缺乏,导致两肺广泛肺泡萎陷、渗出,以生后不久出现进行性呼吸困难、发绀和呼吸衰竭为主要临床表现的严重肺部疾病。RDS的病因是PS的缺乏,引起PS缺乏的因素主要有以下几类。

(1)早产:早产儿肺发育未成熟,肺泡Ⅱ型上皮细胞 PS 合成与分泌不足。在胎龄 15 周时,细支气管可测得肺表面活性蛋白 B(SP-B)和肺表面活性蛋白 C(SP-C)的 mRNA,胎龄 24~25 周开始合成磷脂和活性 SP-B,之后 PS 合成量才逐渐增多,而直到胎龄 35 周左右 PS 才迅速增多。因此,胎龄 <35 周的早产儿易发生 RDS,并且,胎龄越小发生率越高。

(2)剖宫产新生儿:正常分娩对产妇和胎儿都是一个强烈的应激反应过程,分泌和释放大量儿茶酚胺和糖皮质激素等,促使胎儿肺泡Ⅱ型上皮细胞分泌和释放 PS。剖宫产(尤其是择期剖宫产)没有经过正常分娩的宫缩和应激反应,PS 分泌和释放不足。同时,剖宫产新生儿肺液转运障碍,影响 PS 功能。

(3)糖尿病母亲新生儿:母亲患糖尿病时,胎儿血糖增高,胰岛素分泌相应增加,胰岛素可抑制糖皮质激素的促肺成熟作用,减少 PS 的合成与分泌。

(4)围生期窒息:缺氧、酸中毒、低灌注可导致急性肺损伤,抑制肺泡Ⅱ型上皮细胞产生 PS。

(5)其他:PS 蛋白功能缺陷、重度 Rh 溶血病等。

该患儿胎龄 $28^{+6}$ 周,出生体重 1 250 g,属于极早产儿(very preterm infant)、极低出生体重儿(very low birth weight,VLBW),出生后不久出现呼吸困难,表现为呼吸急促、呻吟,进行性加重,且患儿为剖宫产儿,母亲产前未应用糖皮质激素,故应首先考虑诊断 RDS。

### (二)体格检查

1. 重点检查内容及目的　重点检查呼吸窘迫表现及程度、胸廓形态是否正常对称、肺部听诊特点,从而进一步鉴别 RDS、新生儿湿肺、B 族链球菌肺炎及先天性膈疝等疾病。

**体格检查结果**

T 36.8 ℃,P 119 次/min,R 68 次/min,BP 47/26 mmHg,体重 1.25 kg,身长 38 cm,头围 28 cm。早产儿貌,反应欠佳,呻吟呼吸,哭声低弱,口周发绀,皮肤弹性正常,无硬肿。前囟 1.5 cm×1.5 cm,平坦,无产瘤,无头颅血肿。鼻翼扇动,胸廓对称扁平,三凹征阳性。双肺呼吸音减低,未闻及干、湿啰音。心音有力,律齐,各瓣膜听诊区未闻及杂音。腹平坦,腹部柔软,肝肋下 1 cm,脾肋下未触及。肠鸣音减弱。脐带结扎完好。四肢肌张力减弱。吸吮反射未引出,握持反射未引出。胎龄评分 28 分。

2. 思维引导　新生儿呼吸窘迫主要表现为:呼吸急促(呼吸频率>60 次/min)、鼻翼扇动、呼气呻吟、吸气性三凹征及发绀。呼吸窘迫若进行性加重,严重可表现为呼吸浅表、呼吸节律不整、呼吸暂停,甚至呼吸衰竭。引起新生儿呼吸窘迫常见的病因有 RDS、新生儿湿肺、B 组链球菌肺炎、先天性膈疝等。体格检查时各有特点,可协助鉴别:RDS 的特点为呼吸窘迫进行性加重,胸廓对称且扁平,听诊双肺呼吸音减低。新生儿湿肺的特点为病程较短,一般于生后 24~72 h 可自行缓解,以呼吸增快表现为主,胸廓正常,听诊双肺可闻及粗湿啰音。B 组溶血性链球菌肺炎听诊双肺呼吸音减低或可闻及啰音,可伴反应差、四肢松弛、体温不升、低血压等感染表现。先天性膈疝由于腹腔脏器进入胸腔,可见患侧胸廓饱满,胸部呼吸运动弱,叩诊浊音,听诊呼吸音减低或消失,肺部听诊区可闻及肠鸣音等体征。本病例体格检查特点:①患儿反应差,呼吸急促 68 次/min,呻吟呼吸,鼻翼扇动,三凹征阳性,提示存在呼吸窘迫;②胸廓对称扁平,双肺呼吸音减低,提示存在肺容积减少和通气不良。以上体格检查结果支持 RDS,但不能排除 B 组链球菌肺炎,须进一步行影像学及实验室检查明确诊断。

### (三)辅助检查

1. 主要内容及目的

(1)胸部 X 线和肺部超声检查:明确肺部病变诊断及严重程度。

(2)微量血气和生化:了解通气、血氧水平、酸碱平衡及电解质情况。

(3)血常规、CRP、PCT 等感染指标:确定是否存在感染。

**辅助检查结果**

(1)血气分析:pH 7.20,$PaCO_2$ 45 mmHg,$PaO_2$ 48 mmHg,钠 138 mmol/L,钾 4.9 mmol/L,钙 1.24 mmol/L,Glu 3.3 mmol/L,lac 2.6 mmol/L,BE -7.0 mmol/L,TBil 22.2 μmol/L。

(2)血常规:WBC $9.37\times10^9$/L,RBC $4.83\times10^{12}$/L,Hb 183.4 g/L,PLT $193\times10^9$/L,N% 21.4%,L% 72.5%。

(3)炎症指标:PCT 0.292 ng/mL,CRP 0.10 mg/L。

(4)胸部 X 线检查:见图 4-3。

(5)肺部超声检查:见图 4-4。

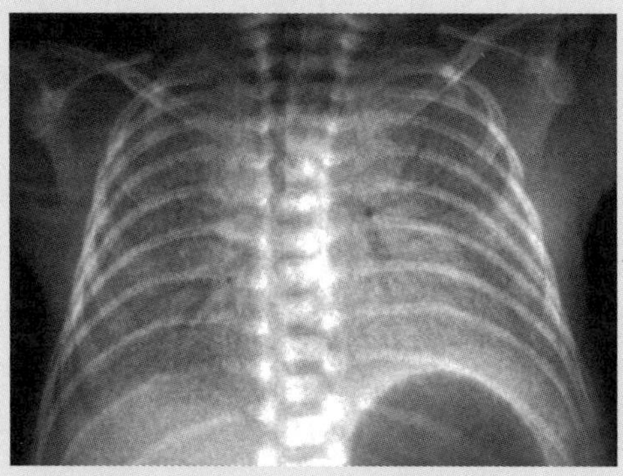

图 4-3 胸部 X 线

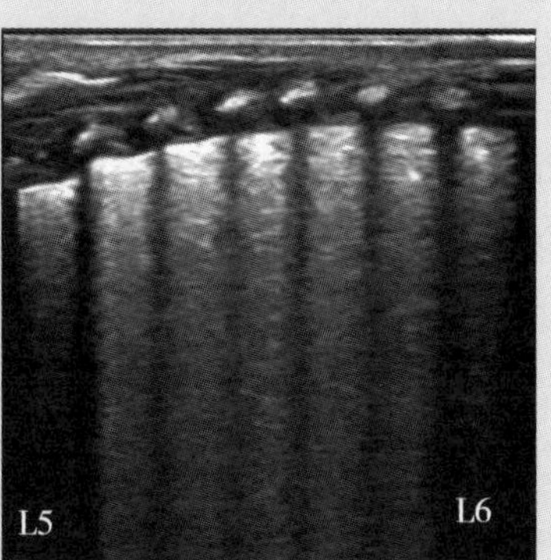


图 4-4 肺部超声

2. 思维引导 本例需鉴别的疾病包括 RDS、新生儿湿肺、B 组链球菌肺炎、先天性膈疝。

(1)RDS 的影像学特点如下:胸部 X 线检查可见双肺均匀透过度减低,根据病情程度可将胸部 X 线改变分为 4 级(图 4-5)。

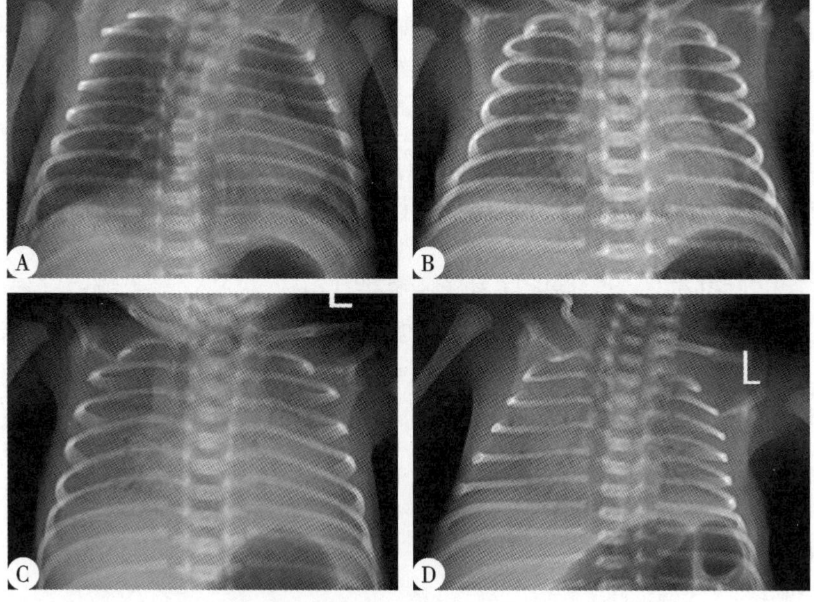


A. RDS Ⅰ级;B. RDS Ⅱ级;C. RDS Ⅲ级;D. RDS Ⅳ级。

图 4-5 RDS 胸部 X 线

Ⅰ级：两肺野透过度普遍性降低、毛玻璃样（充气减少），可见均匀散在的细小颗粒（肺泡萎陷）和网状阴影（细支气管过度充气）。

Ⅱ级：两肺透过度进一步降低，可见支气管充气征（支气管过度充气），延伸至肺野中外带。

Ⅲ级：病变加重，肺野透过度更加降低，心缘、膈缘模糊。

Ⅳ级：整个肺野呈白肺，支气管充气征更加明显，似秃叶树枝。胸廓扩张良好，横膈位置正常。

（2）湿肺的胸部X线表现：以肺泡、间质、叶间胸膜积液为主。

（3）B族链球菌肺炎早期胸部X线表现：极似RDS，有时不容易鉴别，但该病常有孕母羊膜早破史或感染表现，胸部X线改变有不同程度的融合趋势，病程经过与RDS不同，常出现感染指标升高，抗生素治疗有效。

（4）先天性膈疝胸部X线表现：胸腔内有胃泡或肠曲影，肺组织受压，心脏及纵隔移位。

（5）本病例辅助检查结果分析如下：①胸部X线检查示双肺均匀透过度明显减低，可见支气管充气征，心缘、膈缘模糊。结合病史及体格检查，可确诊RDS（Ⅲ级）；肺部超声可见典型“雪花征”肺实变，胸膜线与A线消失，未累及所有肺分区，符合中度RDS超声分度表现。②血气分析提示低氧血症及代谢性酸中毒。③外周血白细胞计数、C反应蛋白、降钙素原正常，但不排除感染指标升高延迟，仍需在间隔24 h后复查排除细菌感染因素。

### （四）初步诊断

①早产儿、极低出生体重儿；②RDS；③Ⅰ型呼吸衰竭；④代谢性酸中毒。

## 二、治疗经过

### （一）治疗方案

1. 一般治疗　置暖箱中性温度，心电监护，严密监测生命体征。

2. 经鼻持续气道正压通气　经鼻持续气道正压通气（nasal continuous positive airway pressure，nCPAP）初调参数为呼气末正压（PEEP）6 $cmH_2O$，吸入氧浓度分数（$FiO_2$）32%。

3. 肺表面活性物质应用　在nCPAP呼吸支持下，PS经微创表面活性抑质给药技术（less invasive surfactant administration，LISA）管注入肺内，仰卧位给药。

4. 静脉营养　保证热量及营养素供应，维持血糖、电解质正常水平。

5. 监测血气分析　维持良好灌注及酸碱平衡。

6. 思维引导　保证通气和氧合是RDS治疗的主要目标。nCPAP联合早期治疗性使用PS是RDS患儿的优化治疗方案，起始压力6～8 $cmH_2O$，之后根据病情、$SpO_2$和灌注情况调整呼气末正压。对于nCPAP失败的RDS患儿应使用机械通气，通气模式常频或高频通气均可，但若使用常频机械通气，最好选用目标潮气量通气。PS的使用要遵循以下原则：①若nCPAP通气压力至少为6 $cmH_2O$，$FiO_2$>0.3，病情仍加重者应给予PS治疗。②若出生后需要气管插管维持稳定时，可在产房内使用PS。③如存在持续需要高浓度氧等RDS病情进展的证据，并排除其他问题，可给予第2次，少数情况可给予第3次PS治疗。

### （二）PS治疗效果

1. 症状　反应好转，无呻吟呼吸。

2. 体征　呼吸频率约40次/min，无鼻翼扇动，三凹征明显减轻，胸廓正常对称，双肺呼吸音清，皮肤红润。

3. PS治疗后影像学检查结果　胸部X线片可见肺容积较前增加，双肺透过度好转，无斑片状渗出影（图4-6）。肺部超声检查示肺实变明显减轻，部分肺区可见A线（图4-7）。

4. 复查血气分析　pH 7.37，$PaCO_2$ 38 mmHg，$PaO_2$ 68 mmHg，钠139 mmol/L，钾4.5 mmol/L，钙

1.21 mmol/L,Glu 4.6 mmol/L,lac 1.1 mmol/L,BE -4.1 mmol/L,TBil 3.3 mg/dL。

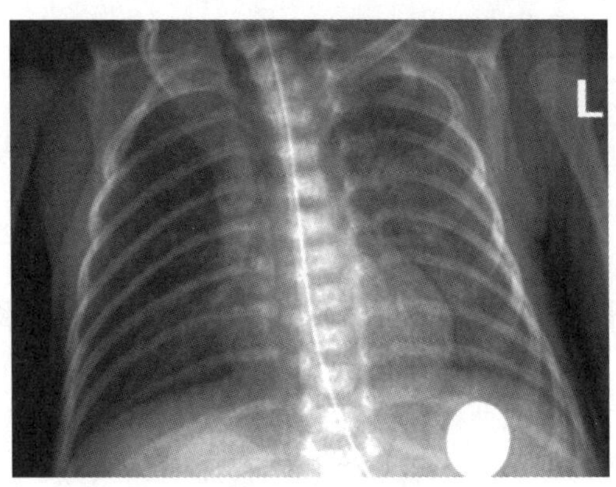


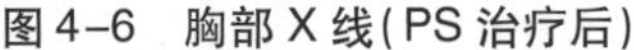

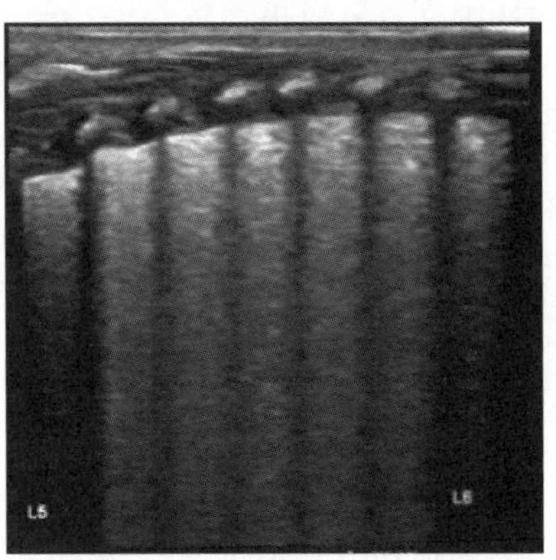

图4-6 胸部X线(PS治疗后)　　图4-7 肺部超声(PS治疗后)

5.复查血常规　WBC 8.73×$10^9$/L,RBC 4.21×$10^{12}$/L,Hb 172.8 g/L,PLT 234×$10^9$/L,N% 32.9%,L% 63.2%。

6.炎症指标　PCT 1.378 ng/mL,CRP 0.25 mg/L。聚合酶链反应(PCR)检测B族溶血性链球菌(GBS)阴性。

7.思维引导　对该患儿给予nCPAP呼吸支持、PS应用后,呼吸窘迫症状减轻,肺容积增加,通气明显改善,低氧血症及代谢性酸中毒得到纠正。该患儿复查感染指标正常,PCR检测GBS阴性,可排除GBS感染性肺炎。但是在RDS的治疗中,需要注意以下几点:①动态观察并评估患儿呼吸困难情况,监测动脉血气;②如病情变化需要及时做肺部超声或胸部X线检查,判断病情进展情况及有无并发症发生;③监测循环状态及心功能,注意RDS好转过程中动脉导管的开放及其对循环功能的影响。

### (三)病情变化

随着患儿病情好转,CPAP参数降至PEEP 5 $cmH_2O$,$FiO_2$ 25%,于出生后第4天,患儿出现呼吸困难加重、呼吸暂停、氧合维持欠佳,更改为无创间歇正压通气(non-invasive positive pressure ventilation,NIPPV)模式呼吸支持[气道峰压(PIP)16 $cmH_2O$,PEEP 6 $cmH_2O$,R 40次/min,$FiO_2$ 40%]可维持目标氧饱和度,心率增快,肝短时间内进行性增大至肋下2.5 cm,脉压增大(>25 mmHg),心前区搏动增强,胸骨左缘第2肋间可闻及收缩期杂音。

病情变化的可能原因及应对:患儿突然出现的病情变化的可能原因有以下3点。①动脉导管开放。②气漏。③持续肺动脉高压。须急查动脉血气分析、胸部X线、心脏超声检查。

**检查结果**

(1)血气分析:pH 7.22,$PaCO_2$ 52 mmHg,$PaO_2$ 51 mmHg,钠137 mmol/L,钾4.2 mmol/L,Glu 5.0 mmol/L,lac 2.5 mmol/L,BE -5.9 mmol/L。

(2)胸部X线检查:肺血增多,左心增大。

(3)心脏超声检查:卵圆孔未闭;动脉导管未闭(降主动脉与肺动脉之间可及宽约2.5 mm的双期连续频谱,左向右分流)。

### (四)思维引导

RDS患儿出现病情变化可能的原因有:①随着病情的逐渐好转,由于肺顺应性的改善,肺动脉压力下降,患儿恢复期有出现动脉导管开放(patent ductus arteriosus,PDA)的可能。②若突然出现呼吸困难加重,对氧的需求量增加,应注意气漏的可能,及时给予影像学检查。③如患儿低氧难以纠正,需要考虑新生儿持续性肺动脉高压(persistent pulmonary hypertension of the newborn,PPHN)及其他类型先天性心脏病的可能,需要完善心脏超声检查。该例患儿是在 RDS 恢复期出现病情加重,表现为呼吸困难,伴有心率增快、肝快速肿大的急性心力衰竭表现,同时具备脉压增大、胸骨左缘第 2 肋间可闻及收缩期杂音的典型体征,结合心脏超声检查,明确诊断为 PDA。患儿临床症状明显加重,左心增大,PDA 管径较大,符合"有血流动力学意义的 PDA(hsPDA)"诊断标准,给予限制入量、利尿剂应用、适当的呼气末正压、适度用氧等处理,同时给予环氧化酶抑制剂关闭导管治疗,药物治疗无效者可手术结扎导管治疗。

### (五)治疗效果

治疗 2 d 后,患儿呼吸好转,无创呼吸支持参数下调,氧合维持良好,心率维持在 130 次/min 左右,血压维持在 60/45 mmHg 左右,肝回缩,心前区未闻及杂音。血气分析:pH 7.38,$PaCO_2$ 39 mmHg,$PaO_2$ 65 mmHg,钠 140 mmol/L,钾 3.9 mmol/L,钙 1.19 mmol/L,Glu 5.2 mmol/L,lac 0.6 mmol/L,BE −2.2 mmol/L。心脏超声检查:卵圆孔未闭。

## 三、思考与讨论

RDS 是早产儿最常见的呼吸系统疾病,住院医师需掌握其诊断、鉴别诊断及规范的治疗方案,并能识别及处理相关并发症。RDS 的主要诊断依据如下。

1. 病史　RDS 主要见于胎龄较小的早产儿,胎龄越小发生率越高;也可见于剖宫产分娩的胎龄 <39 周足月儿或晚期早产儿;继发性 RDS 有严重缺氧或感染等病史。

2. 临床表现　出生后出现进行性呼吸困难,低氧性呼吸衰竭。

3. 肺部影像学变化　胸部 X 线表现为典型的肺容积减少,双肺透过度均匀性减低。肺部超声表现为肺实变、胸膜线异常、A 线消失等征象。

该患儿为胎龄 $28^{+6}$ 周早产儿,出生后不久出现呼吸困难,表现为呼吸急促、呻吟,进行性加重,且患儿为剖宫产儿,母亲产前未应用糖皮质激素,首先应考虑诊断 RDS。新生儿出生后即出现呼吸窘迫需要进一步行影像学检查及感染指标检测,以鉴别排除新生儿湿肺、B 族溶血性链球菌肺炎及先天性膈疝等疾病。保证通气和氧合是 RDS 治疗的主要目标,nCPAP 联合早期治疗性使用 PS 是 RDS 患儿的优化治疗方案。在 RDS 治疗过程中应注意以下几点:①根据疾病严重程度及病情变化选择和调整呼吸支持方式;②PS 应用指征及重复应用的时机;③及时监测并处理并发症。

## 四、练习题

1. RDS 的诊断依据及治疗原则是什么?
2. RDS 患儿 PS 治疗的指征及方法是什么?
3. RDS 的鉴别诊断有哪些?

## 五、推荐阅读

[1]邵肖梅,叶鸿瑁,丘小汕. 实用新生儿学[M]. 5 版. 北京:人民卫生出版社,2019.

[2]SWEET D G,CARNIELLI V,GREISEN G,et al. European consensus guidelines of the management of respiratory distress syndrome-2019 Update[J]. Neonatology,2019,115(4):432-450.

[3]史源,杜立中. 早产儿无创呼吸支持临床应用建议[J]. 中华儿科杂志,2018,56(9):643-647.

[4]亚太卫生健康协会儿科医学分会,亚太卫生健康协会儿科医学分会重症超声医学专业委员会,

世界重症超声联盟中国联盟,等.新生儿呼吸窘迫综合征超声诊断与分度专家共识[J].中国小儿急救医学,2021,28(7):545-551.

[5]中华医学会儿科学分会新生儿学组,中华儿科杂志编辑委员会.中国新生儿肺表面活性物质临床应用专家共识(2021版)[J].中华儿科杂志,2021,59(8):627-632.

(程秀永 张 凌)

# 案例15 新生儿胎粪吸入综合征

## 一、病历资料

### (一)新生儿重症监护室(NICU)接诊

患儿,女,5 h。

1.代主诉 出生后呼吸困难5 h。

2.问诊重点 胎龄、出生体重,双胎或单胎,胎次,羊水是否混浊,出生后是否有活力,哭声是否洪亮。母亲是否有妊娠高血压、糖尿病、甲状腺功能减退症或甲状腺功能亢进症、绒毛膜羊膜炎、盆腔炎、阴道炎等疾病,是否辅助生殖技术受孕,是否有前置胎盘、羊水早破,产前是否应用激素或其他药物等。

3.问诊内容

(1)诱发因素:母亲是否有孕期疾病、胎膜早破或过度劳累情况。

(2)主要症状:新生儿呼吸困难常见于胎粪吸入、新生儿呼吸窘迫综合征、新生儿肺炎、新生儿败血症等。呼吸困难的特点:若生后出现呼吸困难,有羊水污染,分娩时可见胎粪,皮肤、脐带和指(趾)甲床留有胎粪污染的痕迹;口鼻腔吸引物中含有胎粪;气管内吸引物可见胎粪,属于胎粪吸入综合征(meconium aspiration syndrome,MAS)。若生后出现呼吸困难,无胎粪污染,剖宫产出生,24 h后呼吸困难明显缓解,考虑新生儿湿肺引起的呼吸困难。若出生后呼吸困难,6 h后呼吸困难加重,考虑新生儿呼吸窘迫综合征。若母亲有绒毛膜羊膜炎病史,出生后有发热、羊水污染,有臭味,新生儿出生后呼吸困难,考虑宫内感染性肺炎。

(3)伴随症状:新生儿呼吸困难有无伴发热,有发热,考虑新生儿感染性肺炎或早发败血症引起。有无抽搐,有抽搐,考虑由中枢性呼吸困难引起。有无早产、呻吟、进行性呼吸困难,如有早产和进行性呼吸困难,考虑肺表面活性物质缺乏引起。有无剖宫产、反应好,如有剖宫产,有活力,出现呼吸困难考虑肺部液体过多引起。有无窒息、抽搐,如有考虑窒息缺氧引起的呼吸困难。

(4)诊治经过:是否在产房复苏、应用抢救药物、正压通气、气管插管、有胎粪吸入,效果如何,以利于迅速选择药物和确定诊疗方案。

(5)母孕史:患儿生后出现呼吸困难,与母孕史有关,当患儿出现一个症状时,往往是多种因素综合引起的结果,如母亲有妊娠高血压,会出现宫内窘迫,羊水污染,出生时引起胎粪吸入。如母亲有妊娠糖尿病,注意糖尿病引起的呼吸困难。如母亲有绒毛膜羊膜炎,羊水污染,引起胎儿宫内窘迫,出生时会发生感染和胎粪吸入,引起呼吸困难。

(6)生产史:单胎/双胎,胎次,早产/足月,出生体重,顺产/剖宫产,是否有难产、助产。生后哭声是否洪亮,是否有活力,肌张力是否正常,呼吸、心率是否正常,是否有窒息或呼吸暂停,是否有胎粪吸入等。

（7）家族史：是否有感染性疾病史，是否有呼吸困难伴肌张力低下病史，是否有遗传代谢病史。

**问诊结果**

患儿系第1胎第1产，胎龄41周，因其母产程发动，经产道娩出，羊水胎粪污染。出生时羊水混有胎粪，患儿皮肤、脐带和指（趾）甲床留有胎粪污染的痕迹；口鼻腔吸引物中含有胎粪，生后窒息，Apgar 评分1 min 3分（肌张力和反应各扣2分，心率、呼吸和皮肤颜色各扣1分），5 min 8分（肌张力扣1分，呼吸扣1分），患儿生后即出现呼吸急促、全身青紫。从产科转到 NICU 治疗。母亲有妊娠高血压病史，产前有宫内窘迫。

4. 思维引导　患儿系足月儿，孕41周顺产娩出，生后呼吸困难，与新生儿呼吸窘迫综合征多见于早产儿特点不相符；与新生儿湿肺多见于剖宫产的特点不相符。母亲孕期有妊娠高血压，无感染病史，无胎膜早破、不洁产检及分娩史，与感染性肺炎的特点不相符。产前有胎儿宫内窘迫，羊水Ⅲ度污染，生后患儿皮肤、脐带和指（趾）甲床留有胎粪污染的痕迹，口鼻腔吸引物含有胎粪，考虑为胎粪吸入综合征。需要观察患儿生命体征是否平稳，注意呼吸频率，有无发绀、鼻翼扇动、吸气性三凹征。注意患儿胸廓是否对称，听诊双肺呼吸音是否对称，有无呼吸音减弱、啰音。

### （二）体格检查

1. 重点检查内容及目的　患儿生后呼吸困难，属于呼吸系统疾病可能性大，应注意肺部体征。有无气胸体征，如桶状胸、肋间隙增宽、双侧呼吸音不对称、呼吸音减弱；肺部是否有啰音，是湿啰音还是干啰音，哮鸣音提示有气道阻塞，合并心力衰竭多为肺底湿啰音，若闻及局限性湿啰音，则考虑新生儿肺炎，若双肺闻及大量湿啰音，急性肺水肿的可能性大。心脏体格检查首先观察是否有剑突下心脏搏动，其提示早期因肺部疾病引起心功能不全或肺动脉高压，是否有心脏杂音，是否有水肿、硬肿。

**体格检查结果**

T 36.1 ℃，P 165/min，R 69 次/min，BP 60/38 mmHg，体重3 500 g。

患儿反应差，全身肤色青紫，脐带和指（趾）甲床留有胎粪污染的痕迹，双眼凝视，前囟平坦，大小约1.5 cm×1.2 cm，顶枕部可触及一包块，大小约5.2 cm×5.2 cm，指压痕（+），波动感阴性，颈软，呼吸急促，鼻翼扇动及三凹征阳性，双侧胸廓饱满，听诊双肺呼吸音对称，双肺均可闻及细湿啰音，心率165次/min，心音有力，律齐，未闻及杂音，脐带结扎完好，腹软无腹胀，无胃肠型及蠕动波，肝肋下1 cm，质地软，脾肋下未触及，四肢肌张力正常，未见水肿，肢端末梢暖，毛细血管充盈时间2 s，原始反射引出不完全。

2. 思维引导　查有呼吸频率增快（65 次/min），伴有全身皮肤青紫（$SpO_2$ 40%），鼻翼扇动，三凹征阳性，均提示严重的呼吸窘迫。经高氧试验后，患儿 $SpO_2$ 上升至90%，可暂不考虑发绀性心脏病。进一步完善实验室检查（血气、血常规、C 反应蛋白等）及影像学检查，明确诊断。

### （三）辅助检查

1. 主要内容及目的

（1）动脉血气分析：明确是否有呼吸衰竭，判断病情的严重程度。

（2）血常规：明确血白细胞是否升高或降低，血小板是否降低。

（3）CRP：进一步排除感染性疾病。

(4)胸部影像学:判断肺部病变部位。

(5)心电图:明确是否有心肌缺血、心律失常等。

(6)心脏彩超:心脏大小及心脏内部结构,间接测量评估肺动脉压。

(7)肝、肾功能:评估肝、肾功能情况。

(8)电解质:是否有内环境紊乱。

**辅助检查结果**

(1)动脉血气分析:pH 7.09,$PaCO_2$ 68 mmHg,$PaO_2$ 33 mmHg,BE -11.6 mmol/L。

(2)血常规:WBC 38.9×$10^9$/L;N% 68.1%;L% 28.3%;Hb 175 g/L,PLT 324×$10^9$/L。

(3)CRP:2.4 mg/L。

(4)胸片:双肺纹理增强模糊,见模糊斑片影,双肺野透过度增高。

(5)心电图:窦性心动过速,心率波动于165~180次/min。

(6)心脏彩超:动脉导管未闭,卵圆孔未闭,三尖瓣轻度反流;间接测量肺动脉压力为55 mmHg,EF 60%。

(7)肝肾功能:肝功能正常。肾功能:BUN 6.7 mmol/L,Cr 89 μmol/L。电解质:钾4.8 mmol/L,钠135 mmol/L,氯90 mmol/L。

(8)完善血培养、痰培养检查。

2.思维引导 根据该患儿生后呼吸困难,出生时羊水被胎粪污染,患儿皮肤、脐带和指(趾)甲床留有胎粪污染的痕迹;口鼻腔吸引物中含有胎粪,Apgar评分1 min 3分,5 min 8分,患儿生后即出现呼吸急促、全身青紫,支持MAS诊断。经胸片、心脏彩超支持MAS合并肺动脉高压的诊断。肝功能及血肌酐正常,可排除肝、肾功能衰竭。

### (四)初步诊断

分析上述病史、体格检查、实验室检查结果,支持以下诊断:①胎粪吸入综合征;②肺动脉高压;③Ⅱ型呼吸衰竭;④呼吸性酸中毒合并代谢性碱中毒;⑤低氧血症。

## 二、治疗经过

### (一)初步治疗

1.治疗措施

(1)气管插管,吸引气道胎粪,清理呼吸道,常频机械通气参数设置:RR 40~60次/min,PEEP 3~5 $cmH_2O$,吸气时间0.4 s,$FiO_2$根据患儿氧饱和度调整。

(2)肺表面活性物质应用。

(3)使用抗菌药物抗感染治疗。

(4)输注液体60 mL/(kg·d),调整电解质酸碱失衡,补充氨基酸1 g/(kg·d)。

2.思维引导 患儿血气分析提示Ⅱ型呼吸衰竭,低氧血症并高碳酸血症,pH<7.2,呼吸困难,达到机械通气指征。患儿白细胞总数增高,胸片见模糊斑片影,不能排除感染性肺炎,给予抗生素治疗。患儿心脏彩超提示肺动脉高压,常频机械通气不能维持血氧饱和度稳定,可以考虑高频通气,高频通气不能维持,考虑联合吸入NO治疗。

### (二)治疗效果

1.症状 2 d后,患儿常频机械通气下,血氧饱和度稳定,有自主呼吸,无呼吸困难。

2. 体格检查 神志清楚，自主呼吸 42 次/min，双肺呼吸音粗，可闻及粗湿啰音，心音有力，心率 145 次/min，节律整齐。腹部软，肠鸣音正常。

3. 辅助检查 血气分析（机械通气）：pH 7.39，$PaCO_2$ 50 mmHg，$PaO_2$ 60 mmHg，$SaO_2$ 90%。电解质：钾 4.2 mmol/L，钠 145 mmol/L，氯 110 mmol/L。

4. 痰培养及血培养 痰培养阴性；血培养阴性。

### （三）病情变化

入院第 3 天，患儿机械通气下，出现呼吸急促，血氧饱和度下降至 60%，心率下降至 70 次/min，口唇发绀，一侧胸廓饱满，双侧呼吸音不对称，右侧呼吸音低。心音低弱，心率慢。

患儿病情变化的可能原因及应对：气胸、肺不张、脱管、感染加重致休克。检查呼吸机管道和气管插管位置，急查床旁胸片和胸部 B 超，血常规，血气分析和电解质；监测血压。

**检查结果**

1. 胸片 提示右侧气胸。

2. 肺部 B 超 提示右侧气胸。

3. 心脏彩超 提示肺动脉高压。

4. 血气分析及电解质 血气分析（机械通气）：pH 7.25，$PaCO_2$ 72 mmHg，$PaO_2$ 40 mmHg，$SaO_2$ 60%。电解质：钾 5.2 mmol/L，钠 130 mmol/L，氯 90 mmol/L。

### （四）思维引导

患儿机械通气下，出现呼吸急促，血氧饱和度和心率下降，口唇发绀，首先考虑患儿是否气管插管脱管，检查呼吸机管道和气管插管位置，听诊呼吸音，发现双侧呼吸音不对称，右侧呼吸音低，考虑是否发生肺不张或气胸，急行床旁 B 超和胸片，明确患儿发生气胸，排除肺不张，急给予胸腔穿刺闭式引流，常频机械通气换成高频振荡通气，余治疗同前。

### （五）治疗 1 周后

胸腔闭式引流 3 d，无胸腔气体引出，给予拔除胸腔引流管。呼吸机参数逐步下调，拔除气管插管，鼻导管吸氧。

查体：神志清，呼吸平稳，口唇无发绀，双肺偶可闻及少许粗湿啰音，心音有力，节律整齐。

血气分析（鼻导管吸氧）：pH 7.40，$PaCO_2$ 42 mmHg，$PaO_2$ 70 mmHg。

血常规：WBC $8.9 \times 10^9$/L，N% 64.1%，L% 32.3%，Hb 145 g/L，PLT $214 \times 10^9$/L。

## 三、思考与讨论

患儿生后呼吸困难，在新生儿疾病中，呼吸窘迫综合征、新生儿湿肺、肺炎、胎粪吸入综合征等均可出现呼吸困难。在本病例中，提示患儿羊水胎粪污染，且出生时有重度窒息史，故应首先考虑胎粪吸入综合征。应详细询问产前有无胎儿宫内窘迫表现，以及生后口腔、气管内吸引物是否含有胎粪。吸入胎粪污染的羊水是诊断的必备条件：分娩时可见羊水胎粪污染，生后患儿皮肤、脐带和指（趾）甲床留有胎粪污染的痕迹，口鼻腔吸引物含有胎粪。胸片可以表现两肺透过度增强伴有节段性或小叶肺不张，也可有弥漫性浸润影或并发纵隔气肿、气胸等。气胸和持续性肺动脉高压是 MAS 较严重的合并症，主要表现为严重的青紫，需要胸片和心脏彩超明确。患儿符合机械通气指征，应立即给予气管插管、机械通气治疗；气管插管后应尽可能吸引出气道内胎粪；患儿白细胞明显增高，且胸片不能排除感染性肺炎，给予抗生素治疗。治疗过程中严密观察病情，注意是否出现并发症：如肺气漏、PPHN 等，发生病情变化，及时与患儿家属进行沟通。机械通气下医护人员及时观察病情，避免脱管或堵管的发生。

## 四、练习题

1. 哪些症状提示胎粪吸入综合征病情危重？
2. 胎粪吸入综合征机械通气治疗的指征有哪些？
3. 胎粪吸入综合征的常见并发症有哪些？

## 五、推荐阅读

[1]邵肖梅，叶鸿瑁，丘小汕. 实用新生儿科学[M]. 5 版. 北京：人民卫生出版社，2019.

[2]丁方睿，田秀英，郑军. 新生儿复苏气管插管后气道内胎粪吸引的研究进展[J]. 中华围产医学杂志，2021，24(3)：173-177.

[3]CHETTRI S，BHAT B V，ADHISIVAM B. Current concepts in the management of meconium aspiration syndrome[J]. Indian J pediatr，2016，83(10)：1125-1130.

（孙慧清）

# 案例 16 新生儿溶血病

## 一、病历资料

### （一）门诊接诊

患儿，男，3 天 12 小时。

1. 代主诉　全身皮肤黄染 3 d。

2. 问诊重点　问诊时应注意新生儿日龄、发病时间、母子血型、主要症状及伴随症状特点、疾病演变过程、诊治经过及治疗效果等。

3. 问诊内容

（1）主要症状：皮肤黄染出现时间及进展情况，除皮肤黄染外是否还有其他表现。

（2）伴随症状：若伴有口唇苍白、肝脾大，提示患儿可能有贫血；若同时存在母子血型不合，需考虑新生儿溶血病可能；若伴随发热、拒乳、嗜睡等，需注意新生儿败血症可能；若伴有母乳喂养不足、体重下降超过生理性范围、胎便排出延迟，需要注意早发型母乳性黄疸；若伴有哭声低弱，体重增长缓慢，须注意甲状腺功能减退症、遗传代谢病可能；若伴随粪便白陶土样改变，肝功能及超声检查异常，须与胆道闭锁相鉴别。

（3）诊治经过：用药与否，用何种药物、具体剂量、效果如何，是否采用有其他治疗措施。

（4）母孕期情况：母亲有无流产、死胎和输血史，妊娠期并发症情况，母孕期是否使用特殊药物，母亲生活地域及种族情况。

（5）出生史及喂养史：出生胎龄、胎次及出生体重，分娩方式，有无难产、助产、应用过催产素等药物，羊水、胎盘、脐带有无异常，有无胎膜早破、出生窒息、头皮血肿等异常情况；出生后喂养方式及吃奶情况，新生儿食欲、呕吐及粪便排出情况。

（6）家族史：父母血型，同胞有无黄疸病史，家族有无异常疾病史。

**问诊结果**

患儿，男，第1胎第1产，胎龄39周，产道分娩，出生体重3.2 kg，Apgar评分1 min、5 min均评10分，羊水、胎盘、脐带无异常，生后半小时开奶，人工喂养，现奶量30 mL/3 h，胎便2 d排尽，小便正常。生后12 h发现皮肤黄染，不伴嗜睡、抽搐、发热、腹胀等，给予蓝光照射治疗，皮肤黄染呈进行性加重。

4. 思维引导　患儿日龄3天12小时，生后24 h内出现皮肤黄染，呈进行性加重，考虑病理性黄疸。病理性黄疸病因较多，包括：①胆红素生成过多，同族免疫性溶血、红细胞酶缺陷和形态异常、红细胞增多症、感染等。②肝细胞摄取和结合胆红素能力低下，如窒息、缺氧、酸中毒、甲状腺功能减退等。③胆红素排泄异常，巨细胞病毒等感染引起的新生儿肝炎综合征、半乳糖血症等先天性代谢缺陷病、先天性遗传性疾病、先天性胆管闭锁等。④肠肝循环增加，喂养延迟、饥饿、巨结肠等引起的胎粪排出延迟，胆红素回吸收增多。

### （二）体格检查

1. 重点检查内容及目的　患儿一般情况如何；是否有皮肤苍白、出血点或脓疱疮；有无呼吸困难、肺部啰音；肝脾是否肿大；脐周有无红肿、脐部有无分泌物；对重度黄疸患儿应特别注意有无前囟紧张、肌张力减低或增高、新生儿各种原始反射是否减弱或消失等神经系统异常。

**体格检查结果**

T 36.5 ℃，P 150次/min，R 45次/min，BP 70/35 mmHg，体重3.12 kg。

反应差，面色苍黄，颜面、躯干、四肢、手心足心皮肤均重度黄染，未见出血点及皮疹。前囟平软，巩膜黄染，口唇稍苍白，颈无抵抗，呼吸平稳，心律齐，心音有力，各瓣膜听诊区未闻及杂音。脐带未脱落，周围无红肿，腹软，肝右肋下2 cm，脾肋下未触及。四肢肌力、肌张力正常，觅食、吸吮、握持、拥抱等原始反射可引出。

2. 思维引导　经上述检查，患儿反应差，皮肤黏膜重度黄染，有贫血体征，面色苍黄，口唇稍苍白，进一步完善实验室检查（血常规、网织红细胞等）及肝、胆、脾超声等检查，明确诊断。

### （三）辅助检查

1. 主要内容及目的

（1）肝功能检查：测血清结合胆红素（DBil）及非结合胆红素水平（IBil），有无肝功能损伤。

（2）血常规及网织红细胞：新生儿溶血病的筛查，进一步证实贫血及其程度。

（3）血型：包括父母及新生儿的血型（ABO系统和Rh系统）。

（4）溶血试验：包括直接库姆斯（Coombs）试验、抗体释放试验、游离抗体试验等，确定胎儿或新生儿红细胞是否致敏发生溶血。

（5）红细胞渗透脆性试验：怀疑黄疸由溶血引起，但又排除了ABO及Rh溶血病，可做本试验。

（6）感染相关检查：必要时做血培养、C反应蛋白等检查排除感染所致黄疸。

（7）动脉血气分析：明确是否有酸中毒，判断病情的严重程度。

（8）超声：黄疸持续存在或疑诊胆道系统疾病时选择腹部超声。

（9）磁共振胆胰管成像（MRCP）：有助于胆道系统疾病的诊断。

(10)脑干听觉诱发电位(BAEP):用于筛查胆红素脑病所致的听神经损伤。

**辅助检查结果**

(1)肝功能:血清 TBil 363 μmol/L,DBil 22 μmol/L,IBil 341 μmol/L,ALT 7.0 U/L,AST 23.0 U/L,ALB 31.4 g/L。

(2)血常规及网织红细胞:WBC 13.2×$10^9$/L,N% 80%,L% 18%,RBC 3.52×$10^9$/L,Hb 116 g/L,PLT 333×$10^9$/L,Rct 11%。

(3)血型:母血型为 O 型,Rh 表型 DdEEcc;父血型为 A 型,Rh 表型 DDEecc;患儿血型 A 型,Rh 表型 DDEEcc。

(4)溶血试验:直接 Coombs 试验(+),抗体释放试验(+),游离抗体试验(-)。

(5)CRP:5 mg/L。

(6)血培养:无细菌生长。

(7)动脉血气分析(未吸氧):pH 7.42,$PaCO_2$ 70 mmHg,$PaO_2$ 42 mmHg,BE -4 mmol/L。

(8)葡萄糖-6-磷酸脱氢酶(G6PD)活力:正常。

(9)尿常规:尿胆原(+),尿胆红素(-)。

(10)大便常规:无异常。

(11)肝胆超声:未见异常。

(12)脑干听觉诱发电位检查:双耳听力分贝增加。

2.思维引导 患儿皮肤黄染生后 24 h 内出现,呈进行性加重,支持病理性黄疸;患儿有母儿 ABO 血型不合,且血常规提示贫血,网织红细胞升高,血清总胆红素明显升高,溶血试验阳性,支持新生儿 ABO 血型不合溶血病诊断。患儿虽然存在反应差,但无胎膜早破、母亲发热等围生期感染高危因素,血常规、CRP 均正常,血培养等均阴性,不支持感染引起的高胆红素血症;患儿大小便正常,尿胆原(+),尿胆红素(-),肝胆超声正常,不符合胆道闭锁等肝胆系统疾病。因患儿反应差,听觉脑干诱发电位检查双耳听力分贝增加,提示早期胆红素脑病可能。

### (四)初步诊断

分析上述病史、体格检查、辅助检查结果,支持以下诊断:①新生儿 ABO 血型不合溶血病;②胆红素脑病(早期)。

## 二、治疗经过

### (一)光照疗法

该患儿为胎龄 39 周的足月儿,但存在同族免疫性溶血高危因素,属于中度危险新生儿,达到光照疗法(简称光疗)标准(见图 4-8),接近换血标准,先给予波长 425~475 nm 的蓝光强光疗,做好换血准备。光疗主要作用于皮肤浅层组织,皮肤黄疸消退并不表明血清胆红素正常,须密切监测血清胆红素水平,光疗开始 4~6 h 内监测。光疗过程中加强巡视,注意光疗不良反应。

### (二)光疗同时积极准备换血治疗

该患儿总胆红素已达到 363 μmol/L(21.2 mg/dL),已有早期急性胆红素脑病表现,且胆红素与白蛋白的比值(B/A)接近 11,达到换血指征。给予积极光疗后,黄疸仍进行性加重,遂于生后 4 d 左右行换血治疗,血源选择标准见表 4-3,换血过程顺利。

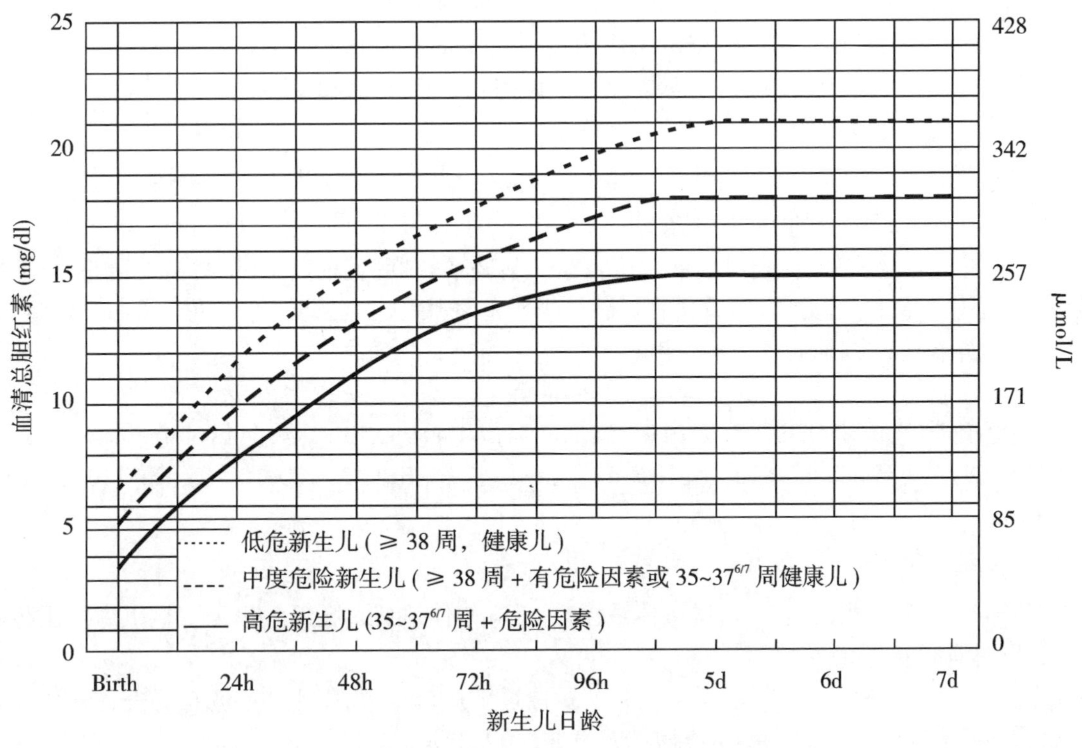


图 4-8　胎龄≥35 周早产儿及足月儿光照疗法参考标准

表 4-3　换血治疗血源选择标准

| 新生儿 | 换血血液的选择 |
| --- | --- |
| Rh 溶血病：母 Rh 阴性、子 Rh 阳性 | 1. Rh 系统与母亲同型，ABO 系统与患儿同型<br>2. 紧急时可选用 O 型血 |
| ABO 溶血病：母 O 型、子 A 或 B 型 | 1. AB 型血浆和 O 型红细胞的混合血<br>2. 抗 A 或抗 B 效价不高的 O 型血<br>3. 患儿同型血 |

### （三）其他治疗

1. 白蛋白　增加其与非结合胆红素的联结，减少胆红素脑病的发生；白蛋白 1 g/kg 或血浆每次 10 ~ 20 mL/kg。

2. 静脉用免疫球蛋白　抑制吞噬细胞破坏致敏红细胞，早期应用临床效果较好，用法为 0.5 ~ 1.0 g/kg 于 2 ~ 4 h 静脉持续输注，必要时可 12 h 后重复使用 1 剂。

### （四）思维引导

高胆红素血症光照治疗过程中胆红素监测非常重要，对于新生儿溶血症或血清胆红素接近换血水平的患儿需在光疗开始后 4 ~ 6 h 内监测复查血清胆红素，当光疗结束后 12 ~ 18 h 应监测胆红素以防反弹。换血治疗指征：①出生胎龄≥35 周的晚期早产儿和足月儿，在准备换血的同时先给予患儿光疗 4 ~ 6 h，若血清胆红素水平未下降甚至持续上升，或对于免疫性溶血患儿在光疗后血清胆红素下降幅度未达到 34 ~ 50 μmol/L（2 ~ 3 mg/dL）立即给予换血；②严重溶血，出生时脐血胆红素 > 76 mmol/L（4.5 mg/dl），血红蛋白 < 110 g/L，伴有水肿、肝脾大和心力衰竭；③已有急性胆红素脑病

的临床表现者无论胆红素水平是否达到换血标准，或血清胆红素在准备换血期间已明显下降，都应换血。在上述标准的基础上，还可以 B/A 作为换血决策的参考，如胎龄≥38 周新生儿 B/A 值达 8.0，胎龄≥38 周伴溶血或胎龄 35～37 周新生儿 B/A 值达 7.2，胎龄 35～38 周伴溶血新生儿 B/A 值达 6.8，可作为考虑换血的附加依据。

### （五）治疗效果

1. 症状　治疗 2 d 后皮肤黄染减轻。

2. 体格检查　反应好转，全身皮肤轻度黄染。前囟平软，巩膜稍黄染，口唇稍苍白，颈无抵抗，呼吸平稳，心律齐，心音有力，未闻及杂音。脐带未脱落，周围无红肿，腹软，肝肋下 2 cm，脾肋下未触及。四肢肌张力正常，原始反射可引出。

3. 辅助检查

（1）血清胆红素测定：TBil 189.2 μmol/L，DBil 44.7 μmol/L，IBil 144.5 μmol/L。

（2）血常规：WBC $7.17\times10^9$/L，N% 53%，L% 37%，RBC $3.12\times10^{12}$/L，Hb 110 g/L，PLT $350\times10^9$/L。

### （六）病情变化

入院第 4 天，患儿出现呕吐、血便。体格检查：反应欠佳，腹胀，腹部触诊无明显压痛及反跳痛，无包块，肠鸣音减弱。

1. 患者病情变化的可能原因及应对　牛奶蛋白过敏症、新生儿坏死性小肠结肠炎、新生儿阑尾炎。急查动脉血气分析、血常规、CRP、腹部超声、腹部 X 线片。

**辅助检查结果**

（1）血气分析：pH 7.26，$PaCO_2$ 80 mmHg，$PaO_2$ 40 mmHg，BE −8 mmol/L。

（2）血常规：WBC $10.38\times10^9$/L，N% 47.7%，L% 40.0%，RBC $3.17\times10^{12}$/L，Hb 109 g/L，PLT $316\times10^9$/L。

（3）CRP：14.6 mg/L。

（4）腹部超声：消化道未见异常包块回声，无阑尾炎征象，未探及腹水。

（5）腹部 X 线：肠胀气，右腹部局部肠壁积气可能，考虑新生儿坏死性小肠结肠炎。

2. 患者病情变化应对措施　禁食、胃肠减压、抗感染、补充静脉营养等治疗，密切监测炎症指标、腹部超声及 X 线。

### （七）治疗 5 d 后

未再出现呕吐、血便。体格检查：反应可，腹软，腹部触诊无压痛及反跳痛，无包块，肠鸣音正常。

辅助检查：①血常规，WBC $11.3\times10^9$/L，N% 29.6%，L% 51.3%，RBC $3.10\times10^{12}$/L，Hb 108 g/L，PLT $349\times10^9$/L。②CRP：4 mg/L。③腹部超声：未见异常包块回声，无阑尾炎征象，未探及腹水。④腹部 X 线：轻度肠胀气。

## 三、思考与讨论

患儿以皮肤黄染为主要表现，生后 24 h 发病，存在母子 ABO 血型不合，结合体格检查及辅助检查，支持新生儿 ABO 溶血病诊断。新生儿溶血病指母、子血型不合引起的同族免疫性溶血，包括 ABO 溶血及 Rh 溶血，临床上均可表现为黄疸、贫血、肝脾大，症状轻重与溶血程度基本一致，胆红素脑病是其最严重的并发症。新生儿溶血病需要与生理性黄疸、新生儿贫血等疾病相鉴别，须完善母子血型检查、致敏红细胞和血型抗体测定等检查。新生儿溶血病的治疗包括光疗、换血及药物治疗，换血治疗需严格掌握换血指征，正确选择血源，规范操作，减少并发症出现。该患儿首选光疗退黄及药物治疗，效果欠佳，出现早期胆红素脑病表现，积极给予换血治疗，患儿临床症状迅速改善，后患儿出现呕吐、血便，结合辅助检查，考虑合并新生儿坏死性小肠结肠炎，给予禁食、胃肠减压、抗感染等治疗，病情再次得到控制。患儿换血不久后出现新生儿坏死性小肠结肠炎，考虑可能与换血治疗存在一定关系，换血治疗前需要充分向家属讲明换血治疗的必要性，同时还需充分告知换血治疗的危险性及可能出现的并发症，争取最大程度得到家属的理解与配合，改善患儿预后。

## 四、练习题

1. 新生儿 ABO 溶血病与 Rh 溶血病在临床表现及实验室检查方面有哪些不同？
2. 新生儿溶血病的治疗手段有哪些？
3. 结合新生儿溶血病的发生机制，谈谈换血治疗的血源选择？

## 五、推荐阅读

[1]王卫平，孙锟，常立文，等. 儿科学[M]. 9 版. 北京：人民卫生出版社，2021.
[2]中华医学会儿科学分会新生儿学组，《中华儿科杂志》编辑委员会. 新生儿高胆红素血症诊断和治疗专家共识[J]. 中华儿科杂志，2014，52(10)：745-748.
[3]邵肖梅，叶鸿瑁，丘小汕，等. 实用新生儿学[M]. 5 版. 北京：人民卫生出版社，2019.
[4]王天有，申昆玲，沈颖，等. 诸福棠实用儿科学[M]. 9 版. 北京：人民卫生出版社，2021.

（徐发林　张丽平）

# 案例 17　新生儿败血症

## 一、病历资料

### （一）新生儿母婴同室

患儿，男，3 天 5 小时。

1. 代主诉　吃奶减少 2 d，发热伴反应差半天。

2. 问诊重点　日龄，起病时间，奶量完成情况，发热情况，热峰，伴随症状，是否有其他症状如皮疹、抽搐、腹泻、咳嗽等；诊治经过、治疗效果；出生胎龄、出生体重，双胎或单胎，胎次，羊水是否混浊，生后是否有活力，哭声是否响亮；是否存在感染高危因素，如早产，母亲生殖道感染、胎膜早破、异常分娩、接受侵袭性检查或治疗等；母亲孕期并发症及治疗情况。

3. 问诊内容

（1）诱发因素：患儿是否有受凉、捂热、喂养不恰当、养护人是否有感染情况等诱发因素。

（2）主要症状：患儿生后开奶情况。喂养方式：母乳喂养还是人工喂养，如母乳喂养，有无母亲乳房问题等。奶量增减情况。反应差表现：是否有不哭、少动、意识改变等。患儿体温波动情况，热峰，热型，发热持续时间，如何处理及效果如何。

（3）伴随症状：若有反应差、烦躁不安、嗜睡，哭声弱等表现，提示可能存在败血症、脑膜炎；若有鼻塞、呛咳、口吐泡沫、呼吸急促，提示可能存在新生儿肺炎；若有腹泻、腹胀、呕吐、便血情况，提示可能存在新生儿坏死性小肠结肠炎；若有皮疹、出血点/瘀斑、黄疸加重或退而复现等，提示新生儿败血症合并肝功能受损或出现弥散性血管内凝血（DIC）等。

（4）诊治经过：是否用药，用何种药、具体剂量、效果如何，以利于迅速选择药物。

（5）既往史：生后护理情况，有无护理不当如不洁处理脐带、挑马牙、挤乳头等；脐部有无化脓、渗液、出血，有无脓疱疮等皮肤感染。

（6）母亲孕史：新生儿早期出现发热，食欲缺乏，往往与母亲孕史有关，须重点询问母亲孕期合并症情况，是否有阴道炎、胎膜早破、绒毛膜羊膜炎、盆腔炎、孕期发热等。

（7）出生史：第几胎第几产，胎龄，单胎/双胎/多胎，出生体重，顺产/剖宫产（有无产钳助产、胎头吸引等）；生后哭声如何，是否有活力，肌张力、呼吸、心率情况，是否有窒息史、胎粪吸入史等。

（8）家族史：父母健康状况，是否近亲结婚，家族中是否有精神反应差、食欲缺乏等表现的遗传代谢病或基因病，如甲基丙二酸血症、普拉德-威利综合征等。

**问诊结果**

患儿，女，3天5小时，2 d前患儿出现奶量减少（20 mL/2 h减少至5～10 mL/2 h），伴少哭，哭声低，活动减少，无发热、咳嗽及呕吐等不适，未特殊处理。半天前出现发热，热峰38.6 ℃，给予打开包被散热后体温可下降，但不能降至正常，伴反应差、拒乳、嗜睡、黄疸加重，无抽搐、皮疹、呕吐、腹泻、便血等症状。

患儿系第1胎第1产，胎龄38周，因“胎膜早破3 d、羊水偏少”行剖宫产娩出，羊水Ⅲ度污染、量50 mL，脐带、胎盘无异常，Apgar评分1 min 10分，5 min 10分，出生体重3 000 g，无窒息抢救史；生后2 h开奶，人工喂养，奶量15～20 mL/(2～3)h，生后24 h内排尿及排便。其母胎膜早破3 d，分娩前1周出现发热，热峰39 ℃，无咳嗽及腹泻等，给予头孢美唑抗感染治疗后，体温正常；无特殊疾病及特殊用药史。否认家族遗传病史。

4. 思维引导　新生儿早期出现奶量减少，须与新生儿过渡期情况鉴别，如生后早期开奶顺利，加奶顺利，突然出现拒乳、奶量减少或生后即出现拒乳等情况，多为疾病状态，须考虑有无宫内感染、胃肠道疾病及遗传代谢病可能。新生儿出现发热，须鉴别感染性发热和非感染性发热，在排除保暖过度、脱水热等非感染性发热的情况下，首先考虑感染性发热。感染性发热，常常表现全身状态差、反应差、末梢循环不良、肢端发凉、核心温度与外周温度差增大，有可能存在局部感染性病灶。各种病原体如细菌、病毒、原虫等引起的局部和全身性感染，如败血症、肺炎、上呼吸道感染、脑膜炎、肠炎等均可导致发热。新生儿早期出现发热，食欲缺乏，往往与母亲孕史有关，如母亲有绒毛膜羊膜炎、盆腔炎或产前发热，患儿多为早发型败血症。

此患儿日龄3天5小时，生后1 d开奶顺利，渐出现奶量减少、发热，并伴有反应差、嗜睡，询问病史排除环境温度过高、保暖过度等常见的非感染性因素，首先考虑感染所致发热。患儿生后7 d内出现感染症状，警惕早发型败血症可能，需要详细询问母孕史及出生史。此患儿母亲产前1周出现高热，且合并胎膜早破、羊水污染，均为感染高危因素，须进一步完善相应病史的问诊，以及相应母亲病原学检查；患儿有反应差、嗜睡等表现，应注意是否合并化脓性脑膜炎；注意有无黄疸、休克、出血倾向等。该患儿出生后日龄短，查体注意脐周及皮肤是否存在感染。

### （二）体格检查

1. 重点检查内容及目的　患儿败血症的可能性大，应注意全身症状。早期是否有拒乳、哭声减弱、嗜睡或烦躁不安等，病情进展后是否存在不吃、不哭、不动、体温不升、体重不增、面色苍白或灰暗等表现,是否存在生理性黄疸消退延迟、黄疸迅速加深或退而复现等表现,是否存在循环障碍或出血倾向;是否伴有各系统问题。①呼吸系统:呼吸困难、呼吸暂停、发绀等。②消化系统:腹胀、呕吐,严重时可出现新生儿坏死性小肠结肠炎。③循环系统:面色苍白,四肢冷,心动过速、过缓,皮肤大理石样花纹、低血压或毛细血管充盈时间>3 s。④中枢神经系统:易合并化脓性脑膜炎,表现为嗜睡、激惹、惊厥等。⑤血液系统:可合并血小板减少、出血倾向,可有瘀点、瘀斑。⑥泌尿系统:少尿及肾衰竭等。⑦皮肤、黏膜:硬肿症,脐周或其他部位蜂窝织炎,甲床感染,瘀斑、瘀点等。

**体格检查结果**

T 37.7 ℃,P 109 次/min,R 46 次/min,BP 65/39 mmHg,体重 3 000 g,身长 50 cm,头围 34 cm。

反应差,哭声弱,面色稍苍白,无皮疹及出血点,前囟平软,大小约 1.5 cm×1.5 cm,头颅无血肿。呼吸平稳,无鼻翼扇动,吸气性三凹征阴性,双侧胸廓对称,听诊双肺呼吸音清、对称,双肺未闻及啰音。心音有力,律齐,各瓣膜听诊区未闻及杂音。脐带未脱落,脐轮无红肿、渗液。腹软不胀,无胃肠型及蠕动波,肝脾不大。四肢肌张力低下,四肢末梢发凉,毛细血管充盈时间 2 s。握持、拥抱、吸吮、觅食等原始反射均减弱。

2. 思维引导 患儿有发热、反应差、面色苍白、四肢凉等表现,且原始反射均减弱,提示存在败血症早期表现,需要尽快完善血常规、C 反应蛋白、血培养、血气分析、肝功能、肾功能、胸片、心电图等检查。

### (三)辅助检查

1. 主要内容及目的

(1)特异性检查

1)血液细菌培养:诊断败血症的“金标准”,可留取血液进行细菌培养和药物敏感试验。

2)其他体液培养及涂片:①脑脊液、尿液、胃液、脐部分泌物以及拔除的导管内物均可做细菌培养。②如果培养结果与血培养一致,则更具有临床意义。③上述体液也可进行涂片及革兰氏染色查找细菌。④生后早期(1 h 内)胃液、外耳道分泌物、脐部分泌物涂片检查对早期诊断具有一定参考价值。

3)细菌抗原及核酸检测。

(2)非特异性检查

1)白细胞计数:生后 6 ~ 12 h 检测更有意义,WBC 在生后 3 d 内≥$25\times10^9$/L,或 3 d 后≥$20\times10^9$/L,或任何日龄<$5\times10^9$/L,均提示异常。WBC 减少比增高更有价值。

2)杆状核粒细胞/总中性粒细胞比值(immature/total neutrophils,I/T):感染存在时,可出现中性粒细胞核左移现象,I/T 在诊断早发型败血症(EOS)的价值较大,I/T≥0.16 有重要诊断价值。

3)血小板计数:血小板计数<$100\times10^9$/L 为异常。

4)C 反应蛋白:为急性时相反应蛋白,急性感染早期即可增加。生后 6 ~ 24 h≥5 mg/L 提示异常,生后超过 24 h≥10 mg/L 提示异常。

5)血清降钙素原:生后 72 h 内 PCT 可有生理性升高,生后 3 d>0.5 μg/L 提示异常,3 d 内需要参考其生理性波动范围而定。

6)其他细胞因子测定:白细胞介素(IL)家族成员如 IL-6、IL-8 以及肿瘤坏死因子-α 等在新生儿败血症的诊断中均具有一定参考价值,但不作为必查项目。

7)动脉血气分析:明确是否有代谢性酸中毒,判断病情的严重程度。

8)胸部影像学:判断有无肺部病变。

**辅助检查结果**

(1)动脉血气分析:pH 7.42,$PaCO_2$ 47.3 mmHg,$PaO_2$ 62.8 mmHg,$HCO_3^-$ 26.5 mmol/L。

(2)血常规:WBC $13.2\times10^9$/L,N% 78.6%,L% 18.3%,RBC $4.08\times10^{12}$/L,Hb 150 g/L,PLT $103\times10^9$/L。

(3)CRP:12.6 mg/L。

(4)PCT:0.98 μg/L。

(5)胸片:双肺纹理增强、模糊。

(6)心电图:窦性心律,未见异常。

(7)血培养:72 h 结果示大肠埃希菌生长。

(8)脑脊液检查:白细胞 $2\times10^6$/L;蛋白定性试验(+),蛋白定量 325 mg/L,氯化物 118.1 mmol/L,糖 2.4 mmol/L,脑脊液培养及革兰氏、抗酸、墨汁染色均为阴性。

2. 思维引导　根据该患儿吃奶欠佳,伴有发热、反应差,其母亲存在胎膜早破病史,血常规检查中性粒细胞百分比、C 反应蛋白、血清降钙素原均升高,支持新生儿败血症的诊断。胸片未见炎性渗出表现,不考虑肺炎。新生儿败血症易合并化脓性脑膜炎,脑脊液常规、生化及培养正常,可排除。

### (四)初步诊断

分析上述病史、体格检查、实验室检查结果,支持诊断:新生儿败血症。

## 二、治疗经过

### (一)抗生素治疗

1. 抗生素应用原则　①及早用药;②联合用药;③足疗程静脉用药;④注意药物不良反应。

2. 新生儿常用抗生素

(1)早发型败血症:在血培养和其他非特异性检查结果出来前,经验性选用广谱抗生素,尽早针对革兰氏阳性菌、革兰氏阴性菌,选用氨苄西林(或青霉素)+第三代头孢菌素作为一线用药。

(2)晚发型败血症:在血培养结果明确前,考虑到凝固酶阴性葡萄球菌(coagulase-negative staphylococcus,CONS)以及金黄色葡萄球菌感染较多见,经验性选用苯唑西林(针对表皮葡萄球菌)或者万古霉素代替氨苄西林联用第三代头孢菌素。如怀疑铜绿假单胞菌感染则用头孢他啶。若细菌培养的药物敏感试验结果出来后按照结果选用药物(表 4-4)。

**表 4-4　新生儿抗菌药物选择和使用方法**

| 抗菌药物 | 每次剂量(mg/kg) | 每日次数 | | 主要病原菌 |
|---|---|---|---|---|
| | | <7 d | >7 d | |
| 青霉素 G | 5 万～10 万 U | 2 | 3 | 肺炎球菌、链球菌,对青霉素敏感的葡萄球菌,$G^-$杆菌 |
| 氨苄西林 | 50 | 2 | 3 | 嗜血流感杆菌、$G^-$杆菌、$G^+$球菌 |
| 苯唑西林 | 25～50 | 2 | 3～4 | 耐青霉素的葡萄球菌 |
| 羧苄西林 | 100 | 2 | 3～4 | 铜绿假单胞菌、变形杆菌、多数大肠埃希菌、沙门菌 |
| 哌拉西林 | 50 | 2 | 3 | 铜绿假单胞菌、变形杆菌、大肠埃希菌、肺炎球菌 |
| 头孢拉定 | 50～100 | 2 | 3 | 金黄色葡萄球菌、链球菌、大肠埃希菌 |

续表 4-4

| 抗菌药物 | 每次剂量（mg/kg） | 每日次数 | | 主要病原菌 |
|---|---|---|---|---|
| | | <7 d | >7 d | |
| 头孢呋辛 | 50 | 2 | 3 | $G^-$杆菌、$G^+$球菌 |
| 头孢噻肟 | 50 | 2 | 3 | $G^-$菌、$G^+$菌、需氧菌、厌氧菌 |
| 头孢三嗪 | 50～100 | 1 | 1 | $G^-$菌、耐青霉素的葡萄球菌 |
| 头孢他啶 | 50 | 2 | 3 | 铜绿假单胞菌、脑膜炎球菌、$G^-$杆菌、$G^+$厌氧菌 |
| 红霉素 | 10～15 | 2 | 3 | $G^+$菌、衣原体、支原体螺旋菌、立克次体 |
| 万古霉素 | 10～15 | 2 | 3 | 金黄色葡萄球菌、表皮葡萄球菌、链球菌 |
| 美罗培南 | 20 | 2 | 3 | 对绝大多数$G^-$、$G^+$需氧菌和厌氧菌有强大杀菌作用 |
| 甲硝唑 | 7.5 | 2 | 2 | 厌氧菌 |

注：$G^-$，革兰氏阴性；$G^+$，革兰氏阳性。

### （二）支持治疗

包括保暖、供给足够热量和体液，维持血糖稳定，纠正缺氧及酸中毒，减轻脑水肿，积极治疗休克和 DIC 等。

### （三）清除病灶

局部有脐炎、皮肤感染灶或其他部位化脓病灶时，应及时处理。

### （四）其他治疗

对于早产儿或感染严重者，可静脉注射免疫球蛋白（IVIg），每日 300～500 mg/kg，连用 3～5 d，必要时可用新鲜血浆（10 mL/kg）输注或行换血治疗；中性粒细胞明显减少者，可应用重组粒细胞集落刺激因子（hG-CSF），但上述治疗方案的效果尚存在争议。有研究表明口服乳铁蛋白可作为抗生素辅助用药，促进宿主防御和调节炎症反应，其疗效尚需要进一步大规模研究。血小板减低明显者可考虑输注血小板（0.2～0.4 U/kg）等。肾上腺皮质激素仅用于严重感染性休克者。

### （五）治疗效果

给予抗感染治疗 2 d 后反应好转，吃奶好转。继续巩固治疗 2 周，患儿反应可，呼吸平稳，吃奶可，复查感染指标正常，2 次血培养阴性，治愈出院。

### （六）思维引导

抗感染治疗足疗程：血培养阴性者经抗生素治疗病情好转时应继续治疗 5～7 d，血培养阳性者至少需 10～14 d，有并发症者应治疗 3 周以上；新生儿抗生素治疗要注意药物毒副作用，生后 1 周内的新生儿尤其是早产儿，因肝肾功能不成熟，给药次数宜减少，每 12～24 h 给药 1 次，1 周后 8～12 h 给药 1 次。

## 三、思考与讨论

新生儿败血症在存活新生儿中的发病率为 4.5‰～9.7‰。根据发病时间，分为早发型及晚发型。早发型一般发病时间≤3 d 龄，晚发型一般>3 d 龄。近年来新生儿败血症的病原谱已明显发生变化，如 B 族溶血性链球菌在早发型败血症中检出率越来越多，诊疗中需引起重视。新生儿败血症临床表现多样，部分早发型败血症患儿临床表现不典型（尤其是早产儿），刚出生时无明显症状，但很快出现休克、弥漫性血管内凝血以及死亡，此时临床诊断将更多依靠产前高危因素及实验室检查。

临床工作中,无论考虑早发型还是晚发型败血症,一旦怀疑即应尽早使用抗菌药物,然后根据血培养及药物敏感试验结果及其他非特异性检查结果,判断继续使用、换用还是停用。对于母亲孕期存在感染高危因素,如胎膜早破>18 h、母亲存在绒毛膜羊膜炎等,新生儿即使暂时没有异常临床表现,在出生后应尽早使用抗菌药物,对疑似早发型败血症患儿,如在2~3日龄排除诊断,则必须停用抗菌药物;而晚发型败血症用抗菌药物既要考虑高危因素如插管等,也要考虑患儿的临床表现以及实验室检查数据,应用抗菌药物的指征主要依靠高危因素及临床医生对患儿临床表现的判断,实验室检查可作为继续或停止使用抗菌药物的依据。

## 四、练习题

1. 新生儿败血症的常见病原菌有哪些?
2. 新生儿败血症的全身性临床表现有哪些? 早发型与晚发型败血症的临床差异有哪些?
3. 新生儿败血症的治疗原则有哪些?

## 五、推荐阅读

[1]邵肖梅,叶鸿瑁,丘小汕. 实用新生儿科学[M]. 5版. 北京:人民卫生出版社,2019.
[2]中华医学会儿科学分会新生儿学组,中国医师协会新生儿科医师分会感染专业委员会. 新生儿败血症诊断及治疗专家共识(2019年版)[J]. 中华儿科杂志,2019,57(4):252-257.

(王 军 夏 磊)

# 案例18 新生儿化脓性脑膜炎

## 一、病历资料

### (一)新生儿门诊接诊

患儿,男,17 d。

1. 代主诉　发热、反应差2 d。

2. 问诊重点　日龄,发热时间、热峰,伴随症状,是否有皮疹、抽搐、腹泻、咳嗽,吃奶情况,应用药物。胎龄、出生体重,双胎或单胎,胎次,羊水是否混浊,生后是否有活力,哭声是否洪亮。母亲是否有妊娠高血压、糖尿病、甲状腺功能减退症或甲状腺功能亢进症、绒毛膜羊膜炎、盆腔炎、阴道炎、羊水早破等疾病。

3. 问诊内容

(1)诱发因素:患儿否有受凉、捂热等诱发因素。

(2)主要症状:患儿发热,体温波动情况,热型,发热持续时间。感染性发热,常常表现全身状态差、反应差、末梢循环不良、肢端发凉、外周皮肤血管收缩、核心温度与外周温度差增大,有可能找到局部感染性病灶。各种病原体如细菌、病毒、原虫等引起的局部和全身性感染,如败血症、肺炎、上呼吸道感染、脑膜炎、肠炎等均可导致新生儿发热。

(3)伴随症状:若有反应差、吃奶少、嗜睡,提示败血症、脑膜炎。

(4)诊治经过:是否用药,用何种药、具体剂量、效果如何,以利于迅速选择药物。

(5)既往史:出生时窒息会引起患儿反应差、吃奶少等症状。患儿生后出现黄疸消退延迟,胆红素高,可引起患儿反应差,嗜睡等。

(6)母亲孕史:新生儿出现发热,反应差,往往与母亲孕史有关,如母亲有绒毛膜羊膜炎、盆腔炎、孕期发热,会引起新生儿生后3 d内发病,为早发败血症。

(7)生产史:询问患儿是单胎/双胎,胎次,早产/足月,出生体重,顺产/剖宫产。患儿在出生3 d后起病,感染发生在出生时或出生后,往往发生晚发型败血症,出现反应差,不吃、不哭、不动、体温不升等情况。

(8)家族史:是否有发热、咳嗽等感染疾病史,是否有遗传病史。

**问诊结果**

患儿是日龄17 d新生儿,于就诊前2 d无明显诱因吃奶少、发热、反应差,无咳嗽,未做特殊处理,发热初体温37.8～38.0 ℃,服用“阿莫西林,60 mg/次(约20 mg/kg),每8 h 1次”,1 h前出现高热39.5 ℃,无抽搐、皮疹、黄疸、腹泻、便血等症状。给予物理降温,收入NICU住院治疗。

患儿系第1胎第1产,胎龄39周,因其母产程发动,经产道娩出,羊水清。生后Apgar评分1 min 10分,5 min 10分,出生体重3 050 g,生后半小时母乳喂养。生后24 h内已排大小便。母亲无绒毛膜羊膜炎、胎膜早破、孕期发热、特殊疾病及特殊用药史。否认家族遗传病史。

4.思维引导　患儿日龄17 d,出现高热,伴有反应差,吃奶少,考虑感染所引起的发热,询问病史排除环境温度过高、保暖过度等常见的非感染性因素。患儿出生后半小时母乳喂养,生后喂养好,排除因喂养不足导致脱水热。患儿出现发热,需要警惕新生儿晚发败血症发生,注意黄疸、休克、出血倾向等症状。需要观察生命体征是否平稳,精神反应、哭声、肌张力、原始反射,有无肝脾大,查找有无脐部、皮肤感染灶。

### (二)体格检查

1.重点检查内容及目的　患儿发热、反应差、吃奶减少,原始反射减弱,考虑全身性感染,注意败血症的发生,注意有无黄疸,肝脾大。败血症合并黄疸表现为黄疸迅速加剧或退而复现。注意精神反应、哭声,肌张力,如有精神反应差,嗜睡、哭声弱、肌张力低下,原始反射弱,注意败血症合并神经系统感染。注意有无休克表现,观察是否面色苍白、四肢冰凉、是否有花纹、毛细血管充盈时间。如有出血情况,考虑感染并发DIC情况。有无肢体活动障碍、肿胀情况,如有考虑关节炎、骨髓炎情况。注意有无脐部、皮肤感染灶,如有考虑皮肤感染引起的全身性感染。

**体格检查结果**

T 38.9 ℃,R 59次/min,P 175/min,BP 67/41 mmHg,体重3 050 g。

未吸氧经皮血氧饱和度为92%。神志清,反应差,哭声弱,皮肤无黄染,皮肤无苍白发花,无皮疹及出血点,前囟平软,大小约1.5 cm×1.3 cm,头颅无血肿,呼吸平稳,无鼻翼扇动,吸气三凹征阴性,双侧胸廓对称,听诊双肺呼吸音清、对称,双肺未闻及啰音,心率175/min,心音有力,律齐,未闻及杂音,脐带已脱落,脐轮无红肿,腹软不胀,无胃肠型及蠕动波,肝肋下1 cm,质软,脾肋下未触及,四肢肌张力正常,未见水肿,肢端末梢温暖,CRT 2 s,原始反射减弱。

2.思维引导　患儿临床症状有发热、吃奶减少;查体反应差、原始反射减弱,提示感染,新生儿免疫功能发育不成熟,容易出现全身性感染,要警惕败血症和化脓性脑膜炎的发生。需要尽快完善血常规、C 反应蛋白、血细菌培养、脑脊液的细菌培养、脑脊液常规和生化、血气分析、肝功能、肾功能、胸片、心电图等检查。

### (三)辅助检查

1. 主要内容及目的

(1)动脉血气分析:明确是否有代谢性酸中毒,判断病情的严重程度。

(2)血常规:明确血白细胞是否升高或降低,血小板是否降低。

(3)C 反应蛋白:进一步明确是否感染性疾病。

(4)胸部影像学:了解肺部情况。

**辅助检查结果**

(1)动脉血气分析:pH 7.35,$PaCO_2$ 45 mmHg,$PaO_2$ 59 mmHg,BE -1.6 mmol/L。

(2)血常规及 CRP:血常规,WBC $18.6\times10^9$/L,N% 76.1%;L% 20.3%;Hb 158 g/L,PLT $214\times10^9$/L。CRP 144 mg/L。

(3)心电图:窦性心律,未见异常。

(4)肝功能、肾功能及电解质:肝功能正常。肾功能,BUN 6.1 mmol/L,Cr 69 μmol/L。电解质,钾 4.3 mmol/L,钠 139 mmol/L,氯 93 mmol/L。

(5)血细菌培养结果:大肠埃希菌生长。

(6)脑脊液常规:WBC $955\times10^6$/L;单核粒细胞百分比 34.0%,多核粒细胞百分比 66.0%;蛋白定性试验(++),蛋白定量 2 135 mg/L,氯化物 118.1 mmol/L;脑脊液培养为大肠埃希菌生长。

2. 思维引导　根据该患儿发热、反应差、吃奶减少,原始反射减弱,外周血白细胞计数和 C 反应蛋白增高,支持细菌感染。患儿入院后需要完善大小便常规,了解有无泌尿系统和消化系统感染,立即行细菌培养了解有无败血症,新生儿败血症容易并发化脓性脑膜炎,需要完善脑脊液检查协助诊断。并查找感染灶,进行腰椎穿刺,脑脊液化验。查心电图明确是否有心肌缺血、心律失常等,查肝功能、肾功能、电解质明确是否有肝功能、肾功能的损害,内环境紊乱。

### (四)初步诊断

分析上述病史、体格检查、实验室检查结果,支持以下诊断:①新生儿化脓性脑膜炎;②新生儿败血症。

## 二、治疗经过

### (一)初步治疗

1. 治疗措施　①鼻导管吸氧。②抗菌药物抗感染治疗。③输注液体,维持总液量 150 mL/(kg·d)(包括奶量),调整电解质酸碱失衡。

2. 思维引导　入院后经皮血氧饱和度不稳定,给予鼻导管吸氧,改善氧合。患儿外周血白细胞计数和 C 反应蛋白增高,脑脊液细胞数显著高于正常,血细菌培养和脑脊液细菌培养均提示大肠埃希菌生长,给予抗菌药物抗感染治疗。

### (二)治疗效果

1. 症状　2 d 后,患儿鼻导管吸氧下,血氧饱和度稳定,无呼吸困难。

2. 体格检查　神志清楚,自主呼吸 42 次/min,双肺呼吸音粗,未闻及啰音,心音有力,心率

145 次/min，节律整齐。腹部软，肠鸣音正常。

3. 辅助检查 血气分析（鼻导管吸氧）：pH 7.38，$PaCO_2$ 52 mmHg，$PaO_2$ 69 mmHg，$SaO_2$ 92%；电解质：钾 4.3 mmol/L，钠 140 mmol/L，氯 110 mmol/L。

### （三）病情变化

入院第 3 天，患儿鼻导管吸氧下，出现面色苍白，四肢末梢凉，皮肤出现花纹，尿少，血氧饱和度下降至 82%，心率 190 次/min，血压偏低。

患儿病情变化的可能原因及应对：感染加重致休克？急查血常规、血气分析和电解质；监测血压、心率、尿量、毛细血管充盈时间等。

**检查结果**

1. 血常规 WBC $2.9\times10^9$/L，N% 74.1%，L% 22.3%，Hb 145 g/L，PLT $94\times10^9$/L，CRP 150 mg/L。

2. 血气分析（机械通气） pH 7.25，$PaCO_2$ 82 mmHg，$PaO_2$ 40 mmHg，$SaO_2$ 80%。

3. 电解质 钾 6.0 mmol/L，钠 125 mmol/L，氯 85 mmol/L。

4. 血压 50/26 mmHg。

### （四）思维引导

患儿化脓性脑膜炎、败血症，治疗过程中出现面色苍白，四肢末梢凉，皮肤出现花纹，尿少，心率快，血常规出现白细胞计数和血小板计数减少，考虑抗菌药物抗感染治疗效果不佳，出现休克。需要监测心率、血压、尿量，监测血气分析，考虑是否出现代谢性酸中毒和电解质紊乱。血细菌培养、脑脊液细菌培养提示大肠埃希菌生长，使用美罗培南广谱抗生素抗感染治疗。治疗休克，进行扩容，纠酸，维持酸碱和电解质平衡。

### （五）治疗 1 周后

患儿体温正常，停氧观察，精神反应好，吃奶好，无咳嗽、呕吐、腹泻、皮疹、出血点。

体格检查：神志清，反应好，呼吸平稳，口唇无发绀，双肺未闻及粗湿啰音，心音有力，节律整齐。四肢肌张力正常，原始反射正常。

血气分析：pH 7.40，$PaCO_2$ 42 mmHg，$PaO_2$ 80 mmHg。

血常规：WBC $8.9\times10^9$/L，N% 54.1%，L% 42.3%，Hb 145 g/L，PLT $214\times10^9$/L。CRP 1.8 mg/L。

## 三、思考与讨论

患儿 17 d，出现发热，反应差，吃奶减少，原始反射减弱，提示败血症，新生儿化脓性脑膜炎常为败血症的一部分或继发于败血症，临床表现很不典型，常缺乏脑膜刺激征，颅内压增高征出现较晚，早期诊断困难，容易出现脑室膜炎和硬脑膜下积液。对于确诊和临床可疑败血症的患儿均应做脑脊液检查协助诊断。新生儿化脓性脑膜炎抗生素使用和选择的总原则：尽早开始使用抗生素；选择能够有效透过血脑屏障的抗生素；对于病原不明的脑膜炎，经验性抗生素治疗必须针对常见病原菌，达到杀菌作用且在脑脊液中无毒性作用。对于病原菌明确的脑膜炎，参考药物敏感试验结果结合临床用药。对于急性期治疗效果不佳的患儿注意感染性休克的发生，积极抗休克治疗，必要时输注血浆、红细胞、血小板等血制品。治疗过程中注意并发脑室膜炎和硬脑膜下积液情况。硬脑膜下腔积液量超过 2 mL，蛋白定量>0.6 g/L，红细胞计数<$100\times10^6$/L，考虑硬脑膜下积液，行头颅 CT 或 MRI 检查协助诊断。

## 四、练习题

1. 败血症并发脑膜炎的临床症状和并发症有哪些?
2. 新生儿化脓性脑膜炎抗生素的使用和选择的原则是什么?

## 五、推荐阅读

[1]邵肖梅,叶鸿瑁,丘小汕.实用新生儿科学[M].5版.北京:人民卫生出版社,2019.
[2]崔艳芳,王竹颖.新生儿脑膜炎病原菌的分布特点及其耐药分析[J].哈尔滨医科大学学报,2022,56(1):51-54.
[3]VAN DER FLIER M. Neonatal meningitis: small babies, big problem[J]. Lancet Child Adolesc Health,2021,5(6):386-387.

(孙慧清)

# 案例19 新生儿坏死性小肠结肠炎

## 一、病历资料

### (一)病房/产房接诊

患儿,男,20 d。

1. 代主诉:腹胀、呕吐1 d。

2. 问诊重点 问诊时应注意询问腹胀和呕吐的特点,包括与喂养的关系、呕吐物的性质等;以及伴随症状、疾病演变过程、诊治经过、治疗效果等。

3. 问诊内容

(1)主要症状:腹胀的特点,全腹胀或是以上腹部/下腹部胀为主;呕吐物的性质、量、频次以及与喂养的关系。

(2)伴随症状:①询问大便情况,若为血便则提示新生儿坏死性小肠结肠炎可能;若大便次数增多,且为稀便则提示消化不良或肠道感染;若无大便,或大便次数和/或大便量明显减少则提示消化道梗阻可能。②询问患儿一般情况,如反应、哭声、吃奶等情况。

(3)个人史:出生后Apgar评分及产房处理措施。开奶时间,母乳喂养或配方奶喂养,奶量及加奶速度。

(4)既往史:既往是否输注血制品,是否应用过非甾体抗炎药如吲哚美辛、布洛芬等。

**问诊结果**

患儿,男,第1胎,第1产,胎龄$32^{+5}$周,19 d前因其母"妊娠高血压、胎膜早破"于当地医院剖宫产娩出,出生体重1 300 g,Apgar评分:1 min 8分(皮肤颜色扣1分,呼吸扣1分),5 min 10分。出生后因"新生儿呼吸窘迫综合征、早发型败血症、早产儿"于该院NICU住院治疗,给予无创呼吸机辅助通气、肺表面活性物质应用、氨苄西林联合头孢哌酮舒巴坦抗感染等治疗后好转。出生后第2天开始早产儿配方奶喂养，起始量15 mL/(kg·d)，喂养量增加10～20 mL/(kg·d)，出生后2周达全肠道营养。1 d前(出生后第19天)出现反应差，哭声弱，呼吸暂停，腹胀，伴呕吐，呕吐量约5 mL，为黄绿色胃内容物，与进奶没有明显关系。大便糊状，2～3次/d。给予无创呼吸机辅助通气、禁食、胃肠减压，调整抗生素为美罗培南治疗后无好转，遂由急诊120转运至上级医院。

4.思维引导 患儿为早产儿，以腹胀、呕吐为主要症状，临床上常见于喂养不耐受、消化道畸形、新生儿坏死性小肠结肠炎(neonatal necrotizing enterocolitis，NEC)等疾病，需予以鉴别。该患儿伴有反应差、哭声弱、呼吸暂停等全身症状，应首先考虑NEC。NEC多见于早产儿，主要原因为感染和缺氧缺血。临床特点为腹胀、呕吐、血便、肠鸣音减弱或消失，常伴有全身症状，须进一步完善体格检查。

### (二)体格检查

1.重点检查内容及目的 患儿NEC的可能性大，体格检查时应重点注意腹部体征：腹胀特点，腹壁皮肤颜色，有无胃肠型、触痛及包块，肠鸣音是否减弱或亢进，腹水征是否阳性，以及循环功能状态。

**体格检查结果**

T 38.8 ℃，P 142次/min，R 46次/min，BP 68/49 mmHg，体重2.0 kg。

早产儿貌，反应差，哭声低弱。前囟平坦，胸廓正常，三凹征阴性。呼吸浅促，双肺呼吸音粗，未闻及干、湿啰音。心音有力，律齐，各瓣膜听诊区未闻及杂音。腹胀明显，腹壁紧张，未触及包块，肠鸣音消失，肝、脾肋下未触及，四肢肌张力弱。觅食反射、吸吮反射、吞咽反射未引出，握持反射及拥抱反射引出不完全。

2.思维引导 腹胀、呕吐为新生儿较为常见的临床表现，常见的病因有：喂养不耐受、消化道畸形、NEC等，应予以鉴别。①喂养不耐受：多见于早产儿，由于胃肠功能不成熟，开奶后出现胃潴留、呕吐、腹胀等。患儿生命体征稳定，无肠鸣音减弱或消失。该患儿达到全肠道营养后才出现腹胀、呕吐，且伴有反应差，哭声弱，呼吸暂停等症状，故喂养不耐受可能性不大。②消化道畸形：频繁呕吐，呕吐物常含胆汁，排便量减少或不排便，进奶后腹胀加重，可见胃蠕动波，须进一步完善影像学检查以鉴别。③NEC：多见于早产儿，主要病因为感染和缺氧缺血。临床特点为腹胀、呕吐、血便、肠鸣音减弱或消失，常伴有反应差、吃奶差、呼吸暂停等全身症状。该患儿临床表现和体格检查符合NEC诊断。须进一步检测感染指标、大便常规及腹部影像学检查。

### (三)辅助检查

1.主要内容及目的

(1)血常规、C反应蛋白、降钙素原、血培养：确定是否存在感染。

(2)动脉血气分析：了解通气、血氧水平情况，判断病情的严重程度。

(3)电解质：了解是否存在电解质紊乱失衡。

(4)大便常规及潜血：确定是否存在消化道出血。

(5)腹部X线和超声检查：确定是否存在NEC或消化道畸形等。

**辅助检查结果**

(1)血常规:WBC 21.75×$10^9$/L,RBC 4.83×$10^{12}$/L,Hb 140.0 g/L,PLT 163×$10^9$/L,N% 72.4%,L% 16.8%;CRP 74.27 mg/L,PCT 52.6 ng/mL。

(2)血气分析:pH 7.34,$PaCO_2$ 45 mmHg,$PaO_2$ 65 mmHg,lac 1.8 mmol/L,BE -3.00 mmol/L。

(3)电解质、肝功能、肾功能:钾 4.0 mmol/L,钠 137.0 mmol/L,钙 2.77 mmol/L,BUN 2.78 mmol/L,Cr 58 μmol/L,ALT 5 U/L,AST 28 U/L,总蛋白 51.8 g/L,白蛋白 33.1 g/L,球蛋白 18.7 g/L,TBil 107.80 μmol/L,DBil 9.40 μmol/L,IBil 98.4 μmol/L。

(4)大便常规、大便隐血试验:隐血阳性。

(5)血细菌培养:阴性。

(6)腹部超声:下腹腔肠间隙可见不规则液性暗区,深约 8.5 mm,提示腹水。

(7)腹部立位 X 线平片:肠腔扩张、肠壁增厚,可见肠壁间积气(图 4-9)。

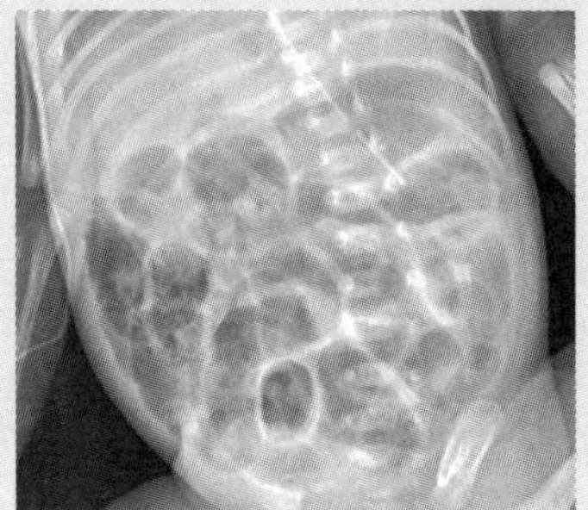

图 4-9 腹部立位 X 线平片 NEC(ⅡA)

2. 思维引导 患儿系早产儿,临床表现以反应差、腹胀、肠鸣音消失为主,大便隐血试验阳性,结合影像学改变,诊断为 NEC(ⅡA);感染指标明显升高,考虑导致 NEC 的病因为感染。新生儿坏死性小肠结肠炎修正 Bell 分期标准如表 4-5。

表 4-5 新生儿坏死性小肠结肠炎修正 Bell 分期标准

| 分期 | | | 全身症状 | 胃肠道症状 | 影像学检查 | 治疗 |
|---|---|---|---|---|---|---|
| Ⅰ:疑诊期 | A | 疑似 NEC | 体温不稳定、呼吸暂停、心动过缓 | 胃潴留,轻度腹胀,大便潜血试验阳性 | 正常或轻度肠管扩张 | 绝对禁食,胃肠减压,抗生素治疗 3 d |
| | B | 疑似 NEC | 同ⅠA | 肉眼血便 | 同ⅠA | 同ⅠA |
| Ⅱ:确诊期 | A | 确诊 NEC(轻度) | 同ⅠA | 同ⅠA 和同ⅠB,肠鸣音消失,腹部触痛 | 肠管扩张、梗阻、肠壁积气征 | 同ⅠA,绝对禁食,应用抗生素 7~10 d |
| | B | 确诊 NEC(中度) | 同ⅡA,轻度代谢性酸中毒,轻度血小板减少 | 同ⅡA,肠鸣音消失,腹部触痛明显伴或不伴腹壁蜂窝织炎或右下腹部包块 | 同ⅡA,门静脉积气伴或不伴腹水 | 同ⅡA,绝对禁食,补充血容量,治疗酸中毒,应用抗生素 14 d |
| Ⅲ:进展期 | A | NEC 进展(重度,肠壁完整) | 同ⅡB,低血压,心动过缓,严重呼吸暂停,混合性酸中毒,DIC,中性粒细胞减少,无尿 | 同ⅡB,弥漫性腹膜炎、腹膨隆和触痛明显,腹壁红肿 | 同ⅡB,腹水 | 同ⅡB,补液,抗生素治疗,应用血管活性药物,机械通气,腹腔穿刺 |
| | B | NEC 进展(重度,肠穿孔) | 同ⅢA,病情突然恶化 | 同ⅢA,腹胀突然加重 | 同ⅡB,气腹 | 同ⅢA,手术 |

### (四)初步诊断

新生儿坏死性小肠结肠炎。

## 二、治疗经过

### (一)治疗方案

1. 治疗措施 ①禁食,胃肠减压。②静脉营养。③抗感染治疗。④维持电解质及酸碱平衡。

2. 思维引导

(1)禁食与持续胃肠减压:根据 Bell 分期,NEC 疑诊期应禁食 3 d,确诊期应禁食 7 ~ 14 d,待一般情况好转、腹胀消失、肠鸣音恢复、大便隐血试验阴性后逐渐恢复肠内营养。重启喂养首选人乳,若人乳缺乏或不足,采用早产儿配方奶,不能耐受时,可选用深度水解蛋白配方奶。

(2)抗感染治疗:对疑似及确诊 NEC 患儿应尽早、足量抗生素治疗,初始治疗可经验性应用广谱抗生素,根据培养药物敏感试验结果调整抗感染药物治疗。

(3)静脉营养:保证热量和营养素的供给。

(4)生命支持:维持患儿氧合、脏器灌注、电解质及酸碱平衡。

### (二)治疗效果

1. 患儿循环状态明显改善 BP 62/38 mmHg,反应欠佳,皮肤欠红润,毛细血管充盈时间 2 s。

2. 代谢性酸中毒已纠正 血气分析:pH 7.32,$PaCO_2$ 45 mmHg,$PaO_2$ 63 mmHg,lac 2.1 mmol/L,BE -4.00 mmol/L。

3. 其他 腹胀仍明显、肠鸣音减弱,大便潜血试验阳性。

4. 思维引导 对该患儿给予禁食、胃肠减压、抗感染及对症治疗后,循环状态明显改善,代谢性酸中毒得到纠正。但是在 NEC 的治疗中,需要注意:①动态观察并评估患儿腹部情况及循环状态;②如病情变化需要及时做腹部超声或 X 线检查,判断病情进展情况及有无并发症发生。

### (三)病情变化

入院第 3 天,患者突然出现心率及血氧水平下降,全身皮肤发花,血压降至 39/19 mmHg,皮肤苍白,脉搏细速,腹胀明显,全腹壁暗红色,肠鸣音消失。

患者病情变化的可能原因及应对:NEC 患儿突然出现病情加重,且腹部症状明显伴循环功能不良,应首先考虑是否出现肠穿孔。急查腹部立位片或超声、血气分析。

**检查结果**

1. 血气分析 pH 7.22,$PaCO_2$ 45 mmHg,$PaO_2$ 62 mmHg,lac 6.7 mmol/L,BE -17.50 mmol/L。

2. 腹部立位 X 线片 肠壁间积气,门静脉积气,膈下游离气体(图 4-10)。

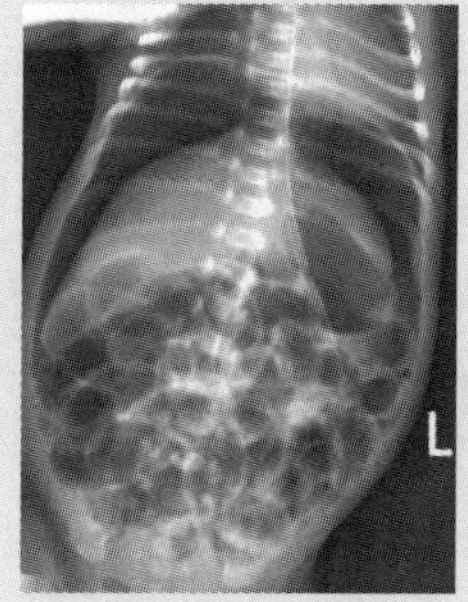


图 4-10 腹部立位 X 线平片 NEC (ⅢB)

思维引导：患儿脉搏细速，血压下降，提示休克，血气分析显示代谢性酸中毒，应立即给予扩容、纠正酸中毒、改善循环等治疗。腹胀较前加重，全腹壁暗红色，肠鸣音消失，腹部立位片可见膈下游离气体，提示肠穿孔，须尽快稳定患儿生命体征，急诊行手术治疗。

NEC 的外科治疗：①手术绝对适应证，肠穿孔，当肠穿孔在 X 线检查气腹征象不明显时应结合腹部超声检查结果，必要时行诊断性腹腔穿刺检查。②手术相对适应证，内科保守治疗无效或病情进展。当患儿出现腹胀、便血加重，体格检查发现腹部包块、低血压，实验室检查提示粒细胞减少、血小板减少、CRP 或 PCT 升高、酸碱平衡紊乱、电解质紊乱，腹部影像学检查提示腹水、固定肠袢、肠蠕动减少或消失时，提示内科保守治疗无效或病情进展，须考虑手术治疗。③手术方式包括剖腹探查术及腹腔引流术。对于能耐受剖腹探查术的患儿首选剖腹探查术，仅对无法耐受剖腹探查术的患儿考虑选用腹腔引流术。

### (四)治疗效果

急诊手术后患儿生命体征稳定，于次日拔出气管插管撤离呼吸机；术后第 10 天重启肠道营养，奶量渐增至 30 mL/(kg · d)，未再出现腹胀、呕吐等症状，肠鸣音正常，大便潜血阴性。

## 三、思考与讨论

NEC 是新生儿科最常见的消化道疾病之一，住院医师需要掌握其诊断、鉴别诊断及规范的治疗方案，并能识别及处理相关并发症。NEC 的主要诊断依据包括以下内容。①病史：NEC 主要见于早产儿，感染和缺血缺氧是主要病因。②临床表现：腹胀、呕吐、血便、肠鸣音减弱或消失，常伴有反应差、吃奶差、呼吸暂停等全身症状。③腹部影像学变化：肠腔扩张、肠壁增厚，可见肠壁间积气、门静脉积气。NEC 分期参照修正的 Bell 分期标准。

该患儿系胎龄 $32^{+5}$ 周早产儿，以腹胀、呕吐为首发症状，并伴有反应差，哭声弱，呼吸暂停等全身症状，应首先考虑新生儿 NEC。新生儿出现腹胀、呕吐等症状需进一步行影像学检查及感染指标检测，以鉴别排除喂养不耐受、消化道畸形等疾病。NEC 的内科治疗主要包括禁食、胃肠减压、静脉营养，抗感染、呼吸和循环支持等。在 NEC 治疗过程中应注意观察腹部体征的变化和循环功能状态，当出现肠穿孔或内科治疗效果不好、病情进展加重时应给予手术治疗。

## 四、练习题

1. 新生儿坏死性小肠结肠炎主要临床表现及影像学表现是什么？
2. 新生儿坏死性小肠结肠炎修正 Bell 分期标准是什么？
3. 新生儿坏死性小肠结肠炎手术时机是什么？

## 五、推荐阅读

[1] ALGANABI M, LEE C, BINDI E, et al. Recent advances in understanding necrotizing enterocolitis[J]. F1000Res, 2019, 8(1): 1-8.

[2] WALSH M C, KLIEGMAN R M, FANAROFF A A. Necrotizing enterocolitis: a practitioner's perspective[J]. Pediatr Rev, 1988, 9(7): 219-226.

[3] FALLON E M, NEHRA D, POTEMKIN A K, et al. A. S. P. E. N. clinical guidelines: nutrition support of neonatal patients at risk for necrotizing enterocolitis[J]. JPEN J Parenter Enteral Nutr, 2012, 36(5): 506-523.

[4]朱海涛.新生儿坏死性小肠结肠炎外科手术治疗专家共识[J].中华小儿外科杂志,2016,37(10):724-728.
[5]黄兰,熊涛,唐军,等.新生儿坏死性小肠结肠炎临床诊疗指南(2020)[J].中国当代儿科杂志,2021,23(1):1-11.

(程秀永　申子云)

# 第五章　消化系统疾病

## 案例 20　腹泻病

### 一、病历资料

#### (一)门诊接诊

患儿,男,1 岁 2 个月。

1. 代主诉　腹泻 3 d,恶心、呕吐、反应差 1 d。

2. 问诊重点　问诊重点应集中在腹泻发生的诱因,主要症状及伴随症状的特点、疾病的演变过程、院外诊疗经过和治疗效果、一般情况等。

3. 问诊内容

(1)诱因:有无感染、受凉、药物、饮食不当、更换奶粉等。

(2)主要症状:重点询问患儿大便次数、量、性状、气味。如水样便或蛋花汤样便应考虑病毒性肠炎;脓血便、腥臭味大便常见于侵袭性细菌性肠炎;豆腐渣样便见于肠结核、真菌性肠炎。

(3)伴随症状:重点注意患儿精神状态、尿量、是否有泪、体重有无减轻等表现。若伴有发热提示感染性腹泻。如果出现阵发性哭闹、呕吐,警惕肠梗阻的可能。

(4)诊疗经过:详细询问患儿院前就诊经过,具体诊断、检查检验结果和相应治疗措施,以及治疗后效果如何,可作为入院后病情评估和诊疗方向的参考。

(5)一般情况:患儿的精神反应、睡眠、进食、大小便和体重等。

(6)既往史:重点询问既往有无牛奶蛋白过敏、乳糖不耐受;有无过早给予大量淀粉类或脂肪类食品;是否长期应用免疫抑制剂或者广谱抗生素。另外注意既往有无胃肠道外科手术史导致的包括腹泻在内的术后并发症。

(7)个人史:重点询问患儿的喂养方式或饮食结构、辅食添加情况、排便习惯、居住卫生条件等。询问计划免疫接种情况。

(8)家族史:有无反复腹泻类似病史和胃肠肿瘤疾病家族史。

**问诊结果**

患儿,男,1 岁 2 个月,以“腹泻 3 d,恶心、呕吐、反应差 1 d”为主诉门诊就诊。3 d 前无明显诱因患儿出现大便次数增多,每日 10～15 次,量多,呈黄色稀水样便,含奶瓣,无黏液和脓血,无恶臭味。当地诊所考虑“腹泻病”给予口服药物(具体不详)治疗,效果不佳。1 d 前出现恶心、呕吐,非喷射性,呕吐物为胃内容物,无咖啡渣样物质。患儿精神萎靡,近 6 h 无尿,体温正常。

饮食、睡眠差。尿量明显减少，体重减轻 0.5 kg。病程中无发热、惊厥、皮疹等。平素无反复腹泻和类似病史，无腹部手术和外伤史，无药物和食物过敏史。生长发育同正常同龄儿。预防接种：未接种轮状病毒疫苗。家族史中无反复腹泻类似病史和胃肠肿瘤疾病史。

4. 思维引导　该患儿为幼儿，急性起病，病史特点为稀水样便伴恶心、呕吐和精神反应差，病程短，无发热、皮疹和惊厥发作。患儿存在大便性状改变（黄色稀水样便）和大便次数显著增多（10～15 次/d），临床诊断腹泻病成立。

患儿病史 3 d，考虑急性腹泻。大便次数多且量大，未接种轮状病毒疫苗，就诊时为秋季，重点注意轮状病毒引起的腹泻病。患儿近 1 d 出现恶心、呕吐和精神萎靡，无尿，考虑患儿因腹泻导致脱水、电解质紊乱、酸中毒和休克，因此对患儿进行体格检查时重点注意患儿的体重、精神状态、皮肤黏膜、前囟、眼窝和末梢循环情况，为病情严重程度评估和治疗方案选择提供依据。

### （二）体格检查

1. 重点检查内容及目的

（1）生命体征是否平稳：包括呼吸、脉搏、血压等。

（2）有无脱水表现：如有精神差、皮肤黏膜干燥、前囟和眼窝凹陷、末梢循环差，提示存在脱水，并进一步评价脱水程度。

（3）有无电解质紊乱：如果出现四肢无力，膝反射和跟腱反射减弱或消失；腹胀、肠麻痹、肠鸣音减弱或消失、尿潴留；心肌收缩力减弱，心音低钝等提示低钾血症。

（4）排除外科急腹症：腹部查体过程中重点排除有无肠梗阻、肠套叠、阑尾炎等外科急腹症。

**体格检查结果**

T 36.4 ℃，P 172 次/min，R 47 次/min，BP 72/45 mmHg，体重 10 kg。

精神萎靡，表情淡漠，面色苍白，口唇干燥，皮肤弹性差，四肢湿冷，皮肤呈花纹状。前囟明显凹陷，眼窝凹陷。双肺呼吸音清，未闻及干、湿啰音。心音稍低钝，律齐，未闻及杂音。腹稍胀，未见肠型和异常肠蠕动波，未扪及包块，肝肋下 1.5 cm，质软边锐，脾肋下 0.5 cm。肠鸣音弱，1～2 次/min。双侧膝反射减弱。

2. 思维引导　患儿精神萎靡，皮肤弹性差且呈花纹状，口唇干燥，前囟和眼窝明显凹陷，无尿，四肢湿冷，血压降低提示患儿存在重度脱水伴低血容量性休克；心音稍低钝、腹稍胀、肠鸣音弱、膝反射减弱提示低钾血症；精神萎靡、面色苍白、呕吐等提示酸碱失衡的可能。下一步需要紧急入院建立静脉通道进行扩容治疗，改善低血容量性休克，同时急查血气和电解质。

3. 患儿入院后的急救处理

（1）建立静脉通道。

（2）采取紧急扩容：2∶1 等张含钠液（20～30 mL/kg）200 mL，30 min 内快速输入以迅速增加血容量，改善循环和肾功能。

（3）扩容前急查血气和电解质。

**检查结果**

血气分析：pH 7.20，$PaCO_2$ 30 mmHg，$PaO_2$ 78 mmHg，$SaO_2$ 95%，BE −15 mmol/L。电解质：钾 3.2 mmol/L，钠 130 mmol/L，氯 90 mmol/L，$HCO_3^-$ 10 mmol/L。

4. 病情评估　扩容治疗后复查血气分析和电解质，并对患儿病情变化再评估。

**病情再评估**

T 36.2 ℃，P 135 次/min，R 41 次/min，BP 85/55 mmHg。

精神倦怠，唇干，皮肤弹性差。前囟、眼窝凹陷较前改善。双肺呼吸音清，未闻及干、湿啰音。心音有力，心律齐，未闻及杂音。腹稍胀，未见肠型和肠蠕动波，未扪及包块，肝肋下1.5 cm，质软边锐，脾肋下0.5 cm。肠鸣音弱，肠鸣音3次/min。四肢暖，膝反射减弱。血气分析：pH 7.27，$PaCO_2$ 33 mmHg，$PaO_2$ 89 mmHg，$SaO_2$ 97.1%，BE −8 mmol/L。电解质：钾3.0 mmol/L，钠136 mmol/L，氯98 mmol/L，$HCO_3^-$ 15 mmol/L。

5. 思维引导　入院后经积极扩容处理，患儿有尿液排出、血压上升、心率较前减慢、循环改善，说明休克纠正。目前患儿仍有中度脱水（精神倦怠、皮肤弹性差、唇干、少尿、心率增快）、低钾血症和代谢性酸中毒。下一步在完善辅助检查中重点完善大便常规、大便病原学检测、血常规、C反应蛋白、降钙素原、肝功能、肾功能、心电图，必要时完善腹部B超或X线检查等。

### （三）辅助检查

1. 主要内容和目的

（1）血常规检查、C反应蛋白、降钙素原：血常规中白细胞计数和中性粒细胞比例以及C反应蛋白、降钙素原增高对排除是否存在细菌性肠炎有帮助；病毒性肠炎或非侵袭性细菌性感染血常规多正常。

（2）大便常规检查：重点注意有无白细胞、脓细胞、脂肪球、真菌孢子和菌丝、虫卵。比如消化不良仅见脂肪球；各种侵袭性肠炎中大便有较多白细胞；非侵袭性细菌性肠炎偶见白细胞；真菌性肠炎可见真菌孢子和菌丝；寄生虫感染可见虫卵。粪便隐血试验如果是强阳性应考虑出血性坏死性肠炎等。

（3）大便病原学检查：考虑细菌感染可进行大便培养以获得相应病原体；考虑病毒性肠炎可进行电镜检查或病毒分离，或相应抗原、抗体检测以明确诊断。

（4）肝功能、肾功能：了解腹泻状态下肝、肾功能的变化，尤其是婴幼儿急性腹泻引起脱水易造成肾前性肾损伤。

（5）影像学检查：如果临床提示肠梗阻、肠穿孔、肠套叠等外科病警示征象，应及时行腹部彩超或X线检查。

**辅助检查结果**

（1）血常规：WBC $9.5×10^9$/L，N% 40%，RBC $4.85×10^9$/L，Hb 120 g/L，PLT $412×10^9$/L。CRP 2.8 mg/L，PCT 0.26 μg/L。

（2）肝功能、肾功能和心肌酶谱：ALT 35 U/L，AST 50 U/L，肌酸激酶同工酶（CK-MB）80 U/L，BUN 1.2 mmol/L，Cr 23 mmol/L。

（3）大便常规、大便隐血试验：黄稀便，粪便隐血试验（−），WBC（−），RBC（−），寄生虫（未见），霉菌（未见）。

（4）大便病原学：轮状病毒抗原（+），诺如病毒抗原（−），腺病毒抗原（−）。

（5）心电图：窦性心律。

（6）腹部B超：未见明显异常。

2. 思维引导 患儿血常规及C反应蛋白、降钙素原正常，结合大便常规和病原学检测结果，提示患儿为轮状病毒感染。血气电解质中pH、$PaCO_2$、$HCO_3^-$、BE、钾均降低，提示存在代谢性酸中毒（中度）和低钾血症；血钠正常，考虑为等渗性脱水。肝、肾功能正常，排除肝、肾损伤；心电图正常；腹部B超未见异常，可排除外科急腹症。

### （四）初步诊断

结合临床表现和实验室检查结果，支持以下诊断：轮状病毒肠炎合并重度脱水、低血容量性休克、代谢性酸中毒和低钾血症。

## 二、治疗方案

### （一）治疗方案选择

1. 扩容后补液 根据患儿脱水性质（等渗性脱水）选用3∶2∶1液，按80 mL/kg（共800 mL）加10%氯化钾20 mL继续静脉滴注，先补2/3量（500 mL）速度100 mL/h。补液过程中每1～2 h评估一次病情，脱水若无明显改善则加快输液速度，选择适当补液方案继续治疗。

2. 代谢性酸中毒的治疗 5%碳酸氢钠量40 mL，先给予计算量的1/2，复查血气后调整剂量。纠酸后要注意见尿补钾，预防低钙惊厥发生。

3. 低钾血症的治疗 ①按3 mmol/kg每天静脉补钾；②心电监护；③动态监测血清钾水平；④患儿情况允许下可口服缓慢补钾。

4. 思维引导 扩容后根据脱水性质不同采取相应的配置液，比如等渗性脱水选用3∶2∶1液，低渗性脱水选用4∶3∶2液，高渗性脱水选用6∶2∶1液。按80 mL/kg静脉滴注，先补2/3量，婴幼儿5 h，较大儿童2.5 h。1～2 h进行动态评估，根据病情评估结果及时调整。

婴幼儿急性腹泻绝大多数有不同程度的酸中毒，脱水越重，酸中毒也愈重。轻度酸中毒患儿经原发病处理后通过机体代偿可自行恢复，无须碱性药物治疗。中度以上酸中毒需要输入碱性溶液方可纠正。一般主张当血气分析的pH值<7.30时用碱性药物，所需补充的碱性溶液数（mmol）= 剩余碱（BE）负值×0.3×体重（kg）。因5%碳酸氢钠1 mL = 0.6 mmol，故所需5%碳酸氢钠量（mL）=（-BE）×0.5×体重（kg）。一般讲碳酸氢钠稀释成1.4%的溶液输入，先给予计算量的1/2，复查血气后调整剂量。纠酸后钾离子进入细胞内使血清钾降低，游离钙也减少，故应注意补钾、补钙。婴幼儿腹泻发生低钙血症在临床上容易出现惊厥发作。如果钙剂治疗无效时，应考虑低镁血症的可能。

补钾一般每天可给钾3 mmol/kg，严重者可给4～6 mmol/kg。静脉补钾时应注意：①积极治疗原发病，防止钾的进一步丢失。②静脉补钾应精确计算补充的速度和浓度，浓度一般不超过0.3%（新生儿0.15%～0.20%），每日静脉补钾的时间不应少于8 h。③静脉补钾存在潜在风险，包括引起致死性心律失常。④见尿补钾。肾功能障碍无尿时影响钾的排出。⑤静脉补钾时应动态监测血清钾水平，有条件者给予心电监护。⑥低钾血症伴有碱中毒时，常伴有低氯，故采用氯化钾补充可能是最佳策略。患儿入院时病情重，伴有呕吐，精神萎靡不能进食，以静脉输入为主，待患儿病情好转或轻度低钾血症时，可以口服缓慢补钾更安全［2～4 mmol/（kg·d）］，当饮食恢复至正常饮食一半时可停止补钾。

对上述的治疗方案进行疗效评估，决定后续的治疗措施。

### （二）治疗效果再评价

患儿神志清，精神反应正常。体温正常。大便4～5次/d，呈黄色稀糊便，量中等。进食正常，小便稍少。查体：口唇稍干燥，皮肤弹性正常，四肢皮肤未见花纹状。前囟稍凹陷，眼窝无凹陷。双肺呼吸音清，未闻及干、湿啰音。心音正常，律齐，未闻及杂音。腹软，未见肠型和异常肠蠕动波，未扪及包块，肝肋下1.5 cm，质软边锐，脾肋下0.5 cm。肠鸣音存在，约4次/min。四肢温暖，膝反射可引出。

1.辅助检查复查结果　①血气分析，pH 7.35，$PaCO_2$ 41 mmHg，$PaO_2$ 91 mmHg，$SaO_2$ 98%，$HCO_3^-$ 19 mmol/L，BE -2 mmol/L。②电解质，钾 3.6 mmol/L，钠 135 mmol/L，氯 101 mmol/L。

2.思维引导　经过补液、纠正水电解质和酸碱失衡等治疗，患儿精神反应、进食好转，小便量增加，大便性状及次数明显改善，血电解质恢复正常，血气分析结果显示患儿存在轻度代谢性酸中毒。

依据患儿目前情况，仍存在轻度脱水，能正常进食，可以居家继续巩固治疗。指导家长给予患儿足够的低渗口服补液盐（ORS）预防脱水加重，补充锌剂，加强营养支持治疗（不建议禁食）。

**（三）后续治疗方案**

①低渗 ORS 口服；②葡萄糖酸锌片 1 片/次（元素锌 10 mg），po，bid；③蒙脱石散 1 g（1/3 包），po，tid；④益生菌调节肠道菌群；⑤营养支持。

**（四）随访**

低渗 ORS 是用于轻中度脱水患儿的主要治疗措施，用量（mL）= 体重（kg）×（50 ~ 75 mL），或轻度脱水 50 mL/kg，中度脱水 100 mL/kg，4 h 内服完。居家患儿应用 ORS 前尽量咨询儿科专业医生进行指导。继续补充量根据腹泻的继续丢失量而定，一般每次大便后给予一定量的 ORS，<6 个月患儿 50 mL；6 个月 ~2 岁者 100 mL；2 ~ 10 岁者 150 mL，10 岁以上者能喝多少喝多少，直至腹泻停止。如果出现下列情况可判定 ORS 补充失败：①持续频繁大量腹泻者；②ORS 补充困难；③频繁严重呕吐者。如果 ORS 补充 4 h 患儿仍有脱水表现，需要及时调整补液方案。

循证医学证明急性腹泻患儿及时补充锌剂可以缩短腹泻持续时间（尤其是营养不良的患儿）、减轻病情并预防未来 2 ~ 3 个月的腹泻复发。急性腹泻病患儿能进食后即予以补锌治疗，>6 个月的患儿，每天补充含元素锌 20 mg，<6 个月的患儿，每天补充元素锌 10 mg，共 10 ~ 14 d。元素锌 20 mg 相当于硫酸锌 100 mg，葡萄糖酸锌 140 mg。

腹泻患儿的营养支持也非常重要。建议：①母乳喂养的患儿建议继续母乳喂养。②<6 个月的人工喂养患儿可继续服用配方乳。③>6 个月的可继续食用已经习惯的日常食物，如粥、面条、稀饭、蛋、鱼末、肉末和新鲜果汁。④鼓励患儿进食，如进食少，可增加喂养餐次。⑤避免给患儿喂食含粗纤维的蔬菜、水果以及高糖食物。⑥病毒性肠炎常继发双糖酶（主要是乳糖酶）缺乏，对疑似病例可暂时给予低（去）乳糖配方奶，时间 1 ~ 2 周，腹泻好转后转为原有配方。

一周后门诊随访，患儿精神反应如常，母乳喂养下大小便正常。体格检查未发现异常。

## 三、思考与讨论

婴儿腹泻病是一组由多病原、多因素引起的，以大便次数增多和大便性状改变为主要表现的消化道综合征，是我国婴幼儿最为常见的疾病之一。轮状病毒导致的婴幼儿腹泻病主要临床表现为腹泻、呕吐、发热等，因腹泻和呕吐导致不同程度脱水，进而引起电解质紊乱，严重者出现休克、死亡。该患儿以腹泻急性起病，大便呈黄色稀水样便，次数明显增多（10 ~ 15 次/d），符合婴儿急性腹泻病的临床诊断。婴儿急性腹泻病易引起脱水、电解质紊乱和酸碱失衡，结合患儿病程中伴有恶心、呕吐、反应差等表现，重点进行体格检查和病情评估，确定患儿存在重度脱水伴低血容量性休克，随即进行急查血气、电解质和紧急扩容。通过后续的病情评估和完善相关检验检查，确诊为轮状病毒感染导致的腹泻病。患儿低血容量休克也得以纠正，病程中合并的低钾血症和酸中毒通过液体疗法逐渐恢复平衡。

婴幼儿轮状病毒性腹泻病情轻重不一，目前尚无针对轮状病毒的特效药物，临床主要针对脱水、电解质紊乱等进行对症治疗，尤其是合并重度脱水的患儿易出现低血容量性休克，是儿科临床常见的危重症之一，需要临床医生高度重视和及时处理。同时还要结合患儿病情，掌握住院指征和基层医院转诊指征能最大限度给予危重腹泻病患儿有效救治。

ORS 是世界卫生组织推荐用以治疗急性腹泻合并轻中度脱水的一种溶液，尤其适用于发展中国家。儿童腹泻一开始就及时给予口服 ORS 预防脱水。目前推荐低渗 ORS 更有利于将水及电解质转运至血液循环，能快速纠正机体脱水状态，同时可以减少粪便量、腹泻次数和腹泻持续时间，提高腹泻治疗效果，还有效降低了不良反应发生风险。该患儿经过补液治疗后一般情况好转，后续改用 ORS 辅以锌剂和营养支持等治疗，达到了临床痊愈的目的。

接种轮状病毒疫苗是预防控制儿童轮状病毒性腹泻病最有效的措施，同时还需注意儿童的饮食卫生、环境卫生，养成良好的卫生习惯。提倡母乳喂养，积极防治营养不良。

## 四、练习题

1. 小儿发生腹泻病时如何客观准确评价脱水程度？
2. 小儿腹泻病发生低血容量性休克应如何处置？
3. 急性腹泻病患儿诊治期间如何合理使用抗生素？

## 五、推荐阅读

[1]王卫平，孙锟，常立文. 儿科学[M]. 9 版. 北京：人民卫生出版社，2021；226-234.

[2]中华预防医学会. 儿童轮状病毒胃肠炎免疫预防专家共识(2020 版)[J]. 中华实用儿科临床杂志，2021，36(1)：2-13.

[3]长三角免疫规划一体化项目组，中华医学会感染病学分会儿童感染和肝病学组. 儿童轮状病毒胃肠炎预防诊疗专家共识(2020 年版)[J]. 中华预防医学杂志，2020，54(4)：392-405.

[4]易著文，吴小川. 儿科临床思维[M]. 3 版. 北京：科学出版社，2019.

[5]徐翼，刘娜. 儿童轮状病毒胃肠炎诊疗预防路径[J]. 中国实用儿科杂志，2021，36(5)：321-323.

（赵德安）

# 案例 21 胃 炎

## 一、病历资料

### (一)住院接诊

患儿，女，14 岁。

1. 代主诉 腹痛伴反酸 3 月余。

2. 问诊重点 问诊时应注意 3 个月内患儿腹痛的诱因、伴随症状、具体诊疗经过及治疗效果、一般情况等。

3. 问诊内容

(1)诱因：有无受凉、不洁食物、感染、外伤等诱发因素。

(2)主要症状：腹痛常由胃肠道疾病引起，也可能是胃肠外疾病导致。儿童大多是功能性腹痛，部分是器质性腹痛。重点询问：①腹痛的部位，如左上腹疼痛考虑胃部疾病；右上腹疼痛注意胆囊和肝病；剑突下疼痛多提示胃、十二指肠和胆胰疾病；脐周疼痛提示肠痉挛、肠系膜淋巴结炎、寄生虫病等可能；右下腹疼痛注意阑尾和输尿管的病变；左下腹疼痛提示粪石症或输尿管疾病。②腹痛有无放射性疼痛,如急性阑尾炎有转移性右下腹痛;网膜和回肠病变疼痛最初在中上腹或脐周,后局限于病变所在部位;胆道疾病常有右肩背部放射痛;胰腺炎常有左腰部放射痛;肾绞痛则多向会阴部放射痛;儿童大叶性肺炎可引起同侧上腹部疼痛。③腹痛的性质,阵发性腹痛或绞痛多提示梗阻性疾病,比如肠套叠、胆管梗阻等;如果患儿喜按或热敷后腹痛减轻,常提示胃肠、胆管等空腔脏器痉挛所致;持续性疼痛加剧多见于急性阑尾炎和胃肠穿孔;持续性钝痛,改变体位时加剧、拒按,常提示为腹腔脏器炎症、包膜牵张、肿瘤以及腹膜脏层受到刺激所致;隐痛多提示消化道溃疡。④腹痛的程度,如刀割样痛、钻顶样痛、绞痛相对来说疼痛程度高,不易耐受。

(3)伴随症状:伴有恶心、反酸、腹胀、胸痛提示胃炎、胃食管反流病、消化性溃疡等;若有呕血或便血常提示为消化道出血;有尿频、尿急、尿痛或血尿,提示泌尿系统感染或结石可能;腹痛伴有双下肢对称性皮疹、关节痛等,提示过敏性紫癜;出现黄疸者多提示急性肝、胆、胰腺疾病或急性溶血等可能。

(4)诊疗经过:患儿院前就诊经过,具体诊断、检查检验结果和相应治疗措施以及治疗后效果如何,可作为入院后病情评估和诊断方向的参考。

(5)一般情况:起病以来患儿精神、体力、食欲、睡眠、体重增减及大小便等情况。

(6)既往史:既往有无类似腹痛的反复发作,如儿童常见的便秘可引起反复发作性腹痛;既往有肠道外疾病也可以引起反复腹痛发作,比如小儿常见的肺炎或肺脓肿、通过神经或邻近器官而引起的放射性腹痛。有无腹部手术和外伤史、过敏史。评估青春期女童月经情况有助于排除痛经导致的腹痛。

(7)个人史:饮食结构、居住卫生条件、排便习惯、学习和生活环境等。

(8)家族史:有无胃肠道溃疡、息肉、炎症性肠病或胃肠肿瘤疾病家族史。

**问诊结果**

患儿,女,14 岁,以“腹痛伴反酸 3 月余”为主诉就诊。3 个月前无明显诱因出现腹痛,呈阵发性发作,每次持续时间数分钟至半小时不等。腹痛部位多以上腹部和脐周居多,性质描述不清,可耐受,与进食无明显相关性,可自行缓解。夜间和晨起时反酸明显,无发热、咳嗽、恶心、呕吐、腹泻、便血、便秘、胸痛、心悸、皮疹、关节痛等表现,未就诊。20 d 前进食后出现呕吐,非喷射性,呕吐物为胃内容物及白色黏液,量少,共 3 次,伴恶心,未特殊处理。次日进食后再次呕吐,性质同前。于当地就诊行腹部 CT 检查,结果可见淋巴结(家属口述),给予“柴胡口服液、驱虫药物”治疗 6 d,效果不佳(具体诊疗不详)。1 d 前就诊医院,门诊行$^{13}$C 尿素呼气试验阳性。家属为求进一步诊治住院治疗。该患儿精神反应和饮食睡眠较平时欠佳。大小便正常,体重无明显变化。4 年前因“鼻窦炎”行手术治疗。无腹部手术和外伤史,无药物和食物过敏病史。生长发育同正常同龄儿。性格外向,与家人和同学相处融洽。家族史中有胃癌疾病史,患儿祖父确诊胃癌 3 年,目前仍在治疗中。

4. 思维引导　学龄期女童,间断发作性腹痛,病程 3 个月,伴有反酸,且在夜间和晨起发作明显,之后出现恶心、呕吐表现。腹痛部位不固定,较为弥散,性质不详。病情反复,当地治疗效果不佳。无排便、痛经相关性腹痛特征。平素体健,结合病史特点考虑胃肠外疾病如大叶性肺炎、胸膜炎、心肌炎、过敏性紫癜等导致反复腹痛的可能性较小,重点考虑消化道自身疾病。患儿腹痛间歇性发作,腹软,无固定的紧张、压痛或肠型,发作过后能正常行走,正常饮食,大便正常,可以排除外科性急腹症如肠梗阻、阑尾炎、胰腺炎、嵌顿疝、胃肠穿孔、肝脓肿等可能。患儿病史中未发现便血、粪便隐血试验阳性、贫血、发热、体重下降等报警征象。有肿瘤家族史等,结合$^{13}$C 尿素呼气试验阳性结果重点考虑幽门螺杆菌所致上消化道疾病如胃炎、胃十二指肠溃疡、胃食管反流等器质性病变。为进一步明确病因，重点是腹部的查体，查明腹部有无膨隆、胃肠型、压痛、肿块、鼓音，肠鸣音是否亢进、活跃或减弱，有无异常血管音等。

### （二）体格检查

1. 重点检查内容及目的　患儿消化系统疾病的可能性大，重点放在腹部的体征上。

视诊：有无膨隆，有无腹壁静脉曲张以排除门静脉高压，有明显胃肠型或逆蠕动波为肠梗阻的表现。下腹部膀胱区有无隆起，排除尿潴留引起的下腹疼痛。腹股沟处有无局部隆起，排除腹股沟疝，女童重点注意生殖系统附件疝。

触诊：注意有无压痛、肌紧张，能否触及包块（部位、大小、性状、质地和活动度）。中上腹压痛注意胃炎、胃十二指肠溃疡、胆道蛔虫病；右上腹压痛考虑胃炎、肝脓肿、胆囊炎；左上腹压痛多见于胰腺炎、胸膜炎等。急性阑尾炎有右下腹固定压痛、肌紧张和反跳痛。肝脾是否肿大，墨菲（Murphy）征情况，输尿管移行处有无压痛，以排除输尿管结石。

叩诊：鼓音多提示肠胀气，注意排除梗阻可能；肝浊音界消失常提示消化道穿孔。肾区有无叩击痛。

听诊：腹部听诊有无肠鸣音亢进、活跃或减弱，有无异常血管音。肠鸣音亢进且不规则提示肠炎，伴气过水声提示机械性肠梗阻，肠鸣音消失可能为肠麻痹。

**体格检查结果**

T 36.0 ℃，P 89 次/min，R 20 次/min，BP 100/61 mmHg，体重 47 kg。

发育正常，自主体位，神志清，精神可。浅表淋巴结未触及，胸廓无畸形，胸骨无叩击痛，双侧呼吸运动对称，节律规整，双肺叩诊清音，未闻及干、湿啰音。心前区无隆起或凹陷，心尖搏动点不能明视。未触及心包摩擦感，无心脏震颤。叩诊心浊音界正常，心律齐，无杂音。腹部平坦，无瘢痕，未见胃肠型和蠕动波，未见腹壁静脉曲张，无肿块。腹软，肝脾未及，未触及包块，中上腹压痛，无反跳痛。Murphy 征（-）。双侧肾区无叩痛，腹部移动性浊音阴性。肠鸣音正常，5 次/min。其余未见明显异常。

2. 思维引导　经体检发现患儿中上腹压痛，多考虑胃炎、胃十二指肠溃疡、胃食管反流、胆道蛔虫病可能。患儿院前曾驱虫治疗，效果不佳，可以排除胆道蛔虫病。重点考虑胃炎、胃十二指肠溃疡、胃食管反流的可能性大。需要进一步完善实验室检查和影像学检查，必要时行儿童胃镜和组织活检观察食管、胃、十二指肠病变情况。

### （三）辅助检查

1. 主要内容和目的

（1）血、尿、大便常规检查，C 反应蛋白，降钙素原：血常规中白细胞计数和中性粒细胞比例，以及 C 反应蛋白、降钙素原增高对排除是否存在感染性腹痛的诊断有帮助；尿液中有无脓细胞可以初步鉴别是否存在泌尿系统感染；大便常规检查有助于肠道感染、肠套叠的临床判读；怀疑肠道寄生虫感染导致的腹痛还可以进行寄生虫检查，寄生虫感染可以导致血常规嗜酸性粒细胞比例增高。

（2）胃功能四项检查：行胃蛋白酶原Ⅰ（PGⅠ）、PGⅡ、胃蛋白酶原Ⅰ/Ⅱ（PGR）、胃泌素-17（G-17）评估萎缩性胃炎的风险。

（3）X 线检查：胃肠道钡餐 X 线检查排除是否存在植物性胃石症；胃肠钡餐造影可证实消化道溃疡、憩室或息肉。

（4）超声：肝、胆、胰、脾彩超排除上腹部脏器病变；双肾、输尿管、膀胱及子宫附件排除双肾、输尿管、膀胱、直肠子宫陷凹有无异常。

（5）胃镜检查：内镜下观察和诊断是否存在食管炎、胃食管反流、胃炎、胃十二指肠溃疡等。胃黏膜组织活检进行病理学检查，以鉴别病变的性质。

**辅助检查结果**

（1）血常规：WBC 5.1×$10^9$/L，N% 54.6%，L% 40.3%，RBC 4.02×$10^9$/L，Hb 116 g/L，PLT 209×$10^9$/L，嗜酸性粒细胞百分比（Eos%）0.60%。

（2）尿常规：比重 1.01，pH 6.0，蛋白（-），糖（-），隐血（-），亚硝酸盐（-），白细胞 0/μL，红细胞 1/μL。

（3）大便常规：黄褐色软便，粪便隐血试验（-），红细胞、白细胞（-），寄生虫（未见），霉菌（未见）。

（4）CRP 及 PCT：CRP 0.61 mg/L，PCT 0.15 μg/L。

（5）肝功能、肾功能及电解质：皆正常。

（6）凝血六项：结果正常。

（7）胃功能四项：PG Ⅰ 177.65 μg/L，PG Ⅱ 8.09 μg/L，PGR 21.96，G-17 31.49 pmol/L（↑）。

（8）双肾输尿管膀胱及子宫附件彩超：双肾输尿管膀胱未见异常，直肠子宫陷凹内可探及前后径约 7 mm 的液性暗区回声，考虑直肠子宫陷凹积液。

（9）腹部肝、胆、胰、脾及肠道、肠系膜淋巴结彩超：肝、胆、胰、脾未见异常，腹腔内可见数个淋巴结，较大约 8 mm×5 mm，轮廓清，腹腔肠管未见明显扩张及“同心圆”。

（10）腹部立位正位 X 线检查：两侧膈肌下方未见明显游离气体影，结肠肠管内见少量内容物及散在气体影，未见明显扩张及液平面，两侧腹脂线清晰。

（11）心电图：正常窦性心律。

（12）电子胃镜检查：食管黏膜光滑，血管网清晰；贲门开合佳、通畅，齿状线规整；胃底黏液糊呈黄绿色，量中等，黏膜光滑。胃体黏膜略充血、水肿，可见散在颗粒样隆起，皱襞排列尚规整；胃窦黏膜粗糙，充血、水肿，见密集分布结节样隆起及散在点状发红、糜烂。幽门圆，开放好；十二指肠球部及降部未见明显异常。镜下诊断：结节样胃炎（图 5-1）。

（13）胃体胃窦黏膜组织活检并病理结果：黏膜慢性炎症（图 5-2）；免疫组化染色 HP（+）（图 5-3）。

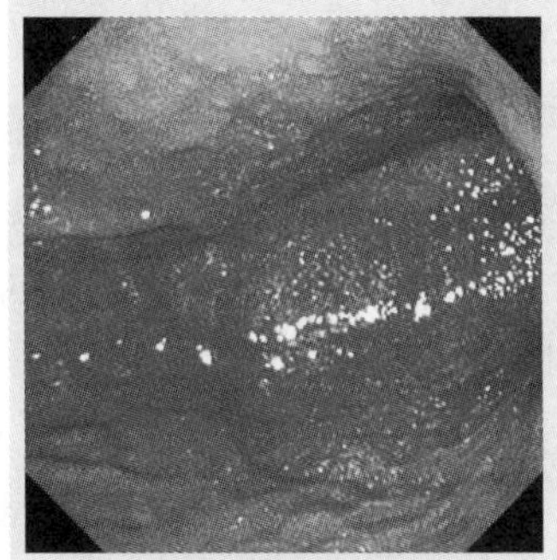

图 5-1 胃体

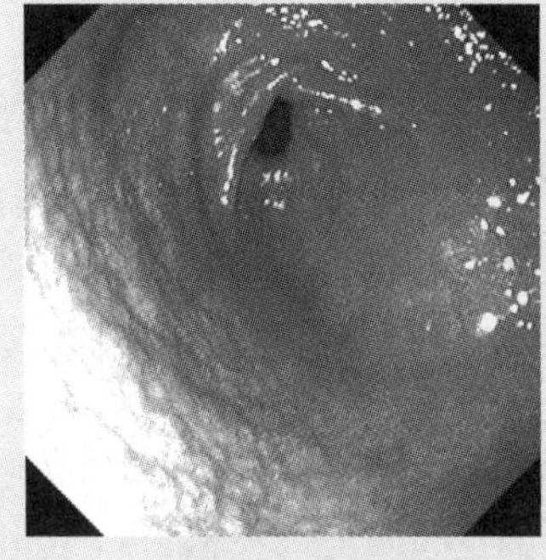

图 5-2 胃窦

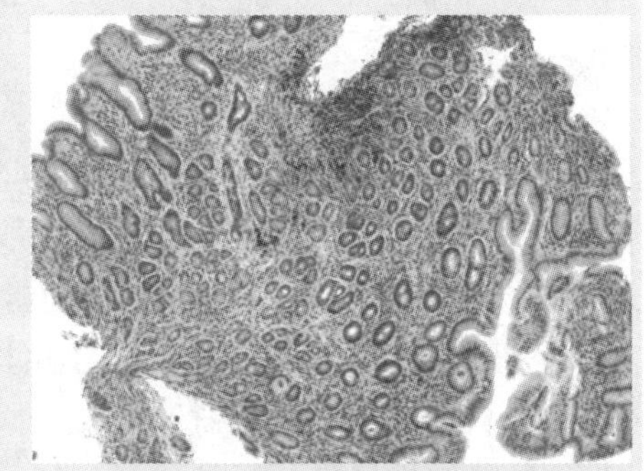

图 5-3 组织活检病理改变

2. 思维引导　患儿血常规正常，炎症指标 C 反应蛋白、降钙素原正常，排除细菌感染性疾病导致的腹痛；大便常规检查未见寄生虫，血常规中嗜酸性粒细胞正常，排除肠道寄生虫感染。大便中未见红细胞和白细胞，粪便隐血试验阴性，不考虑胃肠道出血和细菌性肠炎。消化道钡餐检查和腹部立位 X 线检查胃肠道无胃石、息肉、溃疡、憩室等。胃功能中 G-17 升高提示患儿存在萎缩性胃炎的风险。结合尿常规和双肾输尿管膀胱彩超结果排除泌尿系统感染、结石。患儿的直肠子宫陷凹积液即盆腔积液，量少，下腹部未诉不适，化验未见炎症指标升高，结合子宫附件彩超，可以排除盆腔脓肿、感染、出血等疾病，患儿为青春期女孩，考虑生理性积液。综合患儿病史和体格检查重点考虑患儿为上消化道疾病，尤其是胃炎、胃十二指肠溃疡或胃食管反流的可能。患儿 $^{13}C$ 呼气试验阳性，胃镜下可见特征性幽门螺杆菌胃炎的典型表现，结合胃窦活检组织免疫组化 HP(+)和黏膜组织病理结果支持幽门螺杆菌(Helicobacter pylori，HP)感染导致的胃黏膜慢性炎症。儿童 HP 感染相关性消化道疾病主要与慢性胃炎、消化性溃疡、胃癌和黏膜相关淋巴组织(MALT)淋巴瘤有关。临床有以下情形者如慢性胃炎、消化性溃疡、胃癌和 MALT 淋巴瘤、一级亲属中有胃癌的患儿、不明原因的难治性贫血、计划长期服用非甾体抗炎药(包括低剂量阿司匹林)可考虑进行 HP 的检测。该患儿腹痛病史时间长，考虑慢性胃炎的可能，有胃癌家族史，具备检测 HP 的指征。经胃镜和组织病理学证实为 HP 感染相关性慢性活动性胃炎。

### (四)初步诊断

结合患儿临床表现和胃镜镜下表现以及组织病理学结果分析，支持以下诊断：幽门螺杆菌感染相关性慢性活动性胃炎。

## 二、治疗经过

与患儿和家属沟通病情后，患儿及家属强烈要求进行幽门螺杆菌根除治疗。

### (一)治疗方案

1. 饮食　回避辛辣刺激食物。

2. 幽门螺杆菌根除治疗

(1)阿莫西林胶囊 1 g/次，bid(餐后 30 min 口服)。

(2)克拉霉素缓释片 350 mg/次，bid(餐后 30 min 口服)。

(3)奥美拉唑肠溶胶囊 20 mg/次，bid(餐前 30 min 口服)。

3. 胃黏膜保护剂　硫糖铝咀嚼片 2 片，qid(餐前 1 h 及睡前嚼碎后服用)。

### (二)思维引导

患儿慢性胃炎表现出反复腹痛、呕吐和反酸与 HP 感染相关，结合患儿存在胃癌家族史和患儿及家属治疗意愿，进行幽门螺杆菌根除治疗。选用质子泵抑制剂(PPI)+克拉霉素+阿莫西林，疗程 14 d 的治疗方案。首次规范化治疗对儿童根除 HP 非常关键，可以减少耐药菌株的出现和传播，居家治疗期间，应加强和指导父母和监护人的照管，提高患儿治疗的依从性。治疗中如果出现克拉霉素耐药，即一线方案失败时，可以改用 PPI+阿莫西林+甲硝唑(或替硝唑)+胶体次枸橼酸铋剂或伴同疗法(PPI+克拉霉素+阿莫西林+甲硝唑)，疗程 14 d 的方案，同时注意饮食中避免摄入辛辣刺激性食物。

### (三)治疗效果

患儿神志清，体温正常，腹痛每日发作 1 ~ 2 次，程度较前减轻，持续时间 1 ~ 2 min。偶有反酸，无呕吐发作。进食和大小便正常。体重无减轻。体格检查：全身皮肤黏膜无异常，浅表淋巴结未触及,心肺听诊未闻及异常。腹软,肝脾肋下未触及,剑突下压痛较前减轻,未触及包块,肠鸣音正常,6～8 次/min。余未见异常。患儿治疗 4 d,评估患儿病情改善情况,治疗有效。支持初步诊断,准许出院。院外抗幽门螺杆菌感染三联方案巩固治疗,疗程共 14 d。患儿精神反应佳,腹痛、反酸等不适缓解,大小便正常。抗 HP 根除治疗 1 个月后复诊,未见患儿病情反复,复查 $^{13}$C 尿素呼气试验结果阴性。

## 三、思考与讨论

HP 感染是导致我国儿童慢性胃炎最重要的病因,HP 感染相关性胃炎临床表现常见反复腹痛,常伴有恶心、呕吐、腹胀、食欲缺乏等。腹痛反复而无规律性,程度轻重不一,部位多集中在上腹部、脐周。该患儿的病史特点:学龄期女童,间断发作性腹痛 3 个月,伴有反酸、恶心、呕吐表现;中上腹压痛;有肿瘤家族史等。在排除胃肠外疾病的同时,重点对消化性溃疡、嗜酸性细胞胃肠炎、肠道寄生虫病及功能性腹痛等进行了鉴别和排除。为进一步明确病因,对患儿行 $^{13}$C 尿素呼气试验、无痛胃镜和镜下黏膜组织活检病理检查。结果证实患儿 $^{13}$C 尿素呼气试验阳性,胃镜下可见特征性幽门螺杆菌相关性胃炎的典型表现,结合胃窦活检组织免疫组化 HP(+)和黏膜慢性炎症病理表现,最终诊断为幽门螺杆菌感染相关性慢性活动性胃炎。

临床证实为 HP 感染,需要了解和把握好 HP 感染根除治疗的适应证。儿科多使用以质子泵抑制剂(PPI)为中心药物的“三联方案”。规范性 HP 根除治疗可以有效降低 HP 耐药菌株发生,提高根除率。同时加强对患儿和监护人的健康宣教,养成良好的饮食习惯(分餐最佳)和生活规律。选择无刺激、易消化食物,避免服用对胃黏膜有损害的药物。患儿处于青春期,且面临初中学业重和升学压力,家长多注意患儿的情绪变化,尽量为孩子创造宽松舒适的家庭环境,保持情绪稳定,减少疾病复发。

## 四、练习题

1. 儿童腹痛的临床诊断程序是什么?
2. 儿童幽门螺杆菌临床检测方法及根除治疗的适应证有哪些?
3. 儿童幽门螺杆菌胃炎的根除方案应如何选择?

## 五、推荐阅读

[1]王卫平,孙锟,常立文. 儿科学[M].9 版. 北京:人民卫生出版社,2021.

[2]中华医学会儿科学分会消化学组,国家儿童医学中心消化专科联盟,中华儿科杂志编辑委员会. 中国儿童幽门螺杆菌感染诊治专家共识(2022)[J]. 中华儿科杂志,2023,61(7):580-587.

[3]易著文,吴小川. 儿科临床思维[M].3 版. 北京:科学出版社,2019.

[4]MELIT L E,MĂRGINEAN C O,SĂSĂRAN M O. The challenges of eradicating pediatric helicobacter pylori infection in the era of probiotics[J]. Children(Basel). 2022,9(6):795.

(赵德安)

# 案例22 胃食管反流病

## 一、病历资料

### (一)门诊接诊

患儿,男,3岁6个月。

1.代主诉 呕吐40 d。

2.问诊重点 呕吐为儿童消化系统常见症状,但也可发生于神经、呼吸、内分泌、遗传代谢、循环、肾脏、前庭、精神心理等系统或器官疾病,问诊时应注意呕吐的特点、有无其他伴随症状、诊治经过、治疗效果、既往史、家族史等。

3.问诊内容

(1)诱因:有无进食刺激性食物、饮食过量、误服异物、应用某些药物(如抗生素、补铁药物等)、外伤、精神紧张等诱发因素。

(2)主要症状:应询问呕吐发生频率、与进食的关系、呕吐物的情况、是否与体位有关。

(3)伴随症状:若伴有反酸、嗳气、腹痛提示胃食管反流病、胃炎、消化性溃疡等;若伴有腹痛、腹胀、便血提示肠旋转不良;若伴有发热、头痛、头晕、抽搐提示神经系统疾病;若伴有咳嗽、喘息、呼吸困难提示呼吸系统疾病;若伴有生长发育迟缓、特殊面容、特殊气味、抽搐提示内分泌、遗传代谢疾病;若伴有少尿或无尿、水肿提示肾脏疾病;若伴有心慌、乏力、胸闷提示心脏疾病。

(4)诊疗经过:诊治地点,是否用药,用何种药,具体用法、剂量及时间,效果如何。

(5)既往史:有无呕血、腹痛、夜间呛咳病史;有无糖尿病、遗传代谢病、肾病、周期性呕吐、脑外伤和癫痫等病史;有无食物过敏史。

(6)个人史:饮食情况,生长发育情况,有无智力、运动发育落后。

(7)家族史:有无内分泌、遗传代谢性疾病家族史。

**问诊结果**

患儿,男,3岁6个月,40 d前开始出现呕吐,3～6次/d,非喷射性,为胃内容物,偶含少量咖啡色样物,多在进食后发生,平卧位时更易出现,偶有干呕、嗳气、胸痛、咳嗽,不伴发热、腹痛、头痛、抽搐、喘息、少尿、乏力、走路不稳等,间断在当地诊所口服及输注止吐药物治疗,上述症状可减轻,但停药后易反复加重。患儿精神反应好,食欲好,睡眠一般,大小便正常。无食物过敏史,自然分娩,未使用助产钳,生长发育正常,无内分泌、遗传代谢性疾病等家族史。

4.思维引导 患儿3岁6个月,呕吐40 d,呕吐物偶含少量咖啡色样物,须考虑胃炎、消化性溃疡、胃食管反流病等常见消化道疾病,同时须警惕贲门失弛缓症、食管裂孔疝、胃扭转、幽门狭窄、十二指肠隔膜、肠系膜上动脉压迫综合征、肠旋转不良等少见疾病。另外呕吐还须警惕神经系统、呼吸系统疾病、内分泌代谢性疾病、肾脏疾病、心脏疾病等,该患儿无发热、喘息、头痛、抽搐、生长发育迟缓、特殊面容、少尿、水肿、乏力等,上述疾病可能性小,查体时需注意有无相关阳性体征,必要时适当行相关检查排除。患儿呕吐多在进食后发生,平卧位更易出现,并偶有干呕、嗳气、胸痛、咳嗽,须高度警惕胃食管反流病。

### (二)体格检查

1. 重点检查内容及目的 体格检查时需注意皮肤弹性及皮下脂肪厚度、有无口腔黏膜糜烂、溃疡、龋齿、咽喉红肿等。另外注意有无上腹、左上腹压痛,判断有无胃炎、消化性溃疡、胰腺炎可能;注意有无右下腹压痛、肌紧张及反跳痛,判断有无阑尾炎、腹膜炎可能;注意 Murphy 征情况,是否存在胆囊炎;注意有无腹部膨隆、胃肠型和蠕动波、肠鸣音亢进,是否存在幽门梗阻、肠梗阻;是否可触及异常包块,有无腹腔占位性疾病可能;是否存在肝、脾肿大,有无肝病、遗传代谢性疾病、血液系统疾病可能。还需注意其他系统体征,若有意识障碍、双侧瞳孔不等大、对光反射不灵敏、颈项强直、病理征阳性,须警惕颅内占位、出血、感染;若有特殊面容、肌张力异常等,须考虑内分泌、遗传代谢性疾病可能。

**体格检查结果**

T 36.5 ℃,P 101 次/min,R 25 次/min,BP 86/58 mmHg,体重 15.5 kg,身高 101.3 cm。

营养一般,神志清,精神反应好,全身皮肤黏膜无苍白、黄染、皮疹及出血点,皮肤弹性及皮下脂肪正常。浅表淋巴结无肿大。头颅无畸形,双侧瞳孔等大等圆,直径 3.0 mm,对光反射灵敏。口唇无干燥,口腔黏膜光滑完整,无龋齿。咽喉部无充血,无疱疹,双侧扁桃体Ⅰ度肿大,无脓苔,颈软,无抵抗,呼吸平稳,三凹征阴性,双肺听诊呼吸音清,未闻及干、湿啰音。心音有力,心率 101 次/min,心律齐,心前区未闻及明显杂音。腹部平坦,未见胃肠型和蠕动波,腹软,无压痛、肌紧张及反跳痛,Murphy 征阴性,肝、脾肋下未触及,未触及异常包块,移动性浊音阴性,肠鸣音正常。四肢无水肿,肌力、肌张力正常,双侧巴宾斯基征、克尼格征、布鲁津斯基征均阴性。

2. 思维引导 上述体格检查未发现明显阳性体征,需进一步寻找病因,结合病史,首先完善血液、心电图和腹部彩超等基本检查,根据检查结果及病情变化,必要时可行电子胃镜、24 h 食管 pH+阻抗监测等检查。

### (三)辅助检查

1. 主要内容及目的

(1)首选基本检查及目的

1)血常规、C 反应蛋白:排除感染性疾病。

2)尿常规、肾功能:排除肾疾病。

3)血气分析、电解质、血糖、血氨、肝功能:了解有无酸碱失衡、电解质紊乱、低血糖、高氨血症、肝损害。

4)心肌酶、心电图:排除心肌炎。

5)腹部彩超:排除肝肾疾病、胆囊炎、胰腺炎、肠扭转。

6)24 h 食管 pH+阻抗监测:确诊有无胃食管反流病及是酸反流还是胆汁反流。

(2)必要时辅助检查

1)上消化道胃镜检查:如出现呕血,建议完善电子胃镜检查,了解食管、胃黏膜情况,并进行黏膜活检,确诊反流性食管炎,排除嗜酸性粒细胞性食管炎、食管占位病变。

2)全消化道造影:如果胃镜检查正常,24 h 食管 pH 监测无异常,建议全消化道造影排除贲门失弛缓症、食管裂孔疝、肠系膜上动脉压迫综合征和肠旋转不良等。

## 辅助检查结果

(1)血常规、C 反应蛋白:正常。

(2)尿、大便常规:正常。

(3)肝功能、肾功能、心肌酶、电解质、血气分析、血糖、血氨:均正常。

(4)心电图、肝胆胰肾及肠扭转彩超:正常。

(5)24 h 食管 pH+阻抗监测:24 h 食管 pH 监测显示食管病理性酸反流;监测期间阻抗通道监测到总反流次数为 107 次(>80 次为异常反流),其中酸反流 63 次,弱酸反流 28 次,非酸反流 16 次。近端反流发生 43 次(图 5-4)。监测期间患儿呕吐、干呕、嗳气、胸痛、咳嗽症状均与反流相关。

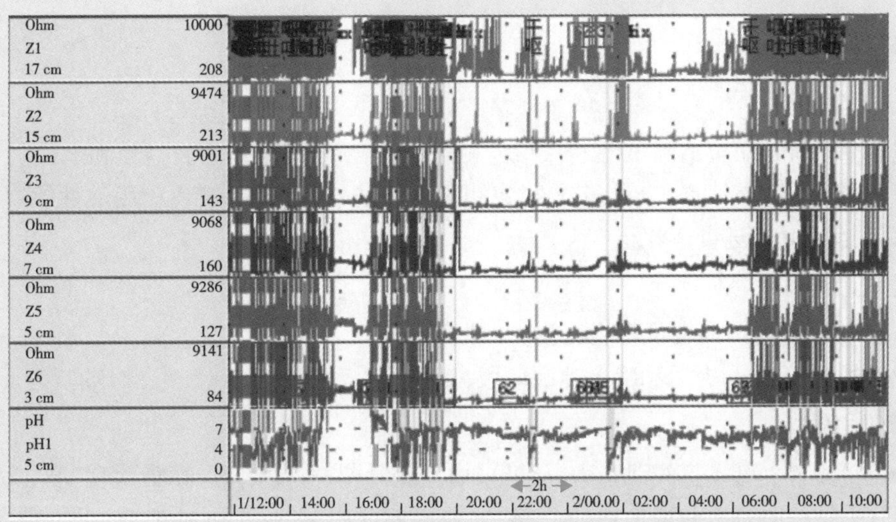


图 5-4　24 h 食管 pH+阻抗监测

(6)电子胃镜:食管黏膜可见纵行条状红斑、糜烂、溃疡,胃及十二指肠黏膜未见明显异常(图 5-5)。

(7)食管黏膜病理:食管黏膜基底层增厚,可见散在中性粒细胞、嗜酸性粒细胞浸润(6 ~ 11 个/HPF)(图 5-6)。

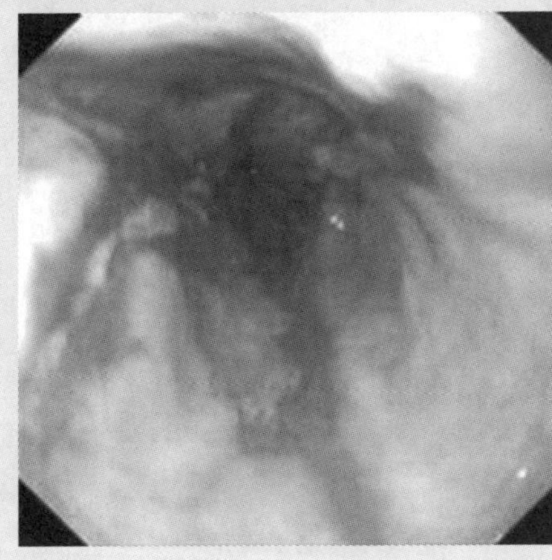

图 5-5　电子胃镜

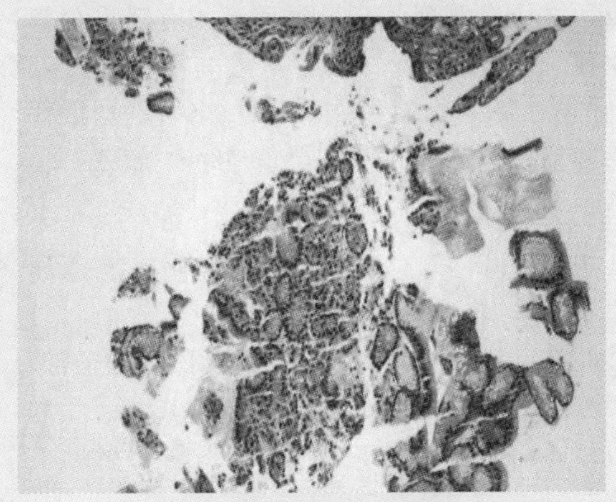

图 5-6　食管黏膜病理

2. 思维引导　该患儿24 h食管pH监测显示食管病理性酸反流，且监测期间阻抗通道监测到总反流次数为107次，呕吐、干呕、嗳气、胸痛、咳嗽症状均与反流相关，胃镜示食管黏膜可见纵行条状红斑、糜烂、溃疡，支持胃食管反流病伴反流性食管炎的诊断。因诊断明确，不需要全消化道造影检查。

电子胃镜结果排除胃炎、胃十二指肠溃疡；食管黏膜病理结果排除嗜酸性粒细胞性食管炎；肝胆胰肾及肠扭转彩超正常，排除肝肾疾病、胆囊炎、胰腺炎、肠扭转；外周血白细胞、C反应蛋白正常不支持感染性疾病；血糖、血氨等正常，遗传代谢性疾病可能性小，必要时完善血尿代谢病筛查；尿常规、肾功能正常排除肾炎、肾衰竭；心肌酶、心电图正常排除心肌炎。

### （四）初步诊断

分析上述病史、查体、24 h食管pH+阻抗监测、电子胃镜等检查结果，支持以下诊断：胃食管反流病伴反流性食管炎。

## 二、治疗经过

### （一）一般治疗

1. 护理　睡眠时将床头抬高30°，可采取左侧卧位；清醒状态下采取直立位和坐位。

2. 饮食管理　①稠厚饮食，少食多餐，以高蛋白低脂肪饮食为主，避免食用酸性饮料、巧克力和辛辣食品；②睡前2 h不进食。

### （二）药物治疗

1. 奥美拉唑肠溶片10 mg，早餐前顿服，口服8周。

2. 磷酸铝凝胶8 g tid，饭后和晚上睡前口服，口服4周。

### （三）思维引导

左侧卧位可改善食管下括约肌张力，故可采取左侧卧位；酸性饮料、高脂饮食、巧克力和辛辣食品可降低食管下括约肌张力和增加胃酸分泌，故须避免食用；如果仍呕吐严重，可行鼻胃管或鼻空肠管肠内营养；肥胖者应控制肥胖。药物治疗主要基于降低胃内容物酸度和提高食管下括约肌张力，包括抑酸或抗酸药、黏膜保护剂等，其中质子泵抑制剂如奥美拉唑、$H_2$受体拮抗剂如西咪替丁可抑制酸分泌、减少反流物对食管黏膜的损伤，提高食管下括约肌张力；氢氧化铝凝胶可中和胃酸；磷酸铝凝胶可抗酸和保护食管黏膜。促动力药物中多巴胺$D_2$受体拮抗剂多潘立酮，由于心血管系统的并发症目前不建议使用。另外，具有下列指征时可考虑外科手术治疗：①内科治疗6～8周无效，有严重并发症（消化道出血、营养不良、生长发育迟缓）；②因先天食管裂孔疝导致反流或有严重食管炎伴出血、溃疡、狭窄等；③有严重的呼吸道并发症，如呼吸道梗阻、反复发作吸入性肺炎或窒息、伴支气管肺发育不良者；④合并严重神经系统疾病。

### （四）治疗效果

1. 患儿呕吐、干呕、嗳气、胸痛、咳嗽症状逐渐缓解。

2. 8周后查体：神志清，精神反应好，心肺正常，腹平软，肠鸣音正常。

3. 8周后复查电子胃镜：食管黏膜未见异常（图5-7）。

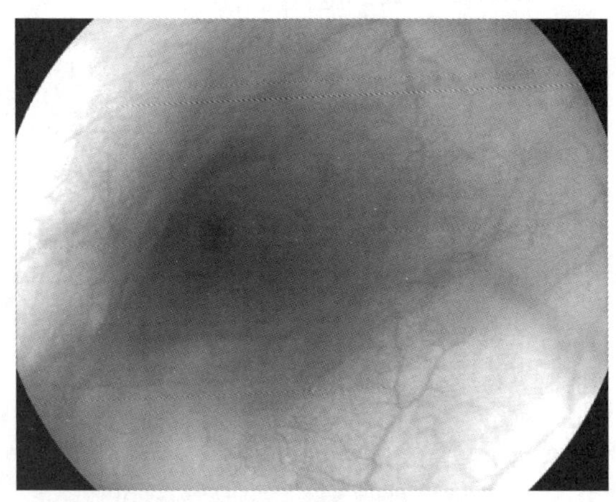

图5-7　电子胃镜（8周后）

## 三、思考与讨论

胃食管反流分生理性和病理性两种。病理性反流是指胃食管反流频繁发作，可引起一系列症状以及严重的并发症，称为胃食管反流病，主要表现为呕吐，多发生在进食后，有时在夜间或空腹时，呕吐物为胃内容物，年长儿以反胃、反酸、嗳气等症状多见，可诉胸骨后烧灼感，吞咽时疼痛，部分婴幼儿表现为喂奶困难、烦躁、拒食。食管炎严重者可发生糜烂或溃疡，出现呕血或黑便，严重的反流性食管炎可发生缺铁性贫血、营养不良和生长发育落后。该患儿病史特点为学龄前期儿童，呕吐 40 d，多在进食后发生，平卧位更易出现，呕吐物含咖啡色样物，偶有干呕、嗳气、胸痛、咳嗽，体格检查未见异常，血液、心电图和腹部彩超等基本检查未见异常，突然出现呕吐、呕血加重后，行电子胃镜检查显示食管黏膜纵行条状红斑、糜烂、溃疡，24 h 食管 pH+阻抗监测显示食管病理性酸反流，监测期间呕吐、干呕、嗳气、胸痛、咳嗽症状与反流相关，可确诊胃食管反流病伴反流性食管炎。患儿主要表现为呕吐，且病史较长，同时须警惕慢性胃炎、消化性溃疡、嗜酸性粒细胞性食管炎、胰腺炎、胆囊炎、贲门失弛缓症、食管裂孔疝、胃扭转、幽门狭窄、十二指肠隔膜、肠系膜上动脉压迫综合征、肠扭转、肠旋转不良等其他消化系统疾病及神经系统、呼吸系统、内分泌代谢、肾脏及心脏等疾病，应注意结合各病临床特点进行鉴别，必要时行相关辅助检查排除。

儿童胃食管反流病的治疗首先要注意好体位和饮食管理，预防呛咳、窒息，主要给予抑酸、抗酸、提高食管下括约肌张力和保护黏膜等治疗，同时积极处理酸碱平衡失调及电解质紊乱，维持内环境稳定，具备手术指征时可考虑外科手术治疗。通常经抑酸等治疗后症状可逐渐缓解，疗程 8 ~ 12 周。该患儿抑酸治疗后呕吐等症状渐缓解，8 周后复查内镜示食管黏膜恢复正常。

## 四、练习题

1. 儿童胃食管反流病应如何诊断?
2. 儿童胃食管反流病需要与哪些疾病鉴别?
3. 如何治疗儿童胃食管反流病?

## 五、推荐阅读


[1] 王卫平，孙锟，常立文. 儿科学[M]. 9 版. 北京：人民卫生出版社，2021.

[2] ROSEN R, VANDENPLAS Y, SINGENDONK M, et al. Pediatric gastroesophageal reflux clinical practice guidelines: joint recommendations of the North American Society for Pediatric Gastroenterology, Hepatology, and Nutrition and the European Society for Pediatric Gastroenterology, Hepatology, and Nutrition[J]. J Pediatr Gastroenterol Nutr, 2018, 66(3): 516-554.

[3] GONZALEZ AYERBE II, HAUSER B, SALVATORE S, et al. Diagnosis and management of gastroesophageal reflux disease in infants and children: from guidelines to clinical practice[J]. Pediatr Gastroenterol Hepatol Nutr, 2019, 22(2): 107-121.

[4] KATZ P O, DUNBAR K B, SCHNOLL-SUSSMAN F H, et al. ACG clinical guideline for the diagnosis and management of gastroesophageal reflux disease[J]. Am J Gastroenterol, 2022, 117(1): 27-56.

[5] MICHELLE M PAPACHRISANTHOU, RENÉE L DAVIS. Clinical practice guidelines for the management of gastroesophageal reflux and gastroesophageal reflux disease: birth to 1 year of age[J]. J Pediatr Health Care, 2015, 29(6): 558-564.

[6] MICHELLE M PAPACHRISANTHOU, RENÉE L DAVIS. Clinical practice guidelines for the management of gastroesophageal reflux and gastroesophageal reflux disease: 1 year to 18 years of age[J]. J Pediatr Health Care, 2016, 30(3): 289-294.

[7]GYAWALI C P, KAHRILAS P J, SAVARINO E, et al. Modern diagnosis of GERD: the Lyon Consensus[J]. Gut,2018,67(7):1351-1362.

[8]中华医学会消化病学分会. 2020 年中国胃食管反流病专家共识[J]. 中华消化杂志,2020,40(10):649-663.

(李小芹　王瑞锋)

# 案例 23 消化性溃疡

## 一、病历资料

### (一)门诊接诊

患儿,男,6 岁 9 个月。

1. 代主诉　间断腹痛半个月。

2. 问诊重点　腹痛为儿童消化系统常见症状,患儿病史较长,问诊时应注意有无诱发因素、主要症状、伴随症状、疾病演变过程、诊治经过、治疗效果、一般情况等。

3. 问诊内容

(1)诱发因素:有无不合理饮食和用药、误服异物、家庭成员是否有幽门螺杆菌(Helicobacter pylori,HP)感染等诱发因素。

(2)主要症状:应询问腹痛发生频率,与进食或用药的关系,腹痛部位、程度、性质,有无放射性疼痛和转移性疼痛等。

(3)伴随症状:伴发热、呕吐、腹胀、腹泻、便血提示胃肠炎可能;伴呕吐、反酸、嗳气提示胃食管反流病可能;伴呕血、便血提示消化性溃疡可能;伴饭量异常增大、消瘦、肛门瘙痒提示肠道寄生虫病可能;伴皮肤黄染提示胆管疾病;伴双下肢对称性皮疹、关节痛提示过敏性紫癜;伴腹泻、便血、体重下降提示炎症性肠病可能;伴发热、转移性右下腹痛提示阑尾炎可能;伴腹胀、呕吐、肛门排气减少提示肠旋转不良可能;伴发热、尿频、尿急、尿痛或血尿提示泌尿系统感染或结石。

(4)诊治经过:是否用药,用何种药,具体用法、剂量及时间,效果如何。

(5)既往史:有无胃炎、消化性溃疡、胰腺炎、过敏性紫癜、便秘、HP 感染等病史,有无食物过敏史、特殊用药史,有无腹部手术史和外伤史。

(6)个人史:个人饮食习惯、居住卫生条件等。

(7)家族史:家族中有无 HP 感染、炎症性肠病、胃癌等患者。

**问诊结果**

患儿,男,6 岁 9 个月,半个月前无明显诱因开始出现间断腹痛,呈阵发性,较剧烈,以上腹部及脐周为主,持续数分钟可自行缓解,进食后易出现或加重,与体位无关,无呕吐、呕血、腹胀、反酸、嗳气,无腹泻、便血,无发热、咳嗽,无皮疹、血尿、体重下降、肛门瘙痒等。在当地诊所口服“四磨汤口服液、益生菌”治疗 1 周,腹痛无缓解。患儿精神反应一般,食欲差,睡眠一般,大小便正常。既往无 HP 感染、消化道溃疡、过敏性紫癜等病史,无食物过敏史,无服用非甾体抗炎药或类固醇激素史,无手术史和外伤史,无嗜辛辣刺激饮食习惯,无误服异物史,无 HP 感染、炎症性肠病等家族史。

4. 思维引导　患儿,6 岁 9 个月,间断腹痛半月,进食后易出现或加重,首先考虑胃炎、消化性溃疡等常见消化道疾病,腹痛以上腹部及脐周为主,须警惕胰腺炎、嗜酸性粒细胞性胃肠炎、过敏性紫癜等疾病,腹痛较剧烈,消化性溃疡、胰腺炎、过敏性紫癜可能性较大。但患儿无暴饮暴食、胆道疾病史,不支持胰腺炎;无皮疹、关节痛,暂不支持过敏性紫癜;无食物过敏史,无腹泻、腹胀、便血等,不支持嗜酸性粒细胞性胃肠炎;食欲差,无消瘦、肛门瘙痒,不支持肠道寄生虫病;无腹泻、便血、体重下降、口腔溃疡、肛周病变,不支持炎症性肠病;无发热、转移性右下腹痛,不支持阑尾炎;无呕吐、便血、腹胀,不支持肠扭转、肠梗阻;无发热、尿频、尿急、尿痛、血尿,不支持泌尿系统感染及结石。

### (二)体格检查

1. 重点检查内容及目的　患儿消化性溃疡可能性大,须注意有无皮肤和黏膜苍白等贫血表现。另外,还需注意有无口腔溃疡、肛周病变、皮下脂肪薄或消失、皮肤及关节病变等,判断有无炎症性肠病可能。注意 Murphy 征情况,是否存在胆囊炎。注意有无右下腹压痛、肌紧张及反跳痛,判断有无阑尾炎可能。是否可触及其他异常包块,有无腹腔占位性疾病可能。注意有无腹部膨隆、胃肠型和蠕动波、肠鸣音亢进、气过水声,是否存在肠旋转不良、肠梗阻;双侧腹股沟处有无局部隆起或包块、有无阴囊增大,判断有无腹股沟疝甚至嵌顿疝可能。注意能否在上腹部触及增大的肾脏、肾区有无叩击痛、在腹直肌外缘脐水平和髂前上棘水平部位有无压痛、叩击痛,判断是否存在上尿路结石可能。下腹部膀胱区有无隆起,是否存在尿潴留。听诊双下肺有无湿啰音,判断是否存在双下肺炎症。

**体格检查结果**

T 36.5 ℃,P 92 次/min,R 21 次/min,BP 95/66 mmHg,体重 20.5 kg。

神志清,精神反应一般。全身皮肤黏膜无黄染、苍白、皮疹及出血点,无水肿,皮下脂肪及皮肤弹性正常。浅表淋巴结未触及肿大,眼窝无凹陷,口唇无干燥,口腔黏膜光滑完整,咽无充血,双侧扁桃体无肿大,无脓苔。颈软,无抵抗,双肺呼吸音清,未闻及干湿啰音。心音有力,心率 92 次/min,心律齐,心前区未闻及杂音。腹部平坦,未见胃肠型和蠕动波,上腹部及脐周压痛,无腹肌紧张及反跳痛,Murphy 征阴性,肝、脾肋下未触及,未触及异常包块,肝浊音界正常,肠鸣音正常,无气过水声,双肾区无叩击痛,腹直肌外缘脐水平和髂前上棘水平部位无压痛、叩击痛。双侧腹股沟处无局部隆起或包块,无阴囊增大。肛周无病变。关节无红肿,手足暖,无疱疹,四肢肌力、肌张力正常。双侧巴宾斯基征、克尼格征、布鲁津斯征阴性。

2. 思维引导　经上述体格检查发现,患儿有上腹部及脐周压痛,其余体格检查未见明显异常,结合病史,需要考虑胃炎、消化性溃疡可能,必要时行电子胃镜、黏膜病理检查了解上消化道黏膜情况。

### (三)辅助检查

1. 主要内容及目的

(1)首选辅助检查

1)血常规:根据白细胞情况排除感染性疾病,并了解有无嗜酸性粒细胞比例升高。

2)尿常规:根据红细胞、白细胞等情况判断有无血尿和泌尿系统感染可能。

3)大便常规:根据红细胞、白细胞、大便潜血、寄生虫卵判断有无消化道出血、感染和肠道寄生虫病可能。

4)$^{13}$C 尿素呼气试验:了解是否存在 HP 感染。

（2）必要时辅助检查：电子胃镜及黏膜病理，明确是否存在胃炎、消化性溃疡，排除嗜酸粒细胞性胃肠炎。

2. 思维引导　根据患儿间断腹痛半月，查体上腹部及脐周压痛，应当首先考虑胃炎、消化性溃疡的可能，查$^{13}$C 尿素呼气试验阳性，进一步行电子胃镜检查显示胃及十二指肠溃疡，支持消化性溃疡诊断。消化性溃疡内镜改变分 3 期：活动期 A 期（厚苔），愈合期 H 期（薄苔），瘢痕期 S 期（红色、白色瘢痕）。活动期（A 期）：此期有厚苔，需注意溃疡苔的情况和溃疡周围炎症情况。$A_1$ 期：溃疡面苔厚而污秽，周边黏膜充血肿胀，无皱襞集中。$A_2$ 期：溃疡面苔厚而清洁，周围黏膜肿胀逐渐消失，向溃疡集中。愈合期（H 期）：此期因苔薄，又称"薄苔期"。$H_1$ 期：溃疡缩小，周边有上皮再生，形成红晕，黏膜皱襞向溃疡集中。$H_2$ 期：溃疡明显缩小，接近愈合。瘢痕期（S 期）：此前无苔，有瘢痕。$S_1$ 期：红色瘢痕，溃疡面消失，中央充血，瘢痕呈现红色。$S_2$ 期：白色瘢痕，有浅表凹陷，皱襞向该处集中，颜色与正常黏膜相似。该患儿溃疡表现提示其处于活动期 $A_1$ 期，此时有出血、穿孔等风险，须密切观察病情变化。结合$^{13}$C 尿素呼气试验阳性，黏膜病理示"胃窦部"HP（++），故 HP 感染明确，考虑溃疡形成与 HP 感染相关。

**辅助检查结果**

（1）血常规、CRP：正常。

（2）尿、大便常规：正常。

（3）腹部及泌尿系统彩超：正常。

（4）$^{13}$C 尿素呼气试验：阳性。

（5）进一步行电子胃镜：胃窦部溃疡（$A_1$）（图 5-8A）；十二指肠溃疡（$A_1$）（图 5-8B）。

（6）胃窦黏膜病理：黏膜轻度慢性炎症（图 5-8C）；免疫组化："胃窦部"HP（++）。

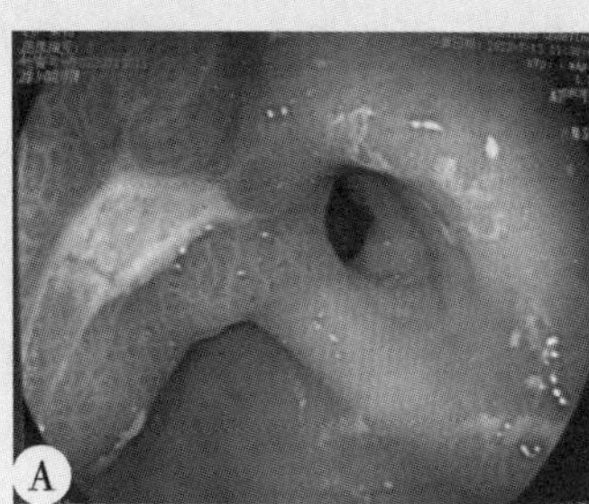

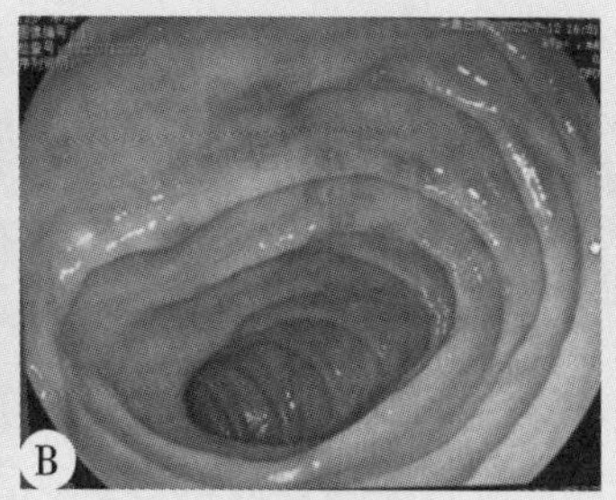

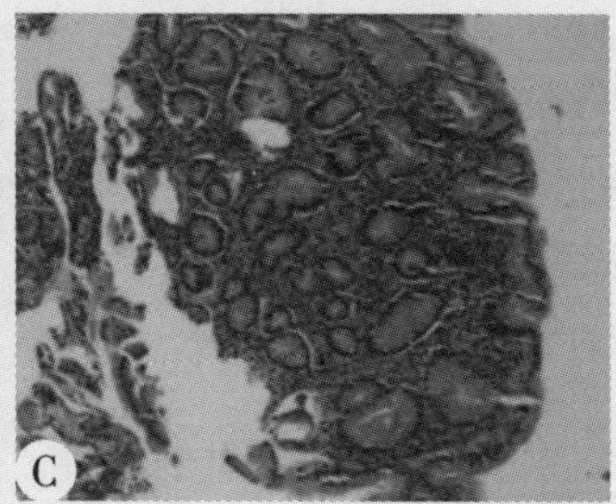


图 5-8　电子胃镜及胃窦黏膜病理

### （四）初步诊断

分析上述病史、体格检查、化验、电子胃镜及黏膜病理检查结果，支持以下诊断：①胃溃疡；②十二指肠溃疡；③幽门螺杆菌感染。

## 二、治疗经过

### （一）治疗方案

1. 一般治疗　少食多餐，流质饮食，避免过硬、过冷、过酸、粗糙的食物和酒类以及含咖啡因的饮料；避免剧烈活动；避免精神紧张；尽量不用或少用对胃有刺激性的药物如非甾体抗炎药和肾上腺皮质激素等药物。

2. 根除 HP 治疗　奥美拉唑 1 mg/（kg · d），10 mg，bid，餐前口服；阿莫西林 50 mg/（kg · d），

500 mg,bid,口服;克拉霉素 15～20 mg/(kg·d),200 mg,bid,口服;枸橼酸铋钾[按铋元素剂量计算6～8 mg/(kg·d)],70 mg,bid,餐前口服。治疗 14 d。

3. 思维引导 患儿电子胃镜提示胃溃疡、十二指肠溃疡,胃溃疡较为深大,建议流质饮食,必要时给予鼻空肠管置入经鼻空肠管注食。$^{13}C$ 尿素呼气试验阳性且黏膜病理示胃窦部 HP(++),提示HP 感染明确,根据《中国儿童幽门螺杆菌感染诊治专家共识(2022)》,需要根除 HP 治疗,可应用质子泵抑制剂+两种抗菌药物+铋剂规律治疗 14 d。目前患儿无呕血、便血等消化道出血表现,血常规显示无贫血,提示暂无活动性出血,但须持续密切观察患儿有无呕血、黑便、心慌、皮肤黏膜苍白、呼吸心率增快、血压下降等,必要时复查血常规,同时须密切观察患儿有无腹痛突然加剧、波及全腹、面色苍白、四肢发凉、脉搏快而弱、呼吸短促等,警惕穿孔出现。

### (二)治疗效果

1. 症状 腹痛减轻。

2. 4 d 后查体 精神反应好,腹平软,上腹部及脐周压痛减轻,无肌紧张及反跳痛,肠鸣音正常。

### (三)病情变化

治疗第 5 天,患儿过量饮食后突发呕吐 6 次,非喷射性,为胃内容物,量多,后 2 次伴呕血,表现为食物中含咖啡色物,50～100 mL/次,腹痛加重。体格检查:T 36.8 ℃,BP 90/63 mmHg,精神反应差,皮肤苍白,睑结膜及口唇苍白,腹平软,上腹及脐周压痛,无肌紧张及反跳痛,未触及异常包块,移动性浊音阴性,肠鸣音正常。

患儿消化道出血的可能原因及应对:消化性溃疡伴出血。急查血常规。

**检查结果**

血常规:WBC $10.6\times10^9$/L,N% 56.3%,L% 32.7%,RBC $3.68\times10^{12}$/L,Hb 86 g/L,PLT $386\times10^9$/L。

思维引导:血常规提示存在中度贫血,结合患儿有呕血表现,考虑失血所致。患儿治疗前 4 d 病情已好转,本次呕吐前有过量饮食的诱因,突发多次呕吐症状,因其存在胃窦部溃疡且溃疡深大、处于活动期,考虑溃疡伴出血。给予禁食水、输注奥美拉唑、补液营养支持治疗,暂不需输血。注意观察患儿有无反复呕血、黑便、腹痛加重、心慌等表现,根据病情及时复查血常规,必要时给予输血治疗。

### (四)治疗 10 d 后

患儿未再出现呕吐、呕血,腹痛渐缓解。

体格检查:神志清,精神反应好,呼吸平稳,皮肤黏膜稍苍白,腹平软,无压痛、肌紧张及反跳痛,肠鸣音正常。

血常规:WBC $9.7\times10^9$/L,N% 52.5%,L% 28.6%,RBC $3.72\times10^{12}$/L,Hb 96 g/L,PLT $253\times10^9$/L。

### (五)随访

停用抗生素及铋剂 1 个月后随访。

复查 $^{13}C$ 尿素呼气试验:阴性。

复查电子胃镜:胃溃疡($S_2$);十二指肠黏膜未见异常(图 5-9)。

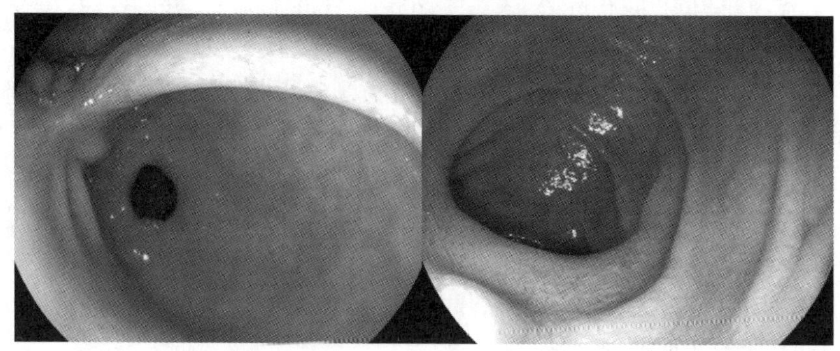

图 5-9 电子胃镜

## 三、思考与讨论

消化性溃疡主要是指发生在胃和十二指肠的慢性溃疡，即胃溃疡和十二指肠溃疡，各年龄儿童均可发病，以学龄期儿童多见。消化性溃疡的病因主要为 HP 感染、阿司匹林和其他 NSAID 的应用，有溃疡就需查 HP，HP 感染多在儿童期获得。该患儿病史特点为：①学龄期儿童，间断腹痛半月，阵发性腹痛，以上腹部及脐周为主，持续数分钟可自行缓解，与进食密切相关，进食后腹痛易出现或加重，不伴腹泻、发热等。②体格检查：上腹部及脐周压痛。③$^{13}$C 尿素呼气试验阳性，电子胃镜示胃十二指肠溃疡，黏膜病理示胃窦部 HP(++)，诊断胃十二指肠溃疡、HP 感染明确。学龄期儿童腹痛需要注意与胃炎、胰腺炎、过敏性紫癜、嗜酸性粒细胞性胃肠炎、炎症性肠病、阑尾炎等疾病鉴别。

根据《儿童和青少年幽门螺旋杆菌感染的管理》和《中国儿童幽门螺杆菌感染诊治专家共识(2022)》，儿童 HP 感染合并消化性溃疡需要根除 HP 治疗，6 岁以下首选三联疗法，应用质子泵抑制剂+两种抗菌药物治疗 14 d，6 岁以上可选加铋剂的四联疗法。停用质子泵抑制剂至少 2 周、抗菌药物和铋剂至少 4 周后复查$^{13}$C 尿素呼气试验。HP 感染可导致胃窦、十二指肠溃疡，溃疡愈合后易出现假幽门、幽门梗阻、十二指肠狭窄和梗阻，建议定期门诊随访，必要时复查胃镜。

## 四、练习题

1. 儿童消化性溃疡的诊断流程是什么？
2. 儿童消化性溃疡的治疗有哪些？
3. 儿童消化性溃疡的并发症有哪些及如何处理？
4. 儿童幽门螺杆菌感染的诊断方法和治疗方案有哪些？

## 五、推荐阅读

[1]王卫平，孙锟，常立文. 儿科学[M]. 9 版. 北京：人民卫生出版社，2021.

[2]KAMADA T，SATOH K，ITOH T，et al. Evidence-based clinical practice guidelines for peptic ulcer disease 2020[J]. J Gastroenterol，2021，56(4)：303-322.

[3]JONES N L，KOLETZKO S，GOODMAN K，et al. Joint ESPGHAN/NASPGHAN guidelines for the management of helicobacter pylori in children and adolescents(Update 2016)[J]. J Pediatr Gastroenterol Nutr，2017，64(6)：991-1003.

[4] 袁耀宗,王贞贞. 消化性溃疡诊断与治疗规范(2016 年,西安)[J]. 中华消化杂志,2016,36(8):508-513.

[5] 中华医学会儿科学分会消化学组,国家儿童医学中心消化专科联盟,中华儿科杂志编辑委员会. 中国儿童幽门螺杆菌感染诊治专家共识(2022)[J]. 中华儿科杂志,2023,61(7):580-587.

（李小芹　薛福敏）

# 第六章 呼吸系统疾病

## 案例24 急性上呼吸道感染

### 一、病历资料

#### (一)门诊接诊

患儿,男,3 岁。

1. 代主诉　发热、流涕2 d。

2. 问诊重点　发热系呼吸道感染常见症状,需要注意发热的热型、伴随症状,流涕需要区分是流清涕、白色黏涕还是黄涕,需要区分是单纯的上呼吸道感染,有无并存鼻窦炎。

3. 问诊内容

(1)诱发因素:有无着凉、接触呼吸道感染患者等诱发因素。

(2)主要症状:局部症状有无鼻塞、喷嚏、干咳、咽痛、咽部不适等,全身症状有无烦躁不安、头痛、乏力、皮疹等,部分患儿会有食欲减退、呕吐、腹泻、腹痛等消化道症状。

(3)伴随症状:若伴有皮疹,须警惕麻疹、猩红热、川崎病、传染性单核细胞增多症等疾病。有消化道症状患儿须与阑尾炎相鉴别,有头痛、呕吐患儿须警惕颅内感染。

(4)诊治经过:是否用药,用何种药、具体剂量、疗程级效果如何,以利于迅速选择药物。

(5)既往史:有无先天性心脏病、免疫缺陷、变应性鼻炎病史。有无营养障碍性疾病,如维生素D缺乏性佝偻病,维生素A缺乏症等。有无食物、药物过敏史。

(6)个人史:是否为早产儿,出生时有无窒息及抢救病史,生长发育是否同正常同龄儿,预防接种是否按时接种。

(7)家族史:家属中有无遗传、代谢性疾病等家族史及近期类似症状患者。

**问诊结果**

患儿,男,3 岁,接触呼吸道感染的家人后出现发热症状,体温最高达39.2 ℃,热型不详,伴流清涕,无咳嗽、皮疹、头痛、抽搐,无呕吐、腹泻、腹痛,无尿频、尿急、尿痛等不适。给予布洛芬应用后体温可降至正常,但易复升,热退后患儿精神反应可。平素患儿体健,出生史及生长发育史无异常。

4. 思维引导　患儿系接触呼吸道感染家人后出现发热、流涕,无其他系统症状,热退后精神反应好,颅内感染可能性不大,体格检查时注意行神经系统检查,动态观察有无惊厥、呕吐、精神差等表现,患儿无皮疹,现麻疹、猩红热、川崎病、传染性单核细胞增多症诊断条件不足,须密切动态观察患儿有无皮疹、结膜充血、畏光、淋巴结肿大、手足硬肿、草莓舌等情况出现。此外,患儿无腹痛、腹泻等不适,阑尾炎可能性小,必要时行腹部彩超检查。患儿若有咳嗽,体格检查时重点关注呼吸频率、有无呼吸困难,听诊有无湿啰音及呼吸异常增快等情况。

### (二)体格检查

1. 重点检查内容及目的　患者呼吸系统感染的可能性大,应注意患儿的精神、反应、意识及皮肤黏膜循环状态,咽部有无充血,扁桃体有无肿大、有无脓性分泌物,若有黄白色分泌物,提示急性化脓性扁桃体炎可能性大,但须注意区分传染性单核细胞增多症。若口腔内有疱疹,提示疱疹性咽峡炎。若体格检查颈部及颌下淋巴结肿大及触痛,伴有肝、脾大,提示传染性单核细胞增多症可能。若肺部听诊有啰音及呼吸增快,若闻及固定湿啰音,则提示肺部感染;腹部有无压痛,若麦氏点压痛,提示阑尾炎;神经系统体格检查有无阳性体征,若体格检查病理征阳性,提示颅内感染。

**门诊体格检查结果**

T 38.0 ℃,R 32 次/min,P 110 次/min,体重 15 kg。

神志清,精神可,全身皮肤无黄染、皮疹及出血点,咽充血,双侧扁桃体无肿大。颈软,无抵抗,颈部未触及肿大淋巴结,呼吸平稳,双肺听诊呼吸音稍粗,未闻及干、湿啰音。心率 110 次/min,心音有力,律齐,各瓣膜听诊器未闻及杂音。腹软,无压痛及反跳痛,肝脾肋下未及,麦氏点无压痛。双侧巴宾斯基征、布鲁津斯基征、克尼格征均阴性。

2. 思维引导　经上述检查患儿无其他系统阳性体征,精神反应好,目前暂考虑急性上呼吸道感染,须密切动态观察有无其他系统阳性体征出现,针对相关脏器进行检查,以明确诊断。

### (三)辅助检查

1. 主要内容及目的

(1)血常规:病毒感染者外周血白细胞计数正常或偏低,中性粒细胞计数减少,淋巴细胞计数相对增高。细菌感染者外周血白细胞计数可增高,中性粒细胞计数增高。

(2)病毒分离和血清学检查:可明确病原。

(3)免疫荧光、免疫酶学及分子生物学技术检测:可作出早期诊断。

(4)C 反应蛋白(CRP)和降钙素原(PCT):有助于提示细菌感染。

**辅助检查结果**

(1)血常规 WBC $9.2\times10^9$/L,L% 67.5%,N% 27%,RBC $4.32\times10^9$/L,Hb 112 g/L,PLT $379\times10^9$/L。

(2)CRP 4.5 mg/L。

(3)甲型流感病毒、乙型流感病毒检测:均阴性。

2. 思维引导　该患者发热、流涕 2 d,急性病程,热退后精神反应可,查血常规白细胞正常,淋巴细胞为主,CRP 正常,提示病毒感染可能性大,且其他系统体格检查未见异常,目前考虑诊断急性上呼吸道感染。

### (四)初步诊断

分析上述病史、体格检查、实验室检查结果,支持诊断:急性上呼吸道感染。

## 二、治疗经过

1. 一般护理　注意休息和护理，发热期宜给予流食或软食，多饮水。患儿充分休息，保持室内空气新鲜和适当的温度与湿度，防止交叉感染。

2. 抗感染治疗　该患儿系病毒感染，病毒多为自限性疾病，可不予抗病毒药物应用。

3. 对症治疗

（1）发热：不推荐物理降温用于退热，往往会明显增加患儿不适感。体温≥38.2 ℃伴明显不适，可给予口服退热药物，如布洛芬（需要间隔 6～8 h 使用）或对乙酰氨基酚（需要间隔 4～6 h 使用）。

（2）热性惊厥：婴幼儿体温高热时易发生高热惊厥，若发生，可给予止惊镇静处理。

（3）流涕：轻微流涕不必处理，较多分泌物时可给予生理盐水冲洗。

4. 思维引导　根据患儿临床表现、实验室检查，初步考虑该患儿系病毒感染引起的急性上呼吸道感染，病毒多为自限性疾病，无须加用抗菌药物治疗，主要是对症治疗，患儿有发热，可给予退热药物应用，流涕较轻微可不必处理。

5. 治疗效果　①症状：2 d 后热退至正常，流涕消失。②体格检查：神清，呼吸 25 次/min，咽无充血，心肺腹体格检查无异常，神经系统体格检查无异常。

## 三、思考与讨论

患儿有发热、流涕，无其他系统阳性症状，体格检查无异常，给予退热药物应用后患儿精神反应好，实验室检查提示病毒感染，对症治疗后患儿体温降至正常，流涕消失，急性上呼吸道感染诊断明确。急性上呼吸道感染是小儿最常见的疾病，常见的病原体是病毒，占 90% 以上，亦可见细菌、支原体。常见的病毒有鼻病毒、流感病毒、副流感病毒、柯萨奇病毒、埃可病毒、呼吸道合胞病毒、腺病毒。常见细菌有乙型溶血性链球菌 A 组、肺炎球菌、嗜血流感杆菌及葡萄球菌。小儿急性上呼吸道感染易出现并发症，可引起邻近气管的感染如中耳炎、鼻窦炎，向下蔓延如气管、支气管炎、肺炎，引起全身感染如败血症。因此体格检查时需注意患儿一般情况，注意可能的并发症和体征。急性上呼吸道感染时主要是对症治疗，一般不需要抗菌药物，除非有细菌感染的证据。

## 四、练习题

1. 急性上呼吸道感染的临床表现是什么？
2. 疱疹性咽峡炎的临床特点是什么？
3. 咽眼结合膜热的临床特点是什么？

## 五、推荐阅读

[1] 中华医学会，中华医学会杂志社，中华医学会全科医学分会，等. 急性上呼吸道感染基层诊疗指南（2018 年）[J]. 中华全科医师杂志，2019，18（5）：422-426.

[2] 蒋荣猛.《疱疹性咽峡炎诊断及治疗专家共识（2019 年版）》解读[J]. 西部医学，2019，31（12）：1810-1813.

[3] 申昆玲，朱宗涵，万朝敏，等. 解热镇痛药在儿童发热对症治疗中的合理用药专家共识[J]. 中华实用儿科临床杂志，2020，35（3）：161-169.

（张　曼）

# 案例 25 急性感染性喉炎

## 一、病历资料

### (一)门诊接诊

患儿,女,2 岁。

1. 代主诉 发热、咳嗽、声音嘶哑 3 d,呼吸困难 3 h。

2. 问诊重点 发热系呼吸道感染常见症状,需要注意发热的热型、伴随症状,咳嗽需要注意咳嗽的特点,是清嗓样、犬吠样还是痉挛性咳嗽,有无咳痰,咳嗽发生的时间是白天、夜间还是晨起,注意鉴别是咽炎、上气道咳嗽综合征还是支气管哮喘可能。有无喘息和呼吸困难,呼吸困难是吸气性还是呼气性为主,判断是上呼吸道还是下呼吸道梗阻。

3. 问诊内容

(1)诱发因素:有无着凉、接触呼吸道感染患者、剧烈运动、吸入冷空气、吸入或食入变应原等诱发因素。

(2)主要症状:可有发热、犬吠样咳嗽、声音嘶哑、吸气性喉鸣和呼吸困难。严重时可出现发绀、烦躁不安、面色苍白。

(3)伴随症状:有无明显咽痛,颌下淋巴结肿大伴压痛,需要注意鉴别白喉。如除咽喉疼痛外还伴随口水外流,不愿进食等情况,还需注意急性会厌炎可能。另需要详细询问有无异物吸入的病史,排除喉或气管异物可能。

(4)诊治经过:是否用药,用何种药、具体剂量、疗程及效果如何,以利于迅速选择药物。

(5)既往史:有无过敏性疾病如湿疹、变应性鼻炎等,有无反复喘息病史。有无食物、药物过敏史。

(6)个人史:是否早产儿,有无先天性喉软化病史。出生时有无窒息及抢救病史,生长发育同正常同龄儿,预防接种是否按时接种。

(7)家族史:家属中有无遗传、代谢性疾病等家族史及近期类似症状患者。

**问诊结果**

患儿,女,2 岁,3 d 前无明显诱因出现发热,体温最高达 39.8 ℃,热型不详,伴声音嘶哑及犬吠样咳嗽,无皮疹、抽搐,无呕吐、腹泻、腹痛,无尿频、尿急、尿痛等不适。自行给予布洛芬及止咳药物应用后体温可降至正常,但易复升,咳嗽、声音嘶哑无明显好转。3 h 前即晚上入睡后出现喉鸣及呼吸困难,遂急诊就诊。平素患儿体健,无异物吸入史,既往无过敏性疾病及喘息病史。足月顺产,无先天性喉软化病史。家属中无遗传、代谢性疾病等家族史及近期类似症状患者。

4. 思维引导 患儿系婴幼儿,急性起病,有发热、声音嘶哑及咳嗽病史,首先考虑呼吸道感染,有喉鸣、呼吸困难,为喉部水肿的表现,但无异物吸入史,首先喉或气管异物可能性不大,患儿无咽痛、进食困难等表现,急性会厌炎可能性不大,但需要动态观察患儿说话是否低沉、含糊不清等表现,必要时可辅助喉镜检查。患儿有咳嗽,体格检查时重点关注肺部听诊有无干、湿啰音,尤其是喘鸣音。

### (二)体格检查

1. 重点检查内容及目的　患者急性感染性喉炎的可能性大,应注意患儿的精神、反应、意识及皮肤黏膜循环状态,若咽部有灰白色片状假膜,有鼻塞、黏液脓性或浆液性血性鼻涕、鼻腔黏膜充血、糜烂等症状,并伴有颌下淋巴结肿大、压痛,结合鼻咽部假膜以及细菌学检查阳性,提示白喉。若喉镜检查发现会厌红肿明显,会厌周围组织如舌骨、甲状软骨有压痛,提示急性会厌炎。若肺部听诊时除有吸气喉鸣,还可闻及干啰音,胸部X线检查纹理变粗或点片状阴影,提示喉气管支气管炎。若除了吸气性呼吸困难外,还伴有呼气性呼吸困难,可闻及呼气相喘鸣,须警惕支气管哮喘急性发作、病毒性肺炎、支气管肺发育不良等可能。

**体格检查结果**

T 38.4 ℃,P 132 次/min,R 34 次/min,体重 14 kg。

神志清、精神可,睡眠状态,全身皮肤无黄染、皮疹及出血点,咽充血,双侧扁桃体无肿大。颈部未触及肿大淋巴结,甲状软骨处无压痛,吸气三凹征阳性,吸气性喉鸣,双肺听诊呼吸音稍粗,可闻及喉传导音。心音有力,律齐,各瓣膜听诊器未闻及杂音。腹软,肝、脾肋下未及。双侧巴宾斯基征、布鲁津斯基征、克尼格征均阴性。

2. 思维引导　患儿有发热、声音嘶哑、犬吠样咳嗽、吸气喉鸣及呼吸困难,并经上述检查患儿咽部无灰白色假膜,系吸气性呼吸困难,无甲状软骨压痛,目前暂考虑急性感染性喉炎。但还需判断患儿系喉梗阻几度。Ⅰ度,仅于活动后出现吸气性喉鸣和呼吸困难,肺呼吸音清,心率无改变;Ⅱ度,于安静时出现吸气性喉鸣和呼吸困难,肺部听诊可闻及喉传导或管状呼吸音,心率增快,心音无改变;Ⅲ度,除上述症状外,患儿因缺氧而烦躁不安,口唇及指趾发绀,口周发青或苍白,恐惧,多汗,肺部听诊呼吸音明显降低或听不见,心音低钝,心率快;Ⅳ度,患儿渐呈衰竭,呈昏睡状,由于无力呼吸,三凹征反而不明显,面色苍白、发灰,肺部听诊呼吸音几乎消失,仅有气管传导音,心音微弱低钝,心律不齐。该患儿于安静时出现喉鸣,肺部可闻及喉传导音,心率增快,故为喉梗阻Ⅱ度。

### (三)辅助检查

1. 主要内容及目的

(1)血常规:病毒感染者外周血白细胞计数正常或偏低,中性粒细胞计数减少,淋巴细胞计数相对增高。细菌感染者外周血白细胞计数可增高,中性粒细胞计数增高。

(2)病毒分离和血清学检查:可明确病原。

(3)免疫荧光、免疫酶学及分子生物学技术检测:可作出早期诊断。

(4)C反应蛋白(CRP)和降钙素原(PCT):有助于提示细菌感染。

**辅助检查结果**

(1)血常规:WBC $12.5\times10^9$/L,N% 32.5%,L% 65.5%,RBC $3.25\times10^9$/L,Hb 125 g/L,PLT $432\times10^9$/L。

(2)CRP:11.7 mg/L(参考值 0~5 mg/L)。

(3)腺病毒检测(+)。

2. 思维引导　该患者急性起病,有发热、犬吠样咳嗽,声音嘶哑、呼吸困难,体格检查咽腔充血,吸气三凹征阳性,有吸气性喉鸣,查血常规白细胞计数稍增高,淋巴细胞为主,CRP 稍增高,腺病毒阳性,目前考虑诊断急性感染性喉炎并Ⅱ度喉梗阻。

**(四)初步诊断**

分析上述病史、体格检查、实验室检查结果,支持诊断:急性感染性喉炎并Ⅱ度喉梗阻。

## 二、治疗经过

1. 一般治疗 保持呼吸道通畅,给予心电监护。

2. 糖皮质激素 该患儿系Ⅱ度喉梗阻,给予口服泼尼松(5 mg tid)治疗,并给予吸入型糖皮质激素布地奈德混悬液雾化,初始剂量为 1 ~2 mg,此后酌情每 12 h 雾化一次 1 mg。

3. 控制感染 该患儿查腺病毒阳性,血常规白细胞计数稍高,淋巴细胞为主,CRP 稍高,考虑病毒感染,病毒多为自限性疾病,可不予抗病毒药物应用。

4. 对症治疗 烦躁不安者要及时镇静,痰多者,可选用祛痰剂,同时保持呼吸道通畅,不宜使用氯丙嗪和吗啡。

5. 思维引导 患儿有Ⅱ度喉梗阻,应给予肾上腺皮质激素治疗,可口服泼尼松,也可静脉给予甲泼尼龙或氢化可的松,能更快地缓解喉梗阻的症状,同时可加用布地奈德雾化吸入。该患儿系病毒感染,可不予抗病毒药物,若后期合并细菌感染可给予抗菌药物治疗,因患儿呼吸困难缺氧,多烦躁不安,可适当给予镇静药物应用,但不能使用对呼吸有抑制的镇静药,另外Ⅳ度喉梗阻应立即气管切开,Ⅲ度经抢救无效者也应气管切开。急性喉炎属儿科急诊、危重症,应正确判断病情,不能贻误治疗。

6. 治疗效果

(1)症状:入院后未再发热,治疗4 h 后呼吸困难缓解,未闻及吸气喉鸣,2 d 后声音恢复正常,偶有咳嗽。

(2)体格检查:神清,精神可,咽无充血,呼吸 22 次/min,呼吸平稳,吸气三凹征阴性,心、肺、腹体格检查无异常,神经系统体格检查无异常。

## 三、思考与讨论

患儿有发热、犬吠样咳嗽、声音嘶哑、吸气性呼吸困难,体格检查可见吸气三凹征阳性,吸气性喉鸣,双肺听诊呼吸音稍粗,可闻及喉传导音。实验室检查提示腺病毒感染,给予口服及雾化激素应用后呼吸困难很快缓解,患儿急性感染性喉炎并Ⅱ度喉梗阻诊断明确。急性感染性喉炎好发于声门下部,常见于1 ~3 岁婴幼儿,以病毒感染多见,常见病毒为副流感病毒、流感病毒、腺病毒、呼吸道合胞病毒。小儿因喉腔狭窄,黏膜下淋巴组织丰富,组织疏松,感染时易出现水肿,因此易发生喉梗阻,引起呼吸困难。根据声音嘶哑、喉鸣、犬吠样咳嗽等临床表现为诊断线索,体格检查时需鉴别是吸气性还是呼气性呼吸困难,掌握喉梗阻的分度,严格把握气管插管及切开的指征,不贻误病情治疗。

## 四、练习题

1. 急性感染性喉炎的临床表现是什么?
2. 喉梗阻的分度和临床表现分别是什么?
3. 急性感染性喉炎的鉴别诊断是什么?

## 五、推荐阅读

[1]刘瀚旻,符州,张晓波,等. 儿童呼吸系统疾病雾化治疗合理应用专家共识[J]. 中华儿科杂志,2022,60(4):283-290.

[2]毛千芊,谷晓阳.诸福棠与《诸福棠实用儿科学》[J].中国卫生人才,2023,(7):56-58.

（张　曼）

# 案例 26　毛细支气管炎

## 一、病历资料

### (一)门诊接诊

患儿,男,6月龄。

1.代主诉　咳嗽3 d,发热2 d,喘息1 d。

2.问诊重点　发热、咳嗽、喘息均为儿科呼吸系统疾病常见的症状,应详细询问呼吸道症状出现的诱因,时间、特点、程度及伴随症状;病初是否有鼻塞、流涕等症状;疾病的演变过程,随着病情的进展是否有奶量减少、拒奶、喂养困难;疾病诊治经过、治疗效果等;患病以来患儿一般情况,如精神、食欲、睡眠及大小便情况。

3.问诊内容

(1)诱发因素:有无受凉、交叉感染及呛奶等诱发因素。

(2)主要症状:发热的时间、程度、热型。咳嗽的性质:单声咳嗽、连声咳嗽、还是痉挛性咳嗽,有无咳痰及痰的性质。咳嗽的音色:有无声音嘶哑。喘息的程度,喘息加重及缓解因素。

(3)伴随症状:若伴随面色发青、口唇发绀、呼吸困难、烦躁不安、精神反应差及呼吸暂停,提示病情较重;若伴随抽搐,提示中枢神经系统感染或中毒性脑病等;若出现尿量减少、水肿等表现,提示合并急性心力衰竭等。

(4)诊治经过:是否用药,用何种药、具体剂量、效果如何,以利于迅速选择药物。

(5)既往史:既往是否有反复呼吸道感染史,有无湿疹史,有无先天性心脏病及免疫缺陷病史;有无结核病接触史,有无呛咳史,有无药物或食物过敏史。

(6)个人史:包括出生史、喂养史、生长发育史,生后有无吸氧、抢救窒息史及机械通气史。接种过何种疫苗,有无接种后反应。

(7)家族史:家族中有无遗传性、过敏性疾病或急、慢性传染病患者。

**问诊结果**

患儿系6月龄婴儿,于3 d前受凉后出现连声咳嗽,喉中痰鸣,1 d咳嗽10次余,每次约10多声,伴鼻塞、流清涕,无声音嘶哑及鸡鸣样尾音。2 d前出现发热,热峰38.5 ℃,热型不规则,口服退热药体温可降至正常,4~6 h易反复,咳嗽较前加重。1 d前出现喘息,活动后为著,无呼吸困难、口周发绀,无呼吸暂停。发病来无皮疹及结膜充血,无呕吐、腹泻,无抽搐及烦躁不安,无水肿、少尿等不适。当地医院查胸部X线:双肺纹理增粗,予"红霉素干混悬剂"口服,效果差。今为求进一步诊治来院。自患病来,患儿精神可,饮食睡眠欠佳,大小便正常。既往无反复呼吸道感染史,无湿疹史,无先天性心脏病及免疫缺陷病史,无呛奶史;无结核患者接触史;个人史无特殊。家族史:父亲有变应性鼻炎病史,曾诊断慢性支气管炎。

4. 思维引导　患儿系6月龄婴儿，急性起病，以发热、咳嗽、喘息为主要表现，常见疾病为呼吸道感染，如毛细支气管炎、肺炎等。仍须与其他引起咳嗽、喘息的疾病相鉴别，若患儿早产，有机械通气病史，需注意有无支气管肺发育不良；若患儿有开放性肺结核接触史，需注意鉴别结核感染；若患儿活动或吃奶后口唇发绀，需注意有无先天性心脏病；若频繁吃奶呛咳，需注意有无吸入性肺炎及食管气管瘘等；患儿发病年龄较小，需注意鉴别气管软化、原发性纤毛运动障碍、遗传代谢性及免疫缺陷病等，须对呼吸系统进行详细体格检查。

## （二）体格检查

1. 重点检查内容及目的　应重点注意患儿神志、精神，全身皮肤黏膜有无皮疹，四肢末梢温度及皮肤颜色，前囟压力，球结膜有无充血，口周有无发绀，鼻翼有无扇动，有无三凹征，呼吸音是否对称，有无湿啰音及哮鸣音。心脏体格检查注意心音有无改变及各瓣膜有无病理性杂音，且患儿系婴儿，病情变化较快，注意病情变化，有无合并心力衰竭及其他肺外表现。腹部体格检查注意有无腹胀及肠鸣音减弱，注意神经系统检测有无异常，鉴别有无中枢神经系统受累。

**体格检查结果**

T 38.6 ℃，R 56 次/min，P 155 次/min，体重 9 kg，$SpO_2$ 88%（未吸氧）。

神志清、易激惹，全身皮肤黏膜无皮疹、黄染及出血点。前囟平软，球结膜无充血，口鼻周围稍发绀，咽腔无充血，双侧胸廓对称、无畸形，局部无隆起，呼吸急促，吸气性三凹征阳性，双肺呼吸音粗，双肺可闻及高调哮鸣音及少量细湿啰音。心音可、律齐，心率 155 次/min，各瓣膜听诊区未闻及杂音。腹稍膨隆，未触及包块，肝右肋缘下 2 cm，质稍韧、边钝，脾左肋缘下未触及，肠鸣音可，4 次/min，脊柱四肢无畸形、活动正常，四肢肌力、肌张力正常，病理反射未引出。

2. 思维引导　经体格检查患儿呼吸急促，三凹征阳性，双肺听诊可闻及高调哮鸣音及少量细湿啰音，引起喘息的机制是气道变窄，原因可以是分泌物阻塞、黏膜肿胀，平滑肌痉挛，气道畸形或软化，气管外压迫。常见的原因有呼吸道感染（如毛细支气管炎、支气管炎、肺炎、肺结核等）、哮喘、闭塞性细支气管炎、支气管肺发育不良、吸入性肺炎、先天性心血管发育异常、心力衰竭、原发纤毛运动障碍及纵隔占位等。此患儿生长发育正常，心脏体格检查无异常，无心力衰竭体征；神志清，神经系统体格检查无异常，无神经系统感染及中毒性脑病体征。结合患儿的发病年龄，发病季节为秋季，主要症状为发热、咳嗽、以喘息为主，考虑毛细支气管炎可能性较大，但仍需与肺炎等其他肺部疾病相鉴别，完善病原学、血常规、CRP、PCT、肝功能及肾功能检查等。

## （三）辅助检查

1. 主要检查内容及目的

（1）血常规、CRP：协助病因诊断。

（2）动脉血气分析：明确是否有呼吸衰竭及其类型，判断病情的严重程度。

（3）鼻咽分泌物病原学检查：明确病原。

（4）肝功能、肾功能、心肌酶、电解质：是否有肝功能、肾功能及心脏的损害、内环境紊乱。

（5）心脏彩超：了解心脏大小及心脏内部结构。

（6）胸部影像学检查：了解胸肺部感染情况。

**辅助检查结果**

(1)血常规:WBC 10.34×$10^9$/L,Hb 111.0 g/L,PLT 358×$10^9$/L,N% 35.9%,L% 52.4%。CRP 4.17 mg/L。

(2)动脉血气分析(未吸氧):pH 7.38,$PaCO_2$ 37 mmHg,$PaO_2$ 70 mmHg;$HCO_3^-$ 22.8 mmol/L,BE -3.2 mmol/L,$SaO_2$ 86%。

(3)呼吸道病原检查(咽拭子):呼吸道合胞病毒(+),其余(-)。

(4)痰培养:无细菌生长。

(5)肝功能、肾功能、电解质、心肌酶谱、血葡萄糖测定:均正常。

(6)心脏彩超:心内各结构未见异常。

(7)胸肺部影像学:双肺纹理增粗(图6-1)。

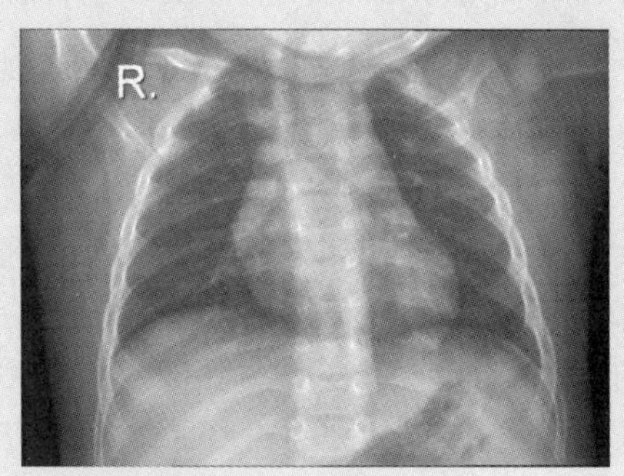


图6-1 胸部X线

2. 思维引导 根据该患儿系婴儿期儿童,急性起病,主要症状为发热、咳嗽伴喘息,入院体格检查:肺部听诊可闻及高调喘鸣音及少量细湿啰音,其余系统体格检查均无异常。胸部X线示双肺纹理增粗,查咽拭子呼吸道合胞病毒阳性,心脏彩超无异常,既往史、个人史均无特殊,考虑诊断毛细支气管炎。患儿入院时易激惹,呼吸急促,三凹征阳性,根据病情严重程度分级为中度(表6-1)。

**表6-1 病情严重程度分级**

| 项目 | 轻度 | 中度 | 重度 |
|---|---|---|---|
| 喂养量 | 正常 | 下降至正常一半 | 下降至正常一半以上或拒食 |
| 呼吸频率 | 正常或稍增快 | >60 次/min | >70 次/min |
| 胸壁吸气性三凹征 | 轻度(无) | 中度(肋间隙凹陷较明显) | 重度(肋间隙凹陷极明显) |
| 鼻翼扇动或呻吟 | 无 | 无 | 有 |
| 血氧饱和度 | >92% | 88%~92% | <88% |
| 精神状况 | 正常 | 轻微或间断烦躁、易激惹 | 极度烦躁不安、嗜睡、昏迷 |

注:中度、重度毛细支气管炎判断标准为存在其中任何1项即可判定。

### (四)初步诊断

分析上述病史、体格检查、实验室检查结果,支持诊断毛细支气管炎(中度)。

## 二、治疗经过

1. 初步治疗 毛细支气管炎治疗的基本处理原则包括监测病情变化,供氧,保持水电解质、内环境稳定及对症治疗。①持续经皮血氧饱和度检测。②低流量持续吸氧1 L/min,保持呼吸道通畅。③特布他林2.5 mg+布地奈德1 mg 每日2次压缩雾化吸入。④补液等对症治疗。

2. 思维引导 毛细支气管炎的治疗主要是对症治疗。保持呼吸道通畅以及保证液体摄入量为重要，必要时可在喂奶及吸入治疗之前给患儿吸痰，以保持呼吸道通畅。抗病毒药物、抗菌药物、糖皮质激素以及免疫球蛋白的应用需要有临床指征。该患儿入院时查血常规白细胞计数、中性粒细胞百分比、CRP 正常，无细菌感染证据，故未给予抗菌药物应用。患儿有经皮血氧饱和度 88%，呼吸急促，三凹征阳性等缺氧症状，给予持续低流量吸氧。毛细支气管炎可应用支气管舒张剂及胆碱能受体拮抗剂，不推荐常规使用全身糖皮质激素治疗，糖皮质激素可以选用雾化吸入糖皮质激素，本患儿先给予特布他林联合布地奈德雾化吸入治疗。

3. 治疗效果

(1)症状：2 d 后未再发热，咳嗽、喘息渐减轻，4 d 后未再喘息。住院治疗 1 周后出院。

(2)查体：神志清，精神佳，三凹征阴性，咽腔无充血，双肺呼吸音稍粗，未闻及干、湿啰音。

## 三、思考与讨论

患儿系 6 月龄婴儿，急性起病，以发热、咳嗽、喘息为主要表现，入院查体：$SpO_2$ 88%，神志清，精神尚可，易激惹，呼吸急促，吸气性三凹征阳性，双肺可闻及高调哮鸣音及少量细湿啰音。当地胸部正位片示双肺纹理增粗，入院后查呼吸道合胞病毒阳性，考虑诊断毛细支气管炎（中度），密切监测病情变化、给予吸氧等对症支持治疗以及吸入支气管舒张剂及糖皮质激素雾化吸入治疗，患儿病情好转出院。毛细支气管炎多发生于 2 岁以下婴幼儿，尤其是 2～6 个月小婴儿，冬、春季节好发，主要症状咳嗽、喘息，病原体主要为呼吸道合胞病毒。毛细支气管炎多为呼吸道病毒感染所致，治疗的基本处理原则包括监测病情变化，供氧，保持水电解质、内环境稳定及对症治疗，并不常规使用抗病毒药物，抗菌药物不常规用于毛细支气管炎，除非合并有细菌感染。可应用支气管舒张剂及胆碱能受体拮抗剂，不推荐常规使用全身糖皮质激素治疗。对于严重喘憋者，应用甲泼尼龙 1～2 mg/(kg·d)，糖皮质激素可以选用雾化吸入糖皮质激素。患儿出现进行性加重的三凹征、鼻翼扇动和呻吟，进行性的呼吸急促，可进行吸氧治疗，可采用不同方式吸氧治疗，如鼻前庭导管、面罩等，普通吸氧下不能维持正常血氧饱和度以及出现呼吸暂停时，需应用持续气道正压通气呼吸支持或机械通气治疗。

## 四、练习题

1. 哪些症状体征提示毛细支气管炎病情危重？
2. 毛细支气管炎常见病原体有哪些？
3. 毛细支气管炎的临床表现及治疗原则是什么？

## 五、推荐阅读

[1]刘恩梅，陈慧中，钱渊. 毛细支气管炎诊断、治疗与预防专家共识(2014 年版)[J]. 中华儿科杂志，2015，53(3)：168-171.

[2]刘军，谢正德. 毛细支气管炎的病原学及临床流行病学特征[J]. 中国实用儿科杂志，2019，34(9)：729-732.

[3]中华医学会呼吸病学分会慢性阻塞性肺疾病学组，中国医师协会呼吸医师分会慢性阻塞性肺疾病工作委员会. 慢性阻塞性肺疾病诊治指南(2021 年修订版)[J]. 中华结核和呼吸杂志，2021，44(3)：170-205.

（张素琴）

# 案例 27 支气管哮喘

## 一、病历资料

### (一)病房接诊

患儿,男,8 岁。

1. 代主诉　咳嗽 16 d、加重伴喘息 1 d,呼吸急促 2 h。

2. 问诊重点　咳嗽、喘息为呼吸系统常见症状,呼吸急促为急、危重症表现,患者急性起病,问诊时应注意患者主要症状及伴随症状的诱发因素及特点、疾病发生发展过程、诊疗经过及治疗效果等。

3. 问诊内容

(1)诱发因素:有无呼吸道感染、接触变应原、剧烈运动、气候变化、精神心理因素等诱发因素。

(2)主要症状:咳嗽、喘息是否为阵发性发作,发生的时间,晨起、白天,还是夜间,夜间有无憋醒。好发季节,有无冬春、夏秋季节交替时明显。咳嗽的性质,是干咳还是湿性咳嗽,湿性咳嗽是黄痰还是白痰,以及痰液量的多少。咳嗽的频次及程度,是单声咳还是阵发性咳嗽。咳嗽的音色,咳嗽声音有无嘶哑、鸡鸣样咳嗽、金属音咳嗽或者犬吠样咳嗽,或者咳嗽声音低微或无力。喘息的程度,是否伴随呼吸困难及缓解情况,喘息发生时讲话是否能成句,还是成短句、说单字,或难以说话。精神意识是否有焦虑、烦躁或意识障碍等。有无活动受限,是否有端坐呼吸,恐惧不安,大汗淋漓及面色青灰等。

(3)伴随症状:若有呼吸困难,需要区分是吸气性呼吸困难为主,还是呼吸性呼吸困难为主。吸气性呼吸困难提示可能存在大气道梗阻,考虑是否存在喉头水肿、气管-支气管异物、喉肿瘤等;呼气性呼吸困难为主的多见于支气管哮喘;混合性呼吸困难多见于重症肺炎、肺结核、大量胸腔积液、气胸等。若伴胸痛,提示可能有胸膜炎、肺炎、自发性气胸等。若有意识障碍,考虑中毒性脑病等。是否伴恶心、呕吐等消化道症状,呕吐物是胃内容物或黏液及其颜色等,如有进食后或者平躺后出现呛咳、喘息等提示胃食管反流。若有咯血表明存在血管破坏、侵蚀或微血管瘤的形成,应考虑是否存在肺含铁血黄素沉着症、支气管扩张、肺脓肿、肺结核、肺栓塞等。

(4)诊治经过:就诊地点,是否行辅助检查,做了何种检查,结果如何;是否用药,用药的名称、剂量、频次及用药时长,用药后效果如何,为下一步治疗选择药物。

(5)既往史:询问平素体质情况,既往有无喘息病史,如果有,询问首次喘息年龄、诱发因素、相关检查、诊治经过。有无患湿疹、荨麻疹病史,有无鼻炎病史,有无反复呼吸道感染病史,有无机械通气史、外伤手术史、食物药物过敏史及传染病接触史等。

(6)个人史:有无早产病史,出生史、喂养史、生长发育史及预防接种情况。患者有无明确食物药物过敏史,暴露于某种变应原环境(如灰尘、花粉、霉菌或动物毛屑等)有无过敏症状,支气管哮喘,变应性鼻炎、变应性皮炎或变应性结膜炎等疾病与这些环境问题暴露的相关程度。

(7)家族史:家庭人员健康情况,特别应询问是否有与患者同种或同类型的疾病,有无遗传相关的疾病,如支气管哮喘、变应性鼻炎、变应性皮炎及变应性结膜炎等。

**问诊结果**

患儿,男,8 岁,系学龄期儿童。16 d 前患儿无明显诱因出现咳嗽,每次 1 ~2 声,3 ~5 次/d,夜间及晨起明显,无痰,无喘息,无发热、气促、呼吸困难,无腹泻、呕吐等症状,遂至附近诊所给予口服药物(具体用药不详)治疗 3 d,咳嗽较前好转。1 d 前无诱因出现咳嗽加重伴喘息,呈阵发性连声咳,每次 3 ~5 声,每日 6 ~8 次,严重时咳嗽后出现呕吐,共 2 ~3 次,为胃内容物,非喷射状,无咖啡样及胆汁样物质,伴喘息,无发绀、呼吸困难及发热等症状,又至附近诊所给予口服药物(具体用药不详)治疗,呕吐缓解,咳喘无缓解,2 h 前剧烈运动后突然出现呼吸急促,喘息明显,无皮疹、发绀、寒战、声音嘶哑、意识障碍等症状,门诊以“支气管哮喘急性发作期”收住院。发病以来,精神欠佳,睡眠差,食欲可,大小便正常。

平素易揉鼻子、抠鼻子,既往于气候骤变、剧烈活动时易出现咳嗽、气促,有时可自行缓解。半年前患儿反复发作性咳嗽、偶伴喘息,夜间及晨起明显。否认食物药物过敏史,否认肝炎、结核等传染病史及接触史,预防接种按计划免疫,父体健,母亲对花粉过敏。

4. 思维引导 该患儿存在咳嗽 16 d、加重伴喘息 1 d、呼吸急促 2 h 病史。患儿有过敏性疾病家族史,既往于气候骤变、剧烈活动及呼吸道感染时易出现反复发作咳嗽,偶伴喘息症状,夜间及晨起明显。本次再发咳嗽症状,加重伴喘息、呼吸急促表现,吸气性三凹征阳性,支气管哮喘可能性大。应在查体时重点行精神意识、讲话方式、体位,呼吸状况等方面查体,查明是否有烦躁、焦虑、嗜睡甚至意识模糊,体位是否可平卧,或者喜坐、前弓等,讲话方式能成句,或成断句,说单字,或难以说话,是否呼吸急促、呼吸困难,呼吸音强弱,是否闻及湿啰音、干啰音等。

### (二)体格检查

1. 重点检查内容及目的 患儿支气管哮喘的可能性大,应注意肺部体征。注意呼吸频率、呼吸深度及呼吸节律的变化。有无发绀,脉率有无增加、减慢或不规则,有无吸气性三凹征阳性,有无肺气肿或肺不张体征,如肋间隙增宽、呼吸音减弱等;呼吸急促的出现是在走路时、稍事活动、还是休息时出现,有无呼吸不规整等情况,注意患儿体位是否可平卧,还是喜坐位、前弓位;肺部是否有啰音,是湿啰音还是干啰音,干啰音是低调还是高调,哮鸣音是以呼气相为主,还是双相哮鸣音,是响亮、弥漫,还是减弱甚至消失,注意“闭锁肺”的发生。若闻及固定湿啰音,则考虑肺炎、肺结核、支气管扩张。若双肺闻及大量湿啰音,急性肺水肿的可能性大。发生于双侧肺部的干啰音,常见于支气管哮喘、支气管炎等,局限性干啰音常见于支气管内膜结核或肿瘤。若有胸闷、胸痛提示可能存在胸膜炎、气胸、肺气肿等。若有语音震颤减弱,提示存在肺不张、肺实变、气胸、胸腔积液等。同时还应注意上呼吸道检查,是否有鼻中隔偏曲、鼻甲肥大、鼻黏膜苍白、水肿,是否有分泌物增多等表现,若有提示存在变应性鼻炎。

**体格检查结果**

T 37.1 ℃,P 140 次/min,R 37 次/min,体重 26 kg,BP 117/77 mmHg,未吸氧 $SpO_2$ 92%。

神志清,精神欠佳,稍事活动后呼吸急促,说话成短句,端坐呼吸,吸气性三凹征阳性,发育正常,营养中等,全身皮肤黏膜无黄染,全身浅表淋巴结未触及。耳、鼻无畸形,双侧鼻甲肥大,鼻黏膜苍白水肿,可见白色黏液,口周稍发绀,口腔黏膜光滑完整,咽充血,双侧扁桃体无肿大。颈软,无抵抗,气管居中,双侧胸廓对称、无畸形,双肺听诊呼吸音粗,闻及高调、弥漫哮鸣音及少量不固定的粗湿啰音。心率 140 次/min,心音可,律齐,各瓣膜听诊区未闻及杂音。腹软,肝、脾肋下未触及。脊柱、四肢无畸形,活动自如,生理反射存在、病理反射未引出。

2. 思维引导　经上述检查发现存在支气管哮喘相关症状及体征，患儿稍事活动后呼吸急促，说话成短句，端坐呼吸，气促，吸气性三凹征阳性，双肺听诊呼吸音粗，可闻及高调、弥漫哮鸣音及少量粗湿啰音。此外，还需要和其他呼吸道疾病鉴别，急性支气管炎患者肺部听诊多无异常，或双肺听诊可闻及不固定的、散在的干啰音和中粗湿啰音，该患儿双肺听诊可闻及高调哮鸣音及少量不固定的中粗湿啰音，不支持该诊断。肺炎是指不同病原体或其他因素引起的肺部炎症，患儿可表现为咳嗽、咳痰症状，肺部听诊可闻及固定湿啰音，胸部影像学可出现炎性渗出表现，必要时行胸部影像学检查以鉴别。气管异物多发生于 1～3 岁幼儿，患儿常有明确异物吸入病史，异物刺激气管黏膜或合并感染后可出现刺激性咳嗽症状，胸部影像学可出现肺气肿或肺不张征象，必要时可考虑予以支气管镜检查进一步明确，该患儿为学龄期儿童，非支气管异物好发年龄且否认异物吸入及呛咳史，暂不考虑。结合反复咳喘病史，个人及家族过敏性疾病史，考虑支气管哮喘可能性大，依据稍事活动后呼吸急促，喜坐位，说话成短句，吸气性三凹征阳性，响亮、弥漫的哮鸣音，未吸氧 $SpO_2$ 92%，按照≥6 岁儿童哮喘急性发作期病情严重程度的分级标准为中度支气管哮喘急性发作。进一步行相关辅助检查（血常规、体液免疫、肺通气功能、变应原检测、病原学检测等）明确诊断，行胸部影像学，心电图、心脏彩超，肺结核相关检测、气道异物，心血管疾病检查等进行鉴别诊断。

**（三）辅助检查**

1. 主要内容及目的

（1）血常规、ESR、CRP、PCT：对细菌、病毒等病原体的提示可能会有帮助。

（2）血清 IgE 含量：判断是否是 IgE 介导的过敏性疾病及明确患儿变应原的种类及程度。

（3）呼吸道病原体检测：明确病原学。

（4）肝、肾、心功能检查：明确有无肝、肾、心功能损伤。

（5）肺功能检查：明确患儿有无肺通气功能障碍。

（6）心电图、心脏彩超：排除心脏疾病。

**辅助检查结果**

（1）血常规：WBC $8.61\times10^9$/L，N% 86.0%，L% 9.8%，EOS $0.02\times10^9$/L，Hb 153 g/L，PLT $339\times10^9$/L，CRP 6.05 mg/L，PCT 0.06 ng/mL。

（2）肺炎支原体血清学抗体试验：IgM（-），肺炎支原体核酸（-）。

（3）呼吸道病毒抗原四项：均（-）。

（4）体液免疫全套：IgE 1 881.4 IU/mL（0～60 IU/mL），其余正常。

（5）特异性 IgE 检测：血，尘螨组合 1，等级 4；皮肤点刺，屋尘螨、粉尘螨均（++++），花粉、猫毛均（++）。

（6）淋巴细胞亚群分析：$CD3^+CD4^+$ 18.7%，$CD3^+CD8^+$ 41.5%，其余正常。

（7）肝功能、肾功能、心功能、血凝分析、尿常规、大便常规：未见异常。

（8）胸片：双肺纹理增重。

（9）常规通气肺功能测定：阻塞性通气功能障碍，支气管舒张试验（+）（图 6-2）。

（10）心电图及心脏彩超：未见异常。

| | | 预计值 | 前次 | 前/预 | 后次 | 后/预 | 改善率 |
|---|---|---|---|---|---|---|---|
| Date<br>Time | | | 23-5-03<br>10:21:33 | | 23-5-03<br>11:32:37 | | |
| MT | [L] | 0.36 | 0.59 | 161.4 | | | |
| BF | [1/min] | | 23.08 | | | | |
| MV | [1/min] | 7.45 | 13.55 | 181.9 | | | |
| VC MAX | [L] | 1.98 | 1.65 | 83.0 | 1.84 | 92.8 | 11.8 |
| ERV | [L] | 0.65 | 0.25 | 38.7 | | | |
| IC | [L] | 1.35 | 1.39 | 103.4 | | | |
| FVC | [L] | 1.89 | 1.65 | 87.1 | 1.84 | 97.4 | 11.8 |
| FEV 1 | [L] | 1.63 | 1.13 | 69.2 | 1.50 | 92.0 | 33.0 |
| FEV 1 % FVC | [%] | 85.12 | 68.47 | 80.4 | 81.42 | 95.7 | 18.9 |
| FEV 1 & % VC MAX | [%] | 85.12 | 68.47 | 80.4 | 81.42 | 95.7 | 18.9 |
| PEF | [L/s] | 3.97 | 2.50 | 63.0 | 2.91 | 73.4 | 16.6 |
| FEF 25 | [L/s] | 5.59 | 1.65 | 45.9 | 2.72 | 75.7 | 64.9 |
| FEF 50 | [L/s] | 2.53 | 0.88 | 34.9 | 1.86 | 73.5 | 110.6 |
| FEF 75 | [L/s] | 1.30 | 0.32 | 24.8 | 0.64 | 49.6 | 99.7 |
| MMEF 75/25 | [L/s] | 2.19 | 0.70 | 31.8 | 1.43 | 65.1 | 104.9 |
| FEF 75/85 | [L/s] | | 0.23 | | 0.38 | | 66.0 |
| PIF | [L/s] | | 2.64 | | 2.94 | | 11.5 |
| FET | [s] | | 5.17 | | 5.01 | | -3.2 |
| V backextrapolation ex | [L] | | 0.02 | | 0.04 | | 73.9 |
| v backextrapol.%FVC | [%] | | 1.40 | | 2.17 | | 55.5 |
| MVV | [L/min] | 33.98 | | | | | |

结论：

就诊者吸入支气管舒张剂15分钟后，FEV1改善率：33.0%

呼气流速FEF25(L/S)改善率：64.9%

呼气流速FEF50(L/S)改善率：110.6%

呼气流速FEF75(L/S)改善率：99.7%

支气管舒张试验阳性，请结合临床。

图6-2　肺功能测定及支气管舒张试验结果

2. 思维引导　患儿既往于气候骤变、剧烈活动时易出现咳嗽、气促症状，经抗哮喘治疗后症状消失，或可自行缓解，发作时表现为咳嗽、喘息、气促，吸气性三凹征阳性，肺部听诊可闻及高调哮鸣音，结合患儿入院后吸入支气管扩张剂上述症状明显好转，支气管舒张试验阳性，支持支气管哮喘诊断。患儿平素易揉鼻子、抠鼻子，体格检查双侧鼻甲肥大，鼻黏膜苍白、水肿，可见黏液，结合实验室检查结果，变应性鼻炎诊断明确。

### （四）入院诊断

分析上述病史、体格检查、实验室检查结果，支持以下诊断：①支气管哮喘急性发作期（中度）；②变应性鼻炎。

## 二、治疗经过

### （一）初步治疗

1. 氧疗　鼻导管吸氧（0.5～1.0 L/min），心电监护。

2. 抗感染、解痉　布地奈德 1 mg+特布他林 5 mg+异丙托溴铵 2 mL/次，3 次/d，雾化吸入。

3. 糖皮质激素　甲泼尼龙琥珀酸钠粉针 40 mg，2 次/d 静脉滴注，4 d。

4. 思维引导：患儿平素喜揉鼻子、抠鼻子，近半年有反复喘息病史，有过敏家族史，活动后突发喘息、呼吸急促表现，查体端坐呼吸，吸气三凹征阳性，双肺可闻及高调哮鸣音，查免疫球蛋白 E 明显升高，检查及治疗支持支气管哮喘急性发作期（中度）诊断，立即给予鼻导管吸氧，布地奈德、特布他林联合异丙托溴铵雾化平喘治疗，患儿病情较重，雾化吸入布地奈德、短效的 $\beta_2$ 受体激动剂及 M

受体阻滞剂增加平喘效果，同时给予全身激素甲泼尼龙琥珀酸钠粉针抗感染等对症治疗，治疗有效。变应性鼻炎给予鼻喷剂应用。

### （二）治疗效果

1. 症状　4 d 后咳嗽频次明显减少，无喘息、气促等表现，少痰。

2. 体格检查　神志清，精神可，吸气性三凹征阴性，生命体征平稳，双肺听诊呼吸音粗，未闻及干、湿啰音，余体格检查无异常。

3. 治疗方案调整　停鼻导管吸氧，心电监护，停全身激素，雾化改为布地奈德及特布他林，频次改为 2 次/d。

### （三）出院情况

1. 治疗方案　①沙美特罗替卡松粉（50 μg/100 μg）吸入剂，早晚各 1 吸。②糠酸莫米松鼻喷剂，左右鼻孔各 1 喷，1 次/d。

2. 门诊复诊　患儿出院半月哮喘专科门诊复诊，吸入药物及鼻喷剂用药规律、方法正确，无咳喘及揉鼻子、抠鼻子等鼻炎相关症状出现，一般情况可，继续原方案治疗，注意回避变应原，间隔 1 个月再复诊。

## 三、思考与讨论

患儿系学龄期儿童，咳嗽起病，后出现喘息，剧烈运动后出现呼吸困难，喘息加重，存在变态反应性疾病的个人史及家族史。查体发现呼吸急促，喜坐位、说话成短句，口周稍发绀，吸气性三凹征阳性，双肺可闻及高调哮鸣音，支气管舒张试验阳性，给予解痉、抗感染治疗明显好转，支气管哮喘急性发作期（中度）诊断明确。支气管哮喘具有慢性气道炎症、气道高反应性和可逆性气道损伤等特点，需要与肺结核、变态反应性肺曲霉病、嗜酸性粒细胞性血管炎等疾病鉴别。对于急性哮喘发作需要根据发作的严重程度不同给予分级治疗，急性发作缓解后需要长期规范化、个体化的抗感染治疗。此外，需要关注上气道的变应性鼻炎，因鼻炎和哮喘是“同一气道、同一疾病”，上下气道需同时治疗才能达到良好控制。做好患者的管理和教育也至关重要，患儿须定期随访，根据复查情况适时调整治疗方案。

## 四、练习题

1. 支气管哮喘的诊断标准及急性发作严重程度的分度标准是什么？
2. 哮喘持续状态如何处理？镇静剂的应用方法是什么？
3. 哮喘辅助机械通气的指征是什么？

## 五、推荐阅读

[1]中国儿科杂志编辑委员会. 中华医学儿科分会呼吸学组，中国医师协会儿科医师分会儿童呼吸专业委员会. 儿童支气管哮喘规范化诊治建议[J]. 中华儿科杂志 2020. 58(9):708-717.

[2]中华医学会儿科学分会呼吸学组肺功能协作组，《中华实用儿科临床杂志》编辑委员会儿童肺功能系列指南（一）：概述]. 中华实用儿科临床杂志，2016，31(9):653-658.

[3]中华医学会儿科学分会呼吸学组肺功能协作组，《中华实用儿科临床杂志》编辑委员会儿童肺功能系列指南（二）：肺容积和通气功能中华实用儿科临床杂志，2016，31(10):744-750.

[4]中华医学会儿科学分会呼吸学组肺功能协作组，《中华实用儿科临床杂志》编辑委员会儿童肺功能系列指南（四）：潮气呼吸肺功能中华实用儿科临床杂志，2016，31(21):1617-1621.

[5]沈颖. 诸福棠实用儿科学[M]. 8 版. 北京:人民卫生出版社,2014.
[6]李昌崇,朱丽丽. 儿童支气管哮喘急性发作期治疗进展——各国支气管哮喘防治指南比较[J]. 中华实用儿科临床杂志,2017,32(16):1209-1214.
[7]张幸国,迟春花,叶晓芬,等. 支气管哮喘基层合理用药指南[J]. 中华全科医师杂志,2020,19(7):572-581.

(张艳丽)

# 第七章　循环系统疾病

## 案例 28　室间隔缺损

### 一、病历资料

#### (一)病房接诊

患儿,男,8 月龄。

1. 代主诉　发热、咳嗽 4 d,发现心脏杂音 1 d。

2. 问诊重点　发热、咳嗽为呼吸道感染性疾病的常见表现,心脏杂音提示可能有心血管系统疾病,尤其是先天性心脏病(简称先心病),如室间隔缺损、房间隔缺损、动脉导管未闭等,需注意询问有无反复肺炎、喂养困难、生长发育落后等表现。先心病的发生与遗传、母体和环境多因素相关,注意询问母孕早期有无病毒感染、放射线接触、有害药物应用史,有无遗传性疾病家族史。心脏杂音还可见于贫血、甲状腺功能亢进症的儿童,正常的健康儿童于哭闹、剧烈运动、发热时也可出现心脏杂音,需注意鉴别。

3. 问诊内容

(1)诱发因素:4 d 前有无受凉或呼吸道感染患者接触史。

(2)主要症状:发热的热峰、频度,咳嗽的轻重,单声还是连续性或者阵发性剧咳,咳嗽加重的影响因素,如何发现心脏杂音。

(3)伴随症状:有无咳痰,咳痰的性质,是黄痰还是白痰;有无鼻塞、流涕,有无喘息及呼吸困难;有无呕吐、腹泻;有无发绀和缺氧发作。

(4)诊治经过:相关辅助检查(血常规、C 反应蛋白、心电图、胸部影像学、超声心动图等),是否用药,用何种药物、具体剂量、效果如何,以利于迅速选择药物。

(5)既往史:既往有无反复呼吸道感染病史,有无肝炎、结核等传染病接触史,有无外伤史,预防接种史。

(6)个人史:母亲孕早期有无病毒感染、放射线接触、有害药物应用史;出生时有无产伤、窒息;有无喂养困难、易出汗;体格发育和智力是否正常。

(7)家族史:有无心脏病、哮喘等遗传性疾病家族史。

**问诊结果**

4 d 前患儿受凉后出现发热,热峰为 38 ℃,物理降温后可降至正常。有咳嗽,阵发性轻咳,无痰,流清涕,无喘息及呼吸困难,无呕吐、腹泻等症状。至当地诊所给予口服头孢类药物治疗 3 d,仍有发热、咳嗽,热峰升至 39 ℃。遂至医院门诊,听诊发现心脏杂音,建议住院进一步诊治。

既往于平静状态下口唇无发绀，剧烈哭闹时口唇略发绀，无缺氧发作。1 个月前曾患急性上呼吸道感染，5 d 痊愈。无传染病接触史及外伤史。母亲孕 2 个月曾患上呼吸道感染，未用药，无射线及其他有毒、有害物质接触史。足月顺产，出生时无产伤、窒息，生长发育正常，混合喂养，已添加辅食如米粉、蛋黄。预防接种按时进行。家族中无心脏病、哮喘等遗传性疾病史。

4. 思维引导　患者呼吸道感染后就诊发现心脏杂音，结合母亲孕早期曾患急性上呼吸道感染，应首先考虑先心病。先心病又可分为左向右分流型先心病如室间隔缺损、房间隔缺损和动脉导管未闭，右向左分流型先心病如完全型大动脉转位、法洛四联症，无分流型先心病如肺动脉瓣狭窄和主动脉缩窄。本例患儿平静状态下口唇无发绀，剧烈哭闹时口唇略发绀，提示左向右分流型，即潜伏青紫型先心病可能性大。需要详细进行呼吸系统和心脏的体格检查，尤其是心脏杂音的位置、强度和性质，以协助明确先心病的类型。

### （二）体格检查

1. 重点检查内容及目的　患者目前诊断首先考虑先心病合并呼吸道感染，肺部和心脏的体格检查是重点内容，也须注意精神状态、面色、呼吸频率、心率、血压、循环灌注情况，明确生命体征是否平稳。注意有无特殊面容、生长发育是否落后；有无口唇发绀、呼吸困难、肺部啰音；有无心前区隆起、心界扩大，心脏杂音的位置、强度、性质，有无震颤和传导；有无水肿、颈静脉怒张、肝脾大、肝颈静脉回流征阳性等心力衰竭的体征。

**体格检查结果**

T 37.5 ℃，P 152 次/min，R 41 次/min，BP 85/40 mmHg，体重 8.3 kg，身高 72 cm。

无特殊面容，发育正常，精神可，平静状态下口唇无发绀，咽腔稍充血，无疱疹。颈软、无抵抗，无颈静脉怒张，气管居中。胸廓无畸形。三凹征阴性，呼吸频率 41 次/min，两肺呼吸音粗，未闻及干、湿啰音。心前区无隆起，心尖搏动点位于第 5 肋间左锁骨中线外 1.5 cm，叩诊心界向左下扩大，听诊心音有力，心率 152 次/min，律齐，胸骨左缘 3、4 肋间可闻及粗糙的Ⅳ级收缩期杂音，伴震颤，向周围广泛传导。腹部平软，无压痛、反跳痛，肝肋下 1 cm，质软，脾肋下未触及，移动性浊音阴性，肠鸣音 4 次/min。肛门及外生殖器无畸形。脊柱四肢无畸形，四肢活动自如，双下肢无水肿，各关节无红肿、疼痛、畸形、活动受限，四肢肌力、肌张力正常。跟-膝腱反射对称引出，双侧布鲁津斯基征、克尼格征及巴宾斯基征均阴性，跟腱反射、膝反射还是跟-膝-胫试验，无杵状指，四肢末梢暖，CRT 2 s。

2. 思维引导　心脏杂音可以分为生理性杂音和病理性杂音。生理性杂音一般为Ⅱ级以下，较柔和，无其他临床症状，生长发育良好。病理性杂音多为Ⅲ级及以上，较粗糙，常见于器质性心脏病儿童。本例患儿于胸骨左缘 3、4 肋间可闻及粗糙的Ⅳ级收缩期杂音，伴震颤及传导，属于病理性杂音，且叩诊心界向左下扩大，符合室间隔缺损的表现。房间隔缺损儿童多可在胸骨左缘第 2 肋间可闻及Ⅱ～Ⅲ级喷射性收缩期杂音，不伴震颤和传导，婴幼儿时期多无明显症状，后期可能出现右心房、右心室增大。动脉导管未闭儿童多可在胸骨左缘第 2 肋间闻及粗糙的、机器样的连续性杂音，常伴有震颤，杂音向左锁骨下、颈部和背部传导，有心脏增大时以左心房、左心室增大为主，导管粗大者在婴儿期即可有咳嗽、气急、喂养困难、生长发育落后等表现。超声心动图是诊断先心病首选的无创检查，可协助明确先心病的类型，部分复杂先心病或合并肺动脉高压时可能需要进一步行心导管检查和选择性心血管造影以协助确定手术方案。

患儿有发热、咳嗽，心率、呼吸频率略偏快，无呼吸困难，肺部未闻及干、湿啰音，须行肺部影像学检查以进一步明确呼吸道感染的定位。

## （三）辅助检查

### 1. 主要内容及目的

（1）超声心动图：明确先心病的类型，心脏大小及心功能的评估，有无肺动脉高压及程度。

（2）胸部影像学：明确呼吸道感染的病变部位，有无胸腔积液等，心脏的位置、形态和大小，肺纹理有无增多或减少。

（3）心电图：有无心律失常和心肌缺血，是否提示房室肥大。

（4）腹部彩超：有无肝、脾大，有无泌尿系统畸形。

（5）血清脑利尿钠肽（BNP）/N 端脑利尿钠肽前体（NT-proBNP）、心肌酶谱、肌钙蛋白检测：了解有无心肌损伤和心力衰竭。

（6）血常规、CRP、ESR：协助明确感染的类型和严重程度。

（7）血清病毒抗体：协助呼吸道感染的病原学诊断。

（8）血清肝功能、肾功能、电解质、血糖、血脂：了解重要脏器功能、机体内环境情况。

**辅助检查结果**

（1）超声心动图：先心病，室间隔缺损（膜周延至小梁部，约 9 mm）；三尖瓣轻度关闭不全；左心扩大；肺动脉高压（中度，55 mmHg），肺动脉增宽。

（2）胸部 CT：两肺炎症，心影增大。

（3）心电图：偶发室性期前收缩（形态不同），提示左心室肥大伴 ST-T 改变。

（4）腹部超声：肝、胆、脾、胰、双肾、输尿管未见明显异常。

（5）NT-proBNP 378 pg/mL，肌钙蛋白 T 0.01 ng/mL，肌酸激酶（CK）203 U/L，肌酸激酶同工酶（CK-MB）48 U/L，AST 68 U/L，LDH 299 U/L，乳酸脱氢酶同工酶 1（LDH-1）175 U/L，α-羟丁酸脱氢酶（α-HBDH）316 U/L。

（6）血常规：WBC $15.92\times10^9$/L，N% 60.7%，L% 31.0%，RBC $4.40\times10^{12}$/L，Hb 110.8 g/L，PLT $417\times10^9$/L。

（7）CRP 23 mg/L，ESR 35 mm/h，结明三项正常。

（8）病原学抗体检测病毒全套：巨细胞病毒 IgM 弱阳性（±），巨细胞病毒 IgG 阳性（+），肺炎支原体 IgM 阳性（+），支原体 IgM 滴度 1∶320。

（9）肝功能、肾功能、电解质、血糖、血脂：均正常。

2. 思维引导　患儿因呼吸道感染就诊时发现心脏杂音，结合体格检查和超声心动图等的结果，室间隔缺损的诊断可以明确。室间隔缺损是儿童期最常见的先心病，小型室间隔缺损多无症状，中大型缺损多生长迟缓，有喂养困难、气短、多汗。小型的膜周部和肌部小梁部缺损有自然闭合的可能，但双动脉下型和流出道肌部缺损很少能自然闭合。

左向右分流型先心病是导致儿童肺动脉高压的重要原因，因肺循环血流量增多，早期肺小动脉出现痉挛形成可逆性的动力性肺动脉高压，之后肺血管病变进行性发展则渐变为不可逆的梗阻性肺动脉高压。本例患儿超声心动图显示室间隔缺损约 9 mm，属于中型室间隔缺损，自然闭合的可能性很小，且已出现中度肺动脉高压，左心室增大，故控制感染后应尽快行手术治疗。

该患儿目前肺炎诊断明确，查 NT-proBNP 升高，但精神可，无明显心动过速和呼吸增快，无肝大和水肿、少尿，暂不诊断心力衰竭。

### (四)初步诊断

分析上述病史、体格检查、实验室检查结果，支持以下诊断：①先天性心脏病；②肺动脉高压(中度)；③肺炎。

## 二、治疗经过

### (一)初步治疗

1. 一般治疗 包括吸氧、镇静、退热等。

2. 抗感染 给予阿奇霉素抗感染及化痰止咳药物应用。

3. 思维引导 室间隔缺损儿童易并发反复呼吸道感染、充血性心力衰竭和感染性心内膜炎。本例患儿考虑为肺炎支原体感染所致肺炎，应用阿奇霉素治疗及对症处理。平静时无口唇发绀，三凹征阴性，如有剧烈哭闹，可给予适当的镇静，必要时吸氧。四肢末梢温暖，提示外周灌注正常，如有突然出现的烦躁不安，明显发绀，呼吸、心率突然增快，肝短期内增大，尿量减少或水肿，应考虑合并心力衰竭的可能，必要时给予利尿、强心及血管活性药物。有中度肺动脉高压，在发展至梗阻性肺动脉高压前行手术修补室间隔缺损，可使肺动脉压力逐渐降至正常。

### (二)治疗效果

1. 症状 3 d 后体温恢复正常，1 周后咳嗽症状减轻，心率、呼吸恢复至正常范围，进奶可，尿量可。

2. 体格检查 神志清，精神可，口唇红润，咽无充血，三凹征阴性，呼吸 28 次/min，双肺呼吸音清，未闻及干、湿啰音，心率 121 次/min，律齐，心音有力，胸骨左缘 3、4 肋间可闻及粗糙的Ⅳ级收缩期杂音，腹平软，肝肋下约 1 cm，质软。

3. 辅助检查复查

(1)血常规：WBC $10.35\times10^9$/L，N% 34.2%，L% 52.7%，RBC $3.85\times10^{12}$/L，Hb 100.6 g/L，PLT $378\times10^9$/L。

(2)CRP 及 ESR：CRP 11 mg/L；ESR 26 mm/h。

(3)肺炎支原体抗体阳性，滴度 1∶1 280。

(4)NT-proBNP 及肌钙蛋白 T：NT-proBNP 128 pg/mL，肌钙蛋白 T 0.002 ng/mL。

(5)CK 103 U/L，CK-MB 25 U/L，AST 38 U/L，LDH 268 U/L，LDH-1 68 U/L，α-HBDH 265 U/L。

4. 思维引导 患儿现 8 个月，既往无喂养困难及生长发育落后，近 2 个月反复患呼吸道感染，建议尽快行手术治疗室间隔缺损。目前外科手术仍是室间隔缺损治疗的金标准，但外科手术存在创伤大、围手术期并发症发生率高、住院时间长、瘢痕残留等缺点，经皮介入封堵术因其创伤小、恢复快、住院时间短和费用低等优势，已逐渐成为解剖条件合适的室间隔缺损的重要治疗方法。目前介入治疗的适应证为：年龄≥2 岁，体重≥10 kg，有临床症状或具有左心超负荷表现，膜周部或肌部室间隔缺损，无明显主动脉瓣反流等。禁忌证：干下型室间隔缺损、合并明显主动脉瓣反流及合并梗阻性肺动脉高压等。本例患儿为中型室间隔缺损，年龄小，体重轻，已出现中度肺动脉高压，心脏增大，不适合行介入治疗，感染控制后转心外科行“室间隔缺损修补术”。

### (三)治疗 3 周后

心外科行“室间隔缺损修补术”，术后给予抗生素、血管活性药物、强心利尿、营养心肌药物应用，现术后 2 周，患儿病情稳定，手术切口愈合良好，准备出院。

1. 体格检查　神志清,呼吸平稳,口周无发绀,咽腔无充血,三凹征阴性,双肺呼吸音稍粗,未闻及干粗湿啰音,心率 112 次/min,律齐,心音有力,未闻及杂音,腹软,肝肋下约 1 cm,脾肋下未触及,肠鸣音正常,四肢末梢温暖。

2. 辅助检查　结果如下。

(1)血常规:WBC $9.17\times10^{9}$/L,N% 26.5%,L% 61.5%,RBC $3.55\times10^{12}$/L,Hb 92.4 g/L,PLT $365\times10^{9}$/L。

(2)CRP:正常。

(3)NT-proBNP 94 pg/mL,肌钙蛋白 T 0.002 ng/mL。

(4)CK 162 U/L,CK-MB 24 U/L,AST 42 U/L,LDH 295 U/L,LDH-1 70 U/L,α-HBDH 317 U/L。

(5)心脏彩超:室间隔缺损修补术后,心室水平无明显分流,三尖瓣少量反流,肺动脉高压(轻度),左心增大。

## 三、思考与讨论

先心病是儿童时期最常见的心脏病,是胚胎早期心脏及大血管发育异常所致的先天性畸形,与遗传、母体和环境多种因素有关。大多因心脏杂音就诊,部分可有反复肺炎、发绀、心功能不全等表现,是导致婴儿期死亡的重要原因之一。近年来随着我国母婴保健事业的发展,严重先心病的出生率明显下降,心脏外科手术技术方面的进步也使得先心病的预后大为改善。

室间隔缺损是儿童最常见的先心病,约占我国先心病的 50%,可单独存在,40% 合并其他心血管畸形。单纯的室间隔缺损有自然闭合的可能,中小型缺损可在门诊随访,合并呼吸道感染或心力衰竭时给予内科处理。若为中大型缺损,或心力衰竭难以控制,肺动脉压力持续升高,则须及时手术处理。本例患儿术后恢复良好,肺动脉压较术前明显下降,1 年后复查彩超心脏大小及肺动脉压恢复正常。

对先心病患儿尽早明确诊断,根据病变类型制订合理的随访方案,积极预防和治疗呼吸道感染、心力衰竭、感染性心内膜炎等并发症,协助选择合适的手术时机和手术方式,提高生存质量,改善长期的预后。

## 四、练习题

1. 左向右分流型先心病和右向左分流型先心病常见的并发症分别有哪些?

2. 常见的先心病如室间隔缺损、房间隔缺损、动脉导管未闭,介入治疗的适应证和禁忌证有哪些?

## 五、推荐阅读

[1]胡亚美,江载芳,申昆玲. 实用儿科学[M]. 8 版. 北京:人民卫生出版社,2015.

[2]孙锟,李奋,张智伟,等. 儿童常见先天性心脏病介入治疗专家共识[J]. 中华儿科杂志,2015,53(1):17-24.

[3]国家卫生健康委员会国家结构性心脏病介入质量控制中心,国家心血管病中心结构性心脏病介入质量控制中心,中华医学会心血管病学分会先心病经皮介入治疗指南工作组,等. 常见先天性心脏病经皮介入治疗指南(2021 版)[J]. 中华医学杂志,2021,101(38):3054-3076.

(冯　嵩)

# 案例 29　病毒性心肌炎

## 一、病历资料

### （一）病房接诊

患儿，女，8 岁。

1. 代主诉　胸痛、乏力 5 d。

2. 问诊重点

学龄期儿童，急性起病，出现胸痛、乏力症状，问诊时注意询问有无前驱感染史，主要症状及伴随症状特点、诊治经过、治疗效果等。

3. 问诊内容

（1）诱发因素：患儿有无感染、剧烈活动、情绪激动、刺激性饮食、外伤等诱发因素。

（2）主要症状：应询问胸痛的部位是胸骨后、心前区或侧胸壁；性质为灼痛、压榨样痛或刺痛；是持续性或阵发性，持续时间是数秒钟、数分钟、数小时；胸痛加重或缓解的因素；乏力是持续性或间歇性，是否在空腹、运动后加重，休息或饮食后减轻等。

（3）伴随症状：胸痛、乏力若伴有胸闷、气短、心悸、头晕等，提示器质性心脏病，应考虑病毒性心肌炎、心肌病可能；若伴有食欲差，面色苍白、尿少、水肿、四肢凉等，提示心力衰竭可能；若伴有发热、皮疹、关节肿痛，提示风湿性心脏病可能；胸痛若与呼吸运动有关，伴有咳嗽、呼吸困难，提示肺部及胸膜病变；若与进食相关，食欲差，提示反流性食管炎、胃炎等消化系统疾病。

（4）诊治经过：相关辅助检查，是否用药，用何种药、具体剂量、效果如何。

（5）既往史：近期有无感染史，有无外伤史。有无川崎病、风湿热、先天性心脏病、消化系统疾病等病史，有无传染病及传染病接触史。预防接种史是否正常。

（6）个人史：体质、智力、体格及运动是否正常。

（7）家族史：有无心脏病、高血压等家族史。

**问诊结果**

5 d 前患儿无明显诱因出现胸痛，为心前区钝痛，持续约 20 min，经休息能缓解，后间断发作。情绪激动易诱发，伴乏力、长出气、胸闷、不喜动，无心悸、头晕、面色苍白、大汗淋漓，无发热、咳嗽、气促，无反酸、恶心、呕吐、腹泻，无皮疹、关节肿痛等。至当地医院查心电图提示窦性心律不齐，ST-T 改变，予口服“辅酶 Q 10 片 10 mg 3 次/d”治疗 2 d，症状无好转，遂来诊。发病来，精神、食欲、睡眠欠佳，大小便正常，体重无明显改变。

14 d 前患上呼吸道感染，口服“抗病毒口服液”治疗，5 d 痊愈。无毒物接触史，无外伤史。无先天性心脏病、心肌病、风湿热、川崎病、消化系统疾病等病史。智力、体格及运动发育正常。无高血压、心脏病家族史。

4. 思维引导　患儿系学龄期儿童，胸痛为心前区钝痛，情绪激动易诱发，伴乏力、不喜动、胸闷、长出气等症状，外院心电图异常，首先考虑心肌炎。心肌炎是由各种感染或其他原因引起的心肌间质炎症细胞浸润和临近的心肌细胞坏死、变性，有时病变可累及心包或心内膜。引起心肌炎的原因包括多种病原体如病毒、细菌、螺旋体、原虫感染等,或某些结缔组织疾病,以及化学、物理或药物等,最常见的心肌炎为病毒性心肌炎。此患儿半月前有上呼吸道感染病史,考虑病毒性心肌炎可能性大,但需与其他感染所致心肌炎、风湿性心脏炎、先天性心脏病、结缔组织病及代谢性疾病心肌损害、原发性心肌病等相鉴别。胸痛不伴咳嗽、发热等,与呼吸运动无关,无外伤史,暂不支持肺部及胸膜、胸壁疾病;胸痛与进食无关,无吐泻、反酸等,暂不支持消化系统疾病。

临床上病毒性心肌炎表现轻重不一,取决于年龄和感染的急性或慢性过程。部分起病隐匿,有乏力、活动受限、胸闷、长出气、心悸、胸痛等症状。新生儿及婴幼儿患病时常以发热、反应低下、发绀、呼吸困难、嗜睡、精神差等呼吸系统和神经系统症状起病,容易误诊或漏诊。少数重症患者可发生心力衰竭、心源性休克和恶性心律失常,死亡率高。须结合体格检查和辅助检查的结果进一步明确诊断和鉴别诊断。

### (二)体格检查

1. 重点检查内容及目的　目前考虑心脏疾病,病毒性心肌炎可能性大,应注意生命体征及心脏体征。重点检查脉搏、呼吸、血压、经皮血氧饱和度、精神状态、面色及皮肤有无苍白、皮疹、皮下结节,全身有无水肿、循环灌注情况。注意心前区有无隆起、心脏大小、心音、心率、心律情况,有无杂音及心包摩擦音。若伴有精神差、脉搏细速、血压正常或下降、面色苍白或发绀、四肢末梢湿冷、毛细血管再充盈时间延长,提示心源性休克。若伴有心脏增大、心音低钝及奔马律、呼吸困难、肺部细湿啰音,肝大、水肿等,提示心力衰竭。

**体格检查结果**

T 36.7 ℃,P 85 次/min,R 25 次/min,BP 112/77 mmHg,体重 27 kg,$SpO_2$ 97%。

发育正常,营养良好,神志清,精神反应差,全身皮肤黏膜无苍白及发花,无皮疹及出血点,无环形红斑及皮下结节,眼睑无水肿,眼窝无凹陷,口唇无发绀,咽无充血,颈无抵抗,颈静脉无怒张,甲状腺触诊无肿大,呼吸平稳,胸廓无畸形,双肺呼吸音对称,未闻及干、湿啰音及胸膜摩擦音。心前区无隆起,叩诊心界向左下扩大,心尖搏动点位于第5肋间左锁骨中线外1 cm,心音有力,心率85次/min,律齐,各瓣膜听诊区未闻及杂音及心包摩擦音,腹软,无压痛,肝、脾肋下未触及,无移动性浊音,肠鸣音正常,双下肢无水肿,关节无红肿,四肢末梢暖,CRT 2 s。四肢肌力、肌张力正常,神经系统检查阴性。

2. 思维引导　经上述体格检查,患者精神差、叩诊心界扩大,外院心电图异常,半月前有前驱感染史,符合病毒性心肌炎表现。既往体格及运动发育正常,各瓣膜听诊区未闻及杂音,暂不支持先天性心脏病,完善超声心动图;无发热、皮疹、关节肿痛等,心脏听诊无杂音,结合起病急、病程短,暂不支持风湿性心脏炎及结缔组织疾病心肌损害,完善超声心动图、抗链球菌溶血素(ASO)、红细胞沉降率;既往体格及运动发育正常,无面色苍白、大汗淋漓、头晕、晕厥、少尿,无颈静脉怒张、呼吸困难、肺部细湿啰音、肝脏肿大及水肿等心力衰竭表现,暂不支持原发性心肌病合并心力衰竭,完善超声心动图;胸痛非运动后诱发,非压榨性疼痛,暂不支持冠脉病变,完善超声心动图,必要时冠状动脉CT鉴别。

诊断病毒性心肌炎的金标准为心肌活体组织检查,但由于取样部位的局限性及患者的依从性差,临床应用率低。心脏磁共振检查目前已成为无创性评价心脏结构和功能的重要方法,因其能呈现典型的心肌炎症表现,如心肌水肿、心肌充血及毛细血管渗漏、心肌坏死和纤维化等,有助于儿童心肌炎的诊断和危险分层。结合此患儿,需进一步行血常规、红细胞沉降率、C反应蛋白、病原学检测、ASO、心肌酶谱、肌钙蛋白、BNP、心电图、超声心动图、心脏磁共振、胸片等协助诊断。

### （三）辅助检查

1. 主要内容及目的

（1）血常规、ESR、CRP、ASO：明确感染的性质及程度。

（2）血清心肌酶谱、肌钙蛋白、BNP：了解心肌损伤程度。

（3）血清病毒抗体：协助病原学诊断。

（4）血气分析：评估是否缺氧、乳酸代谢是否异常。

（5）血清电解质、肝功能、肾功能：了解重要脏器功能、机体内环境情况。

（6）常规心电图及动态心电图：入院前 3 d 每日复查常规心电图，监测心电变化，完善动态心电图，评估有无心律失常及严重程度。

（7）胸片：了解心影大小及有无肺炎、肺水肿、胸腔积液等。

（8）超声心动图：了解心脏大小及功能。

（9）心脏磁共振：了解心脏的形态和功能及有无心肌水肿或纤维化等。

**辅助检查结果**

（1）血常规：WBC 9.75×$10^9$/L，RBC 4.72×$10^{12}$/L，Hb 138 g/L，PLT 393×$10^9$/L，N% 60%，L% 35%；CRP、ESR、ASO 均正常。

（2）心肌酶：AST 18.5 U/L，LDH 372.0 U/L，α-HBDH 256.0 U/L，CK 91.0 U/L，CK-MB 增高为 32.0 U/L（参考值 2～24 U/L）。

（3）肝功能、肾功能、电解质、血糖均正常。

（4）BNP 4 170 pg/mL（参考值 0～125 pg/mL）；肌钙蛋白 T 0.351 ng/mL（参考值 0～0.014 ng/mL）。

（5）病原学抗体检测：血清腺病毒 IgM 抗体（+）。

（6）动脉血气分析（未吸氧）：pH 7.40，$PaCO_2$ 38.3 mmHg，$PaO_2$ 88.2 mmHg，$HCO_3^-$ 27 mmol/L。

（7）心电图：窦性心律不齐、T 波改变；Ⅰ、aVL 导联 T 波倒置，$V_4$～$V_6$ 导联 T 波双向（图 7-1）。

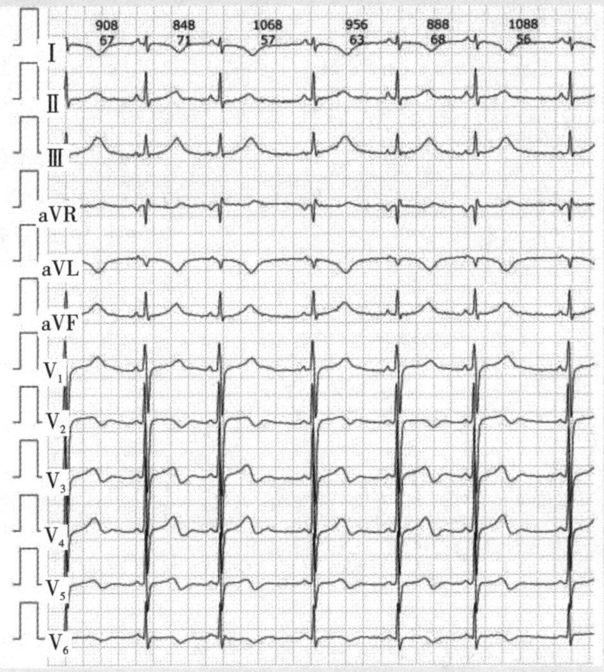


图 7-1 心电图

(8)胸片:双肺纹理粗多、心影稍大,心胸比0.55。

(9)超声心动图:左房室内径轻度增大、左室后壁运动幅度稍减低,心脏射血分数(EF)57%,双侧冠脉起始处未见扩张。

(10)心脏磁共振:左房室内径轻度增大、EF 48%;左心室中部侧壁心外膜下心肌小片状强化影,考虑炎症性病变。

2. 思维引导 患者有胸痛、乏力等症状,有前驱感染史,体格检查提示精神差,心界扩大,辅助检查提示心电图Ⅰ、aVL导联T波倒置,$V_4$~$V_6$导联T波双向,CK-MB、肌钙蛋白、BNP均升高,胸片示心影增大,超声心动图提示左心稍增大、心功能正常,心脏磁共振示左心增大及炎症性改变,结合病原学检测腺病毒IgM抗体阳性,依据《儿童心肌炎诊断建议(2018年版)》,病毒性心肌炎临床诊断成立。超声心动图及心脏磁共振示左心增大,BNP升高,提示心肌细胞受损。无发热、皮疹、关节肿痛,辅助检查ASO、ESR、CRP正常,超声心动图未见明显瓣膜反流,无狭窄,排除风湿性心肌炎及其他结缔组织疾病致心肌损害。生长发育正常,心脏听诊无杂音,超声心动图无心脏结构畸形,排除先天性心脏病。既往体格发育及活动耐量正常,无心力衰竭症状,结合超声心动图及心脏磁共振结果,暂不支持原发性心肌病。既往运动体力正常,无胸痛表现,超声心动图示双侧冠状动脉起始处未见扩张,心电图无ST-T压低,不支持冠状动脉病变致缺血性心脏病。

### (四)初步诊断

分析上述病史、体格检查、辅助检查结果,诊断:病毒性心肌炎。

## 二、治疗经过

### (一)初步治疗

1. 休息 卧床休息,以减轻心脏负荷及减少心肌耗氧量。

2. 营养心肌 大剂量维生素C可清除氧自由基,改善心肌代谢、促进心肌修复:维生素C 100~200 mg/(kg·d),qd,静脉滴注;辅酶Q10有保护心肌作用,口服1 mg/(kg·d),bid;果糖-1,6-二磷酸可改善心肌代谢,100~250 mg/(kg·d),qd,静脉滴注。

3. 思维引导 患者经皮血氧饱和度正常,血气分析示氧分压正常,嘱卧床休息,减轻心脏负荷,必要时镇痛镇静,暂不需氧疗。半个月前有呼吸道感染病史,虽腺病毒IgM(+),但依据病毒性心肌炎发病机制,目前考虑为免疫炎症损伤致心肌损害,抗病毒治疗疗效不确切,暂不给予抗病毒治疗。无心源性休克、心脑综合征、恶性心律失常,暂不给予免疫调节剂如丙种球蛋白和糖皮质激素治疗,给予营养心肌药物应用,动态观察病情变化。

### (二)治疗效果

1. 症状 2 d后仍间断胸痛、乏力。

2. 查体 神志清楚,反应欠佳,双肺呼吸音粗,未闻及干、湿啰音,心音有力,律齐,心率95次/min,各瓣膜听诊区未闻及杂音。

3. 辅助检查复查 心肌酶:AST 44 U/L,LDH 368 U/L,α-HBDH 270 U/L,CK 105 U/L,CK-MB 30 U/L;肌钙蛋白T 0.22 ng/mL;肌钙蛋白、BNP较前稍好转。

### (三)病情变化

入院第3天,患儿夜间哭闹后出现心悸、头晕、胸痛加重,体格检查:BP 100/60 mmHg,经皮氧饱和度95%,面色稍苍白,口周无明显发绀,双肺呼吸音清,未闻及干、湿啰音,心音尚有力,律不齐,心率190次/min,各瓣膜听诊区未闻及杂音,腹软,肝、脾肋下未触及,肠鸣音正常,手足稍凉。

患者病情变化的可能原因及应对：心律失常、心源性休克、电解质紊乱。急查动脉血气分析、电解质、肌钙蛋白、BNP、心电图。

**辅助检查结果**

(1)血气分析：pH 7.434，$PaCO_2$ 41.8 mmHg，$PaO_2$ 97.9 mmHg，lac 2.2 mmol/L。

(2)BNP 及肌钙蛋白：BNP 12 089 pg/mL，肌钙蛋白 T 0.58 ng/mL，较前升高。

(3)电解质：钾 4.51 mmol/L，钠 136.3 mmol/L，氯 96.7 mmol/L，钙 2.37 mmol/L，正常。

(4)心电图：短阵房性心动过速、频发房性期前收缩。

思维引导：患者哭闹后出现心悸、短阵房性心动过速、频发房性期前收缩，血气分析及电解质正常，不支持电解质紊乱、代谢性酸中毒诱发心律失常，推测为情绪激动致心脏负荷增大、耗氧量增多，结合肌钙蛋白、BNP 较前升高提示疾病进展，心肌受损较前加重。下一步治疗首先是针对心律失常，由于心肌受损较前加重，可选用胺碘酮持续泵入，30 min 后短阵房性心动过速消失；然后是针对原发病治疗，给予大剂量免疫球蛋白 400 mg/(kg · d)(连用 3 d)，通过其免疫调节作用减轻心肌损害。

#### (四)治疗 1 周后

1. 症状 胸痛、乏力缓解。

2. 查体 神志清，呼吸平稳，口唇无发绀，双肺未闻及干、湿啰音，心音有力，律齐，无杂音。

3. 辅助检查

(1)血气分析：pH 7.36，$PaCO_2$ 40 mmHg，$PaO_2$ 96 mmHg。

(2)血常规：WBC $8.7\times10^9$/L，RBC $5.39\times10^{12}$/L，Hb 142 g/L，PLT $437\times10^{12}$/L。

(3)心肌酶：AST 15 U/L，LDH 243 U/L，α-HBDH 194 U/L，CK 26 U/L，CK-MB 19 U/L；BNP 394 pg/mL 稍高，肌钙蛋白 T 0.008 ng/mL 正常。

(4)心电图：窦性心律。

(5)超声心动图：各房室内径基本正常、三尖瓣反流(轻度)，EF 62%。

## 三、思考与讨论

患儿系学龄期儿童，以“胸痛、乏力 5 d”为代主诉入院，有前驱上呼吸道感染史，胸痛、乏力伴长出气、胸闷、不喜动，结合体格检查和辅助检查的结果，可以排除先天性心脏病、风湿性心脏病及原发性心脏病等，目前临床诊断病毒性心肌炎。

病毒性心肌炎的发病机制尚不完全清楚，目前揭示的机制包括病毒对被感染心肌细胞的直接损害和病毒触发人体自身免疫反应而引起的心肌损害。病毒通过心肌细胞的相关受体侵入心肌细胞，在细胞内复制，并直接损害心肌细胞，导致急性期的心肌变性、坏死和溶解，在临床上易表现为重症心肌炎。机体受病毒的刺激后激活细胞和体液免疫反应，产生多种炎症因子和抗心肌抗体等，浸润、攻击心肌细胞，在临床上表现为亚急性心肌损害。本例患儿病初经一般治疗及营养心肌药物治疗后，心肌标志物一度好转，后出现病情进展，合并房性心律失常，提示心肌细胞免疫损伤加重，调整治疗方案，加用免疫抑制剂丙种球蛋白治疗及积极抗心律失常治疗，病情逐渐好转。若出现心力衰竭、心源性休克等严重的并发症，还应积极对症处理。

心肌炎的预后取决于心肌损害的部位、范围、程度，以及治疗是否及时等多种因素，绝大多数预后良好，少数可能逐渐进展为扩张型心肌病，少数可能于短期内发展至心源性休克、心力衰竭，若抢救不及时，可很快死亡。

暴发性心肌炎是心肌炎最为严重和特殊的类型，往往病情进展迅速，可出现致死性心律失常，如Ⅲ度房室传导阻滞、室性心动过速，易出现心源性休克或心力衰竭，甚至呼吸衰竭和肝、肾功能衰竭等多脏器功能障碍，早期病死率极高，但一旦度过急性危险期，长期预后良好。因此，临床上应尽早采取积极的“以生命支持为依托的综合治疗方案”。

## 四、练习题

1. 哪些症状、体征提示心肌炎患儿病情危重？
2. 心肌炎患儿心电图可出现哪些改变？

## 五、推荐阅读

[1]中华医学会儿科学分会心血管学组，中华医学会儿科学分会心血管学组心肌炎协作组，中华儿科杂志编辑委员会，等. 儿童心肌炎诊断建议（2018 年版）[J]. 中华儿科杂志，2019，57(2)：87-89.
[2]胡亚美，江载芳，申昆玲. 实用儿科学[M]. 8 版. 北京：人民卫生出版社，2015.
[3]中华医学会心血管病学分会精准医学学组，中华心血管病杂志编辑委员会，成人暴发性心肌炎工作组. 成人暴发性心肌炎诊断与治疗中国专家共识[J]. 中华心血管病杂志，2017，45(9)：742-752.

（王芳洁）

# 案例 30 阵发性室上性心动过速

## 一、病历资料

### （一）病房接诊

患儿，女，9 岁。

1. 代主诉 间断心悸 10 月余。

2. 问诊重点 心悸为心血管疾病常见症状，患儿为学龄期儿童，心悸为间断性，应注意询问有无诱发因素、主要症状、伴随症状特点、诊治经过、治疗效果等。

3. 问诊内容

(1)诱发因素：有无感染、运动或情绪激动、饮用浓茶或咖啡、应用某些药物如麻黄碱、甲状腺素片等；心悸时是空腹或者进食后，进食能否缓解症状。

(2)主要症状：心悸发作时心率能否数清、具体心率多少，发作的频次及持续时间、如何终止，发作特点是否为突发突止。

(3)伴随症状：心悸时若伴有胸闷、胸痛、头晕、晕厥、抽搐、腹痛、恶心、呕吐、乏力等，提示心律失常或器质性心脏病。若为突发突止，提示阵发性室上性心动过速。若伴有水肿、少尿、乏力、气促等，提示心功能不全。若伴有晕厥、抽搐，提示阿-斯综合征. 若伴有烦躁、易怒、怕热、多汗、食欲亢进、体重下降等，提示甲状腺功能亢进。若伴发热、皮疹、关节肿痛等，提示风湿性心脏病。

(4)诊治经过:辅助检查,每次发作如何终止,是否用药,用何种药、具体剂量、效果如何,是否长期口服药物。

(5)既往史:心脏病、甲状腺疾病、低血糖、贫血等病史,有无传染病及传染病接触史。预防接种史是否正常。

(6)个人史:体质、智力、体格及运动是否正常。

(7)家族史:有无心律失常、先天性心脏病、甲状腺疾病、低血糖、遗传代谢性疾病等家族史。

**问诊结果**

10个月前患儿无明显诱因出现心悸,伴胸闷、恶心、腹痛、面色稍苍白,不伴水肿、少尿、乏力、气促、晕厥、抽搐,不伴多汗、乏力、易怒等。至当地医院就诊,查心电图提示室上性心动过速,心率200次/min,给予普罗帕酮针静脉注射(具体剂量不详)5 min后心律转为窦性,心率78次/min,后未再发作。20 d前"呼吸道感染"后再次出现心悸,表现形式同前,持续时间约5 min,干呕后突然缓解,未用药。3 h前无诱因再次出现上述症状,干呕后不能缓解,遂来门诊,查心电图示室上性心动过速,以"心律失常:室上性心动过速"收住院。发病以来,患儿精神好,饮食、睡眠好,大小便正常,体重无下降。

既往体质健康,无特殊用药史,无心脏病、甲状腺疾病、低血糖、贫血等病史,预防接种史正常。生长发育及活动、智力正常,无心脏病、糖尿病等家族史。

4.思维引导 患儿为学龄期儿童,在无诱因或发热后出现间断心悸,伴胸闷、恶心、腹痛、面色稍苍白,经抗心律失常药物或干呕兴奋迷走神经终止发作,具有突发突止特点,心电图提示"室上性心动过速",故"阵发性室上性心动过速"可能性大,尚须排除其他可导致心动过速的疾病。若有感染、运动或情绪激动、饮用浓茶或咖啡、使用麻黄碱、甲状腺素片等使交感神经兴奋的原因,可导致窦性心动过速,解除诱因后可缓解;心悸与进食无关,不支持低血糖;无易怒、多汗、乏力等,体重无进行性下降,不支持甲状腺功能亢进症,但应注意甲状腺查体;无面色、口唇苍白,不支持贫血,但应完善血常规检查;生长发育、活动耐力均正常,不支持代谢性心脏受累或慢性心功能不全,但注意生命体征及心脏体格检查。

阵发性室上性心动过速是小儿最常见的异位快速心律失常,可发生于任何年龄,感染、疲劳、精神紧张、过度换气等可能诱发阵发性室上性心动过速发作,发作时心率突然增快可在160 ~ 300次/min,可持续数秒钟至数日,发作停止时心率突然减慢,恢复正常,若发作持续超过24 h可导致心功能不全。大部分患儿无心脏基础疾病,但少数也发生于先天性心脏病、心肌炎、心肌病等器质性心脏病患者。须结合下一步体格检查和辅助检查协助诊断及查找病因。

### (二)体格检查

1.重点检查内容及目的 目前考虑为阵发性室上性心动过速,发作时伴面色稍苍白,注意有无心源性休克、心功能不全及器质性心脏病,重点检查生命体征及心脏体征。包括脉搏、呼吸、血压、经皮血氧饱和度、精神状态、面色及皮肤有无苍白、皮疹、皮下结节,全身有无水肿、循环灌注情况。注意心前区有无隆起、心脏大小、心音、心率、心律情况,有无杂音及心包摩擦音。若伴有精神差、脉搏细速、血压正常或下降、面色苍白、毛细血管再充盈时间延长,四肢末梢湿冷,提示心源性休克;若伴有心前区隆起、心脏大、心音低钝及奔马律、呼吸困难、肺部细湿啰音,肝大、水肿等,提示心功能不全。

**体格检查结果**

T 36.8 ℃,P 205 次/min,R 22 次/min,BP 98/66 mmHg,体重 30 kg,$SpO_2$ 95%。

发育正常,营养中等,神志清,精神反应好,全身皮肤黏膜无发花、皮疹及出血点、无环形红斑及皮下结节,面色稍苍白,眼睑无水肿,口唇稍苍白,咽无充血,颈无抵抗,颈静脉无怒张,甲状腺触诊无肿大,呼吸平稳,双肺呼吸音清、对称,未闻及干、湿啰音,心前区无隆起,叩诊心左界位于第5肋间左锁骨中线内0.5 cm,心音有力,律齐,心率205次/min,各瓣膜听诊区未闻及杂音,腹软,肝脾肋下未触及,无移动性浊音,肠鸣音正常,关节无红肿,双下肢无水肿,手足暖,无杵状指,CRT 2 s,神经系统查体阴性。

2. 思维引导　体格检查发现患儿血压正常,经皮血氧饱和度正常,精神反应好,面色及口唇稍苍白,心界叩诊无扩大,心率205次/min,肝、脾无肿大,双下肢无水肿,四肢末梢暖,CRT 2 s,结合门诊心电图,考虑阵发性室上性心动过速,目前仍发作,但无心源性休克及心功能不全表现,下一步计划完善相关辅助检查并尽早纠正心律失常。

患儿生长发育、活动耐力正常,无口周发绀,听诊心音有力,心瓣膜听诊区未闻及杂音,暂不支持先天性心脏病及心肌病,完善超声心动图鉴别;近期无感染病史,心悸时胸闷、恶心、腹痛,终止后正常,心界叩诊无扩大,暂不支持病毒性心肌炎,完善心肌酶及肌钙蛋白、超声心动图等鉴别;患儿无发热、皮疹及关节红肿,心脏各瓣膜听诊区未闻及杂音,暂不支持风湿性心脏病,完善ASO、超声心动图鉴别;患儿心悸为间断性,未发作间期心率正常,无易怒、多汗、乏力等,体重无减轻,体格检查甲状腺无肿大,暂不支持甲状腺功能亢进症。

结合上述体格检查结果,需要进一步行血常规、心肌酶谱、ASO、肌钙蛋白、BNP、血糖、超声心动图、胸片等协助诊断。

### (三)辅助检查

1. 主要内容及目的

(1)血常规:进一步排除贫血。

(2)ESR、CRP、ASO:明确有无感染及程度。

(3)血清心肌酶谱、肌钙蛋白、BNP检测:了解有无心肌损伤。

(4)动脉血气分析:明确是否缺氧、乳酸是否升高。

(5)肝功能、肾功能、电解质、血糖:排除电解质紊乱、低血糖。

(6)胸片:了解心影大小。

(7)心电图、24 h动态心电图:了解心律失常类型、心动过速发作频率及规律。

(8)超声心动图:了解心脏结构及功能。

**辅助检查结果**

(1)血常规:WBC $5.91\times10^9$/L,N% 47.2%,L% 47.0%,RBC $4.12\times10^9$/L,Hb 117 g/L,PLT $255\times10^9$/L。

(2)ESR、CRP、ASO均正常。

(3)动脉血气分析(未吸氧):pH 7.42,$PaCO_2$ 35 mmHg,$PaO_2$ 90 mmHg,$HCO_3^-$ 25 mmol/L,乳酸1.2 mmol/L。

(4)心肌酶、肌钙蛋白、BNP均正常;肝肾功能、电解质、血糖均正常。

(5)胸片:两肺纹理粗,心影大小未见异常。

(6)门诊心电图:室上性心动过速(图7-2)。

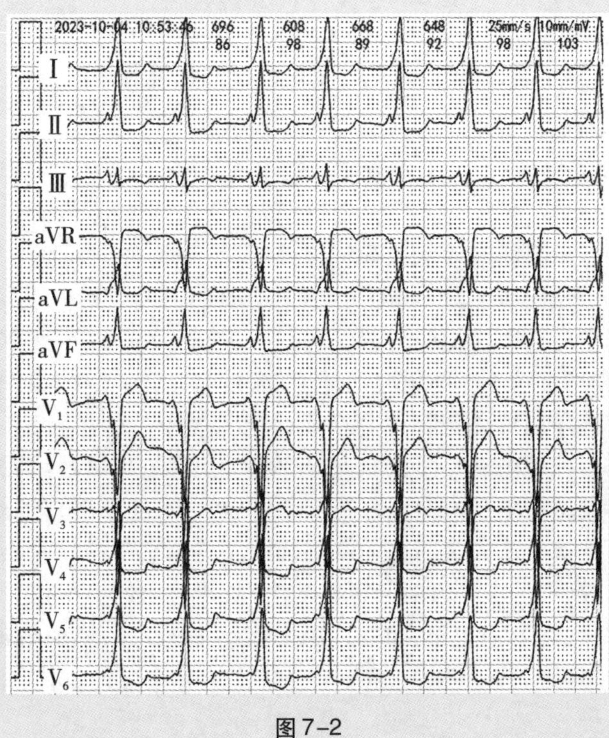


图7-2

(7)超声心动图:心内结构及心功能未见异常。

2. 思维引导 患儿目前心悸发作症状与既往表现类似,具有突发突止特点,心悸时心电图提示为室上性心动过速,给予兴奋迷走神经及抗心律失常药物后可终止,故诊断阵发性室上性心动过速,分析心电图心室率210次/min,QRS波时限正常,R-R间期绝对匀齐,R-P'>110 ms,$V_1$导联P'波负向,考虑旁道参与的房室折返性心动过速可能性大。应注意与窦性心动过速鉴别,窦性心律非绝对匀齐,P波在Ⅰ、Ⅱ、aVF、$V_4$ ~ $V_6$导联直立,在aVR导联倒置,且心率在安静状态通常低于200次/min,不支持;应与室性心动过速鉴别,室性心律QRS波宽大畸形,时限增宽,T波方向与QRS主波方向相反,P波与QRS波无固定关系,心房率小于心室率,有时可见室性融合波或心室夺获,心电图不支持。

患儿生长发育、活动耐力正常,无口周发绀,听诊心音有力,心瓣膜听诊区未闻及杂音,结合超声心动图心内结构及功能正常,不支持先天性心脏病、心肌病;近期无感染病史,心悸时胸闷、恶心、腹痛,终止后正常,心肌酶、肌钙蛋白正常,超声心动图心脏大小及功能正常,不支持病毒性心肌炎;无发热、皮疹及关节红肿,心脏各瓣膜听诊区未闻及杂音,ESR、CRP、ASO均正常,结合超声心动图未提示瓣膜狭窄、关闭不全,不支持风湿性心脏病;血糖正常,不支持低血糖致心悸;生长发育及活动耐力正常,血气分析示乳酸、肝功能、肾功能、电解质均正常,结合超声心动图,不支持遗传代谢性疾病导致的心肌损害合并心悸。

**(四)初步诊断**

分析上述病史、体格检查及辅助检查结果,诊断:阵发性室上性心动过速。

## 二、治疗经过

### (一)初步治疗

心电监护下心率为205次/min,为室上性心动过速图形。

1. 兴奋迷走神经　以压舌板刺激患儿咽部致恶心及深吸气后屏气,均未终止发作。

2. 药物治疗　给予普罗帕酮针(心律平)1～2 mg/kg缓慢静脉注射。

### (二)思维引导

患儿入院时仍有心动过速发作,应及时复律。患者无器质性心脏病、无明显心力衰竭或心源性休克,可选择物理治疗,未复律;若物理治疗无效或当即有效但很快复发时,给予药物治疗。对于心功能正常患者,可首选钠通道阻滞剂普罗帕酮针缓慢静脉注射,若无效10～20 min后可重复用药,总量<5 mg/kg。本例患儿既往使用普罗帕酮可复律,故选择。对部分用药后心动过速仍反复发作者,可予静脉注射上述剂量后持续静脉滴注,剂量为4～7 μg/(kg·min);亦可选择三磷酸腺苷,其通过抑制窦房结自律性和房室结传导终止心动过速,剂量为0.2～0.4 mg/kg,快速“弹丸式”推注。对于心功能不全者,可首选洋地黄类药物地高辛或西地兰缓慢静脉注射,其能增强迷走神经张力,减慢房室交界处传导复律,并能增强心肌收缩力,控制心力衰竭;也可选用胺碘酮静脉注射,其能延长心肌复极时间,明显抑制房室结或房室旁路的双向传导复律,必要时可静脉滴注维持。但由于胺碘酮的不良反应,多在其他抗心律失常药物无效时选用。对个别药物疗效不佳,尤其是血流动力学不稳定者,除洋地黄中毒外,可考虑直流电同步电复律,对于有条件的单位,可使用经食管心房调搏终止室上性心动过速。以上均为终止室上性心动过速发作的方法,不能根治。射频消融术为有适应证的阵发性室上性心动过速的首选根治方法。

### (三)治疗效果

1. 药物治疗　给予普罗帕酮针(心律平)30 mg缓慢静脉注射,在药物注射25 mg时心电监护示心率82次/min,患儿心悸缓解。

2. 体格检查　神志清,精神反应好,全身皮肤黏膜无发花、皮疹及出血点,面部及口唇无苍白,心音有力,律齐,心率82次/min,各瓣膜听诊区未闻及杂音,腹软,肝脾肋下未触及,手足暖。

3. 辅助检查　复查心电图示窦性心律不齐(HR 80次/min),心室预激;24 h动态心电图示平均心率82次/min,基础心率为窦性,分析的心搏数为118 105个。最慢心率是52次/min,发生于2时59分,最快心率是220次/min,发生于7时59分,可见25阵短阵室上性心动过速发作,全程可见心室预激,伴ST-T改变,房性期前收缩5个,单发,24 h心率变异性正常(图7-3)。

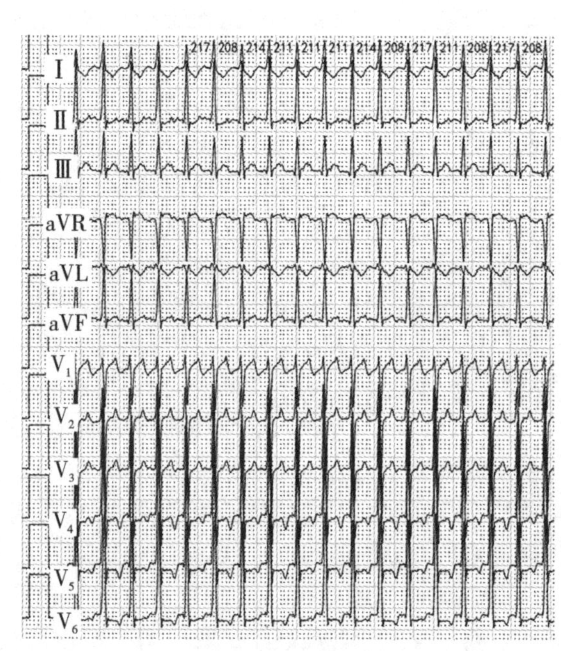


图7-3　心电图

4. 思维引导　患儿阵发性室上性心动过速终止后心电图提示心室预激,分析心电图:PR间期缩短,QRS时限增宽,QRS起始部位粗钝、错折形成δ波,ST-T改变。动态心电图示全程均为心室预激,有25阵短阵室上性心动过速发作,故阵发性室上性心动过速类型考虑为预激综合征,房室旁道参与的顺向型房室折返性心动过速。依据《中国儿童心律失常导管消融专家共识》,体重≥

15 kg、反复发作的症状性室上性心动过速为心脏射频消融手术Ⅰ类指征。此患儿体重 30 kg，室上性心动过速反复发作伴心悸、面色稍苍白，已达射频消融手术指征。建议家长行心脏射频消融手术根治，家长同意。

### （四）下一步治疗

行射频消融手术治疗。完善术前凝血功能、肝功能、心肌酶、肾功能、血型等术前检查。住院第 6 天，于心导管室行心内电生理检查及射频消融术。术中常规消毒、铺巾，穿刺股静脉及颈内静脉放入标测电极。心室起搏可见 CS9-10 V-A 接近，心室起搏可诱发室上性心动过速，结合体表心电图，确诊为预激综合征，穿刺右股静脉置入消融大头，于三尖瓣环 11 点处标测到满意靶点，为旁道部位，消融后预激波消失。心室起搏 V-A 分离，心房电生理检查未见房室结双径路，手术成功。

## 三、思考与讨论

患儿学龄期儿童，以“间断心悸 10 月余”为代主诉入院，应详细询问有无心脏病史、心脏手术史和诱发因素、终止特点，以及伴随症状。心悸时伴胸闷、恶心、腹痛、面色稍苍白，脉搏数不清，均集中于心血管系统疾病症状，无心脏病及手术病史，有突发突止特点，初步考虑为心律失常，应围绕有无心功能不全及导致心律失常的病因等鉴别点继续展开问诊，重点关注患儿循环系统体征，进行相关辅助检查，尤其是 12 导联心电图检查，是诊断心律失常最有效、最简单的检查方法，注意心电图特点。患者体格检查未提示心功能不全，不支持其他器质性心脏病，结合心电图确诊为阵发性室上性心动过速，且目前仍持续发作，应选择合适的抗心律失常药物治疗。患儿给予普罗帕酮后心律转为窦性，但 24 h 动态心电图提示仍有短阵室上性心动过速发作，全程可见预激波，达到射频消融手术指征，给予心内电生理检查确诊为预激综合征（右侧旁道），并行射频消融手术。

房室旁路是跨越房室瓣环的残留非特异心肌纤维束，其两端分别连接心房肌和心室肌，这一异常房室旁路具有房室传导功能，导致某部分心室预先除极称心室预激，导致房室折返性心动过速称为预激综合征，属于阵发性室上性心动过速中的一种类型。

阵发性室上性心动过速常特指房室结折返性心动过速和房室折返性心动过速，其治疗方法有药物治疗和非药物治疗（射频导管消融术）。药物治疗主要针对年龄小、不能接受射频消融手术或手术危险性大的患儿。目的在于减少、终止心动过速发作。非心动过速发作期通常无须药物治疗。部分患者心动过速发作频繁，发作时心室率快，发作时间较长或临床症状较重，血流动力学改变明显，可考虑长期服用适当药物预防心动过速发生。但药物治疗存在需长期服用、疗效不确切、药物不良反应、反复复诊等缺陷。若体重≥15 kg、不能耐受或不愿意接受药物治疗者、反复发作室上性心动过速等可首选射频导管消融术，是相对安全且有效的根治方法，成功率高。

## 四、练习题

1. 室上性心动过速心电图诊断标准是什么？
2. 可用于终止室上性心动过速发作的药物有哪些？

## 五、推荐阅读

[1]袁越. 实用小儿心电图学[M]. 3 版. 北京：人民卫生出版社，2018.

[2]中华医学会心电生理和起搏分会，中国医师协会心律学专业委员会. 室上性心动过速诊断及治疗中国专家共识(2021)[J]. 中华心律失常学杂志，2022，26(3)：202-262.

[3]中华医学会心电生理和起搏分会小儿心律学工作委员会，中华医学会儿科学分会心血管学组，

中国医师协会儿科分会心血管专业委员会. 中国儿童心律失常导管消融专家共识[J]. 中华心律失常学杂志,2017,21(6):462-470.

（王芳洁）

# 案例31 心力衰竭

## 一、病历资料

### (一)病房接诊

患儿,女,11岁。

1. 代主诉　乏力、心悸2个月,双下肢水肿1周。

2. 问诊重点　乏力是一种常见的非特异症状,伴有心悸,应首先考虑心血管系统疾病如心肌病、心肌炎、心律失常等,也需注意排除其他疾病如贫血、甲状腺功能减退症、低钾血症等。水肿可以由心源性、肾源性、肝源性、营养不良性等多种病因导致,结合水肿以双下肢为主的特点,且伴随有心悸、胸闷的症状,须重点关注心源性疾病。为明确诊断,问诊的重点内容在于主要症状及伴随症状的特点,减轻或加重的影响因素。

3. 问诊内容

(1)诱发因素:2个月前有无呼吸道感染、剧烈运动等诱发因素。

(2)主要症状:应询问乏力、心悸和双下肢水肿出现的时机,为持续性或发作性,心律失常所致症状可呈阵发性出现,心肌病、心肌炎所致多呈持续性,于剧烈运动后加重,休息后减轻。

(3)伴随症状:若伴胸闷、胸痛,提示可能为心源性或肺源性疾病。若有皮肤、口唇苍白,提示贫血可能性大。若有头晕、头痛、夜尿增多或血尿等表现,提示肾疾病可能性大。若有皮疹及关节肿痛,提示结缔组织病的可能。若有畏寒、表情呆滞、情绪低落或亢奋等,提示甲状腺功能异常的可能。

(4)诊治经过:相关辅助检查(心脏彩超、心电图、胸部影像学、血常规、肝功能、肾功能、电解质、甲状腺功能等),是否用药,用何种药物、具体剂量、效果如何,以利于迅速选择药物。

(5)既往史:询问既往有无先心病、川崎病病史,有无肝炎、结核等传染病接触史,有无外伤史、预防接种史。

(6)个人史:既往体质,智力、运动发育情况。

(7)家族史:家族中有无心脏病、晕厥或猝死等家族史。

**问诊结果**

2个月前患儿无明显诱因出现乏力、心悸,呈持续性,活动后加重,休息后减轻。无发热、咳嗽、胸闷、胸痛,无食欲缺乏、腹胀、腹泻,无面色苍白、血尿、少尿、头晕、头痛,无皮疹及关节肿痛,无畏寒、表情呆滞、情绪低落或亢奋等不适,未就诊。症状逐渐加重,休息后亦不能减轻。1周前活动后出现双下肢水肿,初为日间明显,夜间休息后减轻,昨日晨起双下肢水肿不能缓解,至当地医院行超声心动图:右心明显增大、三尖瓣重度关闭不全、全心功能低下、心包积液、腹水、盆腔积液。发病来体重增加约 10 kg。

既往体健,生长发育正常,无先心病、川崎病病史,家族中无晕厥、猝死或心脏病病史。

4. 思维引导 患儿有乏力、心悸、双下肢水肿,活动后加重,结合当地超声心动图显示心脏增大、心功能减低,提示已出现心力衰竭,心源性疾病所致可能性大。多种病因如先天性心脏病、心肌炎、心肌病、严重心律失常和代谢性疾病均可导致心力衰竭的发生,其中婴幼儿时期以先天性心脏病多见,年长儿以心肌炎、心肌病更多见。无明显伴随症状,需结合体格检查和心电图、心肌酶谱等辅助检查的结果进一步明确诊断。

### (二)体格检查

1. 重点检查内容及目的 患儿目前诊断心力衰竭,考虑心源性可能性大,心脏的体格检查是重点内容,需注意精神状态、面色、呼吸频率、心率、血压、循环灌注情况,明确生命体征是否平稳。注意有无特殊面容,生长发育的落后;有无心前区隆起,心界扩大,有无心脏杂音,有无水肿、颈静脉怒张、肝脾大、肝颈静脉回流征阳性等心力衰竭的表现。

**体格检查结果**

T 36.5 ℃,P 102 次/min,R 24 次/min,BP 100/62 mmHg,体重 70.0 kg,身高 160 cm。

发育正常,营养中等,体型匀称,神志清楚,自主体位。全身皮肤黏膜无黄染、皮疹及出血点。全身浅表淋巴结未触及。口唇稍发绀,咽腔无充血,双侧扁桃体无肿大。颈软、无抵抗,无颈静脉怒张,肝颈静脉回流征阳性,气管居中,甲状腺无肿大。乳房正常对称,胸廓无畸形。三凹征阴性,呼吸频率 24 次/min,呼吸节律整齐,肺部叩诊呈清音,两肺呼吸音清,未闻及干、湿啰音。心前区无隆起,心尖搏动点位于第 5 肋间左锁骨中线外 1 cm,叩诊心界向左下扩大,听诊心音低钝,心率 102 次/min,律齐,未闻及杂音,无心包摩擦音。腹软,无包块,无压痛、反跳痛,肝肋下 3.5 cm,质软,脾肋下未触及,移动性浊音阴性,肠鸣音 4 次/min。肛门及外生殖器无异常。脊柱四肢无畸形,双下肢凹陷性水肿,无杵状指,四肢末梢暖,CRT 2 s。各关节无红肿、疼痛、畸形、活动受限,四肢肌力、肌张力正常。跟、膝、腱反射对称引出,双侧布鲁津斯征、双侧克尼格征及巴宾斯基征均阴性。

2. 思维引导 患儿体格检查发现口唇稍发绀,叩诊心界向左下扩大,心音低钝,肝大,肝颈静脉回流征阳性,双下肢凹陷性水肿,均支持心力衰竭的诊断。需要进一步明确心力衰竭的病因,判断心力衰竭的类型、程度及合并症,以制订合理的治疗方案。心脏疾病可分为先天性心脏病和后天性心脏病,体格检查未发现心脏杂音,无特殊面容,无生长发育落后及反复呼吸道感染,外院心脏彩超未发现心脏及大血管发育畸形,暂不考虑先天性心脏病。后天性心脏病如病毒性心肌炎、扩张型心肌病、风湿性心肌炎、代谢性心肌病等,尚需完善相关辅助检查如心电图、胸片、心脏磁共振、BNP/NT-proBNP、心肌酶谱、肌钙蛋白、血常规、肝功能、肾功能、电解质、血糖、血脂、甲状腺功能、抗链球菌溶血素“O”、结缔组织病全套等,以进一步明确诊断。

### (三)辅助检查

1. 主要内容及目的

(1)超声心动图:了解心脏结构、大小及心功能的评估,有无肺动脉高压及程度。

(2)心电图:注意有无心律失常,有无房室肥大、心肌缺血及电解质异常相关提示。

(3)胸部影像学:了解心影大小,肺部充血程度,有无肺水肿、胸腔积液等。

(4)心脏磁共振:了解心脏的形态和功能,及有无心肌水肿或纤维化等表现。

(5)腹部超声:有无肝、脾大,是否呈淤血性改变,有无腹水。

(6)血清 BNP/NT-proBNP、心肌酶谱、肌钙蛋白检测:进一步了解心力衰竭的严重程度。

(7)血常规、甲状腺功能、抗链球菌溶血素"O"、结缔组织病全套:明确有无贫血、甲状腺功能异常,及链球菌感染的证据。

(8)血清肝功能、肾功能、电解质、血糖、血脂:了解重要脏器功能、机体内环境情况。

**辅助检查结果**

(1)超声心动图:双室壁弥漫性搏动异常、全心增大,三尖瓣重度关闭不全(功能性),二尖瓣轻度关闭不全,全心功能下降[收缩+舒张,EF 37%,短轴缩短率(FS)18%],左室心尖部附壁血栓(范围约 13 mm×8 mm)。

(2)心电图:①窦性心动过速,②部分导联 T 波低平,③QRS 波低电压,请结合临床。

(3)胸部 CT:心影增大,心包积液。所示右侧胸腔积液。

(4)心脏 MRI:①左心室游离壁心外膜下、室间隔中远段右心室面、心尖部、右心室壁心肌多发异常强化,考虑炎症性心肌病(包括特发性巨细胞性心肌炎等),请结合临床。②左心室心尖部附壁血栓形成。③左心室增大并左心功能降低。④右心增大并右心功能降低。⑤疑似肺动脉高压,请结合临床。⑥三尖瓣中-重度关闭不全,二尖瓣轻度关闭不全。⑦中量心包积液。

(5)腹部超声:肝体积增大,肝弥漫性回声改变(肝淤血),胆囊壁厚毛糙,提示腹水。

(6)HOLTER:①基础心律为窦性心律,心率动态变化在正常范围。全程心搏总数、平均心率及最慢心率均高于正常范围。②偶发房性期前收缩。③偶发两源室性期前收缩。④ST-T:呈持续性改变。⑤心率变异性:低于正常范围。⑥QRS 波低电压,请结合常规心电图。

(7)NT-proBNP 4 257.64 pg/mL,肌钙蛋白 T 0.03 ng/mL,CK 203 U/L,CK-MB 48 U/L,AST 68 U/L,LDH 599 U/L,LDH-1 150 U/L,α-HBDH 516 U/L。

(8)血常规:WBC $10.96\times10^9$/L,N% 62.5%,L% 30.2%,RBC $4.88\times10^{12}$/L,Hb 127.0 g/L,PLT $250\times10^9$/L。

(9)甲状腺功能、病毒学检查、结明三项、抗链球菌溶血素"O"、结缔组织病全套:均正常。

(10)肝功能、肾功能、电解质、血糖、血脂:均正常。

2.思维引导 患儿有心包积液、胸腔积液、腹水形成,NT-proBNP 明显升高,结合体检发现双下肢水肿,肝大,肝颈静脉回流征阳性,支持心力衰竭诊断,心脏彩超证实为 EF 值下降的心力衰竭(HFrEF)。起病缓慢,为慢性心力衰竭,有乏力、心悸,活动后加重,心功能为 NYHA 分级Ⅲ级。无心脏杂音,心脏彩超未发现先天性的心脏与大血管的发育异常,不考虑先天性心脏病。无链球菌感染的证据,结缔组织病全套均阴性,不支持为风湿热或系统性红斑狼疮等自身免疫病。无电解质紊乱、贫血,甲状腺功能正常,可排除贫血、低钾血症和甲状腺功能亢进症或减退症所致心力衰竭。心脏彩超提示全心增大,双心室壁弥漫性搏动异常,全心功能下降,符合扩张型心肌病的表现,心脏磁共振提示心肌多发异常强化,考虑炎症性心肌病,故目前诊断炎症性扩张型心肌病。有左心室心尖部附壁血栓形成,心电图提示 QRS 波低电压,均为预后不良的危险因素。

**(四)初步诊断**

分析上述病史、体格检查、实验室检查结果,支持以下诊断:①慢性心力衰竭(HFrEF),心功能Ⅲ级;②扩张型心肌病(炎症性);③左心室血栓形成。

## 二、治疗经过

### (一)初步治疗

1. 一般治疗 包括限制活动、限水限盐、控制输液速度、吸氧等。

2. 利尿剂 呋塞米针,20 mg,bid,静脉注射,双下肢水肿消失后改为口服,20 mg,bid,po。

3. 卡托普利片 12.5 mg,tid,po。

4. 地高辛片 0.08 mg,bid,po。

5. 华法林片 2.5 mg,qd,根据凝血酶原时间的国际标准化比值(PT-INR)调整剂量,最初联合应用肝素钠针,1 周后复查心脏彩超血栓缩小,PT-INR 达标后停用肝素钠。

6. 丙种球蛋白 10 g,连用 3 d,静脉应用。

7. 糖皮质激素类药物 泼尼松,20 mg,3 次/d,po,1 个月后逐渐减量。

8. 磷酸肌酸针 1.0 g,1 次/d,静脉注射。

9. 思维引导 心力衰竭的治疗为综合性治疗。一般治疗如限制活动、限水限盐、控制输液速度有助于减轻心脏负担;对脉搏血氧饱和度低于 95% 者应及时氧疗。利尿剂是控制体循环和肺循环淤血的一线用药,可以迅速减轻前负荷而改善症状,但有低灌注时应改善灌注后再利尿,首选袢利尿剂如呋塞米。所有症状性心力衰竭患儿均应在利尿剂的基础上尽早加用血管紧张素转化酶抑制剂(ACEI)类药物,从小剂量开始增至最大安全剂量,最常用的包括卡托普利、依那普利、贝那普利、福辛普利等。ACEI 不耐受者可选用血管紧张素Ⅱ受体阻滞剂(ARB),如氯沙坦、缬沙坦。地高辛是儿童慢性心力衰竭最常用的洋地黄类药物,可以增加心肌收缩力,改善症状,缩短住院时间,严重心力衰竭也可西地兰静脉用药快速洋地黄化。伴有心腔内血栓,存在持续性心房颤动或心房扑动,有血栓史或栓塞事件,EF<25%(FS<15%),均应给予抗凝治疗。华法林起效较慢,早期同时应用肝素有助于华法林快速达标。炎症性心肌病所致心力衰竭可给予大剂量静脉丙种球蛋白、糖皮质激素及其他免疫抑制剂。

**治疗效果**

(1)症状:20 d 后体重下降约 10 kg,双下肢水肿消失,口唇发绀消失,乏力、心悸减轻,血压正常,进食可,尿量可。

(2)体格检查:口唇无发绀,双肺呼吸音清,未闻及干、湿啰音。心率 76 次/min,律不齐,可闻及期前收缩,1 ~ 2 次/min,心音稍低钝,无心包摩擦音。腹平坦,无压痛、反跳痛,肝、脾肋下未触及,肠鸣音正常 3 次/min。双下肢无水肿,四肢末梢温。

(3)辅助检查复查:NT-proBNP 1 619 pg/mL,较前明显下降。心脏彩超:右心及左心室增大(EF 41%,FS 20%),左心室心尖部附壁血栓(范围约 8 mm×6 mm),三尖瓣重度关闭不全,全心功能下降,肺动脉压高值(35 mmHg),提示附壁血栓较前缩小,心脏扩大较前好转。

### (二)病情变化

患儿站立较久后突然出现意识丧失,伴口唇发绀、四肢末梢发凉、小便失禁,查体颈动脉搏动消失,心音消失,紧急给予心肺复苏、吸氧,床旁心电监护提示心室颤动,给予双相波 200 J 电除颤1 次,查看心电监护仍为心室颤动,继续给予心肺复苏,再次给予双相波 200 J 电除颤 1 次,心律复律为窦性,心率约 130 次/min,心电图可见频发室性期前收缩,患儿意识恢复,能说出自己名字,口唇发绀好转。听诊心音低钝,四肢末梢温暖。抢救成功。

患者病情变化的可能原因及应对：心力衰竭加重，地高辛中毒，低钾血症。患儿心功能差，剧烈活动、进食过多或合并感染等情况均可引起心力衰竭加重，严重者可能出现恶性心律失常导致晕厥甚至猝死；地高辛治疗量与中毒量接近，过量时可能出现频发室性期前收缩、室性心动过速、心室颤动等，需注意是否为地高辛中毒；长期应用利尿剂，可能导致电解质紊乱，低钾血症时，可导致室性心动过速、心室颤动发作，且更易出现地高辛的不良反应。

急查血气分析、NT-proBNP、心肌酶、心电图、地高辛血药浓度。

**检查结果**

(1)心电监护：可见频发室性期前收缩，部分成对出现，部分呈短阵性室性心动过速。

(2)血气分析：pH 7.52，$PaCO_2$ 26.0 mmHg，$PaO_2$ 126.0 mmHg，$K^+$ 2.5 mmol/L，$Ca^{2+}$ 1.1 mmol/L，Glu 6.3 mmol/L，lac 2.5 mmol/L。

(3)动态心电图：①基础心律为窦性心律。全程总心搏数、平均心率及最慢心率均在正常范围(平均心率68 次/min，最低心率40 次/min，最高心率155 次/min)。②偶发房性期前收缩。③频发多源室性期前收缩：频繁呈二联律及成对出现，偶呈三联律(室性总数 10705 次)。④短阵性室性心动过速：共检出463 阵，每阵持续 3～26 次。⑤持续性 T 波改变：未见明显异常的改变变化。⑥心率变异性：在正常范围。

(4)NT-proBNP 及心肌酶：NT-proBNP 1443.75 pg/mL。心肌酶 CK-MB 61.0 U/L，LDH 381 U/L。

(5)肝功能、肾功能、电解质、血脂、葡萄糖：ACT 58 U/L，AST 73 U/L，谷氨酰转移酶 154 U/L，UA 509 μmol/L；钾 2.90 mmol/L，钠 131.0 mmol/L，氯 90.0 mmol/L，钙 2.52 mmol/L，磷 1.59 mmol/L，镁 1.04 mmol/L，二氧化碳结合力 20.0 mmol/L，TG 2.22 mmol/L，Glu 6.10 mmol/L。

(6)地高辛血药谷浓度：1.14 ng/mL。

思维引导：患儿突然出现心室颤动、晕厥，急查血气分析及电解质均提示存在低钾血症，可能与近日水肿消退后饮食上仍严格限盐，每日钾摄入不足而丢失较多有关，动态心电图提示频发室性期前收缩及短阵室性心动过速，考虑晕厥为低钾血症诱发室性心动过速、心室颤动发作所致，予静脉及口服补钾治疗，加用胺碘酮口服以防止恶性心律失常再次发作。地高辛安全治疗范围小，治疗浓度和中毒浓度有重叠，个体差异大，使用过程中应监测血药浓度，血药浓度>2 ng/mL 时，可以出现严重的不良反应，目前一般建议血药浓度维持在 0.5～0.9 ng/mL，故地高辛减量后继续应用。

### (三)继续治疗 10 d 后

1.症状　患儿乏力症状改善，未再出现心慌、气促、胸闷、黑矇等不适，进食可，尿量可，血压正常。

2.体格检查　口唇无发绀，呼吸平稳，双肺呼吸音清，未闻及干、湿啰音。心率 81 次/min，心律不齐，偶可闻及期前收缩，心音稍低钝，无杂音，无心包摩擦音。腹平坦，无压痛、反跳痛，肝、脾肋下未触及，肠鸣音正常 4 次/min。双下肢无水肿，四肢末梢温暖。

3.辅助检查

(1)地高辛血药谷浓度：0.53 ng/mL。

(2)NT-proBNP：900 pg/mL。

(3)凝血功能：凝血酶原时间 20.00 s，凝血酶原时间活动度 46.00%，国际标准化比值 1.80。

(4)动态心电图:①基础心律为窦性心律。心率动态变化正常(平均心率70次/min,最低心率44次/min,最高心率156次/min);②偶发房性期前收缩;③偶发室性期前收缩伴偶发短阵室性心动过速(形态不同,偶呈二联律,偶呈成对出现;室性心动过速共1阵,连续3次心搏,偶呈R on T现象);④提示左心房、左心室肥大的可能;⑤部分T波略低平,无动态改变;⑥心率变异性正常。

(5)超声心动图:左心室及右心增大,左心功能低下(EF 44%,FS 21%),右心功能减低,三尖瓣中度关闭不全,二尖瓣轻度关闭不全,局部心包粘连。

## 三、思考与讨论

心力衰竭是儿科临床常见的急危重症之一。先天性心脏病、心肌炎、心肌病、严重心律失常和代谢性疾病均可能导致心力衰竭。感染、运动、贫血、电解质紊乱和酸中毒等是诱发心力衰竭的常见因素。须综合病史、临床表现和辅助检查的结果明确心力衰竭的诊断和类型、病因和诱因,制订合适的治疗方案。在治疗和随访的过程中出现心律失常时,须纠正可能存在的电解质紊乱、洋地黄中毒和代谢异常,然后根据心律失常的类型和心功能的状况选择合适的抗心律失常药物。

扩张型心肌病是儿童心肌病最常见的类型,临床上起病隐匿,常表现为顽固性心力衰竭、心律失常及猝死,即使经过规范的治疗,长期预后仍不容乐观,近50%有症状的患儿在5年内仍需心脏移植。该患儿经积极治疗后现心力衰竭症状改善,左心室内血栓消失,室性期前收缩较前减少,但仍需定期随访,及时调整用药,通过精准诊治和科学管理,减少再住院次数,提高生活质量,改善长期预后。

## 四、练习题

1. 引起儿童心力衰竭的常见原因有哪些?
2. 不同年龄阶段的儿童出现心力衰竭时有哪些不同的临床表现?
3. 影响儿童心力衰竭预后的因素有哪些?

## 五、推荐阅读

[1]王天有,申昆玲,沈颖. 诸福堂实用儿科学[M]. 9版. 北京:人民卫生出版社,2022.

[2]中华医学会儿科学分会心血管学组,中国医师协会心血管内科医师分会儿童心血管专业委员会,中华儿科杂志编辑委员会. 儿童心力衰竭诊断和治疗建议(2020年修订版)[J]. 中华儿科杂志,2021,59(2):84-94.

[3]赵智慧,袁越. 儿童心力衰竭伴心律失常的评估与处理[J]. 中国小儿急救医学,2023,30(1):19-24.

(冯 嵩)

# 第八章　泌尿系统疾病

## 案例32　急性肾小球肾炎

### 一、病历资料

#### （一）门诊接诊

患儿，男，8岁。

1. 代主诉　水肿、血尿1周，头痛半天。

2. 问诊重点　水肿是儿童疾病常见的临床表现，与营养、心脏、肾、肝等多种疾病有关。血尿也是儿童就诊的常见原因，可能是泌尿系统疾病，也可能与全身性疾病如凝血功能障碍、血液病等有关。患儿水肿同时伴有血尿，须重点问诊泌尿系统疾病主要症状及伴随症状、疾病演变过程、诊治经过、治疗效果等，如病初水肿发生部位，有无晨轻暮重特点，水肿是否为凹陷性，血尿是否为肉眼血尿、全程血尿，有无尿急、尿痛等尿路刺激症状，有无肾病家族史。

3. 问诊内容

（1）诱发因素：近期有无呼吸道或皮肤感染病史，有无外伤、剧烈运动史，有无应用头孢拉定、吲哚美辛、甘露醇等损伤肾小管的药物及其他诱发因素，有无进食含色素的食物或药物。

（2）主要症状：血尿是泌尿系统疾病最常见的症状之一，大多数血尿是由泌尿系统疾病引起，仅有较少部分由泌尿系统邻近器官病变或全身性疾病所致。问诊需要了解尿色改变，是否全程血尿，间断出现还是持续存在，与剧烈运动有无关系；水肿出现的时间、部位、变化；头痛部位、性质、程度等。

（3）伴随症状：血尿伴有水肿、高血压、蛋白尿见于肾小球肾炎。血尿伴尿频、尿急、尿痛见于膀胱炎和尿道炎，同时伴有腰痛及高热、寒战常为肾盂肾炎。血尿伴肾绞痛是肾或输尿管结石的特征。血尿伴有单侧肾肿大可见于肿瘤、肾积水和肾囊肿，双侧肾肿大见于先天性多囊肾。血尿伴有皮肤黏膜及其他部位出血，见于血液病、过敏性紫癜性肾炎及出血热等。水肿伴有呼吸急促、发绀、心动过速、心音低钝，见于肺水肿、心功能不全。水肿、血尿伴有头痛、高血压，见于高血压脑病、脑出血等。

（4）诊治经过：是否进行诊治，治疗方式，检查结果，诊断名称及治疗效果如何。

（5）既往史：患儿水肿伴有血尿，主要考虑泌尿系统疾病，不排除全身性疾病及泌尿系统邻近器官病变可能，需进行多个系统疾病的问诊，泌尿系统疾病需要重点关注既往有无反复发作的肉眼血尿病史，有无反复出现水肿病史，有无乙型肝炎、过敏性紫癜、系统性红斑狼疮病史。血液系统需要重点问诊一些出血性疾病，如血友病、免疫性血小板减少症、白血病等病史，这些疾病除皮肤、消化道等部位出现出血外，泌尿道也会出现出血，表现为血尿。另外泌尿系统结石、肾肿瘤往往以血尿为首发症状,需要问诊有无反复出现的腰痛、腹痛等症状。

(6)个人史:出生史有无缺氧窒息,生长发育是否正常,饮食情况。

(7)家族史:家族中有无肾病患者,有无发育落后、听力障碍等病史,重点关注有无 Alport 综合征、薄基底膜肾病等单基因遗传病。

### 问诊结果

学龄期儿童,1 周前于晨起发现双眼睑肿胀,尿液呈洗肉水色,无发热、皮疹、乏力、腹痛、腰痛、尿频、尿急、尿痛等伴随症状,家长未在意,未进行诊治,2 d 前水肿明显加重,由双眼睑波及腹部及双下肢,尿呈酱油色,尿量减少,半天前患儿起床后诉剧烈头痛,头顶部为著,持续性,伴喷射性呕吐 1 次,呕吐物为胃内容物,至当地社区医院就诊,测量血压 170/110 mmHg,查血常规:WBC $4.3\times10^{9}$/L,N% 66%,L% 24.4%,RBC $3.78\times10^{12}$/L,Hb 107 g/L,PLT $253\times10^{9}$/L。尿常规:蛋白质(+++),尿微量白蛋白>0.15 g/L,隐血(+++),红细胞 507 个/μL,白细胞 133 个/μL。为求进一步诊治来诊。发病以来,神志清,精神渐差,饮食及睡眠渐差,大便正常,尿量渐减少。体重增加 3 kg。

既往史:平时体质一般,3 周前下颌处皮肤化脓性感染,局部用药后已结痂。无乙型肝炎、结核感染病史,无外伤史,无过敏性紫癜病史。无药物、食物过敏史。

个人史:出生于本地,独生子,出生情况无异常,生后母乳喂养,6 月龄添加辅食,2 岁断奶给予普通饮食,生长发育正常,现在上小学二年级,学习成绩优秀。预防接种按免疫计划进行。居住环境一般,无偏食、挑食不良习惯。

家族史:父母身体健康,家族中无肾病及类似疾病患者,无发育落后、听力障碍等病史。

4. 思维引导 患儿病程 1 周,水肿起病,伴有血尿、蛋白尿、高血压,考虑为泌尿系统疾病,3 周前曾有皮肤化脓性感染,需注意链球菌感染后肾小球肾炎的可能。既往无类似病史,不伴有腹痛、腰痛及尿路刺激症状,考虑泌尿系统感染、泌尿系统结石可能性不大,体格检查时需要进行肾区叩痛及输尿管压痛点检查帮助进一步排除;无低热、典型皮疹病史,体格检查时需注意有无典型皮疹帮助判断过敏性紫癜及系统性红斑狼疮等;无呼吸困难、咳嗽病史,体格检查注意有无肺部啰音、心动过速、心音低钝及肝大,帮助鉴别肺水肿及心功能不全;头痛剧烈、血压增高明显,考虑高血压脑病,体格检查时需关注神经系统定位体征及有无贫血貌,进行鉴别颅内出血及颅内占位性病变,并观察瞳孔大小及对光反射情况,排除脑疝。

## (二)体格检查

1. 重点检查内容及目的 患儿病史 1 周,水肿起病,伴有血尿、高血压,体格检查需重点关注:①有无意识障碍、神经系统定位体征、瞳孔大小及对光反射,帮助鉴别颅内感染、占位、出血及脑疝;②有无贫血貌、慢性病容等,鉴别出血性疾病及慢性肾功能不全;③皮肤黏膜有无出血点或瘀斑、皮疹,帮助了解有无出血性疾病、过敏性紫癜及系统性红斑狼疮;④水肿分布范围及性质,凹陷性还是非凹陷性,帮助鉴别急性肾炎与肾病综合征;⑤呼吸是否平稳,肺部有无啰音或实变体征,帮助判断有无胸腔积液及肺水肿;⑥心脏体格检查注意心界有无扩大,心率有无明显增快,心音有无遥远或低钝,帮助了解有无心包积液及心功能不全;⑦有无腹部膨隆、腹壁水肿、腹部静脉显露或曲张,触诊有无包块、肝脾触诊肿大,叩诊有无移动性浊音、肾区叩痛,输尿管点有无压痛,帮助了解腹部水肿情况,排除腹腔占位、泌尿系统感染及结石等。

**体格检查结果**

T 36.2 ℃,P 69 次/min,R 20 次/min,BP 170/123 mmHg,身高 132 cm,体重 35 kg。

发育正常,营养中等,神志清楚,精神差。全身皮肤黏膜无黄染、苍白,无皮疹、皮下出血。双眼睑水肿,双侧瞳孔等大等圆,直径约 2 mm,对光反射灵敏。下颌处皮肤见一直径 2 mm 结痂。口唇红润,双侧扁桃体Ⅱ度肿大,未见脓性分泌物,咽部无充血。颈部无抵抗,颈静脉无怒张。胸廓双侧对称,双侧肋间隙正常。呼吸运动对称,节律规整。三凹征阴性。双肺叩诊为清音,听诊呼吸音粗,未闻及干、湿啰音。叩诊心浊音界正常。心率 69 次/min,心律齐,心音有力,各瓣膜听诊区未闻及杂音,未闻及心包摩擦音。腹部饱满,未见腹壁静脉显露及曲张,腹壁水肿、柔软,全腹部未触及肿块。双肾区无叩痛,输尿管压痛点阴性。肝、脾肋缘下未触及。肝浊音界正常。移动性浊音阴性。肠鸣音 5 次/min。双下肢非凹陷性水肿。四肢末梢暖,足背动脉搏动有力。四肢活动自如。脑膜刺激征阴性,双侧巴宾斯基征阴性。

2. 思维引导　患儿神志清晰,双侧瞳孔等大等圆,对光反射灵敏,可排除脑疝可能。神经系统无阳性定位体征,无贫血貌,颅内出血可能性不大,结合病情,必要时需进行脑磁共振成像(MRI)检查帮助鉴别。呼吸平稳,双肺呼吸音对称,双肺叩诊呈清音,肺部无啰音,排除大量胸腔积液及肺水肿。心界正常,心音有力,无肝大,排除心源性水肿。水肿为非凹陷性,腹壁静脉无显露,腹部移动性浊音阴性,排除低蛋白血症及肝硬化的可能。肾区无叩痛,输尿管点无压痛,泌尿系统感染及结石可能性不大,进一步检查尿细菌培养、泌尿系统彩超帮助排除。患儿有水肿、血尿、少尿病史,血压高达 170/123 mmHg,提示肾病可能,查体水肿为非凹陷性,考虑急性肾小球肾炎可能性大,进一步做补体检查及抗链球菌溶血素 O 协助诊断。高血压,伴有头痛症状,应高度警惕高血压脑病可能,必要时需请眼科会诊了解有无眼底血管改变。

### (三)辅助检查

1. 主要内容及目的

(1)血常规、ESR、CRP:帮助判断感染性疾病。

(2)尿常规、尿生化、24 h 尿蛋白定量、尿红细胞形态测定:判断尿蛋白定量、性质及血尿来源。

(3)肝功能、肾功能、电解质、血脂:判断是否有肝损伤、低蛋白血症、高脂血症、肾损伤、内环境紊乱。

(4)抗链球菌溶血素 O 及 A 族链球菌抗原:查找链球菌感染证据。

(5)免疫五项:帮助判断有无低补体血症,高丙种球蛋白血症。

(6)乙肝五项:了解有无乙型肝炎病毒感染。

(7)凝血六项:了解凝血功能。

(8)自身抗体谱及抗中性粒细胞胞质抗体、抗肾小球基底膜抗体等:鉴别结缔组织病、抗中性粒细胞胞质(ANCA)相关性血管炎及肺肾出血综合征。

(9)尿细菌培养:了解有无泌尿系统感染。

(10)泌尿系统彩超:了解有无泌尿系统畸形、结石、膀胱炎等。

(11)脑 MRI:必要时进行检查,以排除颅内占位、出血等。

**辅助检查结果**

(1)血常规:WBC $4.7\times10^9$/L,N% 45.1%,L% 42.9%,RBC $3.91\times10^{12}$/L,Hb 106 g/L,PLT $322\times10^9$/L。

(2)CRP及ESR:CRP 1.32 mg/L,ESR 13 mm/h。

(3)尿常规:蛋白质(+++),隐血(+++),红细胞3 998个/μL,白细胞151个/μL。尿生化:总蛋白4 171.88 mg/L,α1-微球蛋白43.0 mg/L,β2-微球蛋白0.59 mg/L,视黄醇结合蛋白0.31 mg/L,尿微量白蛋白3 996.33 mg/L,尿N-乙酰-β-葡萄糖苷酶(NAG) 44.65 U/L,尿转铁蛋白243.23 mg/L,尿免疫球蛋白G 133.42 mg/L,尿蛋白/尿肌酐3.11 mg/mg。

(4)24 h尿蛋白定量:2 170 mg。

(5)尿红细胞形态测定:20~30个/HP,畸形率100%。

(6)血生化:电解质正常,ALT 10 U/L,AST 18 U/L,ALB 35.4 mmol/L,GLU 4.64 mmol/L,BUN 4.67 mmol/L,Cr 49.0 μmol/L,胱抑素-C(Cys-C) 1.27 mg/L,总胆固醇(CHO) 4.17 mmol/L,TG 0.81 mmol/L。

(7)抗链球菌溶血素O定量874 IU/mL(参考值0~116 IU/mL),A族链球菌抗原(+)。

(8)免疫五项:免疫球蛋白及补体C4正常,补体C3 0.12 g/L(参考值0.82~1.80 g/L)。

(9)乙肝五项:乙型肝炎表面抗原(HBsAg)、乙型肝炎e抗原(HBeAg)、乙型肝炎e抗体(HBeAb)、HBcAb均(-),乙型肝炎表面抗体(HBsAb)(+)。

(10)凝血六项:均在正常范围内。

(11)自身抗体谱、ANCA抗体及抗肾小球基底膜抗体:均(-)。

(12)两次尿培养:均无细菌生长。

(13)泌尿系统彩超:左肾切面内径90 mm×40 mm,右肾切面内径89 mm×39 mm,双肾形态大小正常,实质回声增强,集合系统未见分离,输尿管及膀胱无异常。

(14)脑MRI:未见异常。

2.思维引导 根据患儿水肿病史,肾小球性血尿,伴蛋白尿,抗链球菌溶血O增高及A族链球菌抗原(+),补体C3降低,考虑急性链球菌感染后肾小球肾炎诊断;血浆白蛋白降低不明显,血脂正常,不支持肾病综合征诊断;既往无过敏性紫癜病史,自身抗体谱阴性,乙型肝炎表面抗原阴性,血糖正常,排除紫癜性肾炎、狼疮性肾炎、乙肝病毒相关性肾炎及糖尿病肾病诊断;ANCA抗体及抗肾小球基底膜抗体均阴性,不支持ANCA相关性血管炎及肺肾出血综合征。尿细菌培养阴性、泌尿系统彩超观察肾大小形态正常,输尿管及膀胱正常,不支持泌尿系统感染、畸形、结石诊断。头颅核磁平扫正常,排除颅内出血、占位。分析上述病史、体格检查、辅助检查结果,有以下特点:①皮肤近期化脓性感染病史;②临床表现水肿、血尿、少尿、蛋白尿、高血压;③有链球菌感染证据;④补体C3降低,支持急性链球菌感染后肾小球肾炎诊断;血压增高明显,伴有头痛、呕吐脑病症状,考虑存在严重表现,高血压脑病。

### (四)初步诊断

①急性链球菌感染后肾小球肾炎;②高血压脑病。

## 二、治疗经过

### (一)初步治疗

①监测生命体征。②卧床休息。③低盐饮食、限液。④记录出入水量。⑤持续泵入硝普钠控

制血压，初始泵速1 μg/(kg·min)，结合血压调整泵速，最大泵速不超过8 μg/(kg·min)。⑥利尿，呋塞米注射液1 mg/kg，q12h，静脉注射。⑦青霉素注射液80万U，q8h，静脉滴注，清除链球菌感染灶，青霉素皮试(-)。

思维引导：患儿存在水肿，高血压脑病，需要卧床休息，进行生命体征检测，应用利尿剂、硝普钠进行利尿及降压治疗，待血压稳定后可序贯口服硝苯地平缓释片稳定血压；前期有皮肤化脓性感染病史，实验室检查证实存在链球菌感染，查抗链球菌溶血素O及A族链球菌抗原(+)，提示链球菌感染，感染途径考虑与皮肤感染有关，给予青霉素清除感染，拟定疗程10 d左右。病情处于进展期，且应用较强利尿剂，需关注尿量、有无电解质紊乱及急性肾损伤；另外患儿体液容量负荷过多，需限制入水量，警惕严重循环充血。

**治疗效果**

1. 症状　1 d后头痛缓解，3 d后水肿明显减轻，仍有肉眼血尿。

2. 体格检查　神志清楚，呼吸平稳，精神一般，在硝普钠1 μg/(kg·min)持续泵入时血压稳定在110/70 mmHg左右。双下肢轻度水肿，肺部无啰音，心音有力，心律整齐，肝脾不大。

3. 辅助检查　复查电解质正常。肾功能：BUN 18.9 mmol/L，Cr 102 μmol/L，Cys-C 2.37 mg/L。

### (二)病情变化

入院第3天，复查肾功能异常，血肌酐由入院时49.0 μmol/L上升至102 μmol/L，较基线上升50%以上，根据Schwartz公式计算估测肾小球滤过率(eGFR)评估肾功能：eGFR[mL/(min·1.73 $m^2$)]=K×88.4×身高/血肌酐，身高单位为cm，血肌酐单位为μmol/L，新生儿K=0.33，足月儿至1岁K=0.45，2～12岁K=0.55，12岁以上的男性K=0.77，12岁以上的女性K=0.55。此患儿eGFR≈63 mL/(min·1.73 $m^2$)，诊断急性肾损伤。

思维引导：入院第3天时测血肌酐上升较基线增加50%以上，估测肾小球滤过率下降，存在急性肾损伤，考虑原因与肾小球毛细血管内皮细胞增生、肿胀，造成毛细血管狭窄、闭塞，血流减少肾小球滤过率降低有关。治疗上继续给予利尿、稳定内环境处理，根据肾功能情况必要时进行肾脏替代治疗。

### (三)治疗1周后

1. 症状　水肿消退，无头痛、呕吐，每日尿量1 200 mL左右，停用硝普钠后给予口服硝苯地平缓释片(10 mg，qd)治疗下血压平稳，有洗肉水样血尿。

2. 体格检查　神志清楚，呼吸平稳，精神一般，无水肿，肺部无啰音，心音有力，心律齐，肝脾不大。

3. 辅助检查

(1)复查尿常规：蛋白质(++)，隐血(+++)，红细胞504个/μL。

(2)电解质：正常。

(3)复查肾功能：BUN 11.15 mmol/L，Cr 110 μmol/L，Cys-C 1.62 mg/L。

(4)补体C3：0.10 g/L。

(5)抗链球菌溶血素O定量：904 IU/mL。

### (四)治疗效果分析与下一步处理

急性链球菌感染后肾小球肾炎典型临床表现：水肿、血尿、少尿或无尿、高血压及不同程度的蛋白尿，肉眼血尿持续1～2周后转为镜下血尿，血尿素氮、肌酐在少尿期出现，尿量恢复正常后肾功能恢复正常。本例患儿，经治疗水肿消退，尿量恢复正常，血压正常，头痛缓解，目前病程已满2周，仍存在肉眼血尿、蛋白尿，肾功能无改善，补体C3较前降低，拟进行肾组织活检了解肾小球是否有新月体形成及鉴别其他肾小球疾病。目前肾功能虽无改善，但尿量正常，内环境稳定，不考虑进行肾脏替代治疗。

**肾病理结果**

(1)光镜　共28个肾小球，肾小球体积大小正常；肾小球细胞数100个+/球，系膜区系膜细胞及基质增生，内皮细胞中-重度增生，毛细血管袢开放尚可；鲍曼氏囊未见明显改变；特殊染色(-)。肾小管及间质炎症细胞浸润。血管：可见小动脉壁轻度增厚。

(2)免疫荧光　IgG(+)，IgA(-)，IgM(-)，C3(3+)，C4(-)，C1q(-)，FRA(-)，HBsAg(-)，HBcAg(-)，IgG1(±)，IgG2(-)，IgG3(-)，IgG4(-)，Kappa(-)，Lambda(+)。特点：呈粗颗粒状沉积于肾小球毛细血管壁。免疫组化：PLA2R(-)。

(3)电镜　肾小球系膜细胞和内皮细胞弥漫增生伴多数中性粒细胞浸润，上皮下、基底膜内及系膜区电子致密物沉积，部分上皮下沉积呈驼峰状。

(4)病理诊断　符合毛细血管内增生性肾小球肾炎。

思维引导：肾组织活检光镜下见肾小球内皮细胞中-重度增生，免疫荧光见毛细血管壁有IgG，补体C3沉积，以补体C3沉积为主，电镜观察到上皮下电子致密物呈驼峰状沉积。结合皮肤化脓性感染前驱病史，水肿、血尿、少尿、蛋白尿及高血压临床表现，实验室检查有链球菌感染证据，补体C3降低，诊断急性链球菌感染后肾小球肾炎明确，目前存在持续肉眼血尿、蛋白尿、肾功能不全、低补体血症，需要进一步观察注意尿色、尿常规、肾功能、补体C3，根据肉眼血尿消失及肾功能恢复情况，择期办理出院，定期返院复诊。继续卧床休息直至肉眼血尿完全消失，尿常规恢复正常才能参加体育锻炼。

#### (五)病程3周复查

1. 症状　无头痛、呕吐，肉眼血尿消失，尿量正常，血压正常。

2. 查体　神志清楚，精神好，无水肿，呼吸平稳，心、肺、腹无特殊。

3. 辅助检查

(1)复查尿常规：蛋白(-)，隐血(+++)，红细胞83个/μL。

(2)尿蛋白/尿肌酐0.36 mg/mg。

(3)复查肾功能：BUN 8.16 mmol/L，Cr 54 μmol/L，Cys-C 1.79 mg/L。

(4)补体C3：0.44 g/L。

## 三、思考与讨论

儿童时期感染性疾病较常见，部分病原体如A组乙型溶血性链球菌感染后引起免疫反应，出现链球菌感染后肾小球肾炎，典型临床表现：水肿、血尿、少尿或无尿、高血压及不同程度蛋白尿，严重表现有高血压脑病、肾功能不全及严重循环充血。多数患者以水肿或肉眼血尿为首发症状就诊，也有一部分患者因呼吸困难、血压过高或上升过快出现意识障碍就诊，往往这部分患者临床表现不典型，病情又极为危重，需要临床医生提高警惕、尽早明确诊断及恰当救治。本例患儿，有皮肤化脓感染前驱病史，感染后2周出现水肿、肉眼血尿、少尿、蛋白尿，入院前有头痛，外院就诊发现高血压，辅助检查存在链球菌感染证据，肾小球性血尿，蛋白尿，低补体血症，考虑诊断急性链球菌感染后肾小球肾炎、高血压脑病，治疗过程中发现急性肾损伤，属危重患者，无呼吸困难、端坐呼吸、频咳、肺满布湿啰音、心脏扩大、肝大等表现，未出现严重循环充血。经呋塞米利尿、硝普钠降压等治疗，尿量增多，水肿消退，血压平稳，头痛缓解，但是肉眼血尿持续存在，补体C3持续降低，肾功能无改善，与急性链球菌感染后肾小球肾炎病程不符合，须了解是否为新月体肾小球肾炎及鉴别其他的C3肾小球病，如致密物沉积病、膜增生性肾小球肾炎等；进行了肾组织活检，病理结果见内皮细胞中-重度增生，免疫荧光见毛细血管壁有IgG，补体C3沉积，以补体C3沉积为主，电镜观察到上皮下电子致密物呈驼峰状沉积，属典型的急性链球菌感染后肾小球肾炎病理改变，进一步支持诊断。但是急性链球菌肾小球肾炎典型病理表现为毛细血管内增生性肾小球肾炎，通常无须进行肾穿刺活检，仅在临床表现不典型、辅助检查不典型或病情迁延患者中进行。本病预后好，95%的病例可以完全恢复，小于5%病例持续尿检异常，后期需定期随访尿常规、肾功能、补体C3等。

## 四、练习题

1. 急性肾小球肾炎典型临床表现有哪些？
2. 急性肾小球肾炎典型病理变化是什么？
3. 急性肾小球肾炎严重并发症有哪些？哪些症状体征提示病情危重？

## 五、推荐阅读

[1]王卫平，孙锟，常立文. 儿科学[M]. 9版. 北京：人民卫生出版社，2018.

[2]SATOSKAR A A，PARIKH S V，NADASDY T. Epidemiology，pathogenesis，treatment and outcomes of infection-associated glomerulonephritis[J]. Nat Rev Nephrol，2020，16(1)：32-50.

[3]中国人民解放军医学会儿科分会肾脏病学组. 急性肾小球肾炎的循证诊治指南[J]. 临床儿科杂志，2013，(6)：561-564.

[4]SMITH R JH，APPEL G B，BLOM A M，et al. C3 glomerulopathy - understanding a rare complement-driven renal disease[J]. Nat Rev Nephrol，2019，15(3)：129-143.

（韩玫瑰）

# 案例33 肾病综合征

## 一、病历资料

### (一)门诊接诊

患儿，男，7岁。

1. 代主诉　水肿15 d，发现蛋白尿1 d。

2. 问诊重点　问诊应重点关注水肿的诱因、水肿的部位、变化特点、体重增加情况及尿量，有无血尿、头痛、呕吐、皮疹、关节痛等伴随症状及其特点，水肿的演变过程，外院诊治过程，治疗效果，有无肾病家族史等。

3. 问诊内容

(1)诱发因素：近期有无发热、剧烈运动史；有无扁桃体炎、皮肤疖肿等感染病史；有无皮疹、关节肿痛病史；有无特殊用药史、重金属接触史等。

(2)主要症状:水肿是本病的主要表现,程度可轻可重,自眼睑、颜面部开始,渐及四肢全身,严重者可出现浆膜腔积液,腹部及大腿内侧皮肤可出现紫纹。注意询问水肿分布特点,是否为凹陷性,是否对称,有无晨重暮轻;注意询问尿量及体重变化,尿量减少和体重快速增加提示水肿加重。

(3)伴随症状:若伴有肉眼血尿提示有肾炎型肾病综合征,须注意与急性肾小球肾炎、IgA 肾病相鉴别;若伴有头痛、呕吐、视物模糊,须警惕合并高血压、脑水肿;若伴腹痛、恶心、呕吐,考虑为胃肠道水肿所致的胃肠功能紊乱;若伴有精神差、嗜睡、少尿、肢端发凉,须警惕低血容量;若伴发热、皮疹、关节痛,须注意与继发性肾病相鉴别,如过敏性紫癜性肾炎、狼疮性肾炎、乙肝病毒相关性肾炎等。

(4)诊治经过:外院辅助检查,是否用药,具体剂量,疗程,效果如何,有助于快速判断病情,选择恰当的诊疗方案。

(5)既往史:既往有无基础疾病,有无紫癜、肝炎、狼疮病史,有无结核病史及接触史,有无外伤、手术史,有助于鉴别诊断。

(6)个人史:患儿出生情况及生长发育情况,有助于判断患儿是否为全身系统疾病。

(7)家族史:家族中有无血尿、蛋白尿、肾功能不全等肾病患者,有无听力障碍等患者,为遗传性肾病的鉴别提供线索。

**问诊结果**

学龄期儿童,15 d 前上呼吸道感染后出现双眼睑水肿,无发热、头痛、皮疹、光过敏、脱发、咳嗽、腹痛、腹泻,无肉眼血尿等,尿量无明显减少,家长未在意。1 d 前患儿双眼睑水肿加重,伴随双下肢凹陷性水肿,自觉尿少,尿中泡沫增多。食欲可,遂至当地医院就诊,查尿常规:蛋白(+++),潜血(+-),红细胞 3 个/μL,黏液丝(+-);血常规、补体 C3、补体 C4、肺炎支原体、EB 病毒抗体、巨细胞病毒抗体未见异常,给予"阿莫西林钠克拉维酸钾、维生素 C"输液治疗,效果欠佳,求进一步诊治来医院。无高血压、心脏疾病病史,无肝炎、结核病史。身高、体重、智力发育与同龄儿相符。家族中无类似疾病,无听力障碍患者,无家族性遗传病。

4. 思维引导　患儿上呼吸道感染后出现双眼睑水肿,呈进行性加重,水肿逐渐累及双下肢,伴尿量减少,余无特殊不适。既往无肝炎、心脏病史,外院检查提示尿蛋白(+++),体格检查时心脏、肝、脾无异常,不支持肝、心脏疾病导致的水肿,初步考虑为肾源性水肿。虽为感染后出现水肿,但无肉眼血尿、高血压,外院检查补体未见异常,急性链球菌感染后肾小球肾炎可能性不大,可进一步完善 ASO 检查鉴别;患儿发病前出现上呼吸道感染,外院 EB 病毒、巨细胞病毒、支原体抗体未见异常,仍需进一步行感染筛查排除其他病原体感染后导致的肾小球肾炎。无皮疹、黏膜出血、关节痛、光过敏、口腔溃疡、脱发等体征,无乙肝病史及接触史,不支持过敏性紫癜性肾炎、狼疮性肾炎、乙肝病毒相关性肾炎等继发性肾脏疾病,但仍需入院进一步完善 ENA 抗体谱、ANCA 抗体、乙肝五项等辅助检查鉴别诊断。患儿发病年龄为学龄期,无家族性遗传病史,先天性肾病可能性小,必要时行基因检测。若以上继发性及先天性肾病均不支持,则考虑为原发性肾病。若符合肾病综合征诊断,继而区分单纯型肾病综合征和肾炎型肾病综合征,需完善电解质、肝功能、血脂、24 h 尿蛋白定量(或尿蛋白/尿肌酐)明确有无电解质紊乱、低蛋白血症、高脂血症、大量蛋白尿等,完善免疫球蛋白及补体测定、肾功能、尿常规、尿红细胞形态分析,监测血压,明确有无低补体血症、肾功能不全、血尿、高血压。

### (二)体格检查

1. 重点检查内容及目的　结合患儿病史及已有辅助检查结果,考虑患儿水肿为肾病所致,目前继发性因素导致的肾小球肾炎证据不足，结合患儿年龄，先天性肾病可能性小，目前考虑原发性肾病综合征可能性大。体格检查需关注生命体征，精神反应、意识状态，检查四肢皮肤温度等，有无皮肤湿冷、花纹，严重水肿、入量不足时易合并低血容量休克，需及时纠正；检查水肿的性质，是否为凹陷性，水肿的分布，肾病综合征水肿可波及全身，严重者出现多浆膜腔积液，注意检查有无心音遥远、呼吸急促、液波震颤等。检查营养状况，肾病综合征蛋白质营养不良，可有生长发育迟缓，测量身高，检查有无面色苍白、皮肤干燥、毛发干枯、萎黄，指(趾)甲出现白色横纹；如出现高凝状态，可能导致血栓形成，皮肤紫斑伴疼痛、双下肢肿胀呈不对称伴疼痛、阴囊呈紫色，提示可能出现皮肤、四肢、阴囊血栓栓塞。

**体格检查结果**

T 36.3 ℃，P 96 次/min，R 23 次/min，BP 108/67 mmHg，身高 120 cm，体重 25.0 kg。

发育正常，营养正常，体型匀称。全身皮肤黏膜无黄染、出血、皮疹，浅表淋巴结未触及，颜面部及双眼睑水肿，咽腔无充血，双侧扁桃体无肿大。呼吸运动正常，叩诊清音，双肺呼吸音清，无干、湿啰音，心前区无隆起，心尖搏动正常，心脉率一致，各瓣膜听诊区未闻及异常杂音。腹稍膨隆，腹部无压痛、反跳痛，肝、脾肋下未触及，移动性浊音阳性，双肾区无叩击痛，输尿管点无压痛。肛门及外生殖器正常。四肢活动自如，双下肢凹陷性水肿，各关节无红肿、肌肉无萎缩。神经系统体格检查未见异常。

2. 思维引导　患儿，男，7 岁，以“水肿 15 d，发现蛋白尿 1 d”为代主诉入院，查体：颜面部水肿，双下肢凹陷性水肿，腹部稍膨隆，移动性浊音阳性，外院尿检尿蛋白(+++)，提示患儿存在重度水肿、大量蛋白尿的情况，考虑肾病综合征可能性大，诊断思路如下。

(1)须进一步完善检验检查：ASO、补体、感染筛查、乙肝、自身免疫性相关抗体、铜蓝蛋白排除急性肾小球肾炎、感染后肾炎综合征、乙肝病毒相关性肾炎、系统性红斑狼疮等结缔组织病，肝豆状核变性肾损伤等继发性肾病；并根据补体、血尿、血压、肾功能鉴别单纯型和肾炎型肾病综合征。

(2)并发症的评估：具体如下。①感染：三大常规、CRP、红细胞沉降率、胸片、脏器超声等评估炎症指标及排查感染灶。②电解质紊乱和低血容量：常见低钠、低钾、低钙血症，完善血电解质、肝功能，评估精神状态、血压、心率、末梢循环评估有无低血容量。③血栓及栓塞并发症：肾病综合征高凝状态易致各种动静脉血栓形成，通过仔细体格检查，完善凝血功能评估。④急性肾损伤，动态检测尿量、血尿素氮、肌酐。⑤肾小管功能障碍：动态监测尿量、肾功能、尿肾小管功能。

(3)治疗准备：原发性肾病综合征需应用糖皮质激素治疗，完善胸片、红细胞沉降率、T-spot 或 PPD 排除结核感染。

### (三)辅助检查

1. 主要内容及目的

(1)尿常规、尿肾小管功能和 24 h 尿蛋白：了解尿蛋白定性、定量，是否存在尿红细胞、管型尿，是否存在肾小管损伤。

(2)血常规、CRP、大便常规：排查感染因素。

(3)红细胞沉降率、PPD(或 T-SPOT)、胸片：排除结核，为应用糖皮质激素做准备。

(4)肾功能、血脂、肝功能、电解质、心肌酶、血糖：明确是否存在电解质紊乱、肾功能不全、血脂异常、低蛋白血症、心肌损害、血糖异常等。

(5)凝血试验：评估有无高凝状态。

(6)铜蓝蛋白：排除肝豆状核变性。

(7)ENA 抗体谱、ANCA、免疫球蛋白、补体、ASO、乙肝标志物、丙肝标记物、HIV、梅毒等:排除继发性肾小球疾病如狼疮性肾炎、ANCA 相关性血管炎、链球菌感染后肾小球肾炎、乙肝病毒相关性肾炎等。

(8)甲功三项:评估有无继发性甲状腺功能减退症。

(9)腹部脏器+泌尿系统超声检查:了解腹部脏器形态、肾脏的大小、形态、结构是否正常。

**辅助检查结果**

(1)尿常规:蛋白(+++),比重 1.010,RBC 2 个/μL,管型 0 个/μL。

(2)24 h 尿蛋白定量:尿量 890 mL,尿蛋白浓度 2.56 g/L,尿蛋白定量 2.28 g。

(3)尿肾小管功能:N-乙酰-β-葡萄糖苷酶 46.00 U/L,尿 α1 微球蛋白 40.00 mg/L,尿 β2 微球蛋白 0.37 mg/L。

(4)血常规:WBC $8.04\times10^9$/L,RBC 4.73×1012/L,Hb 128.0 g/L,PLT $351\times10^9$/L,N% 36.6%,L% 54.9%。

(5)CRP、大便常规:未见异常。

(6)红细胞沉降率、FSPOT 及胸片:红细胞沉降率 45 mm/h。T-SPOT、胸片未见异常。

(7)电解质+肝功能+心肌酶+血脂+肾功能:钙 1.95 mmol/L,ALT 20 U/L,AST 38 U/L,总蛋白 43.2 g/L,白蛋白 23.8 g/L,α-HBDH 233 U/L,CK-MB 45.50 U/L,TC 12.49 mmol/L,低密度脂蛋白 9.76 mmol/L,脂蛋白(a)1.410 g/L;肾功能、铜蓝蛋白未见异常。

(8)凝血试验:纤维蛋白原测定 5.38 g/L,D-二聚体 1.2 mg/L,其余正常。

(9)免疫球蛋、补体及 ASO:IgG 2.07 g/L,IgA 0.8 g/L,IgM 0.37 g/L,IgE 1.2 IU/mL,C3 1.2 g/L,C4 0.35 g/L;ASO 正常。

(10)ENA 抗体谱、ANCA 相关抗体:未见异常。

(11)传染病四项:未见异常。

(12)超声检查:泌尿系统超声,双肾弥漫性回声改变。腹部超声,腹水。心脏、肝、胆、脾、胰超声未见异常。

2. 思维引导　患儿系学龄儿童,感染后出现眼睑水肿,逐渐波及下肢,感染可能为疾病诱发因素,辅助检查提示大量蛋白尿[1 周内 3 次尿蛋白定性呈阳性(+++)~(++++),或随机或晨尿尿蛋白/肌酐(mg/mg)≥2.0;24 h 尿蛋白定量≥50 mg/kg)]、低蛋白血症(<25 g/L)、高脂血症(血浆胆固醇>5.7 mmol/L),临床诊断肾病综合征。

结合实验检查提示补体、ASO、自身抗体、传染病、感染筛查、铜蓝蛋白未见异常,无特殊用药史及重金属中毒史,不支持继发性肾病综合征,学龄期男孩,无肾病家族史,遗传性肾病可能性小,考虑诊断原发性肾病综合征。

我国《儿童激素敏感、复发/依赖肾病综合征诊治循证指南(2016)》根据临床类型,将肾病综合征分为单纯型和肾炎型。肾炎型肾病综合征诊断标准为凡具有以下 4 项之一或多项者属于肾炎型肾病:①2 周内分别 3 次上离心尿检查红细胞≥10 个/HP,并证实为肾小球性血尿者。②反复或持续高血压(≥3 次于不同时间测量的收缩压和/或舒张压大于同性别、年龄和身高的儿童青少年高血压的第 95 百分位数),并排除糖皮质激素等原因所致。③肾功能不全,并排除由于血容量不足等所致;④持续低补体血症。

本例患儿无血尿,肾功能正常、血压正常、补体无下降,符合原发性单纯型肾病综合征诊断标准。

### (四)初步诊断

原发性肾病综合征(单纯型)。

## 二、治疗经过

### (一)初步治疗

1. 一般治疗

(1)休息:除水肿显著或并发感染,或严重高血压以外,一般无须卧床休息。病情缓解后逐步增加活动量。

(2)饮食:显著水肿和严重高血压时应短期限制水、钠摄入,病情缓解后不必继续限盐。活动期病例供盐 1 ~2 g/d,蛋白质摄入 1.5 ~2.0 g/(kg · d),以高生物效价的动物蛋白(乳、鱼、蛋、禽、牛肉等)为宜。例:体重 25 kg,每日摄入量为 2 个蛋清(1 个鸡蛋重约 50 g,含蛋白量约 6 g)+1 盒牛奶 250 mL(每 100 mL 含蛋白 3.6 g)+鱼肉 125 g(每 100 g 含蛋白质量约 13.6 g) ≈40 g。

(3)加强护理,预防感染。

(4)利尿:对于糖皮质激素耐药、水肿较重伴尿少者可配合使用利尿剂,但须密切观察出入水量、体重变化及电解质紊乱。利尿剂的应用指征包括高度水肿、合并高血压、电解质紊乱如高钾血症等,可用氢氯噻嗪(1 ~2 mg/kg,分 1 ~2 次),长期口服易导致低钾,需要注意补钾或与螺内酯[1 ~3 mg/(kg · d),分 2 ~3 次]合用。上述治疗效果差时可用强利尿剂作用的袢利尿剂如呋塞米(每次 0.5 ~1.0 mg/kg,1 ~2 次/d)。血浆白蛋白过低者(<15 g/L),可先输注血浆或白蛋白扩容,继之利尿。

(5)家属宣教:了解肾病相关知识,监测尿量、体重,合理规划患者饮食,配合治疗。

2. 糖皮质激素　泼尼松片 2 mg/kg(最大量 60 mg/d),分次服用,不能耐受口服者可早期给予静脉甲泼尼龙应用(剂量换算:泼尼松 5 mg=甲泼尼龙 4 mg)。

3. 抗凝治疗　肝素 1 mg/(kg · d),加入生理盐水静脉滴注,1 次/d,2 ~4 周 1 个疗程。亦可选用低分子肝素。

4. 补钙及维生素 D　每日补充 400 U 维生素 D 及适量钙剂。

### (二)病情变化

入院第 6 天,加用足量泼尼松口服 3 d,进食差,伴恶心、呕吐,尿量 200 mL/d,体格检查:神志清,精神差,嗜睡,心率 120 次/min,呼吸 30 次/min,血压 84/50 mmHg,皮肤黏膜干燥,四肢末梢皮温偏低,毛细血管再充盈时间延长>3 s,水肿进一步加重,腹部膨隆,腹围增加,出现阴囊水肿,体重较入院时增加 2 kg。

患者病情变化的可能原因及应对:口服激素后 3 d 出现精神差、嗜睡、恶心、呕吐,尿量减少,水肿加重,体格检查心率快,血压偏低,四肢末梢循环差,考虑胃肠功能紊乱、低血容量、电解质紊乱。

**检查结果**

电解质+肝功能+肾功能:钠 130 mmol/L,钙 1.85 mmol/L,ALT 25 U/L,AST 38 U/L,总蛋白 36.2 g/L,白蛋白 14.8 g/L。

思维引导:患儿复查血生化提示低钠、低钙、低蛋白血症较前加重,结合患儿体格检查精神差、嗜睡、血压偏低、末梢循环差,考虑合并低血容量休克、胃肠功能紊乱,电解质紊乱。首先采用生理盐水扩容,快速扩容期按 20 mL/kg,在 0.5 ~1.0 h 输入,同时输注血浆、白蛋白等改善胶体渗透压,激素改为静脉“甲泼尼龙”输注，评估患儿血容量恢复情况，根据血气分析、电解质水平决定输液种类和总量，根据尿量、水肿情况、呼吸情况、血压适当联合呋塞米利尿，直至四肢回暖、血压和心率恢复正常并稳定。扩容补液原则：首先快速扩容，后调整电解质和酸碱平衡，扩容时先输入晶体溶液，后输入胶体溶液，如血浆、白蛋白等，提高血浆胶体渗透压。执行先晶后胶、先盐后糖、先快后慢，见尿补钾的原则。

### （三）随访

1. 症状　恶心、呕吐消失，食欲改善，尿量增加。

2. 体格检查　神志清，精神可，全身水肿明显消退，腹软，无压痛，腹围缩小，体重较入院时减轻 1 kg。

3. 辅助检查

（1）血常规：WBC $19.47\times10^9$/L，Hb 144.0 g/L，PLT $568\times10^9$/L，N% 76.8%，L% 18.2%。

（2）24 h 尿：尿量 2.255 L，蛋白（-），尿蛋白总量 0.1 g。

（3）尿常规自动分析：隐血（-），蛋白（-），比重 1.015。

（4）小血脂+肝功能：总蛋白 48.8 g/L，白蛋白 26.6 g/L，总胆固醇 8.44 mmol/L，甘油三酯 1.02 mmol/L。

（5）电解质、肾小管功能、肾功能：未见明显异常。

## 三、思考与讨论

肾病综合征为临床诊断，临床符合大量蛋白尿、低蛋白血症、高脂血症、不同程度的水肿，即可诊断肾病综合征，但需与部分非典型链球菌感染后肾炎、系统性红斑狼疮性肾炎、过敏性紫癜肾炎、乙型肝炎病毒相关性肾炎及药源性肾炎等鉴别是否为继发性肾病综合征，对于年龄小于 1 岁，特别是小于 3 月龄的患儿需要警惕先天性肾病可能。

初治的肾病综合征首选糖皮质激素治疗，足量泼尼松 2 mg/（kg·d）（最大量 60 mg/d），注意须根据水肿前体重计算激素用量，若患儿实际体重与同年龄同性别标准体重相差较大，可计算对应身高的标准体重，再结合实际体重，选择合适激素剂量。我国目前仍常采用中长程疗法，总疗程 9～12 个月，长期应用激素需要监测激素不良反应，如库欣面容、生长落后、高血压、糖尿病、骨质疏松、股骨头坏死、白内障、高眼压症，定期监测骨密度、眼底、眼压、晶状体、血压、身高、血糖、血脂等。

临床上 85% 以上肾病综合征患儿病理类型是微小病变，对激素治疗敏感。我国儿童调查数据显示 77.6%～91.0% 患儿初始激素治疗敏感，但有 80%～90% 的患儿复发，其中 25%～43% 为频复发或激素依赖。对于非频复发型肾病综合征，应积极寻找复发诱因，积极控制感染，部分患儿控制感染后可自发缓解，也可在感染时增加激素维持量以降低复发率。对于频复发或激素依赖患儿，可以通过拖尾疗法、感染时增加激素维持量、小剂量激素每日口服、纠正肾上腺皮质功能不全等减少复发，必要时加用免疫抑制剂。

泼尼松足量治疗>4 周，尿蛋白仍阳性，排除感染和遗传因素所致者，定义为激素耐药，激素耐药型肾病综合征可见各种病理类型，包括局灶节段性肾小球硬化、系膜增生性肾小球肾炎、膜增生性肾小球肾炎、膜性肾病等，微小病变占激素耐药型肾病综合征的 10%～20%，部分重复肾活检结果显示微小病变可能是局灶节段肾小球硬化的早期改变。由于病理类型不同，对各种免疫抑制剂的治疗反应不同，预后及自然病程有很大区别。因此，明确激素耐药型肾病综合征患儿的病理类型非常重要，一旦临床诊断明确，强烈推荐在有条件的单位尽早进行肾组织活检以明确诊断。根据病理类型的不同，制订合理的治疗方案。

2021 年 KDIGO 指南建议，对于年龄>12 岁、激素耐药、继发性激素耐药、病理疑似非微小病变、起病时非低血容量所致肾衰竭、钙调磷酸酶抑制剂持续应用 2～3 年或应用期间肾功能下降的患儿，建议完善肾穿刺活检术。对于激素耐药、1 岁内起病、有家族史、有肾外异常等综合征特点等患儿行基因检测。

## 四、练习题

1. 怎样鉴别原发性肾病综合征和继发性肾病综合征?
2. 肾病综合征患儿应如何进行生活管理?
3. 肾病综合征患儿肾活检指征是什么?

## 五、推荐阅读


[1]王卫平,孙锟,常立文. 儿科学[M]. 9 版. 北京:人民卫生出版社,2018.

[2]易著文,何庆南. 小儿临床肾脏病学[M]. 2 版. 北京:人民卫生出版社,2016.

[3]中华医学会儿科学分会肾脏学组. 儿童激素敏感、复发/依赖肾病综合征诊治循证指南(2016)[J]. 中华儿科杂志,2017,55(10):729-734.

[4]中华医学会儿科学分会肾脏学组. 激素耐药型肾病综合征诊治循证指南(2016)[J]. 中华儿科杂志,2017,55(11):805-809.

[5] ROVIN B H, ADLER S G, BARRATT J, et al. KDIGO 2021 clinical practice guideline for the management of glomerular diseases[J]. Kidney Int,2021,100(4):S1-S276.

[6]ROVIN B H, ADLER S G, BARRATT J, et al. Executive summary of the KDIGO 2021 guideline for the management of glomerular diseases[J]. Kidney Int,2021,100(4):753-779.


(张建江)

# 案例 34 血 尿

## 一、病历资料

### (一)门诊接诊

患儿,7 岁,男。

1. 代主诉 间断肉眼血尿 1 月余。

2. 问诊重点 血尿是泌尿系统主要体征,问诊应重点关注血尿的诱发因素,血尿的性质、来源、持续时间,注意询问伴随症状,如有无发热、瘀点、瘀斑,有无尿频、尿急、尿痛,有无腰痛、水肿、泡沫尿,有无皮疹、脱发、口腔溃疡等症状。疾病演变过程,诊治过程,治疗效果,家族史等。

3. 问诊内容

(1)诱发因素:①有无前驱感染史,如急性链球菌感染后肾炎有较明确的前驱感染病史,多于感染后 10~14 d 出现血尿,而 IgA 肾病,呼吸道症状与血尿几乎同时发生,一般<3 d,病毒、支原体感染可合并急性肾炎综合征,出现血尿。②近期有无药物或毒物接触史,如抗凝药、环磷酰胺、氨基糖苷类抗生素等可引起血尿,一氧化碳、蘑菇、萘球、锡、铅、苯酚等可致血红蛋白尿。③有无外伤史,特别合并有泌尿系统畸形时,即使是轻微的外伤也可导致肉眼血尿。④有无剧烈运动史,若剧烈运动后出现肉眼血尿,24~48 h 血尿消失,考虑为运动后一过性血尿。⑤有无尿道插管史等。

（2）主要症状：血尿是泌尿系统常见症状，首先需要确认血尿性质，是真性血尿还是假性血尿；其次需要明确血尿的持续时间是一过性血尿还是持续性血尿；最后需要询问血尿出现的时段是初始血尿、终末血尿还是全程血尿。

（3）伴随症状：①如伴有尿路刺激征多见于泌尿系统感染，同时伴肾区绞痛要考虑泌尿系统结石；②如有外伤史，应考虑泌尿系统外伤；③如伴有低热、盗汗、消瘦应考虑肾结核；④如伴有肾区肿块，考虑肾肿瘤、多囊肾、肾积水等；⑤如伴有泡沫尿、水肿、高血压，应考虑肾小球性疾病；⑥如伴有皮肤、黏膜出血，考虑出血性疾病；⑦如伴有瘀点、瘀斑等，需要考虑 DIC、溶血尿毒症综合征；⑧如伴有不明原因发热、贫血及咯血者，应考虑肺出血肾炎综合征；⑨如伴有皮疹、关节炎、脱发、口腔溃疡等，考虑过敏性紫癜、SLE 等；⑩如无明显伴随症状时，要考虑左肾静脉压迫综合征、良性血尿、良性家族性血尿、肾盏乳突炎、肾微结石、肾小血管病及肾盂、尿路息肉、憩室等。

（4）诊治经过：外院辅助检查，是否用药，具体药物名称、剂量、用法、疗程、效果如何，有助于快速判断病情，选择恰当诊疗方案。

（5）既往史：既往有无基础疾病，有无肝炎、结核病史及接触史，有无外伤、手术史。

（6）个人史：患儿出生情况及生长发育情况，有助于判断患儿是否为全身系统疾病。

（7）家族史：有无血尿、肾衰竭、耳聋、眼疾患者，为遗传性肾病（如 Alport 综合征）、家族性良性血尿及家族性 IgA 肾病提供线索；有无结石家族史，排除高钙尿症、肾结石；有无出血史，排除血友病等出血性疾病。

**问诊结果**

患儿系学龄儿童，无明显诱因出现全程肉眼血尿，呈洗肉水样色或浓茶色，伴尿痛，无尿频、尿急，无发热、水肿、高血压、皮疹、腹痛、光敏感、口腔溃疡、脱发等症状，于当地医院查血常规未见异常，尿常规提示大量红细胞，泌尿系统超声及左肾静脉压迫综合征未见异常，给予抗感染治疗，肉眼血尿减轻，仍有镜下血尿来诊。患儿无不良出生史，生长发育与智力发育与正常同龄儿相符，无肝炎、结核病史及接触史，无外伤、手术史，家族中无与患者类似疾病史。

4. 思维引导　患儿以血尿就诊，首先需明确是真性血尿还是假性血尿，排除某些原因引起的假性血尿，如摄入大量食品染料（如苯胺）、药品（安替比林、大黄）、食品（蜂蜜、红心火龙果）等可引起红色尿、血红蛋白尿或肌红蛋白尿、卟啉尿、新生儿尿液中的尿酸盐可以使尿布呈红色。真性血尿是存在镜检红细胞并达到标准。肉眼可见尿呈“洗肉水”色或血样甚至有凝块者称为“肉眼血尿”。肉眼血尿的颜色与尿液的酸碱度有关，中性或弱碱性的尿液呈鲜红色或呈洗肉水样，酸性尿呈浓茶色或烟灰水样色。镜下血尿是指仅在显微镜下发现红细胞。通过尿三杯试验可初步判断血尿的来源，观察血尿出现的时段，初始血尿表明病变在前尿道，该部位的异物、炎症、肿瘤、息肉、结石及狭窄均可造成初始血尿；终末血尿常提示膀胱颈部、膀胱三角区、后尿道病变；全程血尿提示病变发生在膀胱颈部以上的泌尿道，对此类血尿需通过尿相差显微镜检查进一步区分为肾小球性血尿或非肾小球性血尿，异形红细胞在 60% 以上，常提示肾小球性血尿，否则提示非肾小球性血尿。患儿院外尿检提示有红细胞系真性血尿。初为全程肉眼血尿，当地医院抗感染治疗后肉眼血尿有缓解，仍有镜下血尿，伴尿痛，其余无伴随体征，无家族史，无肝炎结核病史及接触史，外院辅助检查泌尿系统超声及左肾静脉压迫综合征未见异常，初步可排除结石、肿瘤、结核、多囊肾、左肾静脉受压综合征等疾病。体格检查应关注患儿发育情况，体形，有无外伤、异物、发育畸形，有无水肿、高血压，有无皮疹、出血、关节痛、光过敏、口腔溃疡、脱发，腹部有无压痛、叩击痛、肝脾大小等。

### (二)体格检查

1. 重点检查内容及目的 结合患儿病史及已有辅助检查结果考虑患儿真性血尿,体格检查重点需要关注:①生长发育是否正常,如体形,体形消瘦患者须警惕左肾静脉受压综合征。②毛发分布情况,脱发须警惕系统性红斑狼疮。③有无贫血貌,全身有无水肿、皮疹、出血倾向,须警惕出血性疾病、溶血尿毒综合征、过敏性紫癜、系统性红斑狼疮等。④有无皮肤感染、呼吸道感染体征:须警惕链球菌感染后肾小球肾炎、IgA 肾病、急性肾炎综合征。⑤有无肝脾肿大,警惕血液系统疾病、肝豆状核变性等。⑥会阴部有无红肿、破溃、出血,外生殖器有无畸形,有无异物,有助于鉴别有无外伤、异物、发育畸形。⑦输尿管点有无压痛,有无肾区肿物及叩击痛,有助于鉴别结石、脓肿、结核。⑧关节有无红、肿、热、痛等,有助于鉴别过敏性紫癜、系统性红斑狼疮等。

**体格检查结果**

T 36.3 ℃,P 96 次/min,R 23 次/min,BP 119/70 mmHg,身高 126 cm,体重 32.0 kg,BMI 20 $kg/m^2$。

发育正常,营养良好,体型匀称,正常面容。全身皮肤黏膜无黄染、出血、皮疹,浅表淋巴结未触及肿大,眼睑无水肿,咽腔无充血,双侧扁桃体无肿大。呼吸运动正常,叩诊清音,双肺呼吸音清,无干、湿啰音,心前区无隆起,心尖搏动正常,心前区无异常搏动,心脉率一致,各瓣膜听诊未闻及杂音。腹平软,腹部无压痛、反跳痛,肝脾肋下未触及,左右肾区无叩击痛,输尿管点无压痛。肛门及外生殖器正常。脊柱活动正常,四肢活动自如,关节无红肿、肌肉无萎缩。神经系统体格检查未见异常。

2. 思维引导 经上述体格检查患儿体型匀称,无阳性体征,可排除出血性疾病、过敏性紫癜性肾炎、狼疮性肾炎等疾病。下一步需要完善辅助检查如血常规、尿常规、尿红细胞形态分析、24 h 尿蛋白定量、24 h 尿钙定量、肾小管功能四项、尿蛋白电泳、肝肾功能、电解质、ASO、补体、抗核抗体谱、乙肝五项、结明三项或 T-SPOT、双肾及肾血管超声检查。

孤立性血尿肾活检指征:①有肉眼血尿,反复出现 2 次或 2 次以上;②长期(>6 个月)随访中红细胞进行性增多,或合并有蛋白尿;③有血尿家族史;④合并有听力或视力障碍,考虑 Alport 综合征;⑤尿微量蛋白进行性升高,或出现水肿、高血压或肾功能损害;⑥B 超提示有明显肾实质病变的。必要时完善肾穿刺检查及基因检测。

### (三)辅助检查

1. 主要内容及目的

(1)血常规、凝血功能:判断是否有出血性疾病。

(2)尿常规、尿培养和尿红细胞形态分析:了解红细胞形态、数量,观察是否有脓尿、菌尿、蛋白尿和管型尿。

(3)24 h 尿蛋白定量、尿蛋白电泳、肾小管功能四项:明确是否有蛋白尿存在、定量及性质,是否有肾小管损伤。

(4)24 h 尿钙定量:判断 24 h 尿钙是否升高。

(5)ASO、补体、免疫球蛋白、自身抗体、ANCA、乙肝相关抗原等:排除继发性肾小球疾病。

(6)红细胞沉降率、PPD(或 T-SPOT)、CT:判断是否有结核感染。

(7)肾功能、血脂、白蛋白:明确是否符合某些临床综合征,如肾病综合征。

(8)泌尿系统超声检查:了解肾的大小、形态、结构是否正常,是否有结石、肿瘤、积水等。

(9)听力、视力筛查及皮肤活检Ⅳ型胶原:可助诊奥尔波特综合征。

(10)肾活检及基因检测:可明确病理诊断及遗传相关性肾病诊断。

**辅助检查结果**

(1)血常规及凝血功能分析:血常规,WBC 4.92×$10^9$/L,RBC 5.04 ×$10^{12}$/L,Hb 137 g/L,PLT 363×$10^9$/L。凝血功能分析,未见异常。

(2)尿常规:红细胞 1 189 个/μL,白细胞 13 个/μL,蛋白弱阳性。

(3)尿红细胞形态分析:红细胞 716 个/μL,异常红细胞 686 个/μL(96%),正常红细胞 30 个/μL(4%)。

(4)24 h 尿蛋白定量:0.19 g/24 h[5.9 mg/(kg·d)]。

(5)24 h 尿钙:2.05 mmol/L,正常范围。

(6)红细胞沉降率、肾功能、血脂、ASO、补体、自身抗体、ANCA、乙肝抗原、T-SPOT、尿培养:均正常。

(7)双肾及左肾静脉超声:均正常。

(8)视力及听力筛查:未见异常。

(9)肾穿刺活检:轻度系膜增生性 IgA 肾病(M0E0S0T0-C0)。

(10)免疫荧光:5 个肾小球,节段系膜区颗粒状沉积,IgG(-),IgM(±),IgA(++-+++),C3(±),C4(-),C1q(-),FRA(-),IgG1(-),IgG2(-),IgG3(-),IgG4(-),PLA2R(-),COLIVα5 表达正常。

(11)免疫组化:HBsAg(-),HBcAg(-)。

(12)光镜:镜下可见 1 条皮髓交界,共计 11 个肾小球。

1)肾小球:肾小球系膜细胞和基质轻度增生,系膜区嗜复红蛋白沉积。

2)肾小管:上皮细胞空泡、颗粒变性。

3)肾间质:未见明显病变。

4)小动脉:未见明显病变。

(13)电镜观察:肾小球系膜细胞和基质轻度增生,基底膜小节段皱缩及变薄,系膜区少量块状电子致密物沉积,上皮细胞足突节段融合;肾小管上皮空泡变性,溶酶体增多,部分微绒毛脱落;肾间质无明显病变。

2. 思维引导　患儿系学龄儿童,病史 1 个月,以全程肉眼血尿起病,伴轻度蛋白尿,多次尿红细胞形态分析示异常红细胞为主,考虑为肾小球性血尿,无伴随症状,影像学无异常,临床辅助检查可排除继发性肾小球疾病,考虑原发性肾小球疾病可能性大,完善肾穿刺活检提示轻度系膜增生性 IgA 肾病。而近来基于循证的 IgA 肾病牛津分类(MEST-C 评分)显示系膜细胞增生、内皮细胞增生、节段性肾小球硬化和肾小管萎缩或间质纤维化是预测肾结局的独立病理指标,且系膜细胞增生、节段性肾小球硬化和肾小管萎缩或间质纤维化可预测预后(表 8-1)。按肾穿刺病理级别,制订个体化治疗方案。

以血尿为主要表现的原发性 IgA 肾病的治疗如下。

(1)持续性镜下血尿:多数认为孤立性镜下血尿,肾病理Ⅰ级或Ⅱ级无须特殊治疗,但需要定期随访,随访中出现病情变化(如合并蛋白尿、持续性肉眼血尿、高血压等)应重新评价。

(2)肉眼血尿:对与扁桃体感染密切相关的反复发作性肉眼血尿,可酌情行扁桃体切除术,具体疗效还需要多中心、大样本的前瞻性研究证实。对临床持续 2~4 周以上的肉眼血尿者,建议可试用甲泼尼龙冲击治疗 1 ~2 个疗程,15 ~30 mg/(kg · d)。

表 8-1 IgA 肾病牛津分类(MEST-C 评分)

| 组织学参数 | 定义 | 评分 |
|---|---|---|
| 系膜细胞增生(M) | 肾小球系膜区系膜细胞超过 4 个 | M0:肾小球系膜细胞增生≤50% |
| | | M1:肾小球系膜细胞增生>50% |
| 内皮细胞增生(E) | 肾小球毛细血管腔细胞数目增加所致的增生 | E0:没有内皮细胞增生 |
| | | E1:任意肾小球呈现内皮细胞增生 |
| 节段性肾小球硬化(S) | 部分而不是整个肾小球毛细血管丛粘连或硬化(基质所致毛细血管腔闭塞) | S0:没有 |
| | | S1:任意肾小球有 |
| 肾小管萎缩或间质纤维化(T) | 估计呈现肾小管萎缩或间质纤维化的皮质区百分比,以比较高者为准 | T0:0 ~25% |
| | | T1:26% ~50% |
| | | T2:>50% |
| 细胞/纤维细胞性新月体(C) | 细胞或纤维细胞性新月体百分比 | C0:无 |
| | | C1:0 ~25% |
| | | C2:≥25% |

合并蛋白尿时原发性 IgA 肾病的治疗如下。

(1)轻度蛋白尿:指 24 h 蛋白尿定量<25 mg/kg,以及肾脏病理Ⅰ级、Ⅱ级是否需要药物治疗并未达成一致看法。可以考虑应用 ACEI,如赖诺普利 0.4 mg/(kg · d),qd,最大剂量<20 mg/d。改善全球肾脏病预后组织《KDIGO 2021 年 IgA 肾病指南》建议儿童患者尿蛋白 0.5 ~1 g/(d · 1.73 $m^2$)应用 ACEI 或 ARB 治疗。抗氧化剂维生素 E 有降尿蛋白的作用,但《KDIGO 2021 年 IgA 肾病指南》并未提及维生素 E。

(2)中度蛋白尿:指 24 h 尿蛋白定量 25 ~50 mg/(kg · d),或肾病理仅显示中度以下系膜增生,建议应用 ACEI 类药物降低蛋白尿,也可以联合应用 ACEI 和 ARB 以增加降低尿蛋白的疗效。注意当内生肌酐清除率<30 mL/(min · 1.73 $m^2$)时慎用。

(3)肾病综合征型或伴肾病水平蛋白尿:指 24 h 尿蛋白定量>50 mg/kg,或肾病理显示中度以上增生,在应用 ACEI 和/或 ARB 基础上,采用长程激素联合免疫抑制剂治疗。激素为泼尼松口服 1.5 ~2.0 mg/(kg · d),4 周后可改为隔日给药并减量,总疗程 1 ~2 年。也可以采用多药联合治疗:硫唑嘌呤联合糖皮质激素、肝素、华法林、双嘧达莫,其疗效优于单独应用糖皮质激素,可改善长期预后。值得注意的是硫唑嘌呤不良反应大,《KDIGO 2021 年 IgA 肾病指南》不建议使用该药。亦可采用咪唑立宾联合糖皮质激素、华法林和双嘧达莫治疗。

伴新月体形成的原发性 IgA 肾病的治疗:专家认为新月体肾炎或肾病理中新月体形成累及肾小球数>25%时,可以考虑首选大剂量甲泼尼龙冲击治疗,15 ~30 mg/(kg · d)连续 3d,继之口服泼尼松,并每月予以 0.5 g/$m^2$ 环磷酰胺冲击共 6 个月;也可试用环磷酰胺(冲击治疗或每日口服 1.5 mg/kg)联合小剂量泼尼松龙(0.8 mg/kg)治疗。

**(四)初步诊断**

轻度系膜增生性 IgA 肾病。

## 二、治疗经过

### (一)初步治疗

1. 一般治疗 休息,清淡饮食,多饮水、多排尿。
2. 药物治疗 口服贝那普利、百令胶囊、肾炎康复片。

### (二)治疗效果

1. 症状 未再出现肉眼血尿。
2. 查体 无阳性体征。
3. 辅助检查 尿红细胞较前明显减少,24 h 尿蛋白定量转阴。

## 三、思考与讨论

患儿系学龄儿童,以血尿就诊,首先需明确血尿的性质,患儿尿检发现红细胞确定是真性血尿。需进一步鉴别血尿来源,通过尿三杯试验可初步判断血尿来源。患儿为全程血尿还需进一步鉴别尿红细胞形态,若以正常红细胞为主则需考虑非肾小球性血尿,若以异形红细胞为主则提示肾小球性血尿。患儿间断肉眼血尿,持续镜下血尿,感染后肉眼血尿反复,无伴随症状,无家族史,无毒物药物史,无乙肝、结核病史及接触史,无泌尿系统畸形,无左肾静脉受压,24 h 尿蛋白轻度升高,自身免疫抗体均阴性,尿红细胞形态分析提示异形红细胞>60%,有肾穿刺活检指征,肾穿刺活检证实为轻度系膜增生性 IgA 肾病。大部分 IgA 肾病患儿临床突出表现为发作性肉眼血尿,并常以扁桃体炎、感冒、劳累为诱因。IgA 肾病的治疗须结合其蛋白尿水平及病理表现综合做出判断,对于持续镜下血尿,病理级别Ⅰ、Ⅱ级的无须特殊治疗,但须定期随访,当病情发生变化时及时调整治疗方案;对于轻度[<25 mg/(kg·d)]、中度[25~50 mg/(kg·d)]蛋白尿,建议在患儿能够耐受的情况下应用 ACEI 或 ARB,从小剂量逐渐加量,使尿蛋白得到缓解,同时需监测患儿血压、控制血压在正常同年龄同性别组正常范围,注意限盐及健康规律的生活方式。对于大量蛋白尿或肾病水平蛋白尿、肉眼血尿合并急性肾损伤、新月体 IgA 肾病伴肾损伤的患儿,可给予甲泼尼龙冲击序贯口服激素和/或免疫抑制剂治疗。对于中重度蛋白尿患儿抗血小板治疗有减轻蛋白尿及保护肾功能的效果。对于扁桃体感染密切相关的反复发作性肉眼血尿可酌情行扁桃体摘除术,但是否能减少肉眼血尿的发生还有待于多中心、大样本的前瞻性研究证实。

IgA 肾病的管理是一个长期、慢性的过程,治疗依从性及生活方式的改善对于延缓疾病的进展,改善预后非常重要。加强科普宣教,可提高家属对该疾病的认知,用积极的心态面对疾病管理的整个过程,提高患儿生活质量。

## 四、练习题

1. 怎样区分真性血尿与假性血尿?
2. 如何判断血尿来源?
3. 孤立性血尿肾活检指征是什么?
4. IgA 肾病的治疗原则是什么?

## 五、推荐阅读

[1]王卫平,孙锟,常立文. 儿科学[M]. 9 版. 北京:人民卫生出版社,2018.

[2]易著文,何庆南. 小儿临床肾脏病学[M]. 2 版. 北京:人民卫生出版社,2016.

[3]中华医学会儿科学分会肾脏学组. 原发性 IgA 肾病诊治循证指南(2016)[J],中华儿科杂志,2017,55(9):643-646.

[4]王芳,丁洁. 原发性 IgA 肾病诊治循证指南(2016)解读[J],中华儿科杂志,2017,55(9):652-653.

[5]HERNÁN T,JONATHAN B,DANIEL C C,et al. Oxford Classification of IgA nephropathy 2016:anupdate from the IgA nephropathy classification working group[J]. Kidney Int,2017,91(5):1014-1021.

[6]KIDNEY DISEASE:IMPROVING GLOBAL OUTCOMES(KDIGO)GLOMERULAR DISEASES WORK GROUP. KDIGO 2021 clinical practice guideline for the management of glomerular diseases[J]. Kidney Int,2021,100(4S):S1-S276.

(张建江)

# 第九章　血液系统疾病

## 案例 35　营养性缺铁性贫血

### 一、病历资料

#### (一)住院接诊

患儿,男,1 岁。

1. 代主诉　面色苍白 3 个月。

2. 问诊重点　应注意询问患儿起病时间、围绕面色苍白及其伴随症状特点、疾病演变过程、诊治经过、治疗效果,以及患儿喂养史、辅食添加时间、家族中是否有类似疾病患者、籍贯等。

3. 问诊内容

(1)诱发因素:感染、是否合理添加辅食、有无饮食不当等诱发因素。

(2)主要症状:面色苍白多提示贫血,应询问贫血的发生时间、发生缓急、加重因素。

(3)伴随症状:可伴有食欲缺乏、呕吐、腹泻、异食癖等消化系统症状,和/或伴有倦乏、烦躁、萎靡、注意力不集中、记忆力减退、智力低下等神经系统症状。若伴吐血、黑便、血便,提示消化道出血可能,应考虑消化道溃疡、梅克尔憩室、膈疝等;若伴黄疸、酱油色尿提示溶血性贫血;若伴皮肤瘀点、瘀斑、血尿、血便等考虑出血性疾病;若伴反复发热,考虑慢性病贫血;若伴反复咳嗽、咯血、气促,考虑肺含铁血黄素沉着症、结核等;若伴嗜睡、震颤等神经和精神症状,考虑维生素 $B_{12}$ 缺乏所致的巨幼细胞贫血;若伴有发热、出血、肝、脾、淋巴结肿大,考虑恶性血液系统疾病;若伴乏力、腰酸、夜尿增多等慢性肾病表现,考虑肾性贫血。

(4)诊治经过:辅助检查,是否用药,用何种药、具体剂量、用药依从性、效果如何,有助于判断病情。

(5)既往史:既往有无消化道疾病;有无特殊用药史(如对造血系统造成不良影响的磺胺类药物、氯霉素等);有无肠道寄生虫感染病史;有无慢性肾病、结核、慢性炎症性疾病等。有无手术、外伤、输血史,有无传染病接触史,有无药物、食物过敏史等。

(6)个人史:是否双胎、早产,出生体重,喂养情况,何时添加辅食,添加何种辅食,辅食的质和量如何。生长发育情况,有无智力、运动发育落后甚至倒退。母亲孕期营养状况,有无贫血、自身免疫病等。

(7)家族史:籍贯。家族中有无类似贫血患者,有无家族遗传病史。

**问诊结果**

患儿，男，1 岁，3 个月前家属发现患儿面色苍白，无鼻出血或牙龈出血，无皮肤瘀点、瘀斑，无呕吐、黑便、血便，无发热、咳嗽、气促，无腹痛、腹泻等。1 d 前体检时查血常规：WBC $5.8\times10^9$/L，N% 40%，L% 60%，RBC $2.65\times10^{12}$/L，Hb 54 g/L，PLT $410\times10^9$/L。自发病来，患儿神志清，精神稍倦，食欲缺乏，睡眠正常，大小便均无异常。

系孕1产1，足月顺产，出生体重 3.2 kg，母亲孕期无贫血。出生后于母乳喂养至今。无智力、动作发育落后及倒退。无慢性肾病、寄生虫感染等病史。家族中无先天性贫血疾病患者。

4. 思维引导　患儿面色苍白、精神稍倦，有贫血的临床表现，外院查血红蛋白显著降低，提示贫血存在。小儿贫血的症状与病因、贫血程度、发生速度、发病年龄等因素有关。小儿贫血的病因分为：①红细胞及血红蛋白生成障碍性贫血，包括营养性贫血、骨髓衰竭、造血不良性贫血等；②溶血性贫血；③失血性贫血。该患儿贫血病程长，要注意有无黄疸、脾大，以排除慢性溶血性贫血；该患儿无呕血、血便、血尿等出血表现，亦无肠道寄生虫感染所致的肠道隐匿性失血病史，排除失血性贫血；该患儿无反复发热、咳嗽等感染史，排除慢性病贫血；该患儿无慢性肾病史，排除肾性贫血；该患儿家族中无类似疾病患者，基本排除遗传性贫血疾病。详询喂养史，该患儿未合理添加辅食，结合患儿年龄在营养性贫血高发年龄段(6 个月 ~2 岁)，首先考虑营养性贫血。

### (二)体格检查

1. 重点检查内容及目的　患儿营养性贫血可能性大，体格检查时要注意精神反应、哭声等一般状况，注意观察唇、口腔黏膜、眼睑结膜、甲床部位颜色，注意有无口腔炎、唇角炎、指甲扁平或匙形反甲等缺铁性贫血的体征。注意有无神经精神症状异常，有无智力、动作发育落后或倒退，以排除营养性巨幼细胞贫血。注意有无皮肤瘀点、瘀斑、关节血肿等，以排除出血性疾病，注意有无皮肤黄染、巩膜黄染、脾大，以排除溶血性贫血。注意有无肝、脾轻度肿大，是否存在髓外造血；贫血伴有明显肝、脾、淋巴结肿大者，应警惕造血系统恶性疾病。心脏查体应注意有无心音低钝、心率增快，有无心脏扩大、心尖部收缩期杂音，甚至四肢水肿、心力衰竭体征。

**体格检查结果**

T 37.5 ℃，R 32 次/min，P 110 次/min，BP 92/56 mmHg，体重 10 kg，身高 76 cm，头围 46 cm。

神志清，精神反应可，营养中等，贫血貌，全身皮肤黏膜苍白，无黄染、皮疹、出血点。浅表淋巴结未触及肿大。头颅无畸形，双侧瞳孔等大等圆，对光反射灵敏。咽腔无充血，扁桃体无肿大，颈软，无抵抗，气管居中，双肺呼吸音稍粗，未闻及干、湿啰音。心率 110 次/min，律齐，心尖部可闻及Ⅱ/Ⅵ级吹风样收缩期柔和杂音。腹平软，无压痛及反跳痛，肝肋下 2.0 cm，脾于左肋下 1.0 cm，均质软，表面光滑、无压痛。甲床苍白，无指甲扁平或匙形反甲，脊柱四肢无畸形，双下肢无水肿，四肢肌力、肌张力正常。神经系统体格检查未见异常。

2. 思维引导　经上述查体发现，患儿皮肤黏膜苍白、甲床苍白，考虑贫血存在，进一步行实验室检查(血常规、网织红细胞计数、外周血红细胞形态检查等)，明确是否存在贫血、贫血的程度，根据红细胞形态鉴别是否小细胞低色素性贫血，根据网织红细胞计数及百分比，鉴别是否增生性贫血或增生低下性贫血。长期、严重的慢性贫血可继发心脏增大和心功能不全，该患儿心尖部可闻及Ⅱ/Ⅵ级吹风样收缩期杂音，要警惕贫血性心脏病，进一步完善心脏超声评估心功能。

该患儿肝、脾轻度肿大，提示髓外造血。正常小儿（5 岁以内）主要为骨髓造血，髓外造血极少；当机体造血需要增加时（如感染、溶血、贫血），肝、脾、淋巴结可适应需要恢复到胎儿期造血状态，称为骨髓外造血，表现为肝、脾淋巴结增大，同时外周血可出现有核红细胞和/或幼稚中性粒细胞。当病因去除后，肿大的肝、脾淋巴结恢复正常。

### （三）辅助检查

1. 主要内容及目的

（1）血常规及网织红细胞计数：确定有无贫血及贫血的程度，平均红细胞体积（MCV）、平均红细胞血红蛋白含量（MCH）、平均红细胞血红蛋白浓度（MCHC）可帮助判断红细胞形态分类，白细胞和血小板计数可协助诊断或初步排除造血系统其他疾病（如白血病）以及感染性疾病所致的贫血。网织红细胞计数及百分比反映骨髓造红细胞功能。

（2）红细胞形态：观察红细胞大小、形态及染色情况，对贫血的病因诊断有提示作用。

（3）铁代谢的检查：血清铁蛋白（SF）可较敏感地反映体内贮存铁情况；红细胞游离原卟啉（FEP）> 0.9 μmol/L 是红细胞内缺铁的证据指标，检查明确是否存在铁缺乏；血清铁（SI）、总铁结合力（TIBC）和转铁蛋白饱和度（TS）三项检查反映血浆中铁含量，TS<15% 有诊断意义。

（4）叶酸、维生素 $B_{12}$：了解有无其他造血原料缺乏。

（5）肝功能、肾功能：明确是否有高间接胆红素血症，以鉴别溶血性贫血；是否有肾功能异常，以鉴别肾性贫血。

（6）心脏超声：了解心脏结构和功能。

（7）胸部 X 线片：了解有无肺损害。

（8）大便常规：判断是否有消化道出血。

**辅助检查结果**

（1）血常规：WBC $7.6\times10^9$/L，N% 35%，L% 65%，RBC $2.79\times10^{12}$/L，Hb 54.6 g/L，PLT $456\times10^9$/L，RET 1%，MCV 66 fL，MCH 19 pg，MCHC 0.29 g/L。

（2）血细胞形态：红细胞体积大小不等，以小细胞为主，中央淡染区扩大，白细胞和血小板形态正常。

（3）铁生化：血清铁蛋白 4.8 μg/L，血清铁（SI）2.87 μmol/L，总铁结合力（TIBC）70 μmol/L，转铁蛋白饱和度（TS）12%。

（4）叶酸、维生素 $B_{12}$：正常。

（5）肝功能、肾功能：正常。

（6）心脏超声：正常。

（7）胸部 X 线片：未见异常。

（8）大便常规：正常。

2. 思维引导　该患儿血常规示 Hb 值显著降低，MCV、MCH、MCHC 均显著减低，提示小细胞低色素性贫血，结合患儿未合理添加辅食的喂养史，无贫血家族史，应当首先考虑营养性缺铁性贫血的可能。患儿铁代谢指标提示血清铁显著降低，总铁结合力显著升高，血清铁蛋白显著降低，支持营养性缺铁性贫血的诊断。

但尚需与其他引起小细胞低色素性贫血疾病鉴别。①地中海贫血：本病属遗传性慢性溶血性贫血，也呈小细胞低色素性贫血，但可见靶形、异形红细胞，网织红细胞计数及百分比升高，贫血、黄疸、脾大——慢性溶血三联征比较突出，血红蛋白电泳异常，铁蛋白和血清铁正常或增高。②肺含铁血黄素沉着症：有不同程度小细胞低色素性贫血，以中度贫血多见，但往往还有发热、反复咳嗽、咯血临床表现，胸部影像学检查有肺损害特征。③慢性病贫血：多为轻、中度小细胞低色素性贫血，常与慢性感染、自身免疫病、肿瘤、慢性肾病等因素有关。④铁粒幼细胞性贫血：由铁利用不良和血红素合成障碍所致的小细胞低色素性贫血，骨髓铁染色发现环形铁粒幼细胞比例增高，血清铁和转铁蛋白饱和度增高。

该患儿血常规示 MCV、MCH、MCHC 无增高，查血叶酸、维生素 $B_{12}$浓度正常，排除营养性巨幼细胞贫血。血常规示网织红细胞比例未见增高，基本排除增生性贫血（溶血性贫血、失血性贫血），进一步查外周血涂片未见靶形等异形红细胞，肝功能未见间接胆红素升高，查体无肝、脾显著肿大，无慢性溶血的典型三联征，不支持地中海贫血等溶血性贫血疾病；皮肤黏膜无出血表现，尿、大便常规正常，不考虑失血性贫血。血常规提示白细胞正常、无血小板减少，外周血涂片无幼稚细胞，初步排除再生障碍性贫血、白血病；患儿肾功能正常，不支持肾性贫血；患儿无反复感染史，排除慢性病贫血；患儿无反复发热、咳嗽、咯血史，胸部 X 线片正常，不支持肺含铁血黄素沉着症诊断。

### （四）初步诊断

分析上述病史、体格检查、实验室检查结果，支持以下诊断：营养性缺铁性贫血。

## 二、治疗经过

治疗原则主要为去除病因、补充铁剂。

### （一）初步治疗

1. 一般治疗　加强护理，预防感染。

2. 去除病因　适当添加含铁丰富的食物，如动物内脏类、海鲜类、果蔬类，注意合理搭配食物。

3. 铁剂治疗　硫酸亚铁（含元素铁 20%），剂量为元素铁每日 4 ~6 mg/kg，分 3 次口服，两餐之间服用。

4. 维生素 C　和铁剂同时口服。

5. 思维引导　患者虽重度贫血，但目前未并发心功能不全，未合并严重感染，一般精神反应尚可，暂不需要红细胞输注治疗。应改善饮食，添加含铁丰富食物，去除病因。口服铁剂是最经济、方便和有效的方法。二价铁比三价铁容易吸收，应为首选。维生素 C 可使三价铁还原成二价铁，使其容易吸收，故于服用铁剂时同时服用。注射铁剂不良反应大且治疗效应并不比口服快，应慎用。

**治疗效果**

（1）食欲：患儿食欲增加。

（2）3 周后查体：神志清，精神好，心音有力，律齐，心前区未闻及杂音。腹平软，无压痛及反跳痛，肝右肋下 1.5 cm，质软，脾肋下未再触及。

（3）3 周后复查血常规：WBC 8.0×$10^9$/L，N% 21%，L% 63%，RBC 3.21×$10^{12}$/L，Hb 70 g/L，MCV 72 fL，MCH 21.8 pg，MCHC 30%，PLT 350×$10^9$/L，RET 1.2%。

### （二）病情变化

患儿口服铁剂治疗 21 d，面色苍白较前略有好转，但仍口唇、睑结膜苍白，贫血明显，复查血常规：Hb 70 g/L，提示仍存在中度贫血。

患儿血红蛋白未达到应有治疗反应的可能原因及应对：铁剂是否足量，服药方法是否正确，引起贫血的病因是否去除,有无慢性隐匿性消化道出血,是否有食物或药物影响铁吸收,再次追问病史,患儿大便性状及次数是否正常。

再次完善大便常规,结果正常。

思维引导:大便常规正常,追问病史,患儿无慢性腹泻及特殊用药史等,排除慢性消化道失血,排除其他药物干扰铁剂吸收。寻其原因发现患儿未遵医嘱服药,存在漏服现象,同时存在牛奶与铁剂同时服用影响铁吸收。再次叮嘱家属服药的注意事项,规律服药,待血红蛋白恢复正常后,继续服用铁剂 6 ~8 周,以增加铁储存。

### (三)治疗 4 周后

1. 体格检查 神志清,精神好,心音有力,律齐,各瓣膜听诊区未闻及杂音。腹平软,无压痛及反跳痛,肝、脾肋下未触及。

2. 3 周后复查血常规 WBC $8.3\times10^9$/L,N% 35%,L% 65%,RBC $4.6\times10^{12}$/L,Hb 110 g/L,PLT $250\times10^9$/L,RET 1%。

## 三、思考与讨论

营养性缺铁性贫血时体内铁缺乏导致的血红蛋白合成减少,临床上以小细胞低色素性贫血、血清铁蛋白减少、铁剂治疗有效为特点的贫血症,生后 6 月龄至 2 岁是发病高峰年龄。该患儿病史特点:①患儿面色苍白、贫血貌,为小细胞低色素性贫血;②生后母乳喂养,未及时合理添加辅食;③年龄介于 6 月龄至 2 岁,首先考虑营养性缺铁性贫血,进一步查铁蛋白、血清铁、转铁蛋白饱和度下降,总铁结合力升高,这些铁代谢指标有确诊意义。骨髓检查不是诊断缺铁性贫血的必要检查,仅用于鉴别诊断。该患儿籍贯北方,无黄疸、明显肝脾肿大,无贫血家族史,地中海贫血等遗传性溶血性贫血可能性不大。肺含铁血黄素沉着症、铁粒幼细胞贫血、慢性疾病贫血、铅中毒等也可引起小细胞低色素性贫血,应根据各病临床特点和辅助检查特征加以鉴别。

营养性缺铁性贫血的治疗原则主要是去除病因、补充铁剂。通常服用铁剂 12 ~24 h 后,细胞内含铁酶活性开始恢复,临床症状好转,烦躁精神症状减轻,食欲增加。服药 2 ~3 周后,心脏杂音减轻或消失,脾逐步缩小。网织红细胞于用药 2 ~3 d 开始上升,5 ~7 d 达高峰,此时血红蛋白迅速上升,一般于治疗 3 ~4 周后贫血被纠正。但该患儿口服治疗 3 周血红蛋白上升不足 20 g/L,此时应注意寻找原因,如剂量不足、制剂不良、影响铁吸收因素持续存在或有继续失血等。经再次完善相关检查并仔细询问该患儿用药史后发现系患儿未遵医嘱服药所致。再次嘱咐家长服药注意事项,足疗程服药。

一般不必输血,极严重贫血时才考虑输血。贫血越重,一次性输血量应越少,速度也要越慢,Hb 30 ~60 g/L 时,每次输注压缩红细胞 4 ~6 mL/kg,Hb≥60 g/L 时,不必输注红细胞。

## 四、练习题

1. 营养性缺铁性贫血的病因是什么?
2. 营养性缺铁性贫血的诊断及治疗原则是什么?
3. 营养性缺铁性贫血的疗效评估如何进行?

## 五、推荐阅读

[1]王卫平,孙锟,常立文. 儿科学[M]. 9 版. 北京:人民卫生出版社,2018.

[2]胡亚美,江载芳. 诸福棠实用儿科学[M]. 8 版. 北京:人民卫生出版社,2015.

[3]KUMAR A, SHARMA E, MARLEY A. Iron deficiency anaemia: pathophysiology, assessment, practical management[J]. BMJ Open Gastroenterol, 2022, 9(1): e000759.

[4]《中华儿科杂志》编辑委员会,中华医学会儿科学分会血液学组,中华医学会儿科学分会儿童保健学组,等.儿童缺铁和缺铁性贫血防治建议[J].中华儿科杂志,2008,46(7):502-504.

(王 叨)

# 案例 36 免疫性血小板减少症

## 一、病历资料

### (一)住院接诊

患儿,男,2 岁。

1.代主诉 发现皮肤出血点 3 d。

2.问诊重点 患儿急性发病,问诊时应注意询问出血的部位、大小、密集程度及伴随症状、疾病演变过程、诊治经过、治疗效果等,还要询问有无鼻出血、呕血、黑便、血尿、关节血肿等其他出血表现。

3.问诊内容

(1)诱发因素:近 1 ~3 周是否有前驱感染史(尤其病毒感染:如上呼吸道感染、流行性腮腺炎、水痘等)或疫苗接种史;近期是否应用过抑制血小板功能的药物,如阿司匹林、双嘧达莫、肝素等;近期是否使用过抗肿瘤药物等。

(2)主要症状:皮肤出血点提示患儿存在出血倾向。出血倾向是指自发的或者轻微外伤后,皮肤黏膜或内脏出血不止。应询问出血发生的时间、发生缓急、加重因素。

(3)伴随症状:可伴有乏力、面色苍白等贫血症状,贫血程度与出血程度相匹配。若伴贫血、黄疸,须警惕伊文思(Evans)综合征;若伴贫血、黄疸、肾损害,提示溶血性尿毒综合征(HUS);若伴贫血、黄疸及意识障碍、抽搐等神经系统症状,提示血栓性血小板减少性紫癜(TTP);若伴发热、贫血、肝、脾、淋巴结肿大,提示恶性血液系统疾病或噬血细胞综合征。

(4)诊治经过:是否用药治疗,用何种药、具体剂量、效果如何,以利于鉴别诊断以及入院后快速选择药物。

(5)既往史:询问自幼有无轻伤后出血不止,有无关节腔内出血史,有无肝炎病史,有无自身免疫病病史。有无手术、外伤、输血史,有无传染病接触史,有无药物食物过敏史。

(6)个人史:重点询问患儿近期有无疫苗接种史。询问患儿出生情况、喂养情况、生长发育情况。询问母亲孕期有无血小板减少、自身免疫病等情况。

(7)家族史:询问家族中有无类似出血疾病患者、有无家族遗传病史。

**问诊结果**

患儿,男,2 岁,3 d 前家属无意中发现患儿颈胸部、四肢皮肤散在针尖样大小出血点,不伴发热、咳嗽,不伴鼻出血、黑便、血尿,不伴烦躁、抽搐等,至当地卫生院查血常规提示血小板减少(家属口述,未见报告),遂急来医院就诊。门诊以“皮肤出血查因:免疫性血小板减少症?”为诊断收入院。1 周前有发热、流涕症状,自行口服感冒药后自愈。发病以来,患儿精神良好,食欲正常,睡眠正常,大小便正常,体重无减轻。

患儿系孕1产1,足月顺产,生长发育正常。近期未接种疫苗。既往体健,无服用特殊药物史,无传染病及家族遗传病史。

4. 思维引导 皮肤黏膜出血表现为血液淤积于皮肤或黏膜下,形成红色或暗红色斑,压之不褪色,视出血面积大小可分为出血点、紫癜、瘀斑、血肿。常见的病因:①血小板数目减少或功能障碍;②血管壁异常;③凝血因子异常。血小板数目减少以特发性血小板减少性紫癜(ITP)最为常见,其临床特点为皮肤散在针尖大小出血点,部分可同时有紫癜、瘀斑、鼻出血、齿龈出血、月经过多、血尿及黑便等,严重者可导致脑出血。血小板功能异常以血小板无力症常见,患儿血小板计数正常,出血轻微,以皮下、鼻出血及月经过多为主,手术后出血不止。血管壁异常以过敏性紫癜最常见,该病皮肤出血多呈紫癜,略高于皮面,以双下肢及臀部对称性分布,关节伸侧面较多,反复、分批出现,血小板计数正常。凝血因子异常疾病如血友病,多家族史阳性,男性发病,出血表型多为深部肌肉血肿、关节腔出血或外伤后渗血不止等。

该患儿皮肤出血特征为散在针尖大小出血点,提示血小板因素所致出血可能性最大,院外查血小板计数减少,追问病史近期有上呼吸道感染史,综合分析后,初步考虑特发性血小板减少性紫癜可能。该患儿无自幼反复出血史,无家族性出血疾病史,基本排除血小板无力症、血友病等先天/遗传性出血性疾病。该患儿无反复湿疹、反复感染史,不支持威-奥综合征(WAS)。

### (二)体格检查

1. 重点检查内容及目的 患儿初步考虑特发性血小板减少性紫癜的可能性大,查体应注意观察患儿精神反应状态及生命体征是否平稳,皮肤出血点的大小、密集程度及分布情况,有无黏膜出血、皮下血肿、关节肿胀等。有无烦躁、意识障碍、双侧瞳孔直径不等大等颅脑出血严重并发症体征。

**体格检查结果**

T 36.2 ℃,P 100 次/min,R 28 次/min,BP 90/55 mmHg,体重 16 kg,身高 82 cm,头围 48 cm。

神志清,精神可,营养中等,发育正常。面色红润,颜面、颈胸部及四肢散在针尖大小出血点,不高于皮面,压之不褪色,其余皮肤黏膜未见出血点、瘀斑、血肿,皮肤黏膜无黄染,全身浅表淋巴结未触及肿大,巩膜无黄染,双侧瞳孔等大等圆、对光反射灵敏,口唇红润,口腔黏膜未见血疱,咽腔无充血,扁桃体无肿大。胸骨无压痛,双肺呼吸音稍粗,未及干、湿啰音。心率 100 次/min,心音有力,律齐,各瓣膜听诊区未闻及杂音。腹平软,肝右肋下 1.5 cm,质软、无压痛,剑突下未及,脾左肋下未触及。四肢肌力、肌张力无异常。神经系统体格检查未见异常。

2. 思维引导 该患儿体征特点:①全身皮肤可见散在针尖大小出血点,以颈胸部、下肢皮肤为著;②无肝、脾、淋巴结肿大,符合 ITP 的体格检查特征,结合院外查血小板数目减少、前驱呼吸道感染史,初步诊断免疫性血小板减少症。

部分非重型再生障碍性贫血、急性白血病、骨髓增生异常综合征等可单纯表现为血小板减少,临床表现与 ITP 相似,需进一步依靠骨髓细胞学检查等鉴别。血小板减少症还可继发于自身免疫病,如儿童系统性红斑狼疮,除了血小板减少,还有发热、蝶形红斑、口腔溃疡、关节炎、肾炎等多脏器功能受累表现,可进一步行自身抗体检查以鉴别诊断。遗传性血小板减少症不仅有血小板数目减少,往往伴有血小板功能异常、血小板形态异常,可通过外周血细胞形态检查初步筛查,必要时行相关基因检测协助鉴别诊断。

免疫性血小板减少症(ITP)患儿临床出血量大时,可有贫血症状、贫血程度和其出血程度相匹配。而急性白血病、再生障碍性贫血的贫血程度重于出血程度,且多伴发热等感染症状。不明原因的血小板减少性出血、脾大考虑某些遗传代谢性疾病(如戈谢病)、脾功能亢进的可能。

### (三)辅助检查

1. 主要内容及目的

(1)血常规:至少2次血常规发现血小板计数<$100\times10^9$/L,一般白细胞计数和血红蛋白正常。血小板<$50\times10^9$/L 时可自发出血,<$20\times10^9$/L 时出血明显,<$10\times10^9$/L 时出血严重,如有大量出血(严重鼻出血、消化道出血)可合并失血性贫血。

(2)外周血细胞形态:血涂片复核血小板数目,了解血小板形态、有无异常白细胞、红细胞,有助于与假性血小板减少、遗传性血小板减少及血液恶性肿瘤继发性血小板减少等鉴别。

(3)骨髓涂片:主要表现为巨核细胞数正常或增多,但成熟障碍,产板型巨核细胞数目减少。对于典型临床表现的初诊 ITP 患儿,不建议做骨髓检查。骨髓检查主要针对需要激素治疗的 ITP,临床表型不典型的 ITP,一线治疗反应不佳、慢性 ITP。

(4)血小板抗体:主要是血小板表面 IgG(PA IgG)增多,但存在假阳性和假阴性,不作为诊断金标准。

(5)ANA、抗 ENA 谱:了解有无结缔组织病。

(6)凝血功能:了解有无凝血因子异常。

(7)其他:出血时间、血块回缩试验、毛细血管脆性试验等。

**辅助检查结果**

(1)血常规:WBC $9.3\times10^9$/L,Hb 119 g/L,PLT $12\times10^9$/L,N $4.55\times10^9$/L。

(2)外周血细胞形态:血小板减少,未发现异常形态血细胞。

(3)血小板相关抗体:阳性。

(4)ANA、抗 ENA 谱:阴性。

(5)凝血功能:正常。

(6)其他:出血时间延长,血块回缩不良,毛细血管脆性试验阳性。

2. 思维引导 该患儿查血常规提示血小板明显降低,血小板相关抗体阳性,骨髓涂片检测巨核细胞分化成熟障碍,结合学龄前儿童年龄特点、前驱感染史、临床症状和体征,支持免疫性血小板减少症的诊断。

还需与其他引发血小板减少的疾病相鉴别,根据骨髓涂片未发现原始幼稚细胞比例增高,骨髓增生活跃、巨核细胞数目不低,骨髓中未发现病态造血灶,依次排除白血病、再生障碍性贫血、骨髓增生异常综合征等血液疾病。患儿既往无出血史,无阳性家族史,人工分类未见巨大血小板、凝血功能正常,可以排除血小板无力症、血友病等遗传性出血性疾病。自身免疫病相关抗体检测阴性,可以排除系统性红斑狼疮等结缔组织疾病继发的血小板减少症。该患儿无阿司匹林、磺胺类等特殊药物服用史,排除药物相关性血小板减少症。该患儿血涂片证实血小板数目减少,可排除假性血小板减少。

ITP 根据病程分为3型:病程<3个月,新诊断的 ITP;病程3~12个月,持续性 ITP;病程>12个月,慢性 ITP。

### (四)初步诊断

综合上述病史、体格检查、实验室检查结果,支持以下诊断:免疫性血小板减少症(新诊断型)。

## 二、治疗经过

儿童 ITP 多数为自限性病程,治疗更多地取决于出血的症状,而非血小板数目,当血小板>$20\times10^9$/L,无活动性出血时,可观察随访,不予治疗,密切监测血小板动态变化。

### (一)一般治疗

1. 一般处理

(1)适当限制活动,避免外伤,重者卧床休息。

(2)忌用损害血小板功能药物。

2. 一线治疗

(1)肾上腺糖皮质激素:常用泼尼松剂量 1.5~2.0 mg/(kg·d)开始(最大量不超过 60 mg/d),分次口服,血小板计数>$100\times10^9$/L 后稳定 1~2 周,逐渐减量至停药,一般疗程 4~6 周。

(2)静脉注射免疫球蛋白(IVIg):伴明显出血倾向时可考虑应用,常用剂量 400 mg/(kg·d),连续输注 3~5 d,或 0.8~1.0 g/(kg·d),输注 1~2 d。

3. 二线治疗 对一线治疗无效病例需对诊断再评估,进一步排除其他疾病,酌情选择二线治疗:①血小板生成药物,如重组人血小板生成素、艾曲泊帕、海曲泊帕等;②抗 CD20 单克隆抗体;③脾切除术;④免疫抑制剂等。

### (二)思维引导

ITP 患儿血小板计数>$20\times10^9$/L,无明显出血表现者,可先观察不予药物治疗。若伴有感染,需先控制感染,同时观察血小板计数的变化。当血小板计数<$20\times10^9$/L,或出血倾向明显时,需要给予积极治疗,一线药物治疗药物有糖皮质激素和免疫球蛋白。鉴于该患儿年龄小、体重轻,激素不良反应较大,入院后首选给予丙种球蛋白 400 mg/(kg·d)应用 3 d 治疗。新诊断型 ITP 患儿大部分呈自限性病程,多数患儿仅需一线药物治疗。ITP 治疗的目标是维持血小板安全水平、降低出血风险,而不是血小板计数恢复正常。

### (三)治疗效果

1. 症状 无鼻衄、齿龈出血等活动性出血表现。

2. 体格检查 颈胸部、下肢皮肤出血点逐渐消退,无新发出血点。

3. 辅助检查 血小板在正常范围。

## 三、思考与讨论

病毒感染、疫苗接种是 ITP 常见的诱因。该患儿发病 1 周前有发热、流涕上呼吸道感染史,存在 ITP 的诱发因素。患儿系学龄前儿童,急性起病,皮肤针尖大小出血点,体格检查无肝、脾、淋巴结肿大,查血常规提示血小板明显降低,血小板相关抗体阳性,符合免疫性血小板减少症的诊断标准。

儿童 ITP 的治疗目标是减少出血症状和提升生活质量,而非血小板计数。ITP 患儿血小板计数>$20\times10^9$/L,无明显出血表现者,可先观察不予治疗;当血小板计数<$20\times10^9$/L,或出血倾向明显时,需要给予积极治疗,一线药物治疗药物有糖皮质激素和 IVIg,ITP 患儿一线治疗该如何选择? 一线药物治疗选择须综合患儿年龄、体重、家属意愿、经济条件、病情程度等方面因素,一般对于低龄、低体重患儿,可单独选择免疫球蛋白治疗或联合激素治疗,对于大龄、体重大的患儿,可选择激素治疗,治疗过程中需监测血压、血糖及眼压等糖皮质激素的不良反应,警惕继发感染发生。如激素治

疗 1 周,仍无反应,或激素减量过程中出现血小板再次下降或新发出血,考虑激素无效或激素依赖,需启动二线治疗。

对一线治疗无效病例需对诊断再评估,进一步排除其他继发性血小板减少的疾病,如不典型再生障碍性贫血、白血病、骨髓增生异常综合征、WAS、巨大血小板综合征等,根据病情酌情选择二线治疗。二线药物有促血小板生成药物(rhTPO、抗 CD20 单抗)、免疫抑制剂(硫唑嘌呤、环孢素 A)等,因这些二线药物治疗疗效的不确定性及药物的毒副作用,应谨慎选择。应该严格掌握脾切除术适应证,尽可能推迟切脾时间。

## 四、练习题

1. 免疫性血小板减少症的临床表现及诊断是什么?
2. 免疫性血小板减少症的治疗原则是什么?

## 五、推荐阅读

[1]王卫平,孙锟,常立文. 儿科学[M]. 9 版. 北京:人民卫生出版社,2018.

[2]王天有,申昆玲,沈颖. 诸福棠实用儿科学[M]. 9 版. 北京:人民卫生出版社,2022.

[3]国家卫生健康委. 儿童原发性免疫性血小板减少症诊疗规范(2019 年版)[J]. 全科医学临床与教育,2019,17(12):1059-1062.

[4]中国儿童原发性免疫性血小板减少症诊断与治疗指南改编工作组,中华医学会儿科学分会血液学组,中华儿科杂志编辑委员会. 中国儿童原发性免疫性血小板减少症诊断与治疗改编指南(2021 版)[J]. 中华儿科杂志,2021,59(10):810-819.

(王 叨)

# 案例 37 急性淋巴细胞白血病

## 一、病历资料

### (一)门诊接诊

患儿,男,4 岁。

1. 代主诉　面色苍白 1 月余,间断双下肢疼痛 1 周。

2. 问诊重点　面色苍白为血液系统常见症状,双下肢疼痛可能为恶性血液系统疾病浸润表现,患儿急性发病,问诊时应注意主要症状特点及伴随症状特点、疾病演变过程、诊治经过、治疗效果等。

3. 问诊内容

(1)诱发因素:居住环境、接触放射线、某些药物或毒物等诱发因素。

(2)主要症状:面色苍白是贫血的临床表现,同时应询问是否有头晕、胸闷、乏力等症状。双下肢骨性疼痛可以是恶性血液系统疾病(如白血病)的不典型临床表现,以不规则骨、下肢骨疼痛多见。还应询问双下肢疼痛的部位是否以肌肉、关节疼痛为主,鉴别风湿性/类风湿关节炎的常见临床表现。询问下肢受累部位是否有局部红肿、功能障碍、皮温增高,鉴别感染性骨髓炎或关节炎。

(3)伴随症状:若伴皮肤出血点、瘀点、瘀斑等出血表现,考虑再生障碍性贫血、白血病、Evans 综合征、骨髓增生异常综合征等。若伴发热、咳嗽等感染症状，考虑白血病可能。若伴腰酸、夜尿增多、下肢肿胀等慢性肾病相关表现，应考虑肾性贫血；若伴游走性多关节炎，以大关节为主，应考虑风湿性关节炎。

(4)诊治经过：是否行相关检查及用药治疗，用何种药、具体剂量、效果如何。

(5)既往史：既往有慢性肾病、免疫性疾病等。有无手术、外伤、输血史，有无传染病接触史，有无药物、食物过敏史。

(6)个人史：日常生活环境如何，房屋是否有新近装修，是否有毒物、致癌物质、放射线等接触史，是否有特殊药物服用史。

(7)家族史：询问家族中是否有类似疾病史。

**问诊结果**

患儿，男，4岁。病初无发热，居住环境无特殊。既往体健，无服用特殊药物。1月余前无明显诱因出现面色苍白，无头晕、胸闷、发热、乏力、腰酸等不适，未在意。1周前无明显诱因出现双下肢疼痛，无发热、皮疹、口腔溃疡等不适症状，至当地医院就诊，查血常规：WBC $77\times10^9$/L，Hb 61 g/L，PLT $8\times10^9$/L，N $1.07\times10^9$/L，为进一步诊治来医院就诊，门诊以“血象异常待查”为诊断收住入院。自发病来，患儿神志清，精神不佳，睡眠尚可，食欲欠佳，大小便正常，体重无减轻。

患儿系孕1产1，足月顺产，生长发育正常。居住环境无特殊。既往体健，无放射性、毒物接触史，无服用特殊药物史，无传染病及家族遗传病史。

4. 思维引导　儿童白血病一般起病较急，也有部分患儿起病较为隐匿，主要表现为发热、贫血、出血，以及白血病细胞脏器浸润表现。白血病细胞可浸润全身多系统，常见部位有肝、脾、淋巴结，表现为肝、脾、淋巴结肿大；骨髓浸润，表现为骨、关节疼痛；少数表现为中枢神经系统症状（如脑神经麻痹、意识障碍）、绿色瘤、睾丸肿大等浸润表现。

该患儿面色苍白，院外查外周血白细胞明显增多、血红蛋白减低、血小板减低，提示血常规异常，结合双下肢骨骼疼痛，综合考虑该患儿恶性血液系统疾病如白血病的可能性较大。该患儿虽有贫血、下肢骨性疼痛、白细胞总数显著升高，但无发热，全身感染中毒症状不明显，不支持重症感染。该患儿无发热、皮疹、游走性关节炎，不支持风湿性关节炎。该患儿白细胞总数明显增高，但血红蛋白、血小板数目显著下降，不支持类白血病反应。

### (二)体格检查

1. 重点检查内容及目的　患儿诊断急性白血病的可能性大，在体格检查中首先要注意评估患儿的生命体征，检查是否有皮肤黏膜出血点、瘀点、瘀斑等出血表现，注意胸骨是否压痛，是否肝、脾、淋巴结肿大，双下肢疼痛的具体部位，区分皮肤、肌肉疼痛还是骨骼疼痛，关节是否红肿，还要注意有无面瘫、吞咽困难等脑神经麻痹及意识障碍、肢体活动障碍等白血病细胞浸润中枢神经系统体征，有无肿块、淋巴结和睾丸肿大等。

**体格检查结果**

T 36.8 ℃，P 108次/min，R 27次/min，BP 91/65 mmHg，体重18 kg，身高110 cm。

神志清，精神可，发育正常，营养中等，贫血貌，全身皮肤黏膜苍白，可见散在针尖大小出血点，双下肢及头颈部为著。颈部可触及数枚肿大淋巴结，较大者约22 mm×10 mm，质韧、无压痛、活动度可。胸骨叩击有痛感。呼吸运动正常，双肺呼吸音稍粗，未闻及干、湿啰音，无胸膜摩擦音。心音有力，律齐，各瓣膜听诊区未闻及病理性杂音，无心包摩擦音。腹软，无压痛，未触及包块，肝肋下缘 3 cm，脾肋下 2 cm，质韧，边缘钝。双下肢长骨两端压痛明显，无红肿、皮温增高及功能障碍。神经系统查体未见异常。

2. 思维引导　该患儿系学龄期男童，临床表现有贫血、出血、血象异常，首先考虑血液系统疾病，查体肝、脾、淋巴结肿大，胸骨压痛，双下肢骨骼疼痛，存在肿瘤浸润体征，初步考虑恶性血液系统疾病如急性白血病的可能性大。

急性白血病按细胞来源分为急性淋巴细胞白血病（ALL）和急性非淋巴细胞白血病［主要是急性髓系白血病（AML）］；ALL 又分为 B 淋巴母细胞白血病（B-ALL）和 T 淋巴母细胞白血病（T-ALL），前者是儿童白血病最常见类型。白血病的分型需要结合骨髓细胞的形态学、免疫学、分子生物学、细胞遗传学等检查结果（即 MICM 分型结果）综合判定。

### （三）辅助检查

1. 主要内容及目的

（1）血、尿、大便常规：了解血细胞有无异常，了解消化系统、泌尿系统有无出血、感染。

（2）血生化检查：肝功能、肾功能、电解质、凝血功能、心肌酶、血糖，了解重要脏器功能及电解质、血糖等机体内环境情况，评估是否可以进行化疗。

（3）骨髓细胞学检查：包括形态学、免疫学、融合基因、染色体核型及 DNA 倍体，以便明确白血病类型及临床危险因素。

（4）心电图、心脏彩超：评估心脏功能。

（5）胸部 CT：了解有无合并肺部感染灶或浸润灶。

（6）腹部超声：了解肝、脾、胰、双肾有无占位，睾丸、附睾有无肿大，腹部淋巴结有无肿大，有无腹水、占位包块。

（7）头颅 MRI：了解有无白血病中枢神经系统浸润灶。

**辅助检查结果**

（1）血常规：WBC $82\times10^9$/L，L% 99%，Hb 58.0 g/L，PLT $7\times10^9$/L，N $0.6\times10^9$/L。

（2）生化检查：肝功能、肾功能、心肌酶、电解质，均正常。

（3）凝血功能、传染病筛查：未见明显异常。

（4）骨髓细胞及细胞化学染色分析：骨髓增生极度活跃，原始及幼稚淋巴细胞占 90%，POX 阴性，PAS 阳性，CE 阴性，NSE 阳性、颗粒状，提示 ALL 骨髓象。

（5）流式细胞分析：异常幼稚 B 淋巴细胞占 90%，高表达 CD34、CD19、CD38、cCD79a，部分表达 CD58、CD123，不表达 cIgM，其他分化抗原和胞浆抗原均不表达，提示为前 B 细胞系急性淋巴细胞白血病（pro-B-ALL）。

（6）融合基因：阴性。

（7）FISH：ETV6/RUNX1、AML-ETO 等阴性。

（8）染色体：46，XY。

（9）ECG：正常范围心电图。

（10）彩色多普勒超声：肝、脾肿大，腹膜后肿大淋巴结，副脾，心脏及胰、睾丸、泌尿系统未见明显异常。

(11)胸部CT:左下肺轻微炎症,双侧腋窝下肿大淋巴结。

(12)头颅MRI:平扫未见明显异常。

(13)尿、大便常规:正常。

2.思维引导 该患儿临床表现有贫血、出血及明显肿瘤浸润体征,查外周血提示血常规结果显著异常,白细胞显著升高,以淋巴细胞为主,其他两系细胞明显减少,考虑急性白血病可能性大。该患儿骨髓细胞学检查发现原始及幼稚淋巴细胞≥20%,结合流式细胞术分析,确诊pro-B-ALL。

类白血病反应可有白细胞明显升高,外周血常规可见幼稚粒细胞,往往与感染、中毒、溶血等刺激有关,但本病贫血和血小板减少不显著,当原发病控制后,血常规即恢复。该患儿无发热等感染症状,骨髓中大量白血病细胞,不支持该诊断。

儿童骨髓增生异常综合征也可表现有贫血、出血,肝、脾、淋巴结肿大,外周血一到三系细胞减少,但骨髓检查幼稚细胞比例小于20%,存在病态造血。该患儿骨髓象无病态造血,幼稚细胞比例大于20%,不支持该病诊断。

再生障碍性贫血临床表现也有贫血、出血,外周血可一到三系细胞减少,与低增生性白血病类似,但体格检查无肝、脾、淋巴结肿大,骨髓增生低下,无白血病细胞。该患儿白细胞显著增高,肝、脾、淋巴结肿大明显,骨髓象大量异常幼稚细胞,不支持该病诊断。

传染性单核细胞增多症是由EB病毒感染所致,可有肝、脾、淋巴结肿大,白细胞增高,分类以淋巴细胞为主,异形淋巴细胞比例大于10%,有的也可出现轻度贫血、血小板减少,易与白血病混淆。该患儿血红蛋白、血小板减少程度较重,骨髓检查发现大量白血病细胞,不支持该病诊断。

风湿性关节炎与类风湿关节炎常见发热、关节痛为游走性、多发性,与首发病症为骨、关节痛的白血病易混淆,遇不典型病例应争取尽早行骨髓检查。该患儿无发热,骨关节痛不呈游走性,血常规异常显著,查骨髓发现大量白血病细胞,不支持该病诊断。

### (四)初步诊断

分析上述病史、体格检查、实验室检查结果,支持以下诊断:①急性淋巴细胞白血病(pro-B-ALL);②高白细胞血症。

## 二、治疗经过

### (一)一般处理

1.减积治疗 羟基脲每次10~15 mg/kg,200 mg/次,2次/d,口服。

2.高尿酸血症防治 别嘌呤醇(每次100~150 mg/m$^2$),100 mg/次,2次/d,口服;充分水化,防止白细胞淤滞。

3.成分血输注 输注压缩红细胞1 U,机采血小板1个治疗单位,纠正贫血,预防出血。

4.预防卡氏肺囊虫感染 磺胺嘧啶(每次12.5 mg/kg),225 mg/次,2次/d,口服。

5.对症治疗 肝功能异常时给予保肝药物应用,恶心、呕吐时给予止吐、补液等对症治疗。

### (二)化学药物治疗

1.诱导缓解治疗VDLP方案 泼尼松片,高肿瘤负荷时,起始剂量为0.2~0.5 mg/(kg·d),9 mg/d,以免发生肿瘤溶解综合征,逐渐加量至足量(45~60 mg/m$^2$),40 mg/d,d8~d28,1周,递减至停。长春新碱(1.5 mg/m$^2$),1.1 mg,每周1次。柔红霉素(30 mg/m$^2$),22 mg,每周1次。培门冬酶(2 000~2 500 U/m$^2$),1 800 U d9、d23。三联鞘注(MTX 12.5 mg、Ara-c 35 mg、Dex 5 mg)预防中枢白血病,d8、d15、d22、d29。

儿童 ALL 骨髓缓解后，体内仍残存 $10^8$ 个白血病细胞，称为微量残留病（MRD），需继续巩固治疗、髓外白血病预防、维持和强化治疗。总疗程 2.5～3.0 年。

### （三）治疗效果

1. 症状　面色苍白转变为面色红润，双下肢疼痛消失。

2. 体格检查　全身皮肤散在出血点较入院时明显消退，无新发出血点，肝、脾、淋巴结较入院时明显缩小。

3. 辅助检查　白细胞明显下降，血红蛋白、血小板明显回升。

## 三、思考与讨论

急性白血病（AL）是小儿最常见的恶性肿瘤。大多起病急，典型临床表现为发热、贫血、出血，及肝、脾、淋巴结肿大，少数患儿以类似风湿的骨关节痛为首发症状。根据该患儿的临床表现、血常规和骨髓象的改变可确诊急性淋巴细胞白血病。急性淋巴细胞白血病常采用形态学（M）、免疫性（I）、细胞遗传学（C）和分子生物学（I），即 MICM 综合分型，以指导治疗和提示预后。

与儿童 ALL 预后不良确切相关的危险因素包括：①初诊时年龄<1 岁或≥10 岁。②初诊时外周血 WBC 计数≥$50\times10^9$/L。③初诊时已发生中枢神经系统白血病或睾丸白血病者。④免疫表型为 T-ALL。⑤不利的细胞及分子遗传学特征：染色体数目<45 条的低二倍体（或 DNA 指数<0.8）；t(9；22)(q34；q11.2)/BCR-ABL1；t(4；11)(q21；q23)/MLL-AF4 或其他 MLL 基因重排；t(1；19)(q23；p13)/E2A-PBX1(TCF3-PBX1)，Ph 样、iAMP21、IKZF 缺失、TCF3-HLF 及 MEF2D 重排。⑥诱导缓解治疗结束后骨髓未缓解（原始及幼稚淋巴细胞≥20%）；或诱导缓解治疗结束骨髓未获得完全缓解，原始及幼稚淋巴细胞>5%。⑦微量残留病水平：如诱导缓解治疗早期（d15～d19）MRD≥$10^{-1}$，诱导缓解治疗后（d33～d45）MRD≥$10^{-2}$，或巩固治疗开始前（第 12 周左右）MRD≥$10^{-4}$。

该患儿初诊时 WBC 大于 $50\times10^9$/L，无其他临床危险因素，暂评估为 ALL（中危），选择 VDLP 方案诱导缓解治疗，定期复查骨髓细胞学及微量残留，根据患儿化疗疗效，动态调整临床危险度分层。

患儿入院后血常规提示白细胞明显升高（>$50\times10^9$/L），易因白细胞淤滞出现重要脏器栓塞，尤其脑栓塞易引发脑出血，危及患儿生命，因此治疗初期需口服羟基脲降低肿瘤负荷。化疗初期白血病细胞大量溶解容易导致肿瘤溶解综合征，需补充足量液体水化，同时口服别嘌醇片预防高尿酸血症，若出现少尿、无尿、肌酐增高等急性肾衰竭时，可积极行血液透析挽救生命。化疗过程中患儿容易因骨髓抑制，粒细胞缺乏合并感染，包括真菌感染等机会性感染，需积极防治感染。

治疗过程中需要密切关注化疗药物的不良反应，及时处理。大剂量激素易引起高血压、高血糖、类固醇青光眼、股骨头坏死等；柔红霉素有心脏毒性，须监测患儿心率、心电图及心脏彩超；门冬酰胺酶易引起凝血功能障碍、过敏反应、急性胰腺炎等，须密切监测，积极处理。

## 四、练习题

1. 急性淋巴细胞白血病的临床表现及诊断标准是什么？
2. 急性淋巴细胞白血病的临床危险度分层依据是什么？
3. 急性淋巴细胞白血病的 MICM 分型包括哪些？
4. 急性淋巴细胞白血病的治疗原则是什么？

## 五、推荐阅读

[1]王天有，申昆玲，沈颖. 诸福棠实用儿科学[M]. 9 版. 北京：人民卫生出版社，2022.

（张　园）

# 第十章　神经系统疾病

## 案例 38　细菌性脑膜炎

### 一、病历资料

#### （一）门诊接诊

患儿，男，5 月龄。

1. 代主诉　发热 5 d，呕吐 2 d。

2. 问诊重点　发热、呕吐为儿科常见症状，患者急性发病，问诊时应注意发热、呕吐的诱因、特点和伴随的主要症状，疾病演变过程，诊治经过和治疗效果等。

3. 问诊内容

（1）诱发因素：有无受凉、接触发热患者、不洁饮食等诱发因素。

（2）主要症状：发热、呕吐是儿科常见症状，注意发热的热峰、热型（稽留热、弛张热、间歇热、波状热、回归热、不规则热）、给予退热药后效果等；呕吐的性质（是否为喷射性）、内容物、量、与进食的关系。

（3）伴随症状：有无咳嗽、咳痰、流涕等呼吸道症状；有无腹泻、腹胀、便血等消化道症状；有无烦躁、易激惹、意识障碍、惊厥、运动障碍等神经系统症状；有无寒战、结膜充血、皮疹，有无排尿时哭闹。

（4）诊治经过：是否用药、用何种药物、用药途径、具体剂量、效果如何。是否做检查，何时进行何种检查，结果如何。

（5）既往史：有无过敏史，有无传染病接触史，有无颅脑外伤、手术史。

（6）个人史：出生时有无窒息、生长发育的情况、喂养史、预防接种史、生活史。

（7）家族史：有无传染性疾病和遗传性疾病家族史。

**问诊结果**

患儿，男，5 月龄，5 d 前无明显诱因出现发热，热峰 39.2 ℃，伴流涕、鼻塞，无咳嗽、呕吐、腹泻、烦躁、抽搐、寒战等症状，家属自行给予对乙酰氨基酚滴剂 80 mg 口服，体温降至正常，热退后精神可，约 4 h 后体温反复，至当地诊所就诊，给予口服“对乙酰氨基酚滴剂 80 mg，双黄连口服液、3 mL/次、3 次/d”等治疗，仍反复发热，约每日发热 3 次。2 d 前出现呕吐，呕吐物为白色奶液，量较多，非喷射性，3～4 次/d，且精神较差，睡眠增多，至当地市人民医院门诊就诊，查血常规：WBC $12.40\times10^9$/L，N% 62.50%，L% 24.00%，RBC $4.5\times10^{12}$/L，Hb 105 g/L，PLT $388\times10^9$/L；CRP 54.8 mg/L，给予“头孢克洛干混悬剂，62.5 mg/次，3 次/d”，仍反复发热、呕吐。为进一步诊治来诊。既往体健，出生时无异常，预防接种规律进行。

4. 思维引导 患儿以发热为首发症状，易反复，有流涕、鼻塞上呼吸道感染症状，应用抗感染药物及对症治疗后发热症状无明显改善，需注意有无肺部感染，体格检查需要注意肺部听诊；患儿发热、呕吐，无腹胀，大便正常，不支持梗阻性疾病，但不排除消化系统感染性疾病，体格检查注意肠鸣音；患儿发热、呕吐，量较多，且精神差，需要考虑颅内感染及中毒性脑病，院外查血常规中白细胞高，分类以中性粒细胞为主，CRP 结果明显升高，提示细菌感染，因此需要高度警惕细菌性脑膜炎。进一步体格检查需要注意意识水平，皮肤有无瘀点、瘀斑，前囟张力，头围大小，四肢末梢循环，脑膜刺激征，病理征。

### (二)体格检查

1. 重点检查内容及目的 患儿颅内感染的可能性大，应注意神经系统体征。注意精神反应，皮肤有无瘀点、瘀斑，有无皮肤窦道、脑脊膜膨出，有无前囟膨隆、肢体活动障碍、肌张力增高，脑膜刺激征、病理征有无异常。小婴儿高颅内压常表现为前囟饱满，颅缝开裂、增宽，头围增大，喷射性呕吐，脑膜刺激征可以不明显。脑膜炎双球菌感染常有瘀点、瘀斑。

**体格检查结果**

T 37.8 ℃，P 130 次/min，R 36 次/min，体重 8 kg，头围 42 cm。

神志清，精神差，营养中等，全身皮肤黏膜无黄染、皮疹及出血点，头颅无畸形，前囟 1.5 cm×1.5 cm，张力高，双睑裂对称，眼睑无水肿，结膜无充血，巩膜无黄染，双侧瞳孔等大等圆，直径 3 mm，对光反射灵敏。耳鼻无畸形，外观无红肿，口周无发绀，口唇红润，口腔黏膜光滑完整，咽充血，未见疱疹和化脓。颈稍抵抗，胸廓无畸形，双肺呼吸音粗，未闻及干、湿啰音，心前区无隆起，心尖搏动位于第 4 肋间左锁骨中线外 1 cm，搏动范围 1.5 cm，心音有力，心率 130 次/min，节律齐，各瓣膜听诊区未闻及杂音，腹软，未触及包块，肝右肋缘下 1 cm 可及，质软，脾肋缘下未及，肠鸣音 3 次/min，脊柱四肢无畸形，未见皮肤窦道和脊膜膨出，四肢活动正常，腱反射正常，肛门外生殖器未见异常。生理反射存在，布鲁津斯基征阳性，克尼格征阳性，双侧巴宾斯基征阴性。

2. 思维引导 经上述检查有发热、精神差、呕吐症状，体格检查有前囟张力高、脑膜刺激征阳性，提示颅内感染或中毒性脑病，进一步行实验室检查（血培养，脑脊液常规、生化、抗酸染色、墨汁染色等）明确感染的性质，行头颅影像学检查鉴别颅内出血和占位，以及是否有并发症。

### (三)辅助检查

1. 主要内容及目的

(1)血常规、CRP、PCT、ESR：进一步证实感染性疾病。

(2)肝功能、肾功能、电解质：是否有肝功能、肾功能的损害，内环境紊乱。

(3)血培养：查找病原菌。

(4)脑脊液：查颅内压力，进行脑脊液常规、生化、涂片、培养和药物敏感试验检查，明确是否存在中枢神经系统感染以及感染的病原菌。

(5)头颅影像学检查：了解有无颅内出血和占位等。

**辅助检查结果**

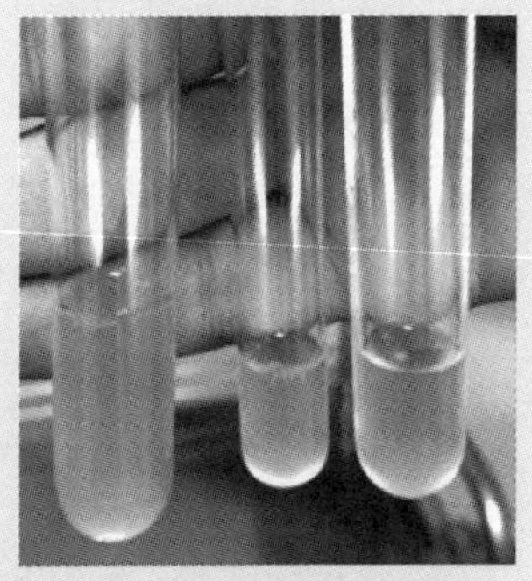
图 10-1　治疗前的脑脊液

(1)血常规：WBC $16.90\times10^9$/L，N% 83.10%，Hb 103 g/L，PLT $358\times10^9$/L。CRP 163.7 mg/L；PCT 1.05 ng/mL，ESR 50 mm/h。

(2)肝功能、肾功能、电解质：肝功能、肾功能正常，钾 3.6 mmol/L，钠 128 mmol/L，氯 94.5 mmol/L，钙 2.88 mmol/L。

(3)脑脊液：颅内压力 150 $mmH_2O$，外观混浊(图 10-1)。常规，细胞数 1 $080\times10^6$/L、单核细胞比例 14%、多核细胞比例 86%，潘氏试验(+)。生化，葡萄糖 1.09 mmol/L，氯 116 mmol/L，乳酸脱氢酶 61 U/L，蛋白 1.56 g/L。

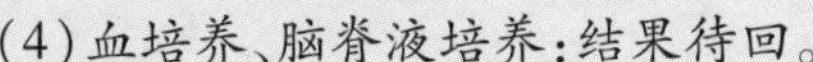
(4)血培养、脑脊液培养：结果待回。

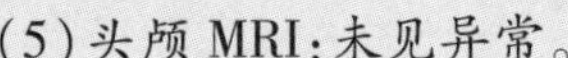
(5)头颅 MRI：未见异常。

2. 思维引导　血常规示白细胞高，分类以中性粒细胞为主，CRP、PCT 升高，红细胞沉降率增快，提示细菌感染可能性大，脑脊液外观稍混浊，细胞数明显升高，分类以多核细胞为主，蛋白高，葡萄糖低，支持细菌性脑膜炎诊断；需进一步鉴别病毒性脑膜/脑炎、结核性脑膜炎、隐球菌性脑膜炎等。

病毒性脑膜/脑炎：全身感染中毒症状轻，病程自限，多数<2 周，脑脊液外观清亮，细胞数可自 0 个至数百个$\times10^6$/L，以淋巴细胞为主，葡萄糖及蛋白质含量多正常，细菌学检查阴性，血或脑脊液病毒抗原、抗体测定可阳性。

结核性脑膜炎：多数起病较缓，呈亚急性起病。常有结核接触史、PPD 试验阳性或肺部等结核病灶。脑脊液外观呈毛玻璃状，细胞数多<$500\times10^6$/L，以淋巴细胞为主，葡萄糖和氯化物含量减少，蛋白含量增高；涂片抗酸染色、结核分枝杆菌培养可帮助诊断。头颅磁共振容易早期出现脑积水。该患儿起病急，无结核接触史，脑脊液细胞数明显升高，不支持结核性脑膜炎。

隐球菌性脑膜炎：临床表现和脑脊液改变与结核性脑膜炎相似，进展更慢，颅内压增高更加明显；脑脊液涂片墨汁染色和培养找到致病真菌。

### (四)初步诊断

分析上述病史、体格检查、实验室检查结果：5 月龄婴儿，发热、呕吐起病，查体精神差、前囟张力增高，脑膜刺激征阳性；血常规提示白细胞增高，中性粒细胞为主，脑脊液细胞数明显增高，多核细胞为主，脑脊液生化提示葡萄糖减少，蛋白增多，支持诊断：细菌性脑膜炎。

## 二、治疗经过

### (一)初步治疗

①密切观察精神状态和生命体征，监测体温。②应用头孢曲松钠 0.8 g 静脉滴注 qd；万古霉素 0.12 g 静脉滴注 q6h。③地塞米松 1.2 mg 静脉注射 q6h 应用 2 d。④甘露醇 20 mL 静脉注射 q6h 应用 3 d。⑤给予 2/3 张液体应用，纠正低钠血症。

### (二)思维引导

1. 抗生素治疗　患者诊断为细菌性脑膜炎，最重要的治疗是抗生素治疗。①用药原则：应用杀菌剂，力求 24 h 内杀灭致病菌，选择对病原菌敏感且能透过血脑屏障的药物；静脉用药，足剂量、足疗程。②病原菌明确前抗生素选择：对于生后 1 个月以上的患儿，推荐万古霉素加一种三代头孢菌素为初始治疗方案。病原菌明确后如有药物敏感试验，参考药物敏感试验结果选药。

2. 肾上腺皮质激素的应用　抑制炎症因子的产生，降低血管通透性减轻脑水肿。常用地塞米松，0.2～0.6 mg/(kg·d)，分4次于抗生素应用前或同时静脉注射，一般应用2～3 d。

3. 对症支持治疗　退热、甘露醇降颅内压、纠正低钠血症、补液等。

### (三)治疗效果

1. 症状　3 d后热退，未再呕吐，精神好转。

2. 体格检查　神志清，精神可，前囟平软，双侧瞳孔等大等圆，对光反射灵敏。耳鼻无畸形，口唇红润，口腔黏膜光滑完整。颈软，无抵抗，心肺听诊无异常，腹软，肝、脾肋下未及，生理反射存在，布鲁津斯基征阴性，克尼格征阴性，巴宾斯基征阴性。

3. 辅助检查　血常规：WBC $4.56\times10^9$/L，N% 35.50%，L% 64.50%，Hb 126 g/L，PLT $360\times10^9$/L。CRP 6.8 mg/L。PCT 0.2 ng/mL。

### (四)病情变化

体温正常3 d后再次出现发热、烦躁。前囟饱满，张力高。

患儿病情变化的可能原因及应对：患儿体温反复，伴颅内压增高表现，考虑是否存在并发症，如硬脑膜下积液或脑室管膜炎。应对：复查脑脊液，头颅CT/MRI。

**检查结果**

1. 脑脊液检查　外观清亮(图10-2)。常规：细胞数$6\times10^6$/L。生化：葡萄糖3.38 mmol/L、氯122 mmol/L、乳酸脱氢酶10 U/L、蛋白0.62 g/L。

2. 头颅CT　硬脑膜下积液(图10-3)。

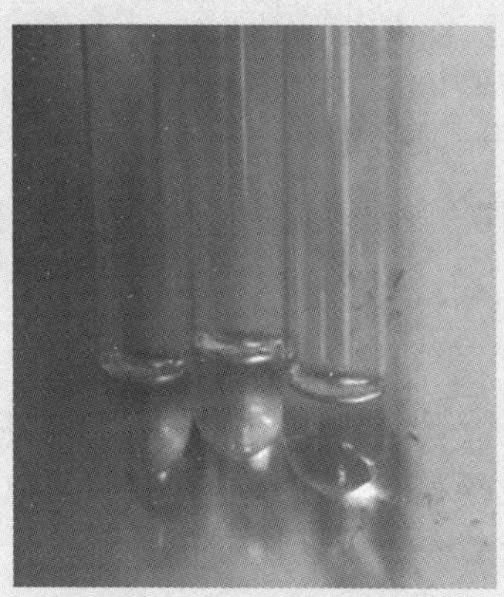

图10-2　治疗后的脑脊液

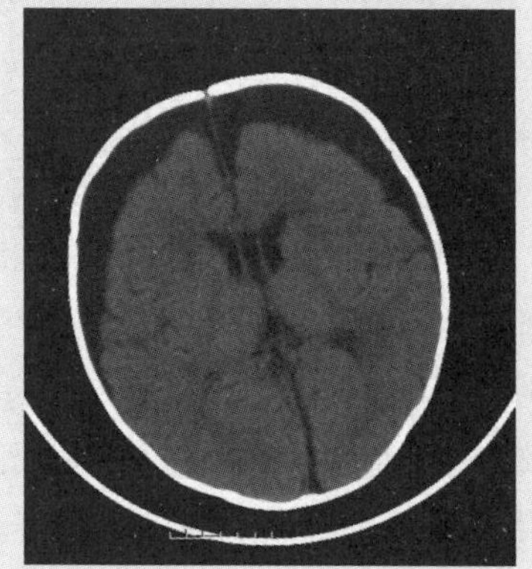

图10-3　硬脑膜下积液(治疗前)

3. 血培养、脑脊液培养　均(-)。

思维引导：细菌性脑膜炎经有效治疗后脑脊液好转，但体温不退或体温下降后复升，或一般症状好转后又出现意识障碍、惊厥、颅内压增高等症状，首先应怀疑硬脑膜下积液的发生，头颅CT/MRI可协助诊断。患儿经治疗后精神好转，体温下降，复查脑脊液已基本正常，说明细菌性脑膜炎治疗有效，继续巩固治疗；再次出现发热、烦躁、前囟张力高，首先考虑可能合并硬脑膜下积液，选择头颅CT检查，头颅CT证实确实存在硬膜下积液，且有一定压迫效应，需进行硬脑膜下穿刺并送常规、生化及细菌学检查。

### （五）治疗及病情转归

①继续抗感染治疗 2 周。②硬脑膜下积液穿刺：隔日 1 次，每次每侧 15 mL，经过 2 次穿刺后体温下降，精神好转，前囟张力减轻，继续穿刺 2 次，复查头颅 CT 明显改善（图 10-4）。

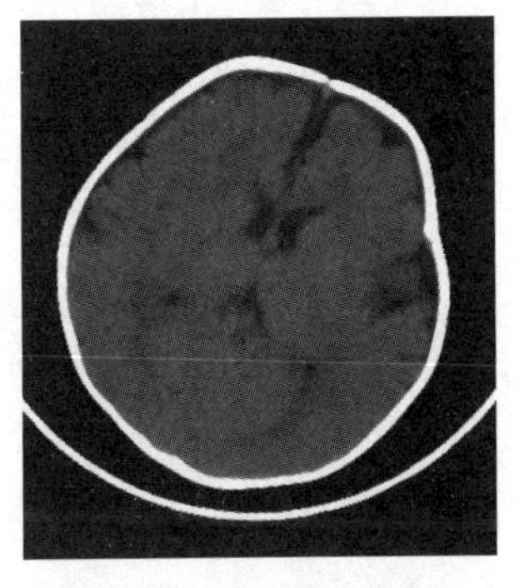

图 10-4　硬脑膜下积液（治疗后）

## 三、思考与讨论

细菌性脑膜炎，也称为化脓性脑膜炎，是儿童，尤其是婴幼儿时期常见的中枢神经系统急性感染性疾病。常见病原菌随年龄而异，3 月龄～3 岁婴幼儿以流感嗜血杆菌、肺炎链球菌、脑膜炎双球菌多见。

典型的临床表现可概括为 3 个方面：①感染中毒及急性脑功能障碍症状，包括发热、烦躁不安和进行性加重的意识障碍，约 30% 的患儿有惊厥发作。脑膜炎双球菌感染者常有瘀点、瘀斑和休克。②颅内压增高表现，包括头痛、呕吐，婴儿则有前囟饱满与张力增高、头围增大等；合并脑疝时，则有呼吸不规则、突然意识障碍加重及瞳孔不等大等体征。③脑膜刺激征，小于 3 月龄的婴儿症状可能不典型。

该患儿有发热、精神差、睡眠多等感染和急性脑功能障碍症状；有呕吐、前囟张力高等颅内压增高表现；有脑膜刺激征，因此需要考虑颅内感染。

脑脊液检查是确诊本病最重要的依据。该患儿脑脊液细胞数明显升高，分类以中性粒细胞为主，生化检查蛋白高，葡萄糖低，结合外周血常规检查均提示细菌感染，考虑细菌性脑膜炎。

细菌性脑膜炎最重要的治疗是抗生素的应用，用药原则是力求 24 h 内杀灭脑脊液中的致病菌，选择对病原菌敏感且能透过血脑屏障的药物，早期、静脉应用、足剂量、足疗程给药。

对于病原菌明确前的治疗，指南推荐 1 月龄以上的患儿，选择万古霉素加三代头孢，因此，该患儿选择万古霉素和头孢曲松联合治疗。病原菌明确后参考药物敏感试验结果选择药物，该患儿治疗有效，且脑脊液、血培养阴性（细菌感染的患者血培养、脑脊液培养的阳性率较低，因此很多情况下需要经验治疗），不需要调整抗生素。

治疗过程中注意并发症，细菌性脑膜炎常见的并发症有：硬脑膜下积液、脑室管膜炎、抗利尿激素异常分泌综合征、脑积水和各种神经功能障碍，其中硬脑膜下积液最常见。该患儿经抗生素治疗后体温有一过性好转，再次出现发热，烦躁，精神差，前囟张力高，需要考虑硬脑膜下积液的可能。进一步复查脑脊液，发现脑脊液已明显好转，头颅 CT 提示存在硬脑膜下积液。

硬脑膜下积液的治疗：少量积液不需要治疗，该患儿已出现颅内压增高，因此需硬脑膜下穿刺放液，每次每侧不超过 15 mL，经穿刺放液多数可治愈。

细菌性脑膜炎的早期诊断、早期治疗至关重要，随着有效抗生素的使用及其他治疗手段的发展，其不良预后已经明显改善，但仍有约 10% 的死亡率，10% ～20% 的幸存者会遗留神经系统后遗症。

最终诊断：细菌性脑膜炎并硬脑膜下积液、低钠血症。

## 四、练习题

1. 细菌性脑膜炎的主要病原菌是什么？
2. 细菌性脑膜炎的主要临床表现是什么？
3. 细菌性脑膜炎的常见并发症是什么？
4. 细菌性脑膜炎的抗生素应用原则是什么？

## 五、推荐阅读

[1] 中华医学会儿科学分会神经学组. 儿童社区获得性细菌性脑膜炎诊断与治疗专家共识[J]. 中华

儿科杂志,2019,57(8):584-591.

[2]中华医学会儿科学分会感染学组,中华儿科杂志编辑委员会.儿童细菌性脑膜炎并发症诊疗专家共识[J].中华儿科杂志,2023,61(2):108-116.

[3]王彩云,许红梅,田姣,等.儿童急性细菌性脑膜炎多中心流行病学研究[J].中华儿科杂志,2022,60(10):1045-1053.

[4]王子璇,吴霞,徐君,等.宏基因组二代测序技术在儿童细菌性脑膜炎病原诊断中的价值[J].中华儿科杂志,2022,60(8):769-773.

(张晓莉)

# 案例39 癫痫

## 一、病历资料

### (一)门诊接诊

患儿,男,5岁。

1.代主诉 间断抽搐6 d。

2.问诊重点 抽搐为神经系统常见症状,问诊时应注意抽搐发作时的诱因、具体表现、发作频率、发作后表现、伴随症状、疾病演变过程、诊治经过、治疗效果等。

3.问诊内容

(1)诱发因素:有无发热、外伤、不洁饮食、误食药物或毒物、劳累、睡眠不足等诱发因素。

(2)主要症状:抽搐时的具体表现,意识是否清楚,有无头眼偏斜(左侧或右侧)、面肌抽搐、口吐白沫或者流涎;肢体表现(有无强直、抖动,双侧是否对称);有无动作停止、不自主运动等;每次发作持续多久缓解,发作频次如何、发作与睡眠的关系,发作后有无嗜睡、大小便失禁;疾病的演变过程如何。

(3)伴随症状:有无发热,若有发热应与热性惊厥、颅内感染等鉴别;有无呕吐、腹泻,若有应与电解质紊乱、低血糖、食物或药物中毒鉴别。

(4)诊治经过:做过的检查及结果,治疗应用何种药、具体剂量、效果如何。

(5)既往史:有无外伤、手术、颅内感染、中毒史,有无过敏、输血、传染病接触史。

(6)个人史:出生时有无缺氧、窒息,生后有无病理性黄疸。

(7)生长发育史:运动、语言及智力发育情况,预防接种是否规律进行。

(8)家族史:有无癫痫、智力障碍、精神疾患等家族史,父母是否近亲结婚。

**问诊结果**

患儿,男,5岁。6 d前无明显诱因出现抽搐,表现:①双眼凝视,憋气,恐惧表情,面色发红,左上肢上举,左手握拳,左下肢伸直,右手拍打摸索左上肢,呼之不应,约数秒缓解,发作后知道发作,不能回忆发作过程。②左手、左上肢发麻,继之双侧非对称性强直(左上肢外展、伸直强直著)→双髋关节外展,左下肢伸直强直→右侧肢体远端复杂运动,持续8~15 s缓解,缓解后无嗜睡、大小便失禁，10～15 次/d，夜间发作为主，无发热、头痛、呕吐等。4 d 前诊于外院，视频脑电图未见异常，血常规、肝功能、肾功能、电解质、血糖、未见异常，未予特殊处理。为进一步求治，收住入院。既往无外伤、颅内感染、中毒史，出生无窒息，生长发育正常，家族中无癫痫、智力低下、精神疾病患者。

4. 思维引导　患儿，男，5 岁，间断抽搐 6 d。患儿起病急，抽搐发作频繁。应注意询问有无中毒史；有无发热，如果伴发热，注意颅内感染、热性惊厥；若伴呕吐、腹泻，注意电解质紊乱、低血糖，外院查电解质、血糖正常，可以初步排除电解质紊乱、低血糖导致的抽搐。患儿反复无诱因抽搐，应考虑癫痫。

### （二）体格检查

1. 重点检查内容及目的　患儿反复抽搐，应进行全面的体格检查，重点为神经系统检查。一般情况，皮肤颜色，有无色素脱失斑、咖啡牛奶斑（若有提示神经皮肤综合征如结节性硬化、神经纤维瘤等）、毛发颜色、分布。有无特殊面容，头围大小，五官发育情况。心肺腹、脊柱、四肢查体情况。神经系统包括神志、发育情况、脑神经、肌力和肌张力、生理反射、病理反射、脑膜刺激征、小脑体征、感觉系统、自主神经系统等。若有发育落后、发育畸形、肌力及肌张力异常、共济失调等，需要与遗传性疾病鉴别。

**体格检查结果**

T 36.7 ℃，P 90 次/min，R 16 次/min，BP 90/60 mmHg，体重 20 kg。

神志清，精神可，皮肤毛发无异常，无特殊面容，颈软、心肺腹查体无异常。脊柱、四肢、肛门外生殖器未见异常，高级智能活动正常，脑神经检查正常，肌力、肌张力正常，双侧肱二、三头肌腱反射正常，双侧膝、跟腱反射正常，双侧巴宾斯基征阴性，克尼格征、布鲁津斯基征均阴性。指鼻试验、跟-膝-胫试验稳准。感觉系统、自主神经系统查体正常。

2. 思维引导　患儿无明显诱因抽搐，不伴发热，不支持热性惊厥；不伴呕吐、意识障碍，脑膜刺激征、病理征阴性，不支持颅内感染；无呕吐、腹泻、无脱水征、院外电解质和血糖正常，不支持电解质紊乱、低血糖；心脏体检正常，不支持心源性疾病；血压正常，不支持高血压脑病。无毒物接触史，无呕吐，高级智能活动正常，不支持中毒。皮肤无色素脱失斑、咖啡牛奶斑，不支持神经皮肤综合征。无身材矮小、多毛、贫血貌，心肺腹正常，高级智能活动正常，无共济失调、感觉异常，不支持遗传代谢性疾病。应进一步行实验室检查（血常规、电解质、血糖、肝功能、肾功能、乳酸、血氨、同型半胱氨酸等）、脑电图、心电图、影像学检查，明确诊断。

### （三）辅助检查

1. 主要内容及目的

（1）血常规：注意白细胞、血红蛋白、血小板，部分遗传代谢病导致白细胞减少、贫血、血小板减少。

（2）肝功能、肾功能、电解质、血糖：进一步复查鉴别是否由电解质紊乱、低血糖导致的抽搐。

（3）血氨、乳酸、同型半胱氨酸：初步判断是否有代谢异常。

（4）心电图：明确是否有心律失常等，排除心源性疾病导致的抽搐。

（5）脑电图：检查有无异常放电，判断癫痫发作的起源、发作类型，发作间期脑电图对判断病灶很有帮助。

（6）头颅 MRI：脑发育情况，有无结构性异常。

## 辅助检查结果

(1)血常规:正常。

(2)肝功能、肾功能、电解质、血糖:均正常。

(3)血氨、乳酸、同型半胱氨酸:均正常。

(4)心电图:儿童正常范围心电图。

(5)视频脑电图(VEEG):发作间期,双侧额中央中线区可见少量低至中波幅不规则尖-慢波放电(右侧著)(图 10-5)。发作期,弥漫性不规则慢波/尖-慢波→低波幅快活动→弥漫性肌电活动伪迹伴前头为主的节律性慢波放电(右前头著)(图 10-6)。

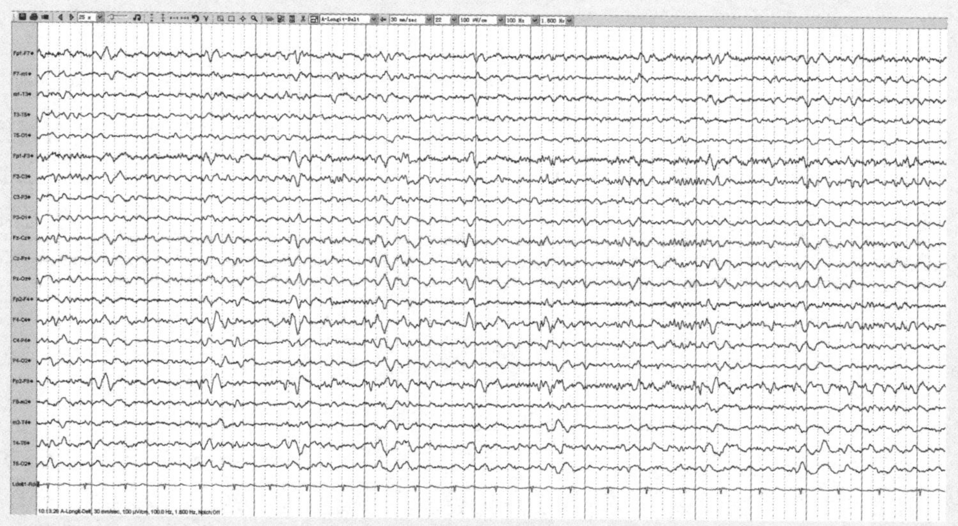

**图 10-5 发作间期**

发作间期,双侧额中央中线区可见少量低至中波幅不规则尖-慢波放电(右侧著)

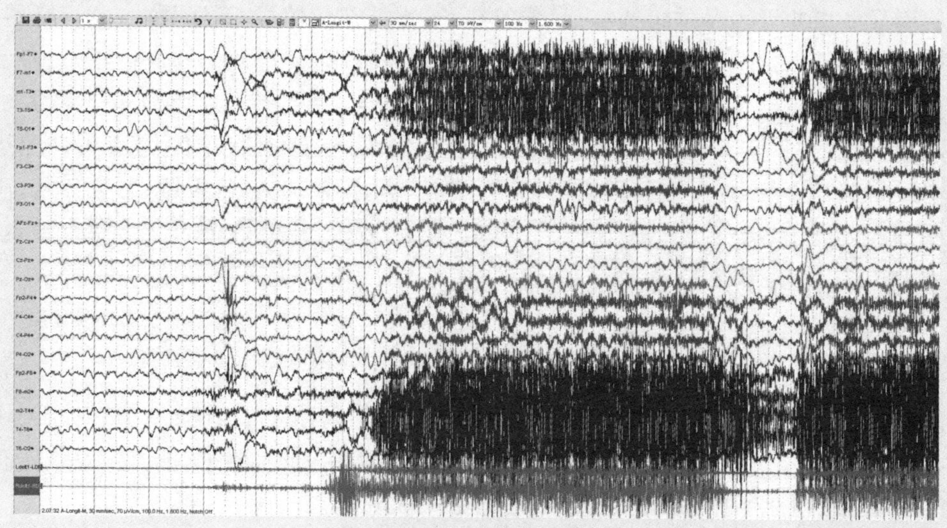

**图 10-6 发作期**

发作期:弥漫性不规则慢波/尖-慢波→低波幅快活动→弥漫性肌电活动伪迹伴前头为主的节律性慢波放电(右前头著)

(6)头颅 MRI:右侧侧脑室室管膜下异常信号,考虑灰质异位(图 10-7)。

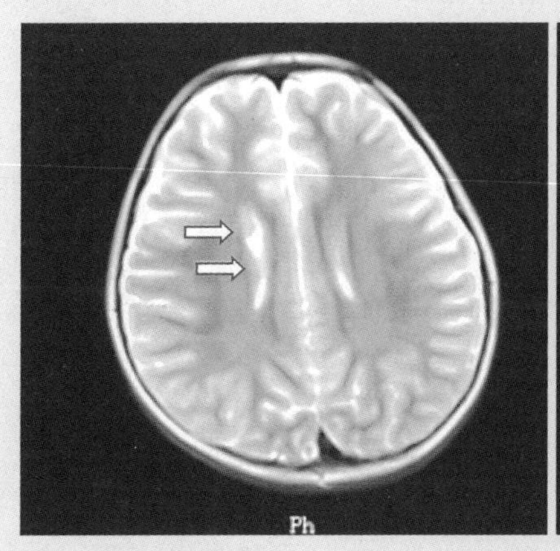


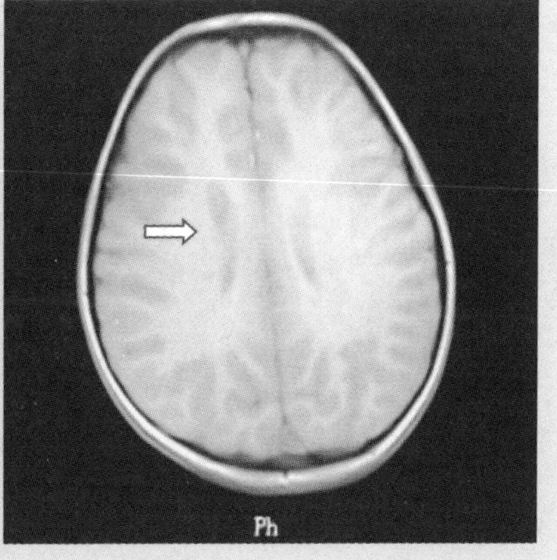


图 10-7　患儿头颅 MRI 影像图

2. 思维引导　患儿间断抽搐 6 d,体格检查正常。心电图、电解质、血糖正常排除电解质紊乱、低血糖、心源性疾病导致的抽搐。发作同期脑电图异常放电,支持癫痫的诊断。结合发作表现和脑电图,为伴有知觉受损的局灶运动性发作。无发育异常和发育倒退,血乳酸、血氨、同型半胱氨酸正常,不支持遗传性及代谢性病因;头颅 MRI 考虑灰质异位,支持结构性异常。

### (四)初步诊断

患儿 5 岁,无诱因惊厥发作,表现为伴意识受损的局灶性运动性发作,存在刻板、重复性特点,发作同期脑电图异常,头颅 MRI 提示灰质异位,初步诊断:①癫痫(伴意识受损的局灶运动性发作)、结构性病因;②脑灰质异位。

## 二、治疗经过

### (一)抗惊厥发作药物

予奥卡西平口服,75 mg/次,2 次/d,逐渐加量到 375 mg/次,2 次/d,发作减少,5 ~ 6 次/d;联用丙戊酸钠口服液,2.5 mL/次,2 次/d,加量到 7.5 mL/次,2 次/d,未再发作。现随访半年,控制良好。

思维引导:患儿癫痫诊断明确,首选药物治疗,发作类型为局灶性发作,选用了治疗局灶性癫痫的一线药物奥卡西平,逐渐加量,单药不能控制时,联用丙戊酸钠。目前发作控制良好。经过规范的药物治疗,大部分癫痫患儿都得到有效控制。若 2 种药物仍难以控制,提示为药物难治性癫痫,应及早做手术评估。本患儿结构性异常,提示难治性癫痫可能性大,须定期随访。若再次发作,建议早期外科手术评估。

### (二)治疗效果

在规范应用抗发作药物治疗后,未再抽搐,但再发风险高。

## 三、思考与讨论

患儿有间断抽搐病史,排除其他无热惊厥病因,发作同期脑电图异常放电,支持癫痫的诊断。癫痫诊断明确后应该进一步分型,根据发作类型选药。大部分的癫痫综合征发生在儿童期,应注意是否为癫痫综合征,对治疗和判断预后非常有帮助。另外应重视癫痫病因的诊断,本患儿发育正常、无发育倒退,提示遗传性因素可能不大;发作为局灶性,头颅磁共振提示灰质异位,为结构性异常。癫痫是儿童神经系统常见的慢性疾病，应提高患者和家属的依从性，规范诊治。

告知家长患儿急性发作时如何处理：侧卧位，防止误吸，不向口中塞棉棒、手指、筷子等，不需要掐人中和合谷穴，大多数发作不超过 5 min，如果抽搐超过 5 min，及时就近送医。观察发作形式，同时录视频，就诊时提供给医生。

## 四、练习题

1. 癫痫应如何诊断?
2. 癫痫应如何规范治疗?
3. 癫痫发作时应如何急救处理?

## 五、推荐阅读

[1]中国抗癫痫协会.临床诊疗指南[M].北京:人民卫生出版社,2023.

[2]FISHER R S, CROSS J H, FRENCH J A, et al. Operational classification of seizure types by the international league against epilepsy:position paper of the ILAE commission for classification and terminology[J]. Epilepsia,2017,58(4):522-530.

（禚志红　王　瑶）

# 案例 40　吉兰-巴雷综合征

## 一、病历资料

### (一)门诊接诊

患儿，女，8 岁。

1. 代主诉　双下肢无力 5 d，加重 2 d。

2. 问诊重点　肢体无力是神经系统常见症状，患儿急性起病，问诊时需注意有无诱因，主要症状及伴随症状特点、疾病演变过程、诊治经过、治疗效果等。

3. 问诊内容

(1)诱发因素：有无发热、腹泻、过度运动、外伤等因素。

(2)主要症状：询问患儿有无关节疼痛，有无限制性运动障碍，排除假性瘫痪；下肢无力的特点，单侧还是双侧，有无波动性(如晨轻暮重)，有无运动不耐受，以及症状进展情况。

(3)伴随症状：有无感觉障碍平面、尿便潴留，若存在，考虑脊髓病变可能(如急性横贯性脊髓炎、脊髓占位等)。有无皮疹、肌肉疼痛，若存在，考虑炎症性肌病可能(如皮肌炎、多发性肌炎)。有无肢端感觉异常(如麻木、痛觉过敏等)，若存在，考虑吉兰-巴雷综合征可能。有无饮水呛咳、声音嘶哑、面瘫等脑神经受累表现，有无嗜睡、步态异常、站立不稳，有无便秘、多汗、头晕、竖毛等。

(4)诊治经过：做过何种检查，用何种药、剂量、效果如何，判断病情演变，有助于疾病诊断。

(5)既往史：有无基础疾病，近 2 月感染史，外伤、手术史，输血史，过敏史。

(6)个人史：患儿出生时有无窒息缺氧史，喂养史，生后发育情况(运动发育及智力发育水平)，生后预防接种情况(尤其近 2 个月)，生活环境等。

(7)家族史:有无遗传病及类似疾病家族史。

**问诊结果**

患儿,女,8 岁,5 d 前患儿无明显诱因出现双下肢无力,可行走,伴手足麻木,无尿便障碍,无晨轻暮重,无皮疹、肌肉疼痛,无声音嘶哑、饮水呛咳,无头痛、视力下降、惊厥、意识障碍,无发热、腹泻、呕吐。予"维生素 $B_1$ 片,每次 1 片,3 次/d,赖氨肌醇维生素 $B_{12}$ 口服液,每次 5 mL,3 次/d"口服,渐加重。2 d 前双下肢无力加重,不能独站,伴饮水呛咳、声音嘶哑、小便潴留,至当地医院查头颅 MRI 未见异常。1 d 前排尿正常,仍无力,为进一步诊治急来诊。既往体健,个人史、家族史无特殊。

4. 思维引导　患儿急性起病,双下肢对称性无力,伴手足麻木,进行性加重,无波动性,后出现饮水呛咳、声音嘶哑、一过性小便障碍,定位首先考虑下运动神经元疾病可能。需要详细体检,注意观察有无面部及关节伸侧面皮疹、肌肉压痛等,高级智能活动,重点检查脑神经,四肢肌力、肌张力,腱反射、病理征,有无感觉障碍平面,有无共济失调,有无自主神经功能障碍。如存在高级智能受损,需考虑颅内病变;如存在感觉障碍平面、持续性尿便障碍,需要考虑脊髓病变(如脊髓炎、脊髓占位);如无力存在波动性(如晨轻暮重),需要考虑重症肌无力;若有皮疹、肌肉疼痛,需考虑炎症性肌病(如皮肌炎)。

### (二)体格检查

1. 重点检查内容及目的　关注患儿发育情况,皮肤、毛发、心肺腹检查,若发育落后、矮小、多毛、心脏扩大、肝脾肿大,考虑遗传代谢病(如线粒体病);神经系统体格检查,检查高级智能活动,脑神经、四肢肌力和肌张力、腱反射、病理征、感觉系统、自主神经系统,进一步判断疾病的定位、定性。

**体格检查**

T 36.6 ℃,P 100 次/min,R 20 次/min,BP 90/60 mmHg,体重 25 kg。

神志清,精神可,全身皮肤黏膜无黄染、皮疹,浅表淋巴结不大。头颅无畸形,咽腔无充血,扁桃体不大。颈软,无抵抗,甲状腺无肿大。心肺腹查体未见异常。双侧额纹对称,双侧睑裂对称,双侧眼球各方向活动充分,双侧瞳孔等大等圆,直径约 3 mm,对光反射灵敏。双侧鼻唇沟对称,示齿口角无偏斜。伸舌居中,悬雍垂居中,咽反射减弱。颈软,无抵抗。双上肢肌力、肌张力正常,双下肢肌力Ⅲ⁻级,双侧膝反射、跟腱反射消失,腹壁反射正常,病理征阴性,无感觉障碍平面。不能独站,指鼻试验稳准,闭目难立征阴性。

2. 思维引导　查体高级智能正常,颅神经检查提示咽反射减弱,声音嘶哑,双下肢肌力Ⅲ⁻级,双侧膝反射、跟腱反射消失,无感觉障碍平面,病理征阴性,提示下运动神经元病变,吉兰-巴雷综合征首先考虑。进一步检查脑脊液、血清神经节苷脂抗体、心肌酶、血氨、乳酸、肌电图、头颅及脊髓 MRI 等,明确诊断。

### (三)辅助检查

1. 主要内容及目的

(1)脑脊液:了解有无脑脊液蛋白细胞分离现象(病程 1 周后,表现为细胞数正常或轻度升高,蛋白明显升高)。

(2)肌电图:明确是否有周围神经损害的神经电生理学证据,了解脱髓鞘程度及轴索损害情况。

(3)血清神经节苷脂抗体:辅助诊断吉兰-巴雷综合征。

(4)头颅及脊髓 MRI:明确有无脑脊髓病变,与上位神经元病变疾病鉴别。

(5)血氨、血乳酸:查有无高氨血症、高乳酸血症,如存在,需鉴别遗传代谢性疾病。

(6)心肌酶:了解有无肌病可能。

(7)血常规、肝功能、肾功能、电解质、凝血试验:常规检查,了解有无贫血,肝功能、肾功能损害,内环境紊乱,凝血功能异常等。

(8)传染性四项:了解有无艾滋病等传染病。

**辅助检查结果**

(1)脑脊液:无色清亮,蛋白(++),有核细胞数 $2\times10^6$/L,葡萄糖 2.94 mmol/L(参考值 2.5~4.4 mmol/L),氯 107.1 mmol/L,总蛋白 1009 mg/L(参考值 150~450 mg/L)。

(2)肌电图:双侧腓总神经、胫神经、正中神经传导速度减慢,远端潜伏期延长,诱发电位波幅降低,双侧股神经运动传导潜伏期延长,左股神经运动传导诱发电位波幅降低。双侧腓浅神经、腓肠神经、正中神经感觉传导诱发电位未引出。双侧胫神经 H 反射未引出。提示周围神经病变。

(3)血清神经节苷脂抗体:阴性。

(4)头颅及脊髓 MRI:未见异常。

(5)血氨、血乳酸:均正常。

(6)心肌酶:正常。

(7)血常规、肝功能、肾功能、电解质、凝血试验:均正常。

(8)传染病四项:正常。

2. 思维引导 患儿双下肢对称性无力,急性起病,进行性加重,无波动性,后出现声音嘶哑、饮水呛咳、一过性尿潴留,体格检查双下肢肌力下降,腱反射消失,脑脊液提示蛋白细胞分离现象,肌电图提示周围神经病变,符合吉兰-巴雷综合征诊断。患儿无病理征及肌张力增高表现,无感觉障碍平面及持续性尿便障碍,头颅及脊髓 MRI 未见异常,不考虑颅内病变及脊髓炎可能。患儿肢体无力呈持续性,无晨轻暮重等特点,不考虑重症肌无力等神经肌肉接头病。患儿双下肢无力,无肌肉疼痛,肌酶正常,不支持炎症性肌病及遗传性肌病等疾病诊断。患儿持续双下肢无力,血钾等电解质正常,不支持低钾性周期性麻痹诊断。血氨、血乳酸正常,患儿发育正常,不支持代谢性疾病诊断。

### (四)初步诊断

分析上述病史、体格检查、实验室检查结果,患儿急性起病,双下肢对称性无力,进行性加重,伴手足麻木,后出现饮水呛咳、声音嘶哑;双下肢肌力Ⅲ⁻级,腱反射减弱,病理征阴性;脑脊液提示蛋白细胞分离,肌电图提示周围神经病变;支持以下诊断:吉兰-巴雷综合征。

## 二、治疗经过

### (一)入院治疗

①静脉注射免疫球蛋白 400 mg/(kg · d)静脉滴注,连续 5 d。②维生素 $B_1$/维生素 $B_6$ 片 1 片 tid po,甲钴胺片 1 片 bid po。③鼻饲饮食。④康复治疗。

### (二)思维引导

吉兰-巴雷综合征诊断明确,应早期静脉注射免疫球蛋白(2 g/kg);同时给予营养神经药物应用,促进神经修复;若病情危重,需考虑血浆置换等治疗。早期开始康复治疗,促进肢体功能恢复,避免失用性萎缩。

### (三)治疗效果

入院后双下肢无力未进展加重,1 周后饮水呛咳、声音嘶哑消失,2 周后下肢无力逐渐开始恢复。体格检查:咽反射正常,四肢肌张力正常,双上肢肌力正常,双下肢肌力 4 级,双下肢膝反射、跟腱反射减弱,病理征阴性,感觉正常。

### (四)出院随访

院外继续营养神经药物应用,继续康复训练;出院 1 个月门诊复查,患儿肢体肌力恢复正常。

## 三、思考与讨论

吉兰-巴雷综合征是儿童神经科疾病中相对常见的疾病,是一种免疫相关的多发性神经根神经炎性疾病,可累及周围神经(运动、感觉神经)、脑神经,导致四肢弛缓性瘫痪、脑神经受累症状。可能存在前驱感染史、疫苗接种史,病初主要表现为对称性肢体无力,病情进展迅速,多两周达到高峰,严重时可导致死亡,所以应重视疾病的早期识别、诊断及治疗。若患儿出现肢体无力,肢端疼痛或麻木,伴/不伴脑神经受累,腱反射减弱,病理征阴性,并进展加重,需考虑吉兰-巴雷综合征可能,进一步完善肌电图、脑脊液(病程 1 周后)、血清神经节苷脂抗体等检查,肌电图提示周围神经损害、脑脊液蛋白细胞分离及神经节苷脂抗体阳性等支持诊断吉兰-巴雷综合征。诊断后应尽早行 IVIg 治疗,结合营养神经药物促进神经修复,配合康复治疗,促进肢体功能恢复。该疾病总体预后良好,病程呈自限性。

## 四、练习题

1. 引起急性迟缓性麻痹的常见疾病有哪些?
2. 吉兰-巴雷综合征诊断的关键依据有哪些?
3. 吉兰-巴雷综合征应如何治疗?

## 五、推荐阅读

[1]李海峰. 吉兰-巴雷综合征的 100 年[J]. 中国现代神经疾病杂志,2016,16(9):548-559.
[2]刘明生,崔丽英. 中国吉兰-巴雷综合征诊治指南 2019 解读[J]. 中华神经科杂志. 2019,52(11):873-876.

(张继要)

# 案例 41　进行性肌营养不良

## 一、病历资料

### (一)门诊接诊

患儿,男,7 岁。

1. 代主诉 双下肢无力4年,加重半年。

2. 问诊重点 下肢无力是神经系统常见症状,患儿慢性起病,进展加重,问诊时需注意起病诱因,主要症状及伴随症状特点、疾病演变过程、诊治经过、治疗效果等。

3. 问诊内容

(1)诱发因素:起病时有无外伤、感染、毒物接触等诱发因素。

(2)主要症状:询问下肢无力的特点、程度、单侧还是双侧,有无波动性(如晨轻暮重),是否影响运动,有无步态异常,有无运动不耐受,以及症状进展情况。

(3)伴随症状:有无发热、皮疹、肌肉疼痛,若存在,考虑炎症性肌病可能(如皮肌炎、多发性肌炎);有无感觉障碍平面、尿便潴留,若存在,考虑脊髓病变可能(如脊髓占位等);有无头痛、呕吐、饮水呛咳、声音嘶哑,若存在,考虑颅内病变(如脑肿瘤、脑干占位等)。

(4)诊治经过:是否用药,用何种药、具体剂量、效果如何,以判断病情演变,有助于疾病诊断。

(5)既往史:有无传染病接触史,出生后健康状况、罹患疾病情况,有无外伤、手术史、输血史,疫苗接种史。

(6)个人史:出生时有无窒息缺氧病史,生后喂养情况,生后发育情况(运动发育及智力发育水平),预防接种史,以及生活环境等。

(7)家族史:有无家族性遗传性疾病及类似病史。

**问诊结果**

患儿,7岁,男,4年前患儿无明显诱因出现双下肢无力,呈持续性,走路易跌倒,不能跳起,可慢跑,上楼梯正常,步态正常,无肢体活动受限、感觉障碍、尿便潴留,无发热、皮疹、肌肉疼痛、腹泻、呕吐等,无头痛、呕吐、饮水呛咳、声音嘶哑、走路不稳,运动后无加重,未诊治。后渐加重,出现上楼梯困难,运动能力下降,下蹲不能站起,鸭步步态。2周前至当地医院查心肌酶:CK 9511 U/L(参考值18~198 U/L),CK-MB 204 U/L(参考值0~25 U/L);未予特殊治疗。为求进一步诊治来上级医院。既往史:平素体健,无外伤、手术、输血史。个人史:出生时无窒息缺氧史,生后智力发育正常,1岁3个月会走,运动发育落后,现爬楼梯困难,无有毒、有害物质接触史,按计划疫苗接种。家族史:无遗传性疾病及类似疾病家族史。

4. 思维引导 患儿慢性起病,双下肢对称性无力,呈持续性,走路易跌倒,运动能力低下,进行性加重,无高级智能活动受损,无运动不耐受,结合心肌酶检查肌酸激酶异常升高,定位首先考虑骨骼肌,定性考虑遗传性可能性大。须详细体检,如存在腓肠肌肥大,高尔(Gower)征阳性,须考虑遗传性肌病(如进行性肌营养不良);若存在脑神经受累、声音嘶哑、饮水呛咳、腱反射亢进、感觉障碍平面、尿便潴留等,须考虑中枢神经系统病变(如脑干占位、脊髓占位);若存在波动性(如晨轻暮重、周期性),须考虑重症肌无力、周期性瘫痪等;若存在高级智能活动受损、多毛,须警惕代谢性肌病(如线粒体病);若存在肌肉萎缩、肌张力低下,须考虑遗传性神经病(如脊髓性肌萎缩);若存在皮疹、肌肉疼痛,需考虑炎症性肌病(如皮肌炎、多发性肌炎)。

### (二)体格检查

1. 重点检查内容及目的 关注患儿发育情况,皮肤、毛发、心肺腹检查,若智力低下、矮小、多毛、心脏扩大、肝脾肿大,考虑遗传代谢病(如线粒体病);神经系统查体,高级智能活动,脑神经、四肢肌容积、肌力和肌张力、腱反射、病理征、感觉系统、自主神经系统,进一步判断疾病的定位、定性。

**体格检查结果**

T 36.9 ℃,P 87 次/min,R 26 次/min,BP 90/60 mmHg,体重 31 kg。

神志清,精神可,全身皮肤黏膜无黄染、皮疹,毛发分布正常。浅表淋巴结不大。头颅无畸形,颈软,无抵抗。面容、表情正常。双侧瞳孔等大等圆,直径约 3 mm,直接及间接对光反射灵敏。甲状腺无肿大。胸廓无畸形,双肺呼吸音清,未闻及干、湿啰音。心前区无隆起,心音有力,心脏浊音界无扩大,未闻及心脏杂音。腹软,肝脾不大,肠鸣音可。双侧额纹对称,双侧睑裂对称,眼球各方向活动充分,双侧鼻唇沟对称,示齿口角无偏斜,鼓腮无漏气。咀嚼有力,伸舌居中,悬雍垂居中,咽反射灵敏。鸭步步态,腓肠肌肥大,四肢肌力Ⅲ$^+$级,肌张力正常,Gower 征阳性,双侧膝反射、跟腱反射减弱,病理征阴性,腹壁反射正常,无感觉障碍。指甲无松脆。

2. 思维引导　经上述检查有鸭步步态,腓肠肌肥大,Gower 征阳性,四肢肌力Ⅲ$^+$级,双侧膝反射、跟腱反射减弱,无肢体感觉障碍,结合心肌酶检查,提示肌病。进一步查血常规、红细胞沉降率、CRP、结缔组织病全套、肌炎自身抗体谱、血乳酸、心肌酶、血尿串联质谱分析、肌肉磁共振、肌病相关遗传检测、韦氏智力量表等,必要时肌肉活检。

### (三)辅助检查

1. 主要内容及目的

(1)红细胞沉降率、CRP、结缔组织病抗体、肌炎自身抗体谱:了解有无炎症指标的升高,自身免疫病相关抗体有无异常,与炎症性肌病鉴别。

(2)心肌酶:明确肌酶的变化,了解治疗效果及变化,为疾病诊断提供部分依据。

(3)血乳酸、血尿串联质谱分析:检查有无高乳酸血症等,了解有无代谢性肌病证据。

(4)肝功能、肾功能、电解质:是否有肝功能、肾功能的损害,内环境紊乱。

(5)肌肉磁共振:了解肌肉有无水肿、脂肪浸润等。

(6)肌电图:是否提示肌源性损害,帮助定位。

(7)血常规、传染性四项、凝血试验:常规检查。

(8)胸部 X 线、心脏超声、心电图:了解患儿有无心脏受累。

(9)韦氏智力量表:了解患儿智力发育水平。

(10)基因检测:高通量测序+多重连接探针扩增技术(multiplex ligation-dependent probe amplification,MLPA),了解有无进行性肌营养不良、代谢性肌病、先天性肌病等证据。

(11)肌肉活体组织检查:了解肌肉组织学改变,有无肌纤维肿胀、细胞核增大及数目增多、肌纤维透明性改变、肌肉萎缩、肌纤维减少等;了解肌纤维之间脂肪沉积情况和结缔组织分布情况等。

**辅助检查结果**

(1)红细胞沉降率、CRP、结缔组织病抗体、肌炎自身抗体谱:红细胞沉降率 10 mm/h,CRP 3 mg/L,结缔组织病抗体(-),肌炎抗体谱(-)。

(2)心肌酶:CK 9396 U/L,CK-MB 165.3 U/L。

(3)血乳酸、血尿串联质谱分析:血乳酸 1.6 mmol/L 正常,血尿串联质谱分析未见异常。

(4)肝功能、肾功能、电解质:ALT 103 U/L(参考值 0~40 U/L),AST 136 U/L(参考值 0~40 U/L),电解质均正常。

(5)肌肉磁共振:双侧腓肠肌肌肉出现片状高信号,肌束及束内高信号,提示脂肪浸润及肌肉水肿。

(6)肌电图:双侧股四头肌、三角肌,静止时可见纤颤波及正锐波,小力收缩时可见时限缩短,波幅降低,多相波增多,大力收缩时可见干扰相或病理干扰相,提示肌源性损害。

(7)血常规、传染性四项、凝血试验:未见异常。

(8)胸部 X 线、心脏超声、心电图:均未见异常,心功能正常。

(9)韦氏智力量表评估:患儿智力发育水平正常。

(10)基因检测:患儿 *DMD* 基因第 51 号外显子缺失变异,未发现受检者其母 *DMD* 基因存在大片段缺失。

(11)肌肉活体组织检查:该项检查是诊断遗传性肌病的关键证据,为有创检查,基因检测不能明确时检查。

2. 思维引导 患儿 4 年前出现双下肢无力,进行性加重,查体四肢对称性无力,腱反射减弱,鸭步步态,腓肠肌肥大,Gower 征阳性,询问病史,患儿出生后早期出现运动能力低下,整体运动水平落后于同龄儿,结合肌酶学的明显升高,肌肉组织有水肿及脂肪浸润情况,考虑肌病,首先考虑进行性肌营养不良可能,需排除炎症性肌病可能,无肌肉疼痛、皮疹及关节症状,红细胞沉降率、CRP 等炎症指标正常,结缔组织病抗体及肌炎自身抗体谱均阴性,不考虑皮肌炎、多发性肌炎等结缔组织病;患儿肢体无力呈持续性,无波动性,无晨轻暮重特点,且肌酶明显升高,不考虑重症肌无力;患儿肢体无力,进展性加重,须警惕脊髓性肌萎缩/腓骨肌萎缩症可能,但此类疾病肌电图往往提示神经源性损害,该患儿肌电图提示肌源性损害,暂不考虑;患儿血乳酸正常,无发育落后等,不考虑线粒体病。结合后期基因检测提示 DMD 外显子缺失结果,可明确诊断进行性肌营养不良—杜氏肌营养不良。

### (四)初步诊断

分析上述病史、体格检查、实验室检查结果,患儿慢性起病,双下肢持续性、对称性无力,进展加重,运动能力逐渐下降;查体 Gower 征阳性,双下肢腓肠肌肥大,肌力Ⅲ$^+$级,腱反射减弱,病理征阴性;心肌酶提示肌酸激酶异常升高,肌肉 MRI 提示肌肉水肿及脂肪浸润,肌电图提示肌源性损害,基因检测提示 *DMD* 基因 51 号外显子缺失,支持以下诊断:进行性肌营养不良-杜氏肌营养不良,51 号外显子缺失。

## 二、治疗经过

### (一)入院治疗

①肾上腺糖皮质激素:醋酸泼尼松片 25 mg qd po,0.75 mg/(kg · d)。②碳酸钙 $D_3$ 片 1 片 qd po;维生素 $D_2$ 软胶囊 1 粒 qd po。③康复训练。④后续可能的治疗:基因治疗。

### (二)思维引导

患儿诊断进行性假肥大性肌营养不良(Duchenne muscular dystrophy,DMD)明确,无激素应用禁忌,予“醋酸泼尼松片”抗感染治疗,抑制肌坏死,延缓病情进展,同时口服维生素 D 及钙剂拮抗激素不良反应。并进行适当的康复训练,维持关节肌肉功能。

### (三)治疗效果

3 d 后自觉下肢力量较前好转,上楼梯困难,下蹲站立困难。体格检查:鸭步步态,Gower 征阳性。双下肢腓肠肌肥大,质硬,无压痛,四肢肌力Ⅲ$^+$级,肌张力稍减低,双侧膝反射、跟腱反射减弱,病理征阴性。复查心肌酶:CK 6720 U/L,CK-MB 124 U/L。肝功能:ALT 76 U/L,AST 92 U/L。

### (四)出院随访

院外继续口服“醋酸泼尼松片、碳酸钙 $D_3$ 片”等药物巩固治疗,病情未进展,短期未进一步加重。

## 三、思考与讨论

进行性肌营养不良属于遗传性肌肉病范畴,进行性假肥大性肌营养不良是最常见类型,为 X 连锁隐性遗传病,多男性携带者患病。多于 5 ~6 岁以前发病,初表现为四肢肌肉无力,鸭步步态,容易跌倒,上楼梯困难等,渐加重,后期可出现下蹲站立困难、不能平走、肌肉萎缩、咳嗽无力等,如 Gower 征阳性,易并发肺炎,预后不良,且早期肌酸激酶明显升高。如患儿慢性起病,伴有上述运动障碍、肌肉无力、肌酶异常升高,智力正常,应考虑到该疾病可能性,应完善肌肉 MRI、肌电图、基因检测、肌肉活检等检查,以明确诊断,早期干预,延缓病情进展,防止肌肉萎缩,维持肌肉功能。

## 四、练习题

1. 哪些症状体征提示进行性假肥大性肌营养不良可能?
2. 进行性假肥大性肌营养不良需与哪些疾病相鉴别?
3. 进行性假肥大性肌营养不良如何治疗?如何预防?

## 五、推荐阅读

[1]王天有,申昆玲,沈颖. 诸福堂实用儿科学[M]. 9 版. 北京:人民卫生出版社,2022.

(张继要)

# 第十一章　风湿免疫性疾病

## 案例 42　过敏性紫癜

### 一、病历资料

#### (一)门诊接诊

患儿,8 岁,男。

1. 代主诉　间断双下肢皮肤紫癜 15 d,尿检异常 3 d。

2. 问诊重点　应注意询问患儿出现皮肤紫癜的诱因、紫癜发生的部位、性质、形态和颜色,疾病演变过程,诊疗经过、治疗效果等,以及患者是否有发热、腹痛、关节痛、呕吐、黑便、蛋白尿、血尿等伴随症状。是否有皮肤瘙痒、过敏史、接种史,还应注意询问家族中是否有类似疾病患者、籍贯等。

3. 问诊内容

(1)诱发因素:有无感染(细菌、病毒、支原体、寄生虫等)、过敏(食物过敏、花粉过敏等)、疫苗接种、特殊用药、昆虫叮咬等诱发因素。

(2)主要症状:注意询问患儿皮肤紫癜分布范围,是否双侧对称、融合成片、颜色,持续时间,紫癜有无加重趋势。询问患儿尿色、尿量、有无泡沫尿、肉眼血尿、尿频、尿急、尿痛。

(3)伴随症状:伴有腹痛、血便,可见于小儿急腹症、消化道出血等疾病。伴血管神经性水肿,可见于头部、眼睑、口唇周围、关节、会阴部,有时肿胀部位有压痛。伴皮肤瘙痒,可见于过敏性皮炎疾病。伴有关节肿痛、晨僵或关节腔积液或局部关节活动受限,可见于幼年型特发性关节炎。伴有发热、口腔溃疡、颜面红斑、脱发、光过敏,可见于系统性红斑狼疮。伴肾病水平蛋白尿,可见于狼疮性肾炎、过敏性紫癜性肾炎、ANCA 相关性血管炎等肾小球肾炎。

(4)诊治经过:用何种药、具体剂量,重点询问抗生素、激素、皮肤外用药物,就诊经过、疗效如何、外院辅助检查,以利于评估疾病的发展情况。

(5)既往史:既往是否有海鲜过敏、寄生虫感染等病史,是否有过敏性紫癜病史。病程中是否有发热、咳嗽等呼吸道感染症状,是否有皮肤瘙痒、过敏史,近期是否接种疫苗。

(6)个人史:生长发育、喂养、教育、饮食习惯。

(7)家族史:有无过敏性疾病、出血性疾病、肾病家族史。

4. 思维引导　患儿因上呼吸道感染后出现双下肢皮肤紫癜,紫癜波及部位有双下肢、臀部,伴有双踝关节肿痛,行走时关节痛加重。注意询问是否有腹痛、呕吐、黑便、皮肤瘙痒的症状。皮肤紫癜反复,后发现尿检异常。注意询问是否尿量减少,查体注意皮疹情况、是否有眼睑水肿、双下肢凹陷性水肿、关节活动受限的情况。临床中,以皮肤紫癜起病,还需要注意和系统性红斑狼疮鉴别,由于皮肤紫癜最初以针尖大小的形态发生,通过血常规检查了解血小板总数情况,可与免疫性血小板减少性症鉴别。

**问诊结果**

患儿,男,8岁,15 d前出现双下肢皮肤紫癜,对称分布、压之不褪色,逐渐波及臀部,无皮肤瘙痒。10 d前出现双踝关节的肿痛,走路时关节痛加重,无发热、咳嗽,无腹痛、腹泻,无脱发、口腔溃疡。3 d前双下肢再次出现鲜红色皮疹,在当地医院化验尿常规:尿蛋白(++)、隐血(++)、红细胞10个/HPF,无双下肢水肿,少尿。曾口服维生素C片、泼尼松片、钙片治疗7 d,因皮肤紫癜反复伴尿检异常,转院治疗。发病前1周有上呼吸道感染病史,无进食海鲜、接触花草、接种疫苗的病史。无过敏性疾病、出血性疾病和肾病家族史。

### (二)体格检查

1. 重点检查内容及目的　患儿皮疹的分布部位、形状,是否融合、高出皮面,压之是否褪色。关节部位是否有红、肿、热、痛及活动受限,有哪些关节受累。腹部查体主要排查有无剑突下压痛、麦氏点压痛、腹肌紧张、腹部包块等外科急腹症,并听诊肠鸣音鉴别肠梗阻等情况。查体关注是否存在水肿,注意水肿部位、性质。

**体格检查结果**

T 36.5 ℃,P 86次/min,R 15次/min,BP 115/70 mmHg,身高137 cm,体重27 kg。

神志清,精神可,营养正常,体型匀称。双下肢可见红色皮疹,大小不等,对称分布,突出皮面,部分融合成片,压之不褪色。眼睑无水肿,口唇红润,咽腔无充血,双侧扁桃体无肿大。颈软,无抵抗,气管居中,浅表淋巴结无肿大,呼吸运动对称,双肺听诊呼吸音清,未闻及干、湿啰音。心音有力,心率86次/min,律齐,各瓣膜听诊未闻及杂音。腹平软,全腹无压痛、反跳痛,肝脾肋下未触及,移动性浊音阴性。双下肢无凹陷性水肿,双踝关节肿痛,活动受限,神经系统检查生理反射存在,病理征阴性。

2. 思维引导　患儿双下肢可见红色皮疹,压之不褪色,部分融合成片,对称分布,突出皮面,符合过敏性紫癜的典型皮疹特点。患儿还有双踝关节疼痛、肿胀,伴关节活动受限,外院尿检异常存在蛋白尿和镜下血尿,提示关节、肾亦受累,综合分析,考虑过敏性紫癜(混合型)。仍需要与免疫性血小板减少症、系统性红斑狼疮、幼年型特发性关节炎等鉴别,进一步完善相关检查,如血常规排除免疫性血小板减少症,自身抗体谱检查排除系统性红斑狼疮,如红细胞沉降率、C反应蛋白、类风湿因子全套等以鉴别幼年型特发性关节炎。

### (三)辅助检查

1. 主要内容及目的

(1)血常规、凝血试验:进一步证实无血小板减少和出凝血功能障碍。

(2)尿常规、尿微量白蛋白、尿红细胞形态检测、24 h尿蛋白定量分析:了解有无肾受累。

(3)肝功能、肾功能、电解质、血脂:了解有无肝功能、肾功能损害,电解质紊乱,高脂血症。

(4)免疫球蛋白、补体、自身抗体筛查:有利于排除其他结缔组织病。

(5)CRP、ESR、血清病原体、类风湿因子全套筛查:有利于鉴别是否存在感染,或一些炎症相关疾病,如幼年型特发性关节炎。

(6)泌尿系统和左肾静脉超声:评估泌尿系统的结构,并了解有无左肾静脉受压。

(7)大便常规及隐血试验:了解有无消化道出血。

(8)IgE 测定、变应原筛查:了解是否过敏性体质。

**辅助检查结果**

(1)血常规及凝血试验:血常规,WBC 16.8×$10^9$/L,N% 85%,L% 12%,RBC 4.37×$10^{12}$/L,Hb 125 g/L,PLT 420×$10^9$/L;凝血功能检测,凝血酶原时间(PT)12.5 s,国际标准化比值(INR)1.12,活化部分凝血活酶时间(APTT)27 s,血浆纤维蛋白原(FIB)3.66 g/L,D-二聚体3.48 mg/L。

(2)尿常规:蛋白质(+++)、隐血(++)、红细胞 378 个/μL。尿红细胞形态,异常红细胞占75%,异常红细胞数 135 个/μL,正常红细胞占 25%,正常红细胞数 20 个/μL,24 h 尿蛋白总量3.57 g。

(3)肝功能:ALT 20 U/L、AST 16 U/L、白蛋白 38 g/L、TBil 7.1 μmol/L、DBil 3.3 μmol/L。肾功能,BUN 3.69 mmol/L,Cr 36 μmol/L,UA 189 μmol/L。电解质无异常。血脂,总胆固醇3.2 mmol/L。

(4)免疫球蛋白、补体:IgG 6.34 g/L、IgA 0.95 g/L、IgM 0.39 g/L、补体 C3 1.28 g/L、补体C4 0.33 g/L。

(5)自身抗体筛查:抗核抗体阴性,抗 dsDNA 阴性,ANCA 筛查阴性。

(6)CRP 6 mg/L;ESR 8 mm/h;血清感染病原学筛查阴性;类风湿因子全套阴性。

(7)泌尿系统+左肾静脉超声检查:双肾及膀胱输尿管未见异常、胡桃夹现象阴性。

(8)大便常规及隐血试验:未见异常,隐血试验阴性。

(9)IgE 测定:IgE 10.8 IU/mL,变应原筛查为阴性。

2. 思维引导　患儿皮肤紫癜,集中于下肢,双侧对称,伴有踝关节肿痛,血小板总数和凝血功能正常,可排除原发或继发性血小板减少症引起的紫癜。补体 C3、C4 水平正常,抗 ANA 抗体阴性,抗dsDNA 阴性,ANCA 阴性,可排除系统性红斑狼疮、ANCA 血管炎等疾病。类风湿因子筛查阴性,患儿虽有双踝关节肿痛,CRP 和 ESR 均正常,且病史较短,不支持幼年型特发性关节炎。大便常规和隐血试验无异常,可排除消化道出血。血尿主要是镜下血尿,以异形红细胞为主,为肾小球性血尿。泌尿系统+左肾静脉超声提示:无异常,胡桃夹现象阴性。可排除因泌尿系统畸形或胡桃夹现象阳性而导致血尿的问题。患儿有大量蛋白尿伴镜下血尿,但无低白蛋白血症、高脂血症,不支持原发性肾病综合征诊断。

目前患儿主要问题:皮肤紫癜,踝关节肿痛,尿蛋白(+++),24 h 尿蛋白总量 3.57 g(>50 mg/kg,大量蛋白尿)和镜下血尿。考虑过敏性紫癜,因大量蛋白尿伴镜下血尿,考虑紫癜累及肾。

### (四)初步诊断

分析上述病史、体格检查、实验室检查结果,支持以下诊断:①过敏性紫癜;②过敏性紫癜性肾炎。

## 二、治疗经过

### (一)一般治疗

1. 休息与饮食　急性期卧床休息,饮食以易消化、低敏食物为主。

2. 糖皮质激素的应用　激素具有抗感染及改善血管通透性的作用,对严重血管神经性水肿、关节肿痛、胃肠道出血等症状疗效好但不能防止复发。可用泼尼松 1~2 mg/(kg·d),分 2~3 次口服,或用甲泼尼龙静脉滴注,症状缓解后可停用。若肾受累呈肾病综合征表现时,按肾病综合征治疗,可用泼尼松 1 ~2 mg/(kg·d),分次口服,使用 4 ~6 周。肾病理较重的或急进性肾炎患者可用大剂量甲泼尼龙冲击治疗,每次 15 ~30 mg/kg(总量<1 g),每天或隔天冲击,3 次为 1 个疗程。

3. 抗凝治疗　阻止血小板聚集和血栓形成,可选用双嘧达膜片 3 ~5 mg/(kg·d),分 2 次口服,肝素钠针 100 U/kg 加入 0.9% 氯化钠溶液 50 ~100 mL 中静脉滴注,1 次/d,连用 5 ~7 d,或低分子肝素钙针,10 IU/kg 皮下注射,每日 1 次,连用 7 d。

4. 其他治疗　维生素 C 和芦丁片,可增强毛细血管致密性,作为一种辅助治疗措施。血浆置换,可去除血中部分免疫复合物,对严重胃肠道受累及暴发性紫癜,应用可获益。

5. 对症治疗

(1)腹痛若无外科急腹症问题,可应用山莨菪碱针解痉。

(2)因肾累及,导致大量水肿、尿少者,可应用利尿剂、白蛋白针。若合并肾功能不全可用血液透析方法处理。

(3)消化道出血:量少时限制饮食,量多时暂禁食,出血量多者,引起贫血可输血改善,静脉滴注止血药物。

(4)关节肿痛:疼痛难以忍受者,可应用布洛芬缓解疼痛。

(5)合并消化或呼吸道、皮肤感染时,选用广谱抗感染药物治疗。

6. 思维引导　患儿有关节肿胀疼痛,应用糖皮质激素治疗后,关节肿痛减轻,可下床行走。使用维生素 C 和芦丁片后,改善毛细血管致密性,皮肤紫癜减轻,颜色由粉红色转为棕色直至消失。血小板计数升高,血凝 D-二聚体升高,应用双嘧达膜片、肝素针抗凝。但患者尿蛋白总量较多,尿蛋白量达到 50 mg/kg,大量蛋白尿,可以考虑做肾穿刺活检明确肾的病理类型。多采用激素联合免疫抑制剂治疗,若病理呈弥漫性病变或伴有大量新月体形成,可行大剂量甲泼尼龙冲击治疗。

### (二)治疗效果

1. 症状　5 d 后皮肤紫癜颜色呈暗红色,未再新发紫癜,关节肿胀减轻,疼痛感减轻。

2. 体格检查　神志清楚,精神好,眼睑无水肿,浅表淋巴结无肿大,双肺听诊呼吸音清,未闻及干、湿啰音。腹平软,全腹无压痛、反跳痛,肝、脾肋下未触及,移动性浊音阴性,双下肢可见散在暗红色皮疹,压之不褪色,无凹陷性水肿,双踝关节肿胀减轻,疼痛减轻,可下床行走。其余查体正常。

3. 辅助检查　24 h 尿蛋白定量 3.34 g。尿常规:蛋白质(+++),隐血(++),红细胞 321 个/μL。

### (三)病情变化

入院 1 周后,患儿皮肤紫癜已经明显减少,关节肿痛消失,可以正常行走。也无血便、腹痛症状出现。但复查尿蛋白总量仍较多,镜下红细胞无明显减少。接下来应考虑紫癜性肾炎如何治疗。

**辅助检查结果**

(1)入院第 1 天 24 h 尿蛋白定量 3.57 g,尿常规:蛋白质(+++),隐血(++),红细胞 378 个/μL。

(2)入院第 5 天 24 h 尿蛋白定量 3.34 g,尿常规:蛋白质(+++),隐血(++),红细胞 321 个/μL。

(3)入院 1 周后 24 h 尿蛋白定量 3.16 g,尿常规:蛋白质(+++),隐血(++),红细胞 358 个/μL。

### (四)思维引导

2016 年中华医学会儿科学分会肾脏学组制定的《紫癜性肾炎诊治循证指南》,在过敏性紫癜病程 6 个月内,出现血尿和/或蛋白尿诊断为过敏性紫癜性肾炎。其中血尿标准:肉眼血尿或 1 周内 3 次镜下血尿,红细胞≥3 个/高倍镜视野(HP)。蛋白尿标准:满足以下任一项者,①1 周内 3 次尿常规定性示尿蛋白阳性;②24 h 尿蛋白定量>150 mg 或尿蛋白/肌酐(mg/mg)>0.2;③1 周内 3 次尿微量白蛋白高于正常值。患儿因皮肤紫癜起病,多次尿检提示存在大量蛋白尿和镜下血尿,可进行肾穿刺活检明确肾病理,指导治疗。

肾病理结果:免疫荧光 6 个肾小球系膜区伴毛细血管壁颗粒状沉积,IgG(-),IgM(++),IgA(+++),C3(++),C4(-),C1q(-),FRA(+),IgG1(-),IgG2(-),IgG3(-),IgG4(-),PLA2R(-),COLⅣα5 表达正常。免疫组化,HBsAg(-),HBcAg(-)。

光镜:镜下可见 2 条肾皮质,共计 18 个肾小球,肾小球系膜细胞和内皮细胞弥漫增生,伴大量中性粒细胞浸润及核碎裂,可见 1 个细胞性新月体、1 个小细胞性新月体、1 个小细胞纤维性新月体。肾小管上皮细胞空泡、颗粒变性、可见少量红细胞管型,灶状管腔扩张、细胞低平、刷状缘脱落(≤25%)。肾间质未见明显病变。小动脉内皮细胞肿胀,未见明显增厚。

### (五)治疗 1 周后

1. 症状　无新发紫癜,原有紫癜颜色转淡褐色,范围减少,关节无肿痛。

2. 体格检查　神志清,双下肢可见散在淡褐色皮疹,双踝关节无肿胀、疼痛。其余查体无异常。

3. 辅助检查

(1)24 h 尿蛋白定量:3.16g,

(2)尿常规:蛋白(+++),隐血(++),红细胞 358 个/μL。

接下来的治疗目标主要以减少蛋白尿为主。

## 三、思考与讨论

患儿的皮肤紫癜逐渐消退,未再新发紫癜,关节肿痛消失,也未发生腹痛、血便症状。目前的主要问题就是尿蛋白、镜下血尿的增多。结合患儿的肾病理提示系膜区存在以 IgA 沉积为主的系膜增生性肾小球肾炎,符合紫癜性肾炎的病理诊断。光镜可见毛细血管内皮细胞弥漫增生,伴新月体形成这些血管炎表现。细胞性新月体占 11.1%,细胞纤维性新月体占 5.6%。临床表现中以大量蛋白尿为主,故进一步调整治疗使蛋白尿尽快减少。紫癜性肾炎的临床分型有 7 种类型:①孤立性血尿型;②孤立性蛋白尿型;③血尿和蛋白尿型;④急性肾炎型;⑤肾病综合征型;⑥急进性肾炎型;⑦慢性肾炎型。该患者属于血尿和蛋白尿型。紫癜性肾病理如下。

(1)肾小球病理分级

Ⅰ级:肾小球轻微异常。

Ⅱ级:单纯系膜增生,分为局灶节段或弥漫性。

Ⅲ级:系膜增生,伴有<50% 肾小球新月体形成和/或节段性病变(硬化、粘连、血栓、坏死)。其系膜增生可为局灶节段或弥漫性。

Ⅳ级:病变同Ⅲ级,50% ~75% 的肾小球伴有上述病变,分为局灶节段或弥漫性。

Ⅴ级:病变同Ⅲ级,>75% 的肾小球伴有上述病变,分为局灶节段或弥漫性。

Ⅵ级:膜增生性肾小球肾炎。

(2)肾小管间质病理分级:(-)级,间质基本正常。(+)级,轻度肾小管变形扩张。(++)级,间质纤维化、肾小管萎缩<20%,散在炎症细胞浸润。(+++)级,间质纤维化、肾小管萎缩占 20% ~50%,散在和/或弥漫性炎症细胞浸润。(++++)级,间质纤维化、肾小管萎缩>50%,散在和/或弥漫性炎症细胞浸润。

按照紫癜性肾炎的病理分级，该患儿属于Ⅲ级 b，肾小管急性损伤轻度，属(+)级：轻度小管变形扩张。

治疗方面，患儿存在肾病水平蛋白尿、病理Ⅲ级 b，予以大剂量甲泼尼龙冲击治疗 3 d，患儿临床症状及病理损伤均较重，冲击治疗 2 个疗程后常规使用糖皮质激素治疗，联合吗替麦考酚酯治疗。吗替麦考酚酯(MMF)用法：20 ~ 30 mg/(kg · d)，分 2 次口服，3 ~ 6 个月后渐减量，总疗程 12 ~ 24 个月。

2016 年中华医学会儿科学分会肾脏学组制定的《紫癜性肾炎诊疗循证指南 2016》，针对肾病水平蛋白尿、肾病综合征、急性肾炎综合征或病理Ⅲ级 b、Ⅳ级可供选择的治疗方案如下。

(1)糖皮质激素联合环磷酰胺冲击治疗：泼尼松 1.5 ~2.0 mg/(kg · d)，口服 4 周改隔日口服 4 周后渐减量，在使用糖皮质激素基础上应用环磷酰胺静脉冲击治疗，常用方法为：①8 ~12 mg/(kg · d)，静脉滴注，连续应用 2 d、间隔 2 周为一个疗程；②500 ~750 mg/($m^2$ · 次)，每月 1 次，共 6 次。环磷酰胺累计量≤168 mg/kg。

(2)糖皮质激素联合钙调蛋白抑制剂：目前文献报道最多的仍是联合环孢素 A。环孢素 A 口服 4 ~6 mg/(kg · d)，每 12 h 1 次，于服药后 1 ~2 周查血药浓度，维持谷浓度在 100 ~200 μg/L，诱导期 3 ~6 个月，诱导有效后逐渐减量。对于肾病水平蛋白尿患儿若同时存在对泼尼松、硫唑嘌呤、环磷酰胺耐药时，加用环孢素 A 治疗可显著降低尿蛋白。

过敏性紫癜、过敏性紫癜性肾炎患者，经 2 个疗程大剂量甲泼尼龙冲击治疗后，序贯使用常规足量激素维持，在使用激素期间，需要注意监测患者血压、眼压、骨质疏松等相关指标变化情况。患者在联合吗替麦考酚酯治疗，需要监测该药物不良反应，包括腹泻、腹痛、白细胞减少症、免疫抑制、感染等问题。该患儿肾病理提示，以 IgA 沉积为主的系膜增生性肾小球肾炎。2012 年 Chapel Hill 会议新的血管炎命名共识里，将过敏性紫癜正式更名为 IgA 血管炎(IgA vasculitis，IgAV)，更名后更强调 IgA 介导的免疫反应在其中发挥作用。累及肾病变时称为 IgA 血管炎肾炎(IgAVN)。IgAV 肾受累的发生率为 20% ~80%，通常表现为镜下血尿和/或蛋白尿，肉眼血尿也常见，也可表现为急性肾炎综合征或肾病综合征，发生终末期肾病的风险约 2%。糖皮质激素适用于 IgAV 胃肠道受累、关节炎、IgAV 肾炎、严重皮疹、血管性水肿、睾丸炎、脑血管炎、肺出血及其他严重器官受累或危及生命的血管炎。但不推荐使用糖皮质激素来预防 IgAV 肾损害。患者的近期预后主要与消化道及重要脏器受累的严重程度有关，远期预后主要与肾受累的严重程度有关。合理使用药物治疗，并做好患者的随访工作也非常重要，累及肾的患者需要延长随访时间 3 ~5 年。

## 四、练习题

1. 过敏性紫癜的临床症状有哪些？
2. 过敏性紫癜性肾炎的病理等级有哪些？
3. 过敏性紫癜的治疗原则有哪些？

## 五、推荐阅读

[1]中华医学会儿科学分会肾脏学组. 紫癜性肾炎诊治循证指南(2016)[J]. 中华儿科杂志，2017，55(9)：647-651.

[2]朱春华，黄松明. 紫癜性肾炎诊治循证指南(2016)解读[J]. 中华儿科杂志，2017，55(9)：654-657.

[3]张建江，贾莉敏，史佩佩等. 吗替麦考酚酯联合糖皮质激素治疗儿童紫癜性肾炎的疗效观察[J]. 中华肾脏病杂志，2017，33(9)：670-677.

[4]中华医学会儿科学分会免疫学组,中华儿科杂志编辑委员会,中国儿童风湿免疫病联盟.中国儿童IgA血管炎诊断与治疗指南(2023)[J].中华儿科杂志,2023,61(12):1067-1076.

(曹 璐)

# 案例43 川崎病

## 一、病历资料

### (一)门诊接诊

患儿,5岁,男。

1. 代主诉 发热6 d,皮疹3 d,结膜充血2 d。

2. 问诊重点 发热是儿科常见的症状,与感染、肿瘤、结缔组织病等多种疾病有关。注意询问患儿发热的诱因、热型和热程、伴随症状、诊疗经过、治疗效果。还应询问患儿出现皮疹的性状、发疹的时间、皮疹分布、出疹顺序,是否伴有颈部淋巴结肿痛、腭咽弓疱疹、手足硬肿和蜕皮、口唇皲裂、结膜充血等其他临床表现。以及患儿既往史、过敏史、个人史、家族史等。

3. 问诊内容

(1)诱发因素:有无感染、过敏、疫苗接种等诱发因素。

(2)主要症状:发热、红色斑丘疹,逐渐波及全身,高出皮肤表面,按压可褪色,无瘙痒,双眼结膜充血,伴手足硬肿,无蜕皮。

(3)伴随症状:发热伴皮疹的疾病在儿科常见于传染性疾病,如手足口病、麻疹、猩红热等。需要询问患者皮疹的性状、颜色,是否与发热有关,出疹顺序,有无肛周蜕皮,有无手足部位出疹。在原卡介苗接种处是否有红斑、疱疹、溃疡或结痂。伴皮疹的疾病,还需注意药物性皮炎、过敏性皮炎。伴心脏扩大、心力衰竭或有杂音,可见于感染性心肌炎、风湿性心脏病、扩张型心肌病。伴颈部淋巴结肿大,注意是单侧或双侧颈部淋巴结肿大,可见于淋巴结炎、传染性单核细胞增多症、白血病、淋巴瘤等疾病。伴咽部充血疼痛、睑结膜充血,考虑咽结合膜热。

(4)诊治经过:就诊经过,做过何种检查,诊断考虑,用何种药、具体剂量、效果如何,以利于迅速选择药物。

(5)既往史:有无麻疹、猩红热等传染性疾病接触史。

(6)个人史:有无特殊药物使用史,导致药疹的病史。

(7)家族史:有无类似疾病的病史,有无传染病及遗传病的病史。

**问诊结果**

患儿,男,5岁,6 d前无明显诱因出现发热,热峰39.8 ℃,口服布洛芬后可降温,但体温易复升,伴寒战、口唇红,无流涕、咳嗽、咳痰、腹泻、抽搐等,5 d前至某医院就诊查血常规和C反应蛋白:WBC $10.26\times10^9$/L,Hb 129 g/L,PLT $209\times10^9$/L,N% 64.7%,CRP 39.30 mg/L;给予口服“头孢克洛、柴桂退热颗粒”,效果差。3 d前患儿胸部出现红色斑丘疹,逐渐波及全身,高出皮肤,按压可褪色,不伴瘙痒,自行口服西替利嗪滴剂2次,皮疹无消退。2 d前患儿出现双眼结膜充血，伴手足硬肿，无指端蜕皮，再查血常规和C反应蛋白：WBC 29.53×$10^9$/L，Hb 125 g/L，PLT 494×$10^9$/L，N% 70.7%，CRP 85.77 mg/L。肺炎支原体血清学试验：弱阳性，患儿仍反复发热、皮疹、眼结膜充血，并伴有右侧颈部淋巴结肿大，为求进一步诊治来医院，门诊以"发热待查"收住科。

4. 思维引导　经过询问病史患儿，5 岁，男孩，主要因发热、皮疹、结膜充血就诊。首先出现发热，热峰 39.8 ℃，伴有口唇红、寒战。口服退热药降温效果差，有应用抗生素治疗病史，效果差。随后出现胸部皮肤红色斑丘疹，逐渐波及全身，高出皮肤，按压可褪色，又出现双眼结膜充血，伴手足硬肿，无指端蜕皮，伴有右侧颈部淋巴结肿大。两次化验血常规，白细胞总数升高，以中性粒细胞升高为主，血小板总数上升，CRP 提示明显上升。这个时候要思考，是否仅仅用感染来解释病情。需要结合相关化验检查和体格检查来进一步明确诊断。

### (二)体格检查

1. 重点检查内容及目的　皮疹的颜色、性状，有无肛周蜕皮。皮疹的出现与发热是否有关，皮疹主要分布的部位，也是鉴别一些传染性疾病的重要方面。注意查看原卡介苗接种处是否有红斑、疱疹、溃疡或结痂。有无眼结膜充血及脓性分泌物，有无口唇干红、皲裂、出血和结痂，有无口腔黏膜充血、溃疡和草莓舌。手足皮肤是否硬性肿胀，掌跖有无对称性红斑，以及在指(趾)端甲床与皮肤移行处有无膜状蜕皮。浅表淋巴结有无肿大，尤其单侧或双侧颈部淋巴结肿大。还应注意心脏心音、心率、心律、杂音，心力衰竭的体征及血压情况，还有其他组织和器官受累的表现。

**体格检查结果**

T 38.6 ℃，P 115 次/min，R 25 次/min，BP 90/58 mmHg，体重 18 kg。

神志清楚，精神欠佳，全身皮肤黏膜无黄染，全身散在红色斑丘疹，部分融合成片，高出皮肤，按压可褪色，右侧颈部可触及数枚淋巴结，最大淋巴结大小为 3 cm×4 cm，活动度可，与周围组织无粘连，质韧。双眼结膜充血明显，无脓性分泌物。口唇红，草莓样舌。口唇黏膜无斑疹、溃疡、出血点。双肺呼吸音清，无干、湿啰音，心音有力，心率 115 次/min，律齐，各瓣膜听诊区未闻及杂音，腹平软，肝、脾肋缘下未触及，肛周无蜕皮。手足指(趾)端硬肿，其余查体未见异常。

2. 思维引导　经上述检查，主要临床表现包括以下内容。①发热：持续发热超过 5 d，可达 39 ℃以上。②眼睛：双眼结膜充血，无脓性分泌物。③口唇和口腔：口唇红，草莓舌。④四肢末梢：手足指(趾)端硬肿。⑤皮疹：红色斑丘疹，部分融合成片，高出皮肤。⑥颈部淋巴结肿大：右侧颈部淋巴结肿大，最大淋巴结大小为 3 cm×4 cm。活动度可，与周围组织物无粘连。

### (三)辅助检查

1. 主要内容及目的

(1)血常规、ESR、CRP：炎症性疾病。

(2)ASO、感染原筛查：了解有无链球菌、猩红热、麻疹等感染证据。

(3)凝血功能试验：有利于评估凝血异常情况。

(4)抗核抗体、抗 dsDNA、免疫球蛋白、补体等：排除结缔组织病。

(5)尿常规：尿液中白细胞增多，可见轻度蛋白尿。

(6)肝功能、肾功能、电解质、铁蛋白、血脂：了解有无肝功能、肾功能的损害，电解质紊乱，铁蛋白明显升高、血脂异常、肝功能异常等须警惕巨噬细胞活化的可能。

(7)心电图:了解有无窦性心动过速、非特异性 ST-T 变化,心包炎时可有广泛 ST 段抬高和低电压。

(8)心脏彩超对患儿进行测定冠状动脉内径,国内大多数超声心动图仍采用《实用儿科学》(第8版)标准:<3 岁,<2.5 mm;3 ~9 岁,<3.0 mm;9 ~ 14 岁,<3.5 mm;冠状动脉内径 < 4 mm 为轻度扩张或小型冠状动脉瘤,4 ~7 mm 为中型冠状动脉瘤,≥8 mm 为巨大冠状动脉瘤;儿童超声心动图参考值的 $Z$ 评分可在www. parameterz. com 网站上获得。$Z$ 值<2 为冠状动脉正常,2.5≤$Z$ 值<5 为小型冠状动脉瘤,5.0≤$Z$ 值<10.0 为中型冠状动脉瘤,$Z$ 值>10.0 为巨大动脉瘤。

颈部彩超评估患儿颈部淋巴结的形态、大小、血流信号等。

(9)胸部影像学:明确肺部纹理增多、渗出影,可能心影增大等。

**辅助检查结果**

(1)血常规、CRP 及 ESR:血常规,WBC 33.2×$10^9$/L,N% 85%,Hb 105 g/L,PLT 533×$10^9$/L,CRP 96 mg/L,ESR 66 mm/h。

(2)ASO、感染原筛查分析:ASO 正常,感染原筛查均阴性,故排除了链球菌、猩红热、麻疹等感染。

(3)凝血试验:APTT、PT 均正常。

(4)抗核抗体、抗 dsDNA、免疫球蛋白、补体等:未见异常,暂排除结缔组织病。

(5)尿常规:无异常。

(6)肝功能、肾功能、电解质、铁蛋白、血脂:ALT 22 U/L,AST 23 U/L,白蛋白 32 g/L,钾 4.0 mmol/L,钠 135 mmol/L,氯 105 mmol/L,Cr 30 μmol/L,BUN 4.2 mmol/L,TC 4.5 mmol/L,甘油三酯 1.88 mmol/L。

(7)心电图:窦性心律,儿童正常范围心电图。

(8)心脏彩超:心内结构及功能未见明显异常。右冠状动脉主干内径约 1.3 mm,左冠状动脉主干内径约 1.8 mm。

(9)颈部彩超:右侧颈部Ⅱ区、Ⅲ区、Ⅴ区可及数个淋巴结回声,部分皮髓质分界不清,未见明显异常血流信号,较大者大小约 32 mm×42 mm。

(10)胸部 X 线检查:心肺膈未见明显异常。

2.思维引导 患者有发热、皮疹的病史,但 ASO、感染原筛查均无异常,可排除链球菌、麻疹、猩红热等疾病。抗核抗体、抗 dsDNA、免疫球蛋白、补体等未见异常,基本排除结缔组织疾病。尿检结果无异常,可排除泌尿系统感染引起的发热。患儿心电图、心脏超声、胸片均未发现明显异常。根据化验检查和查体情况,分析患儿病史特点如下。①发热,时间超过 5 天。②双侧球结膜充血。③口唇及口腔的变化:口唇干红、草莓舌、口咽部黏膜弥漫性充血。④皮疹(包括单独出现的卡疤红肿)。⑤四肢末梢变化:急性期手足发红、肿胀,恢复期甲周蜕皮。⑥非化脓性颈部淋巴结肿大。患者外周血象以中性粒细胞升高为主,血小板总数明显增多,CRP 明显增高,经抗感染治疗无效果,符合完全性川崎病的临床特征。

当然临床中还会遇到不完全川崎的患者,发热超过 5 d,但主要临床特征不足 4 项的患儿,按照下面的流程评估是否为川崎病(图 11-1)。

**(四)初步诊断**

上述临床表现及辅助检查结果,支持以下诊断:川崎病。

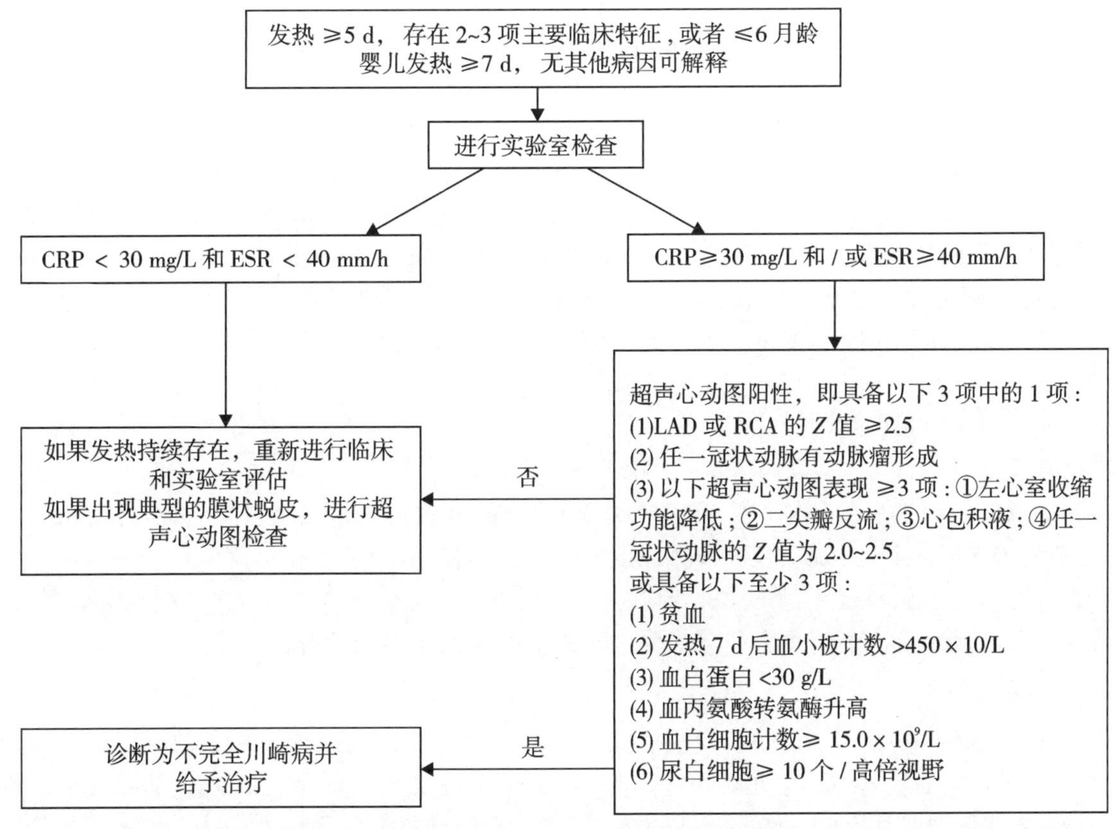


注：CRP 为 C 反应蛋白；ESR 为红细胞沉降率；LAD 为左前降支；RCA 为右冠状动脉（选自《川崎病诊断和急性期治疗专家共识》）

**图 11-1　不完全川崎病的诊断流程图**

## 二、治疗经过

### （一）初步治疗

1. 一般治疗　卧床休息，对症退热，适量饮水。

2. 明确诊断川崎病后，尽早开始治疗　①大剂量 IVIg，2 g/kg，静脉输注时间通常控制在 10 ~ 12 h，大体重患儿（>20 kg）可采用每天 1 g/kg 的剂量，连用 2 d。②阿司匹林抗炎，30 ~ 50 mg/（kg · d），分 3 次口服。患者退热 48 ~ 72 h 后，复查炎性指标（白细胞计数及 CRP）恢复正常，阿司匹林减量至 3 ~ 5 mg/kg 顿服，发挥抗血小板聚集的作用，预防血栓形成。

3. 若患者对 IVIg 无应答的挽救治疗　川崎病标准初始治疗结束 36 h，体温仍高于 38.0 ℃，或用药后 2 周内（多发生在 2 ~ 7 d）再次发热，并出现至少 1 项川崎病主要临床表现者，排除其他可能导致发热的原因后，称为 IVIg 无应答。针对 IVIg 无应答的治疗方案包括以下内容。

（1）第 2 次大剂量 IVIg，用法同前。

（2）糖皮质激素：甲泼尼龙 2 mg/（kg · d），分 2 次静脉滴注，CRP 正常时逐渐减停；或大剂量甲泼尼龙 10 ~ 30 mg/（kg · d）静脉滴注冲击治疗，最大剂量 1 g/d，连用 3 ~ 5 d，继之以泼尼松 2 mg/（kg · d）口服，并逐渐减停。总疗程 2 周或以上，剂量和疗程根据病情严重程度以及激素反应和依赖程度而决定。部分重症患儿可选择大剂量 IVIg 和激素联合用药。

（3）生物制剂的应用：如 TNF-α 拮抗剂，英夫利昔单抗，在儿童甚至婴幼儿中应用耐受性较好，可作为 IVIg 无应答的挽救治疗或重症川崎病 IVIg 联合用药时，具有较好的退热抗感染作用。

4. 使用阿司匹林需要注意事项

(1)禁用:对阿司匹林过敏、活动性出血、肝肾功能衰竭、消化道溃疡及频繁复发、血友病、其他凝血功能障碍性疾病等。

(2)慎用:肝功能异常、皮下黏膜少量出血、一过性鼻出血、哮喘、葡萄糖-6-磷酸脱氢酶缺乏症、瑞氏综合征、类似瑞氏综合征的遗传代谢性疾病、阿司匹林相关性皮疹、胃肠疾病等。

(3)其他注意事项:若在川崎病亚急性期或恢复期出现肝转氨酶增高,应减少阿司匹林剂量和/或停用阿司匹林。由于川崎病急性期常出现持续高热,临床有可能同时使用布洛芬退热。联合使用布洛芬会对抗阿司匹林诱导的不可逆的血小板抑制作用,因此对有冠状动脉病变的患儿应避免用布洛芬退热,可使用对乙酰氨基酚退热。在川崎病恢复期,相关报道仍建议服用小剂量阿司匹林的儿童可进行预防,但需要严格观察相关临床症状。

5. 使用 IVIg 的最佳时机

推荐意见 1:最佳时机为发病后 5~10 d,7 d 内最佳。

推荐意见 2:发病后 5 d 内使用,可能导致 IVIg 抵抗发生率增高;病情严重者,如合并低血压、休克、血流动力学不稳定的心肌炎、麻痹性肠梗阻等仍应及时使用。

推荐意见 3:发病超过 10 d 的患儿,排除其他原因引起的持续发热并伴有血红细胞沉降率或 C 反应蛋白升高,或炎症指标升高合并冠状动脉病变者,仍需给予 IVIg 治疗。

### (二)治疗效果

患儿发热病史 6 d,出现有皮疹、双眼结膜充血,伴手足硬肿,口唇红,草莓舌,故明确诊断后,予大剂量丙种球蛋白冲击治疗,患儿入院时体重 18 kg,故可按照大剂量 IVIg,2 g/kg,静脉输注,并同时口服大剂量阿司匹林片 30~50 mg/(kg·d),分 3 次口服双嘧达莫片 3~5 mg/(kg·d)。

**治疗效果**

1. 症状　丙种球蛋白冲击治疗后 1 d,体温恢复正常。皮疹症状较前减轻。

2. 体格检查　神志清,精神好,呼吸平稳,双眼结膜充血减轻,口唇稍红,草莓舌,右侧颈部淋巴结肿大较前缩小,双肺听诊呼吸音清,无干、湿啰音,手足硬肿减轻,无指(趾)末端蜕皮。

### (三)思维引导

经过大剂量丙种球蛋白冲击治疗后,患儿体温恢复正常,临床治疗效果明显,并且皮疹、结膜充血、口唇红、手足硬肿、右侧颈部淋巴结肿大等,明显减轻。同时口服大剂量阿司匹林片,患儿退热 48~72 h 后,复查炎性指标(白细胞计数及 CRP)恢复正常,阿司匹林减量至 3~5 mg/kg 顿服。

### (四)治疗 3 d 后

1. 症状　无发热、口唇红、手足硬肿、结膜充血。

2. 体格检查　神志清,呼吸平稳,无草莓舌,无结膜充血,无手足硬肿,右侧颈部可触及数枚淋巴结,最大淋巴结大小为 2.5 cm×3.0 cm,质韧,活动度可,与周围组织无粘连,表面皮肤无红肿,无破溃。双肺听诊呼吸音清,无干、湿啰音,无指(趾)末端蜕皮。

3. 辅助检查

(1)血常规:WBC $9.4\times10^{9}$/L,N% 70%,Hb 96 g/L,PLT $406\times10^{12}$/L。

(2)CRP:7.6 mg/L。

(3)心脏超声:心内结构及功能未见明显异常。

## 三、思考与讨论

患儿临床诊断符合完全性川崎病，经大剂量丙种球蛋白冲击治疗后，体温恢复正常，临床对 IVIg 治疗应答，且治疗效果好。体温恢复正常后(48～72 h)，患儿的白细胞计数和 CRP 基本恢复正常，阿司匹林减量为 3～5 mg/kg 顿服。要注意定期复查凝血试验。还要定期复查心脏冠状动脉是否扩张。

川崎病应用 IVIg 的目的是抑制炎症反应、中和炎症因子、保护冠状动脉。IVIg 输注期间，出现发热或体温进一步升高并不是使用禁忌，如果患儿心功能正常，IVIg 应在 10～12 h 内输注，如果患儿心力衰竭，IVIg 应在 16～24 h 内输注。

阿司匹林是一种常见的解热镇痛药物，患儿服用后，可作用于人体下丘脑体温调节中枢，从而引起外周血管扩张，以此达到增加患儿皮肤血流量、出汗、散热的降温作用。此外，阿司匹林还可与患儿体内的环氧化酶-1 的活性部位多肽链 530 位丝氨酸残基发生乙酰化，从而使环氧化酶完全失活，阻滞花生四烯酸向血栓烷 A2 的转化，起到抗血小板凝聚的效果，从而有效避免患儿体内出现栓塞，影响血液循环，因此阿司匹林治疗川崎病患儿将起到解热镇痛、预防血栓形成等疗效，是一种较为有效的药物。无冠状动脉瘤的川崎病患儿阿司匹林治疗时间 6～8 周，而冠状动脉瘤患儿阿司匹林需要维持到冠状动脉病变消失。患儿存在明显肝功能损害及合并水痘及流感病毒感染时，均应避免应用较大剂量的阿司匹林。长期口服阿司匹林患儿如果出现流感或水痘症状或密切接触流感、水痘患儿也需及时停用阿司匹林 2 周，用氯吡格雷替代。

## 四、练习题

1. 川崎病的主要诊断标准是什么？
2. 川崎病患者的问诊要点有哪些？
3. 使用阿司匹林的注意事项有哪些？

## 五、推荐阅读

[1] 杜忠东，谢利剑，刘世平，等. 阿司匹林在川崎病治疗中的儿科专家共识[J]. 中国当代儿科杂志，2022，24(6)：597-603.

[2] 杜忠东，张维华，杨晓东，等. 糖皮质激素在川崎病治疗中的儿科专家共识[J]. 中国当代儿科杂志，2022，24(3)：225-231.

[3] 杜忠东，冯迎军，焦富勇. 静脉输注免疫球蛋白在儿童川崎病中应用的专家共识[J]. 中国当代儿科杂志，2021，23(9)：867-876.

[4] 穆志龙，焦富勇，谢凯生.《川崎病心血管后遗症的诊断和管理指南(JCS/JSCS 2020)》解读[J]. 中国当代儿科杂志，2021，23(3)：213-220.

[5] 泮思林，刘芳，罗刚. 日本《川崎病诊断指南第 6 次修订版》要点解读[J]. 中国实用儿科杂志，2020，35(11)：846-849.

[6] 林瑶，李晓惠，石琳，等. 2017 年版《川崎病的诊断、治疗及远期管理——美国心脏协会对医疗专业人员的科学声明》解读[J]. 中国实用儿科杂志，2017，32(9)：641-648.

[7] 中华医学会儿科学分会心血管分组，中华医学会儿科学会风湿学组，中华医学会儿科分会免疫学组，等. 川崎病诊断和急性期治疗专家共识[J]. 中华儿科杂志，2022，60(1)：6-13.

[8] 樊志丹，俞海国，胡坚，等. 中国医师协会儿科医师分会风湿免疫学组. 中国儿童血管炎诊断与治疗系列专家共识之四——川崎病[J]. 中国实用儿科杂志，2023，38(7)：481-488.

（曹　璐）

# 案例44 幼年型特发性关节炎

## 一、病历资料

### (一)住院接诊

患儿,女,4岁。

1. 代主诉 关节肿痛4月余。

2. 问诊重点 注意询问关节肿痛有无诱因、起病情况、疼痛部位、程度及性质,是否呈游走性,有无发热、皮疹、脱发、口腔溃疡、胸闷、消瘦等伴随症状,有无视力下降;注意疾病演变过程、诊治经过、治疗效果,注意有无风湿性疾病家族史等。

3. 问诊内容

(1)诱发因素:有无感染、外伤、过敏、蚊虫叮咬、冷热刺激等诱因。

(2)主要症状:注意询问关节疼痛的起病情况、性质、部位、受累数目,关节局部有无红肿、压痛、皮温升高,有无活动受限,是固定性或游走性疼痛等;如伴有发热,需注意热峰及热型,注意询问有无皮疹、消瘦、乏力、盗汗、视力下降等伴随症状;注意治疗用药情况及疾病演变过程。

(3)伴随症状:若伴有高热、寒战,关节局部红、肿、灼热,提示化脓性关节炎、骨髓炎可能。若伴有午后低热、乏力、盗汗、消瘦等,提示结核性关节炎可能。若伴有晨僵、固定性关节肿痛或多关节受累,提示幼年型特发性关节炎可能。若关节痛呈游走性,或伴有胸痛、胸闷、心慌乏力等心肌炎表现,和或舞蹈病、皮下结节等表现,提示风湿热可能。若伴有皮疹、光过敏,或者口腔溃疡、冻疮、脱发等多系统受累表现,提示系统性红斑狼疮可能。若伴有外伤史,需注意外伤性关节炎可能。若伴有贫血、出血、消瘦、乏力等情况,提示血液病及肿瘤性疾病可能。

(4)诊疗过程:注意外院检查结果,用何种药、剂量,治疗效果,病情变化等。

(5)既往史:有无外伤史,有无结核等传染性疾病接触史。

(6)个人史:注意出生史、生长发育史、预防接种史、有无牲畜及宠物接触史。

(7)家族史:注意询问家族中有无风湿性疾病及遗传性疾病患者,有无肿瘤性疾病患者。

**问诊结果**

女童,4岁,4月余前无明显诱因出现左踝关节肿痛,局部不红,皮温稍高,无明显活动受限,无外伤史,无发热,无皮疹,无尿频尿痛,无腹痛,无便血,至当地医院就诊,诊断“关节炎”,给予外敷膏药治疗1周,关节肿胀好转,疼痛消失。2个月前患儿无诱因再次出现左踝关节肿胀疼痛,晨起明显,活动后好转,同时出现右腕关节疼痛,伴低热,热峰37.8℃,1d后体温自行降至正常,无盗汗,无皮疹,无口腔溃疡,无脱发,无咳嗽、咳痰,无尿频、尿痛,无腹痛、腹泻,无胸痛、胸闷,无视力下降等,就诊于当地医院骨科,查右腕及左踝关节正侧位片未见异常,给予休息制动,口服头孢菌素抗感染治疗效果差,渐出现下肢跛行伴活动受限,遂来诊,门诊以“关节痛待查”收入院,患儿病后精神一般,饮食欠佳,喜抱,不愿下地玩耍,睡眠可,大小便正常,体重无下降。

既往体健,无反复呼吸道感染及猩红热病史,无过敏史,无外伤史,生长发育正常,按计划完成预防接种,无结核及其他传染性疾病接触史;患儿祖母患类风湿关节炎。

4. 思维引导　患儿以间断左踝、右腕关节肿痛为主要表现，疼痛位置固定，关节活动受限，提示关节炎存在，须进一步查找病因，患儿病史长，无高热，无感染中毒症状，感染相关关节炎、骨髓炎可能性不大，查体需注意受累关节数目，关节局部有无红、肿、灼热表现。患儿关节肿痛伴一过性低热，无盗汗、消瘦、无结核病接触史，结核性关节炎可能性不大，查体需注意有无卡介苗接种后疤痕。患儿呈非游走性关节肿痛，无胸痛、胸闷，无心慌、乏力等，风湿热可能性不大，查体需注意有无心脏杂音、心律不齐、心脏扩大，有无皮下结节、舞蹈症等表现。患儿无光过敏、口腔溃疡、脱发，无腹痛、便血等情况，查体需注意有无皮疹、皮损，注意排除过敏性紫癜及系统性红斑狼疮等疾病。患儿无明确外伤史，在当地拍关节 X 线片骨质无异常，外伤性关节炎可能性不大。患儿无贫血、出血，无消瘦、乏力等情况，体检注意肝、脾、淋巴结情况，注意排除血液病及肿瘤性疾病。

### （二）体格检查

1. 重点检查内容及目的　结合前期病史询问情况，该患儿须警惕幼年型特发性关节炎；在体格检查中需注意有无皮疹、脱发、口腔溃疡等多系统受累，以鉴别系统性红斑狼疮；注意浅表淋巴结有无肿大，是局部还是全身，有助于鉴别感染或肿瘤等疾病。患儿有一过性低热，需注意肺部及心脏情况，注意听诊双肺呼吸音及有无心音低钝、心律不齐、心脏扩大等心肌炎表现，以鉴别风湿热。注意腹部查体，了解有无肝脾肿大，以排除血液病及肿瘤性疾病。需注意关节受累数目，关节局部皮肤颜色、温度，有无肿胀、压痛，有无活动受限等。

**体格检查**

T 36.7 ℃，P 104 次/min，R 25 次/min，BP 90/52 mmHg，体重 15 kg。

神志清，精神反应可，全身皮肤黏膜无黄染、无皮疹及出血点，左上臂见卡疤，全身浅表淋巴结未触及肿大。面色正常，眼结膜无充血，咽稍充血，双侧扁桃体Ⅰ度肿大。颈软，活动无受限，双肺呼吸音粗，未闻及明显干、湿啰音。心音有力，律齐，未闻及病理性杂音，叩诊心浊音界正常。腹平软，无压痛，肝、脾肋下未触及，肠鸣音正常。右腕及左踝关节肿胀，局部皮肤颜色正常，皮温稍高，有压痛，伴活动受限，双侧“4”字征阴性，其余关节未见异常。脊柱活动可，无棘突压痛，Schober 征阴性；四肢肌力、肌张力正常，神经系统检查病理征阴性。

2. 思维引导　经上述检查患儿右腕及左踝关节肿胀，局部皮肤颜色正常，皮温稍高，有压痛，伴活动受限。患儿 2 个关节受累，病史 4 个月，无外伤史，抗感染治疗效果差，需高度怀疑幼年型特发性关节炎可能，需完善红细胞沉降率、C 反应蛋白、结核菌素试验、EB 病毒（EBV）、巨细胞病毒（CMV）及布鲁氏菌等检查，排除感染性关节炎可能；完善凝血指标、骨髓穿刺、腹部及淋巴结彩超等排除血液病及肿瘤性疾病；完善抗链球菌溶血素 O、心电图、心脏彩超等排除风湿热；完善自身抗体谱、补体等排除系统性红斑狼疮。患儿表现为关节炎，偶有发热，还需要注意幼年型特发性关节炎不同亚型之间的鉴别，需进一步完善铁蛋白、人类白细胞抗原 B27（HLA-B27）、类风湿因子、关节彩超或关节磁共振等检查；需完善肺部 CT 了解有无肺部受累，完善眼科检查了解有无葡萄膜炎等眼部受累。

### （三）辅助检查

1. 主要内容及目的

（1）血常规、尿常规、红细胞沉降率、CRP、铁蛋白：协助诊断并评估疾病活动性。

（2）降钙素原（PCT）、结核菌素试验（PPD）、EBV-DNA、CMV-DNA、抗链球菌溶血素 O、布鲁氏菌等检查，排除感染性疾病。

(3)肝功能、肾功能、心肌酶、电解质、补体:了解内环境及脏器功能。

(4)HLA-B27、类风湿因子、自身抗体谱、关节彩超或关节磁共振:协助诊断及亚型鉴别。

(5)骨髓检查、腹部及淋巴结彩超,凝血指标:排除血液系统疾病及肿瘤性疾病。

(6)心电图、心脏彩超,胸部 CT:了解心脏及肺部情况。

(7)眼科检查:了解眼底、眼压、虹膜睫状体等,协助诊断有无葡萄膜炎等。

**辅助检查结果**

(1)血常规、CRP、ESR、铁蛋白及尿常规:外周血,WBC $11.38\times10^9$/L,RBC $4.60\times10^{12}$/L,Hb 121 g/L,N% 35.9%,L% 58%,PLT $338\times10^9$/L,CRP 21.24 mg/L;ESR 34 mm/h;铁蛋白 31.6 ng/mL;尿常规正常。

(2)肝功能、肾功能、心肌酶、电解质:均未见明显异常。

(3)免疫球蛋白系列及补体正常,抗链球菌溶血素 O 102 IU/mL 正常。

(4)CMV-DNA 及 EBV-DNA 定量正常,PCT 0.15 ng/mL,PPD 阴性,布鲁氏菌阴性。

(5)HLA-B27 阴性,类风湿因子阴性,自身抗体谱:抗核抗体(+)1∶320,其余阴性。

(6)胸部 CT:两肺纹理粗。

(7)心脏彩超及心电图:心脏彩超正常,心电图示窦性心律。

(8)腹部彩超:肝、胆、胰、脾、肾无异常,腹腔及腹膜后淋巴结未见异常。

(9)骨髓细胞学检查:大致正常,凝血指标正常。

(10)左踝关节磁共振平扫及增强、右腕关节平扫:①右侧腕关节腔、尺桡关节腔、腕骨核间隙积液,伴滑膜增厚;②大多角骨、头状骨、钩骨、月骨、三角骨、桡骨骨骺及第 2~5 掌骨近端多发斑片状异常信号,考虑骨髓水肿;③左踝关节腔及跗骨间隙积液伴滑膜增厚,强化明显,腱鞘积液;④左侧胫腓骨远端骨骺、距骨、足舟骨、骰骨、内中外侧楔骨斑片状异常信号,考虑骨髓水肿。

(11)眼科检查:眼底、眼压等正常。

2. 思维引导 依据患儿年龄小于 16 岁,以右腕、左踝关节肿痛为主要表现,病程大于 6 周,关节磁共振示右腕关节积液伴滑膜增厚,左踝关节腔积液伴滑膜增厚,提示存在关节炎。PPD 阴性,EBV-DNA、CMV-DNA、布鲁氏菌等未见异常,不支持感染性关节炎。凝血功能正常、腹部及淋巴结彩超、骨髓穿刺未见异常,不支持血液病及肿瘤性疾病。ASO 正常,心电图、心脏彩超均正常,不支持风湿热。无多系统受累,抗双链 DNA 抗体阴性、补体正常,不支持系统性红斑狼疮。无皮疹、腹痛、便血,可排除过敏性紫癜。该患儿初步诊断为幼年型特发性关节炎(juvenile idiopathic arthritis,JIA)。患儿无皮疹、高热,铁蛋白正常,不考虑幼年型特发性关节炎全身型;类风湿因子阴性,关节炎数目≤4 个,临床诊断幼年型特发性关节炎(少关节型);需随访观察患儿关节受累数目,若病程 6 个月后关节受累数大于 4 个为扩展型,受累关节数持续≤4 个,则为持续型。

### (四)初步诊断

分析上述病史、体格检查、实验室检查结果,目前诊断:幼年型特发性关节炎。

## 二、治疗经过

### (一)初步治疗

①适当休息、合理营养、局部外敷消炎膏对症治疗。②萘普生片 0.1 g bid po;③氨甲蝶呤片

7.5 mg qw po；④叶酸片 5 mg qw po（服氨甲蝶呤后第 2 天口服）；⑤葡醛内酯片 0.05 g tid po。

患儿关节肿痛明显，给予萘普生口服抗感染，氨甲蝶呤口服改善病情远期疗效，患儿年龄小，要注意药物的不良反应，同时给予葡醛内酯保肝、叶酸缓解氨甲蝶呤不良反应等对症治疗。口服药物治疗起效相对缓慢，可局部给予外用消炎膏贴敷、理疗等对症治疗，注意适当地增加关节功能训练，保持关节功能位，避免长期废用导致患侧肢体肌肉萎缩及关节功能障碍。

### （二）治疗效果

1. 症状改善情况　体温正常，关节肿痛较前减轻。

2. 体征改善情况　右腕、左踝关节肿痛较前减轻，活动受限好转。

3. 辅助检查情况　血常规：WBC $9.8\times10^9$/L，RBC $4.3\times10^{12}$/L，Hb 120 g/L，N% 36%，L% 59%，PLT $308\times10^9$/L，CRP 18.24 mg/L。ESR 28 mm/h。

### （三）病情变化

治疗 1 个月后门诊复诊，患儿关节肿痛较前明显减轻，但出现食欲缺乏，偶有呕吐，非喷射性，均为胃内容物，间断诉腹痛，可自行缓解，无腹泻及便血，无发热、咳嗽，无口腔溃疡等不适。体格检查：神志清，精神可，全身皮肤黏膜无黄染、无出血点，浅表淋巴结未触及肿大，咽无充血，扁桃体无肿大。双肺呼吸音清，未闻及干、湿啰音，心音有力，律齐，未闻及病理性杂音，腹平软，无压痛，肝、脾肋下未触及，肠鸣音正常。右腕、左踝关节肿痛较前减轻，活动无明显受限，双侧“4”字征阴性，其余关节未见异常。

患儿病情变化的可能原因及应对：患儿病情好转后出现食欲缺乏，时有呕吐，伴间断腹痛，体格检查：精神可，咽无充血，腹部无压痛，肝、脾肋下未触及，肠鸣音正常，关节肿痛较前减轻。考虑原发病相关，药物不良反应相关，合并胃肠道感染等因素。检查血常规、CRP、ESR、凝血指标、PCT、铁蛋白、腹部彩超、大小便常规等。

**辅助检查结果**

（1）血常规、CRP 及尿常规：血常规，WBC $3.38\times10^9$/L，RBC $3.40\times10^{12}$/L，Hb 109 g/L，N% 32.9%，L% 61%，PLT $186\times10^9$/L，CRP 7.24 mg/L。尿常规正常

（2）红细胞沉降率、铁蛋白及降钙素原：ESR 28 mm/h，铁蛋白 36.6 ng/mL，PCT 0.06 ng/mL。

（3）凝血指标：未见异常。

（4）大便常规：黄色、糊便，未见红细胞、白细胞。

（5）腹部彩超：未见明显异常。

### （四）思维引导

患儿口服萘普生和氨甲蝶呤治疗 1 个月，目前体温正常，关节肿痛好转，复查红细胞沉降率下降，CPR 正常，提示幼年型特发性关节炎病情好转，但近期患儿出现食欲缺乏、偶呕吐、腹痛等情况，腹部查体未见异常，查大便常规及腹部彩超未见异常，不支持消化道感染。详细追问病史，患儿年龄小，服药困难，尤其在服用氨甲蝶呤后易呕吐、有腹痛，复查血常规示白细胞、红细胞及血红蛋白均较前略下降，考虑患儿可能存在对氨甲蝶呤不良反应不耐受，且患儿存在腕关节受累、抗核抗体（ANA）阳性等高危因素，依照 2019 欧洲风湿病联盟（EULAR）关于幼年型特发性关节炎的治疗推荐，建议加用生物制剂控制原发病，家长知情同意后给予阿达木单抗 20 mg 皮下注射，每 2 周 1 次。同时氨甲蝶呤调整为 6.25 mg，每周 1 次，口服。

### (五)治疗3个月后

1. 症状　患儿体温正常,关节无疼痛,饮食可、未再呕吐,无腹痛、腹泻等不适。

2. 体格检查　精神可,面色正常、呼吸平,双肺呼吸音清,心音有力,腹平软,无压痛,肝、脾肋下未触及,肠鸣音正常,右腕、左踝关节肿胀基本消失,无压痛,无活动受限,双侧"4"字征阴性,其余关节未见异常。

3. 辅助检查

(1)血常规:WBC $6.38\times10^9$/L,RBC $4.6\times10^{12}$/L,Hb 120 g/L,N% 38.6%,L% 56.8%,PLT $298\times10^9$/L。

(2)CRP:6.24 mg/L。

(3)红细胞沉降率:15 mm/h。

(4)眼科检查:眼底、眼压等正常。

## 三、思考与讨论

幼年型特发性关节炎是儿童时期常见的风湿性疾病之一,以慢性关节滑膜炎症为主要临床特征,可伴有全身其他多脏器功能损害,亦是造成儿童时期残疾和失明的重要病因之一。幼年型特发性关节炎定义是16岁前起病,持续6周或6周以上的不明原因的关节滑膜慢性炎症。2001年国际风湿病联盟将幼年型特发性关节炎(JIA)分为:全身型幼年型特发性关节炎(sJIA)、多关节型幼年型特发性关节炎(类风湿因子阳性)、多关节型幼年型特发性关节炎(类风湿因子阴性)、少关节型幼年型特发性关节炎(扩展型和持续型)、附着点炎相关关节炎、银屑病关节炎和未分化关节炎7个亚型。

该患儿年龄<16岁,以间断关节肿痛为主要表现,病程4月余,查体右腕及左踝关节肿胀,局部皮肤颜色正常,皮温稍高,有压痛,活动受限,关节磁共振成像提示关节积液伴滑膜增厚,关节炎诊断成立。需注意排除感染、外伤、血液系统疾病等原因;完善PPD、EBV-DNA、CMV-DNA、布鲁氏菌等排除感染性关节炎。因部分白血病或肿瘤性疾病患儿可以以关节痛、发热等为首发症状起病,故完善凝血功能、腹部及淋巴结彩超、骨髓穿刺等排除血液病及肿瘤性疾病。还要注意排除其他风湿性疾病如风湿热、系统性红斑狼疮、皮肌炎等,最后确诊幼年型特发性关节炎。患儿年龄小于5岁,类风湿因子阴性,受累关节数目≤4个,临床诊断幼年型特发性关节炎(少关节型);若病程大于6个月受累关节仍≤4个,则为持续型;若关节受累数目渐增加大于4个,则为扩展型,该患儿为女童,ANA阳性,存在并发葡萄膜炎高危因素,需定期眼科检查,早期发现,及时干预。

幼年型特发性关节炎治疗原则为控制疾病活动度,减轻或消除关节疼痛和肿胀,预防关节功能不全和残疾,预防并发症发生。目前推荐用于治疗的药物有非甾体抗炎药(NSAID)、缓解病情抗风湿药物(DMARD)、免疫抑制剂、糖皮质激素、生物制剂、小分子靶向药物等;要根据疾病活动度给予合适的治疗方案;治疗过程中既要关注疾病控制情况,也要关注药物不良反应,部分患儿药物不耐受可出现呕吐,腹痛,肝功能、肾功能损伤,骨髓抑制等;且长期应用这些药物易合并各种感染,因此病程中加强随访监测,注重慢病管理。该患儿口服药物后关节症状好转,炎症指标下降,治疗有效,但出现食欲减退、呕吐、腹痛等不适,查血常规示白细胞、红细胞及血红蛋白下降,需注意鉴别是药物不良反应还是合并感染?完善相关检查排除感染;追问病史,患儿不适与服用氨甲蝶呤相关,需调整治疗方案。2019年EULAR关于幼年型特发性关节炎的治疗推荐中建议:对于存在高危因素(抗环瓜氨酸肽抗体阳性,风湿因子阳性,颈椎、腕关节、髋关节等受累)的患者,建议早期启用生物制剂。该患儿存在腕关节受累及ANA阳性高危因素,可启用生物制剂加强治疗,同时减少氨甲蝶呤剂量。治疗3个月后患儿临床症状缓解。幼年型特发性关节炎属于慢性疾病,病程迁延,治疗周期长,起效慢,部分患儿治疗效果不理想,因此加强随访监测,重视疾病管理,提高患儿依从性很重要;幼年型特发性关节炎可伴有关节外症状如葡萄膜炎、间质性肺病等,治疗中要注意定期评估肺部情况及眼科随访,注重多学科协作,加强患儿管理,改善患儿预后。

## 四、练习题

1. 幼年型特发性关节炎的分型有哪些?
2. 幼年型特发性关节炎的诊断要点及鉴别诊断是什么?
3. 幼年型特发性关节炎应用生物制剂的时机和指征是什么?

## 五、推荐阅读

[1]王卫平,孙锟,常立文. 儿科学[M]. 9版. 北京:人民卫生出版社,2018.

[2]叶志中. 儿童风湿病学[M]. 北京:人民卫生出版社,2009.

[3]中华医学会儿科学分会风湿病学组,中国医师协会风湿免疫科医师分会儿科学组,海峡两岸医药卫生交流协会风湿免疫病学专业委员会儿童学组,等. 幼年特发性关节炎生物制剂及小分子靶向药物治疗专家共识(2022版)[J]. 中华实用儿科临床杂志,2022,37(14):1066-1073.

[4]ONEL K B,HORTON D B,LOVELL D J,et al. 2021 American college of rheumatology guideline for the treatment of juvenile idiopathic arthritis: therapeutic approaches for oligoarthritis, temporomandibular joint arthritis, and systemic juvenile idiopathic arthritis[J]. Arthritis Care Res (Hoboken),2022,74(4):521-537.

（刘翠华　魏　磊）

# 案例45　系统性红斑狼疮

## 一、病历资料

### (一)住院接诊

患儿,女,9岁。

1. 代主诉　皮疹4月余,发热9 d。

2. 问诊重点　重点关注皮疹发生的诱因、部位、分布、皮疹形状特点及是否伴有痒感等;发热注意问诊热峰、热型;有无寒战、盗汗等;注意问诊伴随症状,如有无口腔溃疡、脱发、关节痛、咳嗽、胸闷、腹痛等,退热效果如何,皮疹与发热关系等;注意问诊疾病诊治经过、用药情况、治疗效果;注意问诊有无系统性疾病家族史等。

3. 问诊内容

(1)诱发因素:注意询问病初有无呼吸道感染等诱因,有无食物过敏、日光照射、蚊虫叮咬、冷热刺激、疫苗接种、应用药物等病史,及其是否与皮疹、发热相关。

(2)主要症状:该患儿皮疹病史长达4月余,应注意询问皮疹的诱因、分布、形状、颜色,是否高出皮肤表面,有无瘙痒、水疱、压之是否褪色等,有无日光性皮炎及皮疹治疗演变的过程。9 d前患儿出现发热,需注意有无感染诱因,注意热峰及热型,是否伴寒战、盗汗等,注意发热与皮疹的关系,退热效果,治疗用药情况。

(3)伴随症状:若皮疹呈多形斑丘疹,伴有痒感,提示过敏性疾病,注意排除慢性荨麻疹、湿疹等。若伴有咳嗽、咳痰、消瘦、盗汗、淋巴结肿大等注意排除结核或其他病原体感染。若伴有乏力、面黄、出血,注意排除血液系统疾病。若伴有肌肉酸痛、肌力改变、关节肿痛等,注意排除肌肉骨骼关节疾病。若伴有头痛、头晕、抽搐、晕厥、情绪改变等,注意排除中枢神经系统疾病。若伴有水肿、少尿、血尿、蛋白尿等,注意排除泌尿系统疾病。若伴有胸痛、胸闷、心慌、乏力等,注意排除心血管系统疾病。若伴有口腔溃疡,皮疹分布在鼻梁及面颊,呈蝶形红斑,提示系统性红斑狼疮。若皮疹分布在眼睑上下,呈紫罗兰样伴有水肿,提示幼年型皮肌炎。

(4)诊治过程:注意询问外院诊治情况,辅助检查、是否用药、效果如何。

(5)既往史:注意询问有无反复感染史,有无家畜及宠物接触史,有无结核病接触史,有无过敏史及疫苗接种不良反应史等。

(6)个人史:注意询问母亲孕期情况及出生史、生长发育史、预防接种史,注意学习成绩及是否有性格改变。

(7)家族史:注意询问家族中有无风湿性疾病患者及遗传性疾病患者,是否有肿瘤患者。

**问诊结果**

学龄期女童,9 岁,4 月余前无明显诱因出现皮疹,主要为颜面部红色皮疹,以面颊及耳后为主,不伴瘙痒,日晒后加重,病初无其他伴随症状,当地医院诊治考虑过敏性皮炎,予口服地塞米松片(剂量不详),外用氟轻松治疗 3 月余,皮疹减轻,耳后留有色素沉着,间断用药,皮疹时轻时重。9 d 前无明显诱因出现发热,热峰 39.3 ℃,热型不规则,无热出疹出、热退疹退特点,近期皮疹有加重,面颊及双手掌心出现点片状紫红色皮疹,伴有口腔溃疡,病程中患儿不伴寒战、盗汗,无咳嗽、咳痰,无胸痛、胸闷,无头痛、头晕,无腹痛、腹泻,无尿频、尿痛、少尿、肉眼血尿,无脱发,无关节痛,无出血及明显消瘦等不适。在当地给予头孢菌素等抗感染治疗(剂量不详),效果差来诊。患儿病后精神欠佳,偶有乏力,饮食一般,睡眠可,大小便正常,性格无明显改变,体重无减轻。

既往患儿体质一般,有冻疮史,易反复呼吸道感染,无过敏史,无家畜及宠物接触史,无结核病接触史;出生史及生长发育正常,按计划完成预防接种;现小学三年级,学习成绩优良,性格活泼;家族中无风湿性疾病及遗传性疾病家族史。

4. 思维引导　学龄期女童,以皮疹为首发症状,病史 4 月余,9 d 前出现发热,热峰 39.3 ℃,热型不规则,伴皮疹加重,有口腔溃疡,临床思路上按皮疹伴发热分析;重点鉴别儿童时期感染性及非感染性出疹性疾病。该患儿皮疹以面颊及掌心为主,口腔黏膜光滑可排除麻疹,患儿皮疹未见水疱及结痂可排除水痘,患儿皮疹不伴痒感,曾抗过敏治疗,效果不佳,不支持慢性荨麻疹、湿疹等过敏性疾病。但需进一步排除病毒感染相关疾病,如 EB 病毒感染、巨细胞病毒感染等,体检时需注意是否有眼睑水肿、咽痛,扁桃体肿大、淋巴结及肝脾大等情况。还须警惕结核感染和血液系统疾病,体检注意是否有贫血、卡介苗接种疤痕等。该患儿为学龄女童,皮疹伴发热,有口腔溃疡和冻疮史,近半个月出现双手掌心及面颊点片状紫红色皮疹,需要考虑风湿性疾病;体检需注意观察眼睑上下有无皮疹、关节伸面有无皮疹等;注意心脏听诊是否有杂音,有无皮下结节、环形红斑等,注意四肢肌力情况及各关节的体检。

### (二)体格检查

1. 重点检查内容及目的 结合前期病史询问情况,须警惕儿童时期皮疹伴发热相关疾病,如慢性病毒感染、风湿性疾病及自身炎症性疾病;在系统查体中需注意患儿皮疹形状、部位、性质、有无痒痛等,若有面部红斑、口腔溃疡、肢端血管炎或脱发、会阴部溃疡、关节炎等,提示有风湿性疾病或自身炎症性疾病;若有贫血、淋巴结肿大、肝脾肿大提示 EB 病毒等慢病毒感染及血液系统肿瘤性疾病;若有心率快、心音低钝、心律不齐、心脏杂音等提示有心肌炎;若肺部听诊有干、湿啰音等提示有肺部炎症;若有掌指或指间关节伸面皮损、肌肉痛、肌力低下、不能下蹲等提示幼年型皮肌炎;若有四肢关节红肿、压痛、活动受限等,提示幼年型特发性关节炎;若有环形红斑、皮下结节,须警惕风湿热。

**体格检查结果**

T 37.4 ℃,P 110 次/min,R 25 次/min,BP 95/60 mmHg,体重 24 kg。

神志清,精神一般,全身皮肤黏膜无黄染,面颊部可见蝶形红斑,耳后可见数个点状紫红色皮疹,部分有色素沉着,双手掌心散在紫红色斑点状皮疹,眼睑及眶周无水肿及皮疹。颈部及腹股沟可触及蚕豆大小淋巴结数个,活动可,无粘连、压痛。睑结膜稍苍白,咽峡部充血,双侧扁桃体Ⅰ度肿大,上腭可见红色皮疹,口腔内可见多处溃疡,左上臂可见卡疤。颈软,双肺呼吸音粗,未闻及干、湿啰音,心音有力,心律齐,未闻及病理性杂音。腹平软,无压痛,肝、脾肋下未触及,腹部未触及包块,腹水征阴性。四肢肌力、肌张力正常,各关节活动自如、无红肿。肛周及会阴部未见异常。神经系统检查病理征阴性。

2. 思维引导 经上述查体发现,患儿有皮疹、发热、淋巴结肿大,须警惕感染性疾病如 EB 病毒感染、CMV 感染、结核感染等,需要完善外周血细胞形态,EB 病毒检测、巨细胞病毒检测,肺部 CT、结核菌素试验等检查;该患儿为学龄女童,面部有蝶形红斑,有口腔溃疡、双手可见紫红色皮疹(肢端血管炎),有冻疮史,须考虑风湿性疾病:系统性红斑狼疮可能性大,须完善红细胞沉降率、C 反应蛋白、血生化、免疫球蛋白、补体、自身抗体谱、抗中性粒细胞胞质抗体(ANCA)、心脏彩超等协助诊断。

### (三)辅助检查

1. 主要内容及目的

(1)血常规、C 反应蛋白、红细胞沉降率、降钙素原(PCT)等:鉴别感染及非感染性疾病。

(2)尿常规、24 h 尿蛋白定量、尿蛋白肌酐比:了解有无肾受累。

(3)血生化、肝功能、肾功能、心肌酶、电解质等:了解内环境及脏器功能。

(4)免疫球蛋白、补体、自身抗体谱、ANCA 等:进一步鉴别风湿性疾病。

(5)真菌检测(G/GM 试验)、抗溶血性链球菌素 O(ASO)、支原体、PPD、EBV-DNA、CMV-DNA:排除感染性疾病。

(6)胸部 CT:了解肺部情况。

(7)心电图、心脏彩超:了解心脏情况。

(8)腹部及淋巴结彩超:了解肝、脾、肾及淋巴结情况。

(9)依据患儿以上检查结果必要时酌情完善:骨髓穿刺、腰椎穿刺、头颅磁共振等。

**辅助检查结果**

(1)血常规:WBC 1.71×$10^9$/L,RBC 3.2×$10^{12}$/L,Hb 109 g/L,PLT 70×$10^9$/L,N% 73.9%,L% 23.4%,CRP<0.5 mg/L,Ret 1.5%。

(2)红细胞沉降率39 mm/h,血清铁蛋白1606 ng/mL。

(3)尿常规示尿蛋白弱阳性;尿蛋白/肌酐0.46,24 h尿蛋白定量0.25 g。

(4)血生化:ALT 214 U/L,AST 609 U/L,总蛋白62.4 g/L,白蛋白32 g/L,球蛋白30.4 g/L,LDH 749.1 U/L,血糖、血脂、肌酶、电解质均正常。

(5)Coomb's试验阳性,凝血指标正常。

(6)免疫球蛋白及补体:IgG 20.89 g/L,IgM 0.49 g/L,IgA 1.31 g/L,补体C3 0.33 g/L,补体C4 0.01 g/L。

(7)PCT 0.332 ng/mL,CMV-DNA定量正常,EBV-DNA定量正常,PPD阴性,ASO正常,G/GM实验正常。

(8)自身抗体谱:ANA 1∶1000,抗nRNP抗体(±),抗SSA/Ro60 kd抗体(+),抗SSA/Ro52 kd抗体(+),抗dsDNA抗体(+),抗核小体抗体(+),抗组蛋白抗体(±),抗核糖体P蛋白抗体(+);抗磷脂抗体阴性;ANCA阴性。

(9)胸部CT:两肺条索影,余未见异常。

(10)心电图:窦性心律。

(11)心脏彩超:心包积液,冠状动脉无增宽,各瓣膜未见异常。

(12)骨髓细胞学:基本正常骨髓象,骨髓培养无细菌生长。

(13)淋巴结及腹部彩超:双侧颈部、双侧腋窝、腹股沟区淋巴结肿大;肝、脾、肾未见异常,腹水少量。

2. 思维引导 学龄期女童,以皮疹、发热为主要表现,有口腔溃疡,有冻疮史,需考虑风湿性疾病,已完善相关检查排除感染性疾病;完善骨髓穿刺、腹部彩超等排除血液系统疾病及肿瘤性疾病。患儿无热出疹出、热退疹退特点,四肢关节活动自如无肿胀、压痛,不支持幼年型特发性关节炎;患儿面颊皮疹明显,眼眶周围无皮疹,无肌痛、肌力低下等表现,查肌酶正常,不支持幼年型皮肌炎;患儿无皮下结节、环形红斑,无游走性关节痛,查ASO正常,不支持风湿热。患儿面部红斑呈蝶形伴有口腔溃疡,血常规示两系减少,心脏彩超示心包积液,补体C3、C4下降,自身抗体谱ANA 1∶1 000,抗dsDNA抗体(+),临床考虑系统性红斑狼疮;参考系统性红斑狼疮国际临床协作组(SLICC)2012年分类标准:该患儿有蝶形红斑,口腔溃疡,白细胞计数减少,血小板计数减少,C3下降和C4下降,抗核抗体1∶1 000,抗dsDNA抗体(+),符合7条标准(临床标准4条+免疫学标准3条)支持系统性红斑狼疮诊断。参考2019年欧洲风湿病联盟/美国风湿病协会(EULAR/ACR)SLE分类标准:该患儿ANA滴度1∶1 000,面部蝶形红斑(4分),发热>38.3 ℃(2分),血小板计数减少(4分),彩超示心包积液(5分),C3下降和C4下降(4分),抗dsDNA抗体(+)(6分),累计积分25分(权重积分≥10分确诊SLE),也支持系统性红斑狼疮诊断。患儿自身抗体谱示抗SSA/Ro60 kd抗体(+),抗SSA/Ro52 kd抗体(+),需注意有无眼干、口干等症状,警惕继发干燥综合征可能,完善甲状腺、腮腺等腺体彩超;患儿抗核糖体P蛋白抗体(+),须警惕中枢神经系统受累,完善头颅磁共振、脑电图等检查;患儿转氨酶增高,警惕肝损伤;尿蛋白弱阳性,注意监测尿常规,警惕狼疮肾炎;患儿肺部CT示两肺条索影,考虑系统性红斑狼疮肺受累可能;患儿有发热,查体咽充血,扁桃体Ⅰ度肿大,双肺呼吸音粗,PCT升高,呼吸道感染要考虑。

### (四)初步诊断

分析上述病史、体格检查、实验室检查,支持以下诊断:①系统性红斑狼疮;②呼吸道感染;③肝损伤;④心包积液;⑤溶血性贫血(轻度)。

## 二、治疗经过

### (一)初步治疗

1. 治疗措施　①注意休息、清淡饮食、避免日光照射。②监测体温、血压、记录 24 h 出入量。③给予头孢呋辛酯口服 3 ~ 5 d,清除感染灶。④口服葡醛内酯、双环醇保肝治疗。⑤给予糖皮质激素 15 mg tid po[1.5 ~ 2.0 mg/(kg · d)]。

2. 思维引导　患儿有发热,体格检查:咽充血,扁桃体 I 度肿大,双肺呼吸音粗,PCT 升高,合并呼吸道细菌感染可能性大,给予头孢呋辛酯口服 3 ~ 5 d,清除感染灶。患儿皮疹明显,外周血常规两系减少,Coomb 试验阳性,且多种自身抗体阳性,依照《儿童系统性红斑狼疮的临床诊断与治疗专家共识》(2022 版),结合 SLE 疾病活动指数(SLEDAI-2000)评分 13 分,患儿疾病活动度为中度;给予糖皮质激素 2 mg/(kg · d)口服治疗;患儿转氨酶高,存在肝损伤,给予葡醛内酯、双环醇口服保肝治疗。

### (二)治疗效果

1. 症状　治疗 3 d 后患儿体温正常,精神好转,食欲好转。

2. 体格检查　颜面部皮疹、双手掌紫红色皮疹较前略变淡好转。

3. 辅助检查　WBC $2.11\times10^9$/L,Hb 100 g/L,PLT $116\times10^9$/L,CRP<0.499 mg/L;血清铁蛋白 1 033.6 ng/mL。

### (三)病情变化

入院第 9 天,患儿再次发热,热峰 38 ℃,偶有咳嗽、咽痛,无呕吐、腹泻,无头痛、头晕,饮食一般,体格检查:精神欠佳,颜面部及双手掌紫红色皮疹略好转,咽充血,扁桃体无明显肿大,口腔黏膜溃疡较前好转,双肺呼吸音粗,未闻及干、湿啰音,心音有力,腹平软,肝、脾肋下未触及,神经系统查体病理征阴性。

患者病情变化的可能原因及应对:病情稳定后再次发热,偶有咳嗽、咽痛。体格检查:颜面部及双手掌紫红色皮疹好转,咽充血,扁桃体无明显肿大,口腔黏膜溃疡较前好转,双肺呼吸音粗,未闻及干、湿啰音,需鉴别是疾病活动控制欠佳还是合并感染。检查血常规、CRP、ESR、PCT 等排除感染;检查尿常规,肝功能、铁蛋白、补体,凝血功能,完善头颅磁共振、脑电图等,了解疾病活动及系统受累情况。

**辅助检查结果**

(1)血常规:WBC $3.11\times10^9$/L,Hb 110 g/L,PLT $176\times10^9$/L,N% 66.9%,L% 28.4%,CRP <0.499 mg/L。

(2)尿常规:正常,尿蛋白阴性;尿蛋白/肌酐 0.18,正常。

(3)PCT 0.13 ng/mL,SF 633.6 ng/mL,ESR 29 mm/h;凝血功能正常。

(4)肝功能:ALT 84 U/L,AST 209.8 U/L。

(5)补体 C3 0.43 g/L,补体 C4 0.06 g/L。

(6)头颅 MRI 平扫:双侧大脑半球及小脑脑沟略深。脑电图未见异常。

(7)完善腺体彩超:甲状腺双侧叶囊性结节,腮腺未见异常。

思维引导:患儿体温正常后再次发热,偶有咳嗽,诉咽痛,复查指标外周血白细胞、血小板较前上升,补体较前上升;铁蛋白、红细胞沉降率较前下降,肝功能好转,提示系统性红斑狼疮病情好转。追问病史患儿母亲陪护期间曾患呼吸道感染,考虑患儿发热与再次呼吸道感染有关,加用清热中药口服对症治疗,2 d 后患儿体温正常。系统性红斑狼疮可累及多系统,注意监测系统受累情况,注意眼科体检。

### (四)治疗 14 d 后(入院 20 d)

1. 症状 患儿体温正常,皮疹好转,口腔溃疡愈合,无乏力等不适。

2. 体格检查 精神可,颜面部及双手掌紫红色皮疹较前好转;咽无充血,扁桃体无肿大,口腔黏膜光滑;双肺呼吸音清,心音有力,心律齐;腹平软,无压痛,肝、脾肋下未触及;神经系统检查病理征阴性。

3. 辅助检查

(1)血常规:WBC 6.53×$10^9$/L,RBC 3.31×$10^{12}$/L,Hb 110 g/L,PLT 238×$10^9$/L。

(2)CRP<0.5 mg/L。

(3)尿常规:正常。

(4)ESR:21 mm/h。

(5)凝血功能:正常。

(6)血清铁蛋白:88 ng/mL。

(7)肝功能:ALT 36 U/L,AST 37.2 U/L,总蛋白 62.9 g/L,白蛋白 33 g/L,球蛋白 29.9 g/L。

(8)补体 C3、C4:补体 C3 0.63 g/L,补体 C4 0.11 g/L。

(9)复查心脏彩超:心包积液消失,冠状动脉无增宽,各瓣膜未见异常。

(10)眼科检查:眼压正常、眼底正常、视野大致正常。

### (五)进一步治疗

①合理饮食,注意休息、防晒,避免紫外线照射,避免感染。②泼尼松 15 mg tid po,补充钙及维生素 D。③葡醛内酯保肝 0.1 tid po。④羟氯喹 0.15 qd po。⑤家长知情同意后加用免疫抑制剂:吗替麦考酚酯 0.375 g q12h po。

## 三、思考与讨论

系统性红斑狼疮是儿童时期常见的风湿性疾病之一,是一种可以侵犯多系统、多脏器的自身免疫性疾病;本病可见于各年龄阶段,发病高峰在 12 ~ 14 岁,起病隐匿,临床表现各异,须经过详细询问病史、细致体格检查及实验室检查,才能进一步明确诊断;儿童更易累及多系统如血液系统、泌尿系统、中枢神经系统等,病程中要注意评估并监测各系统功能;部分患儿起病急、进展快,起病即表现为多系统、多脏器受累,须积极治疗,否则预后较差。

该患儿为学龄期女童,以皮疹为首发症状,病史 4 月余,面部皮疹呈蝶形,耳部及双手掌可见紫红色皮疹,伴有发热、口腔溃疡,有冻疮史,血常规示两系减少,心脏彩超示心包积液,24 h 尿蛋白定量 0.25 g,提示多系统受累,要考虑到风湿性疾病的可能;但须进一步完善检查排除感染性疾病,排除血液系统疾病及肿瘤性疾病;患儿查补体 C3、C4 下降,自身抗体谱示 ANA 1 : 1 000,抗 dsDNA 抗体(+),参考 SLICC 2012 年分类标准及 2019 年 EULAR/ACR SLE 分类标准(这两个分类标准更适合儿童应用)明确诊断系统性红斑狼疮。因系统性红斑狼疮可多系统、多器官受累,因此要对患儿各系统进行功能评估,同时按照 SLEDAI-2000 评分系统评估疾病活动度,以便选择合适的治疗方案。

目前系统性红斑狼疮的治疗药物有糖皮质激素、免疫抑制剂、生物制剂等,需根据疾病活动度来选择合适的治疗方案;治疗目标是力争在短期内控制疾病,达到疾病临床缓解或低疾病活动度,改善患儿远期预后。目前对于疾病活动度中度或高度的患儿,糖皮质激素仍然作为一线治疗药物,糖皮质激素的应用可以快速地控制炎症改善病情,但同时也是患儿易合并感染的高危因素之一;感染可表现为发热,发热也是系统性红斑狼疮疾病活动的表现之一,因此系统性红斑狼疮患儿治疗过程中合并发热要注意鉴别是原发病活动还是感染。该患儿治疗过程中,再次发热,追问病史有咳嗽、咽痛,患儿母亲陪护期间曾患呼吸道感染,完善感染指标检查,同时监测系统性红斑狼疮活动指标,综合分析病史及实验室检查,提示患儿合并上呼吸道感染,给予清热中药口服对症治疗后体温正常,病情恢复,疾病活动也得到控制。在狼疮患儿的治疗过程中,鉴别疾病活动还是合并感染是经常要面对的棘手问题,注意病史收集、细致体格检查、必要的实验室检查是鉴别的关键。

## 四、练习题

1. 系统性红斑狼疮的分类标准有哪些?
2. 系统性红斑狼疮患儿合并发热时如何鉴别疾病活动与感染?
3. 系统性红斑狼疮治疗的短期目标和长期目标是什么?

## 五、推荐阅读

[1]中华医学会儿科学分会风湿病学组,中国医师协会风湿免疫科医师分会儿科学组,海峡两岸医药卫生交流协会风湿免疫病学专业委员会儿童学组,等. 儿童系统性红斑狼疮临床诊断与治疗专家共识(2022 版)[J]. 中华实用儿科临床杂志,2022,37(9):641-652.

[2]中华医学会儿科学分会免疫学组,中华儿科杂志编辑委员会. 中国儿童系统性红斑狼疮诊断与治疗指南[J]. 中华儿科杂志,2021,59(12):1009-1024.

[3]王卫平. 儿科学[M]. 9 版. 北京:人民卫生出版社,2018.

(刘翠华　刘　平)

# 第十二章　内分泌及遗传代谢性疾病

## 案例46　糖尿病酮症酸中毒

### 一、病历资料

患儿，男，4岁5个月。

#### （一）门诊接诊

1. 代主诉　多饮、多尿20 d，腹痛、乏力5 d，精神差1 d。

2. 问诊重点　多饮多尿原因众多，应当注意询问诱因及疾病演变过程。

3. 问诊内容

（1）诱发因素：有无发热、呼吸道感染、胃肠道不适等诱发因素。

（2）主要症状：多饮多尿应询问饮水量、尿量，并注意询问的技巧，比如按照患儿常用水杯的容量进行估计，并按照体表面积计算是否符合多饮多尿标准（大于2 500 mL/$m^2$），尿色是否清亮，是否伴有遗尿，尿量是否逐渐增多。腹痛情况应注意询问腹痛为间断性或持续性，疼痛性质及是否加重，疼痛部位，与进食的关系等。乏力注意询问相关表现，如是否存在睡眠增多、情绪变化、活动减少、行走无力等。精神差应注意询问是否存在不易唤醒、不愿进食、不愿意讲话等情况。

（3）伴随症状：注意询问各系统相关症状有利于鉴别诊断，评估有无并发感染可能性。

1）消化系统：有无恶心、呕吐、腹泻、便秘，排除急腹症。

2）神经系统：有无抽搐、谵妄、注意力下降、视力减退或视物模糊，排除脑炎、鞍区占位。

3）呼吸系统：有无发热、咳嗽、喘息，排除呼吸道感染。

4）皮肤毛发：有无皮疹、皮肤干燥、脱发，排除合并甲状腺功能异常。

5）一般情况：有无体重下降、最后一次排尿时间、睡眠情况、大便情况、进食情况。

（4）诊治经过：询问就诊时间，就诊医院，诊断及用药情况，症状改善情况等。诊治经过询问有利于疾病诊断及药物选择。

（5）既往史：询问既往体质情况，有无反复呼吸道感染、外伤手术史、药物过敏史、输血史，预防接种情况，疫苗接种情况。

（6）个人史：患儿出生情况，重要发育里程碑是否正常，现在是否上幼儿园，语言发育、行为、生长发育是否正常，喂养史情况等。

（7）家族史：询问父母健康状况，有无特殊疾病，尤其是糖尿病、尿崩症等家族遗传病史。注意询问家族成员的健康状况，家族有无类似表现。家族史询问利于分析有无遗传背景。

**问诊结果**

现病史：患儿 20 d 前无明显诱因出现多饮、多尿，日饮水量较病前明显增多，大约 2 000 mL/d（按入院体重计算为 2 850 mL/$m^2$），伴多尿，尿量不详，但夜尿增多，2～3 次/夜，偶有遗尿。并食欲缺乏，进食量逐渐减少，约为病前 1/2 食量。病初无恶心、呕吐、腹痛，无咳嗽、喘息，无心悸、怕热、多汗、手抖，无尿急、尿痛，无头痛、头晕、抽搐，无皮疹等，精神状态尚好，家长未在意。5 d 前无明显诱因出现腹痛，为脐周间断性钝痛，与进食无关，逐渐加重，伴乏力、懒动、睡眠增多、不愿意外出活动，并间断恶心。至当地诊所就诊，考虑为胃肠功能紊乱，给予健胃消食口服液、丁桂儿脐贴敷脐，应用 3 d 无效，改为静脉滴注 5% 葡萄糖溶液 500 mL 及头孢他啶针 1.5 g 2 d，上述症状无缓解。1 d 前出现精神差，表现为不愿起床、拒绝进食，恶心加重，急到当地县医院诊治，查尿常规提示尿糖（++++）、尿酮体（++），静脉血糖 20 mmol/L，初步诊断糖尿病酮症酸中毒，建议紧急转医院进一步治疗。今门诊以“糖尿病性酮症酸中毒”收入科。发病以来，患儿大便干结，每 2～3 天 1 次，排便费力，食欲缺乏，体重减少约 2 kg，近 6 h 未排尿。

既往史：既往体质好，无传染病史及传染病接触史。无食物、药物过敏史；无手术、外伤史；无血液及血制品输入史。已预防接种麻疹疫苗、百白破三联疫苗、脊灰疫苗、卡介苗、乙肝疫苗，半年前接种 2 剂新型冠状病毒疫苗。

个人史：G3P2，足月剖宫分娩，出生体重 3.5 kg；无窒息抢救史；生后母乳喂养，6 月龄添加辅食，3 岁断奶；现喂养方式为普通饮食。3 月龄会抬头，6 月龄会独坐，9 月龄会爬，11 月龄会独站，1 岁 1 个月会走，现运动、智力发育正常。

家族史：父母否认近亲婚配，父亲 43 岁，体健，设计师；母亲 41 岁，体健，普通职员，孕期健康，人工流产 1 次。姐姐 14 岁，体健。奶奶、姥爷患 2 型糖尿病，否认家族中有其他遗传病或先天性疾病史。

3. 思维引导　患儿血糖达到 20 mmol/L（≥11.1 mmol/L），且有多饮、多尿、乏力、消瘦等典型糖尿病表现，尿酮体阳性，糖尿病酮症酸中毒（diabetic ketoac-idosis，DKA）诊断初步成立，注意排除应激性高血糖，需要进行糖化血红蛋白、胰岛素等检测协诊。同时，应注意甲状腺功能及甲状腺相关抗体检测，以排除自身免疫性多腺体疾病 2 型。其他鉴别诊断如下。①尿崩症：包括中枢性和肾性尿崩症，以多饮、多尿为主要表现，需要进行鉴别，但其主要特点为持续性低比重尿，其病因与血管加压素神经元的完整性，血管加压素的合成、结构、转运、分泌和功能的异常有关，不会影响血糖，可排除，积极完善尿常规查看尿比重进一步鉴别。②肾小管酸中毒：是一组由不同原因引起的肾小管排泌氢离子或回吸收碳酸氢根离子功能发生障碍，使尿酸化功能受损的疾病，该病以多饮、多尿、食欲缺乏、生长迟缓为主要临床表现，实验室检查以高氯性酸中毒、低钾血症、反常性碱性尿为特点，该病血糖正常，可排除，可评估电解质、血气分析、尿常规进一步鉴别诊断。③甲状腺功能亢进：是由于甲状腺激素分泌过多导致的甲状腺肿大及基础代谢率增高的内分泌疾病，通常有乏力、消瘦、怕热、多汗、乏力、心率增快等代谢增快的表现，可出现多食、多尿症状，血糖增高，该患儿无多食、手抖、心悸、怕热等甲状腺功能亢进表现，不支持，进一步行甲状腺功能及甲状腺彩超检查以鉴别。

### （二）体格检查

1. 体格检查重点　目前初步诊断为“糖尿病酮症酸中毒”，需要通过体格检查判断有无脱水及脱水程度，因此需要关注呼吸、心率、意识状态、皮肤黏膜、末梢循环等体征。

**体格检查结果**

T 37.2 ℃,P 124 次/min,R 30 次/min,BP 94/60 mmHg,身高 104.8 cm($P_{10}$ ~ $P_{25}$),体重 15 kg($P_{25}$),BMI 13.6 kg/$m^2$。

嗜睡,格拉斯哥昏迷评分 9 分(睁眼反应 E2,语言反应 V3,运动反应 M4)。全身皮肤干燥、弹性差,未见皮疹、黄染、出血点及瘀斑,黑棘皮征阴性,全身未触及肿大浅表淋巴结。头颅无畸形,毛发分布正常,双侧瞳孔等大等圆,直径 3 mm,对光反射灵敏,压眶反应迟钝。急性病容,面色苍黄,口唇干燥,咽充血,双侧扁桃体无肿大。颈软无抵抗,甲状腺无肿大。呼吸深大费力,呼出气有烂苹果味,三凹征阳性。胸廓对称无畸形,双肺呼吸音清晰,未闻及干、湿啰音。心音有力,律齐,心前区未闻及杂音。腹平软,腹壁皮下脂肪 0.8 cm,肝、脾肋下未触及,腹部未触及异常包块,无压痛及反跳痛,肠鸣音正常。四肢肌力、肌张力正常,腹壁反射可引出,膝腱反射减弱,双侧布鲁津斯基征、巴宾斯基征、克尼格征均阴性,四肢末梢凉,CRT 3 s。外生殖器无畸形,双侧睾丸 1.5 mL,阴毛 Tanner 1 期。

2. 思维引导 经上述体格检查提示患儿病情重,有意识改变、重度脱水、呼吸困难,需要进一步通过血气分析、电解质、血酮、肝功能、肾功能、糖化血红蛋白、胰岛素、C 肽、胰岛素抗体等实验室指标综合判断患儿的病情严重程度及糖尿病分型,从而制订相应的诊治方案。

### (三)辅助检查

1. 检查项目

(1)血常规、红细胞沉降率、CRP:进一步证实有无合并感染。

(2)血气分析及乳酸:明确是否有酸中毒,判断病情的严重程度;同时检测电解质,判断有无电解质紊乱,计算阴离子间隙(AG)。

(3)血生化:血糖、肝功能、肾功能、心肌酶、血脂等证实是否有相关功能损害。

(4)糖化血红蛋白(HbA1c):判断近 3 个月的平均血糖。

(5)胰岛素及 C 肽:了解胰岛 β 细胞功能。

(6)血酮:确定是否为酮症及严重程度。

(7)尿常规:了解尿糖、尿酮、尿比重情况,协助诊断和监测。

(8)甲状腺功能及甲状腺相关抗体:排除甲状腺功能亢进症以及确定是否为合并自身免疫性多腺体疾病。

(9)胰岛素相关抗体:利于糖尿病病因分析及分型诊断。

(10)凝血功能、血尿淀粉酶:了解是否存在高凝状态及胰腺外分泌功能异常,对疾病严重程度判断有益处。

(11)维生素 D 检测:维生素 D 缺乏是与 1 型糖尿病关联的病因之一,应注意检测。

(12)心电图:明确是否有心肌缺血、心律失常等。

(13)腹部超声:了解肝、脾、肾、胰腺有无异常。

**辅助检验结果**

(1)血常规、红细胞沉降率、CRP:WBC 15.34×$10^9$/L,RBC 5.07×$10^{12}$/L,Hb 141 g/L,PLT 254×$10^9$/L,N% 77.6%,L% 17.9%。ESR 17 mm/h;CRP <0.5 mg/L。不支持细菌性感染,考虑为应激反应及脱水导致。

(2)血气分析、电解质及血糖:pH 7.019,$PaCO_2$ 16.9 mmHg,标准碳酸氢根(SB)4.9 mmol/L,标准碱剩余(SBE)-23.3 mmol/L;钠 133.1 mmol/L,磷 0.77 mmol/L,钾 4.6 mmol/L,氯 98 mmol/L,AG 20.1 mmol/L,血浆葡萄糖 27.93 mmol/L。提示为高 AG 代谢性酸中毒;血钠按照血糖校正后为 143 mmol/L,属于正常范围(血糖升高 1 mmol/,血钠测得值下降 0.5 mmol/L)。

(3)生化:ALT 31.0 U/L,r-谷氨酰转移酶 28.4 U/L,ALB 38.6 g/L,TC >5.93 mmol/L,TG 8.17 mmol/L,肾功能、心肌酶正常。高血脂与胰岛素缺乏、脂肪分解增多有关。

(4)糖化血红蛋白:13.41%(>6.50%),支持糖尿病的诊断。

(5)胰岛素 2.120 uU/mL,C 肽 0.416 ng/mL。与高血糖不相适应,说明胰岛 β 细胞分泌胰岛素功能降低,支持 1 型糖尿病的诊断。

(6)血酮:6.8 mmol/L。大于 6 mmol/L,提示严重酮症,病情危重(血酮,正常<0.6 mmol/L;0.6~1.5 mmol/L,偏高;1.6~3.0 mmol/L,警惕糖尿病酮症酸中毒的风险;>3.0 mmol/L,常提示为糖尿病酮症酸中毒)。

(7)尿常规:尿蛋白(++),尿葡萄糖(+++),尿比重≥1.030,酮体(+++),余未见异常。提示肾损害及糖尿病酮症;尿比重正常,排除尿崩症。

(8)甲状腺功能:TSH 2.090 mIU/L,$T_3$ < 0.300 nmol/L,$T_4$ 25.200 nmol/L,$FT_3$ 1.100 pmol/L,$FT_4$ 5.040 pmol/L。提示甲状腺功能异常。TSH 正常,首先考虑为正常甲状腺病态综合征,为危重状态下机体的保护反应,血糖稳定后复查。甲状腺相关抗体:甲状腺球蛋白抗体(TgAb)13.280 IU/mL,甲状腺过氧化物酶抗体(TPO-Ab)14.080 IU/mL,促甲状腺激素受体抗体(TRAb)1.840 IU/L。需要定期复查,如持续增高,提示为自身免疫性多内分泌腺病综合征(APS)。

(9)胰岛素相关抗体:酪氨酸磷酸酶抗体 40.1 U/mL,阳性;抗胰岛细胞自身抗体 50.88 IU/mL,阳性;胰岛素自身抗体、谷氨酸脱羧酶抗体均阴性。提示为胰岛 β 细胞免疫损伤,支持 1 型糖尿病的诊断。

(10)血尿淀粉酶:正常。凝血功能正常。

(11)25-羟基维生素 D 15.310 ng/mL。提示维生素 D 缺乏,与糖尿病发病有关联性。

(12)心电图:窦性心动过速,心率 120 次/min。

(13)腹部超声:肝、胆、脾、胰、肾未见异常。

2. 思维引导 根据上述检验结果,可以明确判断患儿存在重度糖尿病酮症酸中毒,自身免疫性 1 型糖尿病,目前未合并胰腺炎及凝血功能异常。需要紧急治疗处理。

### (四)初步诊断

1.(重度)糖尿病酮症酸中毒(DKA)诊断依据 ①高血糖:血糖≥11.1 mmol/L。②血酮体≥3 mmol/L 或尿酮体≥(++)。③血气分析:pH <7.1,或碳酸氢根<5 mmol/L,AG>16 mmol/L。④呼吸深大,有意识改变,格拉斯哥昏迷评分 9 分;中重度脱水表现,CRT 3 s。

2. 1 型糖尿病诊断依据 ①有多饮多尿、乏力、体重下降等糖尿病症状。②随机静脉血糖≥11.1 mmol/L。③糖化血红蛋白≥6.50%。④酪氨酸磷酸酶抗体、抗胰岛细胞自身抗体阳性。⑤胰岛素、C 肽降低。

3. 正常甲状腺病态综合征(euthyroid sick syndrome,ESS)诊断依据 ①$T_3$、$T_4$、$FT_3$、$FT_4$ 均降低,但 TSH 正常。②甲状腺无肿大。③甲状腺相关抗体阴性。④DKA 纠正后,复查甲状腺功能恢复正常(注意复查)。

4. 维生素 D 缺乏症诊断依据　25-羟基维生素 D<20 ng/mL。

5. 高脂血症诊断依据　甘油三酯>5.93 mmol/L,总胆固醇 8.17 mmol/L(≥6.22 mmol/L)。

## 二、治疗经过

### (一)急性期治疗

1. 一般措施　低流量持续吸氧(2 L/min)、心电监护、禁食(防止呕吐、误吸)、开通 2 条静脉通道、qh 监测血糖及血酮、记 24 h 出入水量,一级护理。

2. 静脉补液　①扩容:0.9% 氯化钠注射液 150 mL 泵入 300 mL/h。②补液:0.9% 氯化钠注射液 300 mL+10% 氯化钾注射液 9 mL(有尿后加含钾液),75 mL/h,泵入。③4 h 后血糖降至 14 mmol/L,加入葡萄糖注射液。④0.9% 氯化钠注射液 300 mL+10% 氯化钾注射液 9 mL + 50% 葡萄糖注射液 20 mL,75 mL/h,泵入。

3. 小剂量胰岛素持续静脉泵入　0.9% 氯化钠注射液 100 mL+重组人胰岛素注射液 7.5 IU,10 mL/h,泵入。

### (二)思维引导

1 型糖尿病并 DKA,由于严重脱水导致循环障碍及胰岛素分泌不足导致酮症酸中毒,因此治疗的核心为补液纠正脱水、补充胰岛素减少酮体产生,从而改善内环境。

1. 静脉补液　目前国内外均推荐使用 48 h 均衡补液法,对防止脑水肿发生有一定作用。计算方法:总液体量包括累积丢失量及生理需要量,累积丢失量用脱水程度进行评估计算,中重度 DKA 一般丢失量为体重的 5% ~10%,多取中间值 7.5% 进行估算,即 15 kg×7.5% =1 125 mL;生理需要量按照相应体重(第 1 个 10 kg 按照 100 mL/kg;第 2 个 10 kg 按照 50 mL/kg 计算)或体表面积(1 500 $mL/m^2$)进行计算,注意为 2 d 生理需要量,因此该患儿为 1 250 mL×2;两者相加为 48 h 补液总量即 3 625 mL,故补液速度为 75 mL/h(总量/48 h)。

2. 补充胰岛素　小剂量胰岛素持续静脉补充,传统的使用方法为 0.1 IU/(h · kg),但研究发现:年龄越小、病情越重,使用胰岛素的剂量越小,6 岁以下患儿推荐使用 0.05 IU/(h · kg),以避免血糖下降过快造成渗透性脑损伤。

3. 补充钾盐　为 DKA 重要治疗措施。因多尿及食欲减退等造成细胞内缺钾严重,纠酸中毒时血钾转移至细胞内,可能导致严重低钾血症,从而引发严重心血管事件。因此一定要注意补充钾盐,除血钾增高外,常规在每组液体中加入 10% 氯化钾(浓度 3%);耐受口服的患儿给予口服补钾,常需要持续补充 1 周。

4. 疗效判定　抢救中一定注意监测血糖及血酮,每小时血糖下降 2 ~ 3 mmol/L、血酮下降 0.5 mmol/L,提示治疗措施得当。血糖下降至 14 mmol/L 时,注意加入葡萄糖注射液,以防止低血糖反应,同时减少酮体产生。

### (三)治疗效果

经过 14 h 的抢救治疗,患儿病情趋于稳定。

1. 症状　呼吸平稳,神志清醒,语言表达清晰,尿量增多,想要进食。

2. 体格检查　体温正常,呼吸平稳(23 次/min),神志清楚,皮肤弹性恢复正常。双侧瞳孔等大等圆,对光反应灵敏,两肺听诊无异常,心率 115 次/min,腹软,肝、脾肋下未触及,手足暖,CRT 2 s。

3. 辅助检查　血气分析:pH 7.35,$PaCO_2$ 40 mmHg,标准碳酸氢根 21 mmol/L。钾 4.0 mmol/L,钠 142 mmol/L,氯 106 mmol/L;血酮 1.2 mmol/L。均已经恢复正常。

### (四)下一步治疗方案

①糖尿病饮食:总热量 335 kJ,碳水化合物、蛋白质、脂肪分别占 50%、20%、30%,一日六餐。②停止静脉补液。③静脉胰岛素停用,改为胰岛素泵持续皮下输注。④口服补充枸橼酸钾颗粒 3 g tid。⑤口服维生素 D 800～1 200 IU/d。⑥接受糖尿病规范化管理教育。

**初始胰岛素泵剂量设置**

(1)胰岛素总量:0.8 IU/(kg·d),共 12 IU。

(2)基础代谢率(40%):4.8 IU,分为上午、下午、晚上 3 段,晚上量最小,避免夜间低血糖。

(3)餐前大剂量(60%):2.5 IU、2 IU、2 IU、0.5 IU 分别于早餐、中餐、晚餐、睡前给予。

注意根据血糖情况进行剂量调整。

### (五)出院医嘱

治疗 14 d,患儿血糖稳定、食欲好、精神好,体重增长 2 kg。复查甲状腺功能及血脂均正常,家长糖尿病知识考核达标,准予出院。家长选择继续佩戴胰岛素泵注射胰岛素,基础量 3 IU,餐前总量 5 IU,胰岛素总量 8 IU/d。出院医嘱如下。

1. 血糖监测　可采用指尖毛细血管血或扫描式动态血糖监测,坚持每日记录糖尿病日记(胰岛素用量、血糖监测结果、饮食、特殊事件)。

2. 胰岛素剂量调整　根据血糖及进餐种类调整。

3. 尽量避免低血糖　防止低血糖发生。如血糖低于 4 mmol/L,可进食牛奶;血糖低于 3 mmol/L,可予以含 10 g 葡萄糖的水或饮料口服,15～30 min 复测血糖;若血糖<2 mmol/L,或伴乏力、头晕、心悸、大汗等不适,请立即口服糖水,若不能口服请及时就医。

4. 血糖控制目标　糖化血红蛋白<7.0%;餐前血糖 4～10 mmol/L,餐后血糖 4～11 mmol/L,较宽松,目的是防止低血糖发生。

5. 应用胰岛素敏感系数计算胰岛素追加剂量　胰岛素敏感系数= 100/胰岛素总量(8 IU),即 12.5,提示 1 IU 胰岛素可以降低 12.5 mmol/L 血糖。胰岛素追加量=(所测血糖-目标血糖)/胰岛素敏感系数。通常餐前血糖增高可以按照计算量追加,餐后血糖增高注意追加剂量为计算量-残余胰岛素剂量。

6. 规律随访　出院 3 个月后携带血糖监测本至科室复诊;每年眼科门诊复诊 1 次。

## 三、思考与讨论

儿童 1 型糖尿病临床虽然少见,发病率 3/10 万左右,但近年来呈现逐渐增加的趋势,且低龄化发病增多,病因尚不完全清楚。由于民众及非内分泌专科医生对儿童糖尿病知识了解少,致使患儿诊断延迟、误诊误治。初步数据表明:河南省 60% 以上的 1 型糖尿病患儿起病时伴发严重的糖尿病酮症酸中毒,对患儿造成了严重伤害,及时正确抢救可以减少死亡率和致残率。该患儿发病 20 d,家长及基层医生均未想到糖尿病,因此误诊,治疗中应用葡萄糖溶液及进食较多水果等,均促进了重度酸中毒的发生。因此,规培医师必须掌握儿童糖尿病及糖尿病酮症酸中毒的临床表现及正确的治疗措施,遇到该类患儿时,能够做到早诊断、早治疗,避免漏诊、误诊,并给予正确的处理,防止出现脑水肿。

## 四、练习题

1. 糖尿病经典三多一少的症状指什么? 婴幼儿糖尿病症状为何不典型,尤其缺乏多食表现?

2. 糖尿病酮症酸中毒的发生机制是什么？
3. 糖尿病酮症酸中毒的分度及临床表现是什么？
4. 糖尿病酮症酸中毒抢救中出现脑水肿的高危因素有哪些？
5. 糖尿病酮症酸中毒合并高脂血症的原因是什么？

## 五、推荐阅读

[1]中华医学会儿科学分会内分泌遗传代谢学组，中华儿科杂志编辑委员会. 中国儿童1型糖尿病标准化诊断与治疗专家共识(2020版)[J]. 中华儿科杂志，2020，58(6)：447-454.
[2]马学毅. 胰岛素泵治疗糖尿病[M]. 北京：人民军医出版社，2011.
[3]中华医学会儿科学分会内分泌遗传代谢学组，《中华儿科杂志》编辑委员会. 儿童糖尿病酮症酸中毒诊疗指南(2009年版)[J]. 中华儿科杂志，2009，47(6)：421-425.
[4]JOSEPH I, WOLFSDORF, NICOLE GLASER, MICHAEL AGUS, et al. ISPAD Clinical Practice Consensus Guidelines 2018：Diabetic ketoacidosis and the hyperglycemic hyperosmolar state[J]. Pediatric Diabetes October，2018，19(Suppl. 27)：155-177.

（卫海燕　陈　琼）

# 案例47 先天性甲状腺功能减退症

## 一、病历资料

### (一)门诊接诊

患儿，女，3岁。

1. 代主诉　生长发育落后3年，皮肤粗糙1年。

2. 问诊重点　导致儿童生长发育落后的原因复杂，可与营养摄入不足、遗传、内分泌、骨骼异常等因素相关，病因不同，疾病特点各不相同。皮肤粗糙需关注体内维生素及内分泌激素水平。问诊时，应注意了解疾病诱因，主要症状及伴随症状的特点，疾病演变过程，诊治经过以及治疗效果。

3. 问诊内容

(1)诱发因素：有无营养摄入不足、反复呼吸道感染及胃肠道功能紊乱等诱发因素。

(2)主要症状：生长发育落后应注意询问患儿出生身长、体重及生后年生长速度、体重增长情况、营养摄入情况。皮肤粗糙应询问是否与季节、空气湿度相关，了解蔬菜、水果等富含维生素食物的摄入情况。

(3)伴随症状：若有长期发热、咳嗽、咳痰、咯血，提示有肺结核、肺含铁血黄素沉着症等慢性呼吸系统疾病。若伴有反复腹痛、腹胀、腹泻、恶心、呕吐、大便性状及次数异常等，提示有消化系统疾病。若伴有面色、眼睑、甲床苍白及肝脾肿大，提示有血液系统疾病。若伴有非匀称性身材矮小、躯干长四肢短、黏液水肿、反应迟钝、食欲缺乏、智能发育低下、生理功能低下，提示有甲状腺功能减退症。若伴有身材不匀称、肢体畸形、关节异常，提示有骨骼发育障碍疾病。若伴有特殊面容、智力落后及先天性心脏病、外生殖器发育异常等多系统畸形，则提示有染色体疾病。

(4)一般情况：精神状态、对外界反应，活动量，有无挑食，大小便是否正常，睡眠是否正常。

(5)诊治经过:就诊经历,诊断及用药情况,症状改善情况。

(6)既往史:有无急、慢性疾病,先天性心脏病、消化道畸形、肝病、遗传代谢病等,有无手术、外伤史,有无药物或食物过敏史。

(7)个人史:母亲孕期情况,有无合并甲状腺功能异常,有无宫内营养不良等高危因素,询问胎次、产次、出生情况和喂养方式,是否及时添加辅食,了解进食量、有无挑食及偏食习惯。了解标志性大运动、语言、个人社会等神经智能行为发育状况,是否就读幼儿园及表现,生活环境如何。是否按时接种疫苗。

(8)家族史:父母是否健康,是否近亲结婚,家族中有无遗传性、过敏性或传染病病史。有无同胞及其健康状况。

**问诊结果**

患儿,女,3 岁。家属诉患儿近 3 年生长发育落后于同龄儿,年生长速度不详,食欲差,食量少,未在意。1 年前发现皮肤粗糙,与季节更替无关,偶有便秘,3 ~ 4 d 排便 1 次,质地干,就诊于当地诊所,给予健胃消食、益生菌、维生素等药物(具体不详)1 周,患儿食欲无改善,自行停药。无发热、恶心、呕吐、腹痛,偶有腹胀。自发病来精神欠佳,对周围事物反应迟钝,畏寒少动,食欲减退,小便正常,睡眠可。体重变化不详。既往无反复呼吸道感染,无传染病及传染病接触史,无药物或食物过敏史,无手术、外伤史,无血液及血制品输注史。

母亲孕期营养状态可,无贫血、无妊娠并发症、无感染、甲状腺疾病及服药史。系第 2 胎第 2 产,母亲孕 41 周在当地卫生院顺产,否认窒息抢救史,出生体重 4.0 kg,Apgar 评分、出生身长不详,未行两病筛查。纯母乳喂养至 5 月龄,奶量少于同龄儿,添加配方奶,并逐渐引入辅食,8 月龄断母乳,后随祖父母生活,饮食结构不详,食用加碘盐。无饭前饮水、挑食、多吃零食习惯。出牙年龄不详,5 月龄能抬头,9 月龄会独坐,10 月龄能发“爸爸、妈妈”等叠音,2 岁能说 2 ~ 3 个字,2 岁半能独立走稳,目前未上幼儿园,很少与小朋友一起玩。预防接种随社会计划按时、按序免疫接种。

父亲 42 岁,178 cm,健康,自由职业;母亲 40 岁,160 cm,健康,自由职业;有 1 哥,15 岁,健康,学生。否认近亲婚配,否认家族遗传性、过敏性、传染性疾病病史,家族中无甲状腺疾病史。

4. 思维引导　患儿近 3 年生长发育较同龄儿慢、食欲差、精神欠佳、对周围事物反应迟钝,皮肤粗糙、间断便秘 1 年,出生体重约第 90 百分位数,生后未曾行新生儿筛查,标志性大运动、语言及智能发育异常,先天性甲状腺功能减退症(congenital hypothyroidism,CH)可能性大,体格检查时应注意患儿有无头大、颈短、面色苍黄、毛发稀疏、面部及眼睑部水肿、鼻梁低平、唇厚等特殊面容,有无躯干长而四肢短,有无神经反射迟钝、生理功能低下(精神差、安静少动、对周围事物反应少、体温低怕冷、心率慢、腹胀、便秘、食欲缺乏)等表现。

需要注意考虑以下疾病。

(1)继发性甲状腺功能减退症:该症因下丘脑和/或垂体性分泌促甲状腺激素释放激素或促甲状腺激素不足引起,常伴有其他垂体激素缺乏临床表现和体征,如低血糖、小阴茎、尿崩症等,该患儿无上述表现,可进一步通过体检及甲状腺功能、促甲状腺激素释放激素刺激试验鉴别。

(2)蛋白质-能量营养不良:常因喂养不当、消化系统或慢性消耗性疾病等引起,早期活动减少、精神较差,体重不增,反应差,食欲差,腹泻、便秘交替,皮肤干燥、弹性差,皮下脂肪逐渐减少,可进一步通过体格检查进行鉴别。

(3)营养性贫血:有造血原料供应不足的病因,表现为皮肤及黏膜苍白,毛发纤细、稀疏,可伴生长发育落后，但智力正常。血常规、网织红细胞、外周血细胞涂片、铁代谢指标以及维生素 $B_{12}$、叶酸等检测可鉴别。

(4)先天性巨结肠：主要特点为出生后出现便秘、腹胀，伴有呕吐、腹胀。面容、精神反应及哭声等均正常，常有脐疝，该患儿近 1 年出现便秘，暂不考虑，必要时行钡灌肠或腹部立位平片检查可鉴别。

(5)21-三体综合征：有生长发育迟缓，智能落后，典型特殊面容，并伴发多系统畸形，体检注意患儿面容特征、有无畸形，必要时行染色体核型检查。

(6)佝偻病：患儿亦有生长落后、发育迟缓，但其智能、皮肤正常可排除，可通过体格检查是否有出牙迟、方颅、肋膈沟、串珠肋、手足镯以及膝内翻和膝外翻等骨骼畸形鉴别。

(7)软骨发育不良：特点为出生时身长短于正常、头大、四肢短小，上部量大于下部量，智力正常，可进一步经体格检查及辅助检查鉴别。

(8)黏多糖贮积症：患儿出生 1 年后出现生长落后，表现出特殊面容，头大，鼻梁低平，丑陋面容，毛发增多，肝脾肿大，可进一步经体格检查鉴别。

### (二)体格检查

1.重点检查内容及目的　应注意详细评估体格生长指标，如体重、身高、腹壁皮下脂肪厚度和体重指数(BMI)。关注有无面色苍黄、表情淡漠、怕冷、少动、黏液性水肿、心率缓慢、心音低钝等体征。皮肤粗糙注意有无皮疹、瘙痒、黄染、毛发异常、色素沉着、手纹等。仍需与软骨发育不良、21-三体综合征等疾病相鉴别，注意检查并详细记录相应体征。

#### 体格检查结果

T 36.0 ℃，P 76 次/min，R 22 次/min，BP 90/60 mmHg，身高 87.5 cm(-2.1SD)，体重 11.9 kg(-1.4SD)，BMI 15.5 kg/m$^2$，坐高 53.5 cm，上部量/下部量 1.57。

神志清楚，自主体位，表情淡漠。皮肤粗糙，稍苍黄，无皮疹、多毛、色素沉着。全身浅表淋巴结未触及。头围 48.2 cm，头颅无畸形，无枕秃。面部黏液水肿，眼球运动自如，眼距正常，球结膜无充血，睑结膜稍苍白，巩膜无黄染，双侧瞳孔等大等圆，直径 3 mm，对光反射灵敏。耳郭无畸形。鼻梁塌，鼻翼无扇动。口唇稍苍白，唇厚，无疱疹，咽腔无充血，咽反射存在，悬雍垂居中，双侧扁桃体无肿大。颈软、无抵抗，气管居中。胸廓无畸形。双侧乳房 B1 期，双肺呼吸音清晰，肺部叩诊呈清音，双肺呼吸音对称，双肺未闻及干、湿啰音。心前区无隆起，无异常搏动，心脏未触及抬举样搏动，心音低钝，心率 76 次/min，律齐，各瓣膜听诊区未闻及杂音，未闻及心包摩擦音。腹部膨隆，腹壁皮下脂肪 0.9 cm，腹软，无包块，无压痛、反跳痛，肝、脾肋下未触及，肠鸣音 3 次/min。肛门及外生殖器无明显异常。脊柱四肢无畸形，无通贯掌，双下肢无水肿，各关节无红肿、疼痛、畸形、活动受限，四肢肌力 5 级，肌张力可。病理征阴性。正常女童外阴，无色素沉着，阴毛 Tanner 1 期。

2.思维引导　经上述检查，患儿无明显消瘦，皮下脂肪厚度 0.9 cm，蛋白质-能量营养不良不考虑。患儿皮肤稍苍黄、口唇、睑结膜稍苍白不排除营养性贫血，待血常规结果以明确。患儿无生后即出现便秘，无呕吐病史，无脐疝、腹部无胃肠型、无压痛，可排除先天性巨结肠等消化系统疾病。患儿无眼距宽、外眼角上斜、鼻梁低平、舌外伸、关节松弛等特殊面容，无通贯掌，心前区无杂音，无隐睾等畸形，可排除 21-三体综合征。患儿无方颅、肋膈沟、手(足)镯等佝偻病特殊体征，可排除佝偻病。患儿虽躯干长、四肢短，但无头大、囟门大、额前突、鼻凹、“三叉戟”手、腹膨隆、臀后翘等特殊体征，不考虑软骨发育不良，可行影像学检查进一步排除。患儿无头大、鼻梁低平、丑陋面容、毛发增多、肝脾肿大等体征，不考虑黏多糖贮积症。患儿身材矮小、躯干长、四肢短，有皮肤粗糙、面色稍苍黄、无光泽、黏液水肿、鼻梁塌、唇厚等特殊面容，有反应迟钝，有体温及心率偏低等生理功能低下表现，提示甲状腺功能减退症，进一步行甲状腺功能、甲状腺相关抗体及影像学检查，必要时行促甲状腺激素释放激素激发试验完成病因及定位诊断。

### （三）辅助检查

1. 主要内容及目的　根据患儿病史、体征可酌情选择以下检查。

（1）血常规：了解有无贫血及程度。

（2）血生化：是否有肝、肾功能的损害，内环境紊乱。

（3）血清 $FT_4$、$FT_3$、TSH：明确甲状腺功能。

（4）TPO-Ab、TgAb、TG：明确是否为桥本甲状腺炎，甲状腺球蛋白（Tg）可反映甲状腺组织存在和活性。

（5）CPR、红细胞沉降率：了解是否存在感染。

（6）染色体核型分析：是否21-三体综合征等染色体疾病。

（7）腕部、双下肢X线：了解骨龄、长骨及干骺端发育。

（8）甲状腺超声：明确甲状腺大小、发育情况。

（9）铁三项、血清维生素 $B_{12}$ 和叶酸测定：如有贫血，协助病因诊断（可选）。

（10）TRH刺激试验：若 $T_4$、TSH均低，可进一步做此试验，明确病变部位（可选）。

（11）单光子发射计算机断层成像（SPECT）检查：若超声在正常甲状腺部位未探及甲状腺组织，进一步做此检查，明确甲状腺位置及大小（可选）。

（12）发育筛查测试：评估运动发育、智能发育是否存在迟缓。

（13）基因检测：有家族史或可疑遗传因素。是否存在TTF-1、TTF-2、PAX8、B亚单位等基因变异（可选）。

**辅助检查结果**

（1）血常规：WBC 4.74×$10^9$/L，RBC 3.28×$10^{12}$/L，Hb 103 g/L，PLT 218×$10^9$/L，N% 45%，L% 50%，MCV 90.43 fL，MCH 30.63 pg，MCHC 33 g/L。

（2）CRP、红细胞沉降率：CRP <0.5 mg/L，红细胞沉降率 17 mm/h。

（3）血生化：钾 4.0 mmol/L，钠 140 mmol/L，氯 104 mmol/L，ALT 17 U/L，AST 26 U/L，ALP 71 U/L，BUN 4.3 mmol/L，Cr 38 μmol/L。

（4）甲状腺功能：$FT_3$ 3.48 pmol/L，$FT_4$ 7.0 pmol/L，TSH >486 μIU/mL。

（5）TPO-Ab及TgAb：TPO-Ab 24 IU/mL，TgAb 20 IU/mL。

（6）染色体核型：46，XX。

（7）左手、腕及双下肢X线正位片：符合1.5岁骨龄，长骨及干骺端无异常。

（8）甲状腺彩超：未见甲状腺腺体回声，舌根部存在可疑甲状腺组织回声。

（9）铁三项、血清维生素 $B_{12}$ 和叶酸测定：血清铁 5.95 μmol/L，铁蛋白 35.70 ng/mL，不饱和铁结合力 63.00 μmol/L，总铁结合力 73.35 μmol/L，叶酸 12.97 ng/mL，维生素 $B_{12}$ 765.20 pg/mL。

（10）SPECT检查：舌根部可疑异位甲状腺组织。

（11）丹佛发展筛查测验（DDST）：发育商（DQ）80，智能（IQ）78。

（12）基因检测：*PAX8* 基因 exon 3 错义突变。

2. 思维引导　结合患儿症状和体征，患儿 $FT_4$降低，TSH 明显升高，提示甲状腺功能减退症，病变在甲状腺本身，为原发性甲状腺功能减退。TPO-Ab、TgAb 不高，排除桥本氏甲状腺炎。甲状腺超声及 SPECT 显示异位甲状腺（舌根部），提示为异位甲状腺、甲状腺发育不全引起先天性甲状腺功能减退症。甲状腺发育不全 2/3 病例为甲状腺异位，甲状腺胚胎发育移行过程重停留在舌根部，或异位在喉头前、胸腔或气管内，以舌根部多见。甲状腺发育不全确切病因不清楚，目前证实 *TSHR*、*TTF-1*、*TTF-2*、*PAX8*、*DUOX2* 等基因变异可导致。本例病例基因发现 *PAX8* 基因 exon 3 错义突变，为致病性变异，为该患儿的遗传病因。患儿 Hb 103 g/L，为正常细胞性贫血，血清铁、维生素 $B_{12}$及叶酸均为正常值低限，可诊断轻度贫血。CH 合并贫血与甲状腺激素以下功能有关：①甲状腺激素能刺激骨髓造血，甲状腺功能减退症影响骨髓造血；②食欲差、进食少、胃肠道吸收差，导致造血原料缺乏。患儿红细胞沉降率稍快与贫血有关。患儿双下肢 X 线结果未见明显异常，排除佝偻病、软骨发育不良等疾病。染色体核型为 46，XX，可排除 21-三体综合征，基因检测再次排除黏多糖贮积症。

### （四）初步诊断

分析上述病史、体格检查、实验室检查结果，支持以下诊断：①先天性甲状腺功能减退症；②异位甲状腺（*PAX8* 基因 exon 3 错义突变）；③轻度贫血。

## 二、治疗经过

### （一）初步治疗

①左甲状腺素钠 62.5 μg[5 μg/（kg · d）]，晨空腹顿服。②复方硫酸亚铁颗粒 1 粒（50 mg/粒）bid po。③小儿维生素咀嚼片 1 片 qd po。④加强饮食营养，多吃富含铁质、蛋白质、维生素和矿物质的食物。

### （二）思维引导

先天性甲状腺功能减退症，首要治疗措施应尽快使血清甲状腺激素水平恢复正常值，保证患儿正常的神经、生长发育及心理发育。甲状腺激素对中枢神经系统的发育成熟及正常功能的维持具有重要作用。神经细胞树突、轴突及髓鞘的形成，胶质细胞的生长，神经系统功能的发生与发展，以及脑的血流供应均有赖于适量的甲状腺激素水平。甲状腺激素替代治疗从小量开始，逐步加到足量，然后开始维持量治疗。舌根部异位甲状腺的治疗目前尚有争议，一般认为无临床症状、无恶变征象的异位甲状腺患者可随诊观察。贫血治疗主要原则为去除病因、补充造血原料，同时加强饮食营养素提供。治疗 2 周后复查血常规及甲状腺功能。

甲状腺素替代治疗参考表 12-1，如患儿存在心功能不全风险，建议给予目标剂量的 50% 治疗，2 周后根据 $FT_4$水平增加剂量。

**表 12-1　甲状腺素替代治疗参考剂量**

| 年龄 | μg/d | μg/（kg · d） |
|---|---|---|
| 0 ~ 6 个月 | 25 ~ 50 | 8 ~ 10 |
| 6 ~ 12 个月 | 50 ~ 100 | 5 ~ 8 |
| 1 ~ 5 岁 | 75 ~ 100 | 5 ~ 6 |
| 6 ~ 12 岁 | 100 ~ 150 | 4 ~ 5 |
| 12 岁到成人 | 100 ~ 200 | 2 ~ 3 |

### (三)治疗2周后

1. 症状　患儿食欲改善,食量有所增加,大便1次/d,质地可,患儿对周围事物反应提高,语言增多。

2. 体格检查　精神状态佳,黏液水肿消失,睑结膜无苍白,呼吸22次/min,双肺呼吸音清,心率90次/min,心音有力。

3. 辅助检查　甲状腺功能 $FT_3$ 4.79 pmol/L,$FT_4$ 7.9 pmol/L,TSH 183 μIU/mL,血常规 Hb 110 g/L。

### (四)后续治疗

①复查及随访:2周后复查甲状腺功能,及时调整左甲状腺素钠剂量,开始治疗后每2周随访1次,待TSH、$FT_4$正常后,每3个月随访1次。②继续饮食引导。③每3个月监测体格发育。④1年复查发育筛查。

## 三、思考与讨论

先天性甲状腺功能减退症是引起儿童智力及体格发育落后的常见小儿内分泌疾病之一,也是可防、可治疗的疾病,发病率为1/2 050~1/5 000。按病变的位置可分为:①原发性甲状腺功能减退症,是由于甲状腺本身的疾病所致;②继发性甲状腺功能减退,其病变位于垂体或下丘脑,又称为中枢性甲状腺功能减退症。先天性甲状腺功能减退症发病率高,在生命早期对神经系统功能损害严重,因此早期诊断、早期治疗尤为重要。我国1995年颁布的《中华人民共和国母婴保健法》已将本病列入新生儿筛查疾病之一,目前新生儿筛查覆盖率较高,应继续加强宣传,下沉至民众、诊所及卫生院,特别是偏远地区。大部分CH病例通过新生儿筛查发现,95%以上的新生儿患儿可无临床症状或症状不典型,对新生儿进行群体筛查是尽早诊断的重要手段,筛查足跟血TSH、必要时查血$FT_4$水平。多数患儿在出生半年后出现典型症状,这些症状多无特异性,须仔细询问病史、体格检查,行甲状腺功能检测,并注意与本病相类似的疾病的鉴别诊断。先天性甲状腺功能减退症的治疗应尽快开始,不应迟于出生后2周。确诊试验阳性的新生儿应立即开始。治疗首选左甲状腺素钠,1次/d,并于同一时间口服。定期复查患儿血$FT_4$、TSH浓度,调整药物治疗剂量。加强患儿的随访和管理。

异位甲状腺在正常人群中统计的发病率为1/10万~1/30万,在甲状腺患病人群中发病率为1/0.4万~1/0.8万,可发生于任何年龄段,35%~42%的先天性甲状腺功能减退症由此导致。异位甲状腺可存在于自舌盲孔到纵隔的任何位置,其中最常见部位为舌根部,约占90%。对于无临床症状、甲状腺功能正常的异位甲状腺,目前不建议进行临床干预。

预后及开始治疗的时间早晚,左甲状腺素钠初始剂量和3岁以内的维持治疗依从性与最终智商水平密切相关。新生儿筛查可早期发现、早期治疗。胎儿后半期及出生后半年正值脑细胞发育阶段,若生后2周内开始治疗,90%智力可达正常。如果出生后1~3个月开始治疗,预后较佳,绝大多数智能可达正常;6个月后才开始治疗者,可以改善生长状况,智能仍会受到损害。3岁以后发病者智力多正常。预后尚与发病原因有关:41%无甲状腺者智商(IQ)>85,44%激素合成障碍者IQ>85,78%异位甲状腺者IQ>85。该患儿为异位甲状腺,3岁才开始治疗,智能已受影响。

## 四、练习题

1. 先天性甲状腺功能减退症的临床表现有哪些?
2. 先天性甲状腺功能减退症的病因有哪些?
3. 异位甲状腺可存在于哪些位置?

## 五、推荐阅读

[1]王卫平,孙琨,常立文.儿科学[M].9版.北京:人民卫生出版社,2018.
[2]宋怀东,韩兵.先天性甲状腺功能减退症患儿的诊治[J].中国实用内科杂志,2021,41(2):112-115.
[3]中华医学会儿科学分会内分泌遗传代谢学组,中华预防医学会儿科保健分会新生儿疾病筛查学组.先天性甲状腺功能减低症诊疗共识[J].中华儿科杂志,2011,49(6):421-424.
[4]VAN TROTSENBURG P,STOUPA A,LÉGER J,et al. Congenital hypothyroidism:a 2020-2021 consensus guidelines update-an endo-european reference network initiative endorsed by the european society for pediatric endocrinology and the european society for endocrinology[J]. Thyroid,2021,31(3):387-419.

(田凤艳)

# 案例48 身材矮小症

## 一、病历资料

### (一)门诊接诊

患儿,男,9岁1个月。

1.代主诉 身高增长缓慢5年。

2.问诊重点 临床中经常遇到身高增长缓慢的患儿。问诊中不仅要了解生长速率,还应对于影响生长发育的两大主要因素即遗传因素和环境因素(包括营养、疾病、母孕期情况等)进行详细询问,如出生情况、父母身高、饮食情况、智能发育情况、伴随症状、既往病史、诊治经过和用药情况等。

3.问诊内容

(1)主要症状:因身材矮小症前来就诊,应核对患儿年龄、性别等个人信息,并询问家长患儿各个年龄段身高数据或变化情况,了解生长速率,评价是否存在生长速度下降等情况。

(2)伴随症状:若有头痛、头晕、视物模糊,提示有颅内病变可能。若有腹胀、便秘、畏寒等,提示有甲状腺疾病可能。若有乏力、气促、咳嗽、剧烈运动后发绀等,提示有心肺疾病可能。若有呕吐、腹泻等,提示有消化系统疾病可能。若有多饮、多尿等,提示泌尿系统疾病或内分泌疾病可能。若有易腹泻、饥饿、疲劳、肌无力、低血糖等表现,提示有糖原贮积症可能。若有进食果糖类食物出现呕吐及腹泻、脱水、休克等情况,提示有果糖不耐症等可能。同时应了解患儿睡眠、运动及精神心理情况。

(3)个人史:母孕期有无病毒感染、营养不良、妊娠高血压或其他疾病,有无吸烟、特殊用药史,有无习惯性流产病史;询问出生胎龄、分娩方式、出生身长和体重,有无围产期损伤(如产钳助产、窒息抢救史);了解生后喂养情况、体重增长、生长速率、运动发育、智能发育和性发育等情况。预防接种史是否随当地社会进行。

(4)诊治经过:病后诊治情况、相关化验检查和症状改善情况。

(5)既往史:询问新生儿期两病筛查结果;既往健康状况,有无严重心脏、肝和肾等重要脏器的疾病史和用药史；有无头颅外伤、手术等病史；有无输血及血液制品史等。

(6)家族史：记录家族成员身体健康状况及身高，询问是否有身材矮小症情况，询问祖代或旁系的身高，了解家族中有无遗传代谢性疾病史。

**问诊结果**

5 年前患儿出现生长迟缓，生长速率约 4 cm/年，无头痛、头晕、视物模糊，无呕吐、腹泻、食欲缺乏，无多饮、多尿，无反复咳嗽、喘息、皮疹，无运动功能减退等情况，病后未予诊治，生长速率无改善，现求诊治。发病以来，患儿精神可，食量可，睡眠时间及节律正常，大小便正常。

患儿系第 2 胎第 2 产，足月顺产，母亲孕期无异常，出生体重 3.4 kg，身长 50 cm。否认出生窒息抢救史，母乳喂养，1 岁会叫爸爸、妈妈，1 岁 2 个月会走路。2 岁会蹦，会唱儿歌。3 岁前未规范体检，身高增长情况不详。现上小学 3 年级，学习成绩在班级处于中等水平。性格外向，与人沟通交流无异常。否认既往有便秘、黄疸、腹泻等慢性疾病史和服药史，无食物及药物过敏史。父亲身高 168 cm，母亲身高 163 cm，父母亲均无青春期发育延迟史，1 姐 15 岁，身高 162 cm。家族中无身材矮小症病史，无遗传代谢性疾病史，家庭环境和谐。

4. 思维引导　正常儿童 2 岁以后身高每年增长 6 ~ 7 cm，若身高增长低于 5 cm/年，为生长速度下降。该患儿生长速率 4 cm/年，存在明显生长迟缓；需要结合体检情况判断是否属于身材矮小症（在相似环境下，身高较正常同种族、同年龄、同性别人群均值降低 2 个标准差以上或处于第 3 百分位以下者）；并积极寻找病因。导致身材矮小症的病因繁杂，涉及疾病众多，其中不乏交互作用者，包括遗传、内分泌缺陷、营养不良、颅脑损伤、其他慢性系统性疾病及精神心理问题等。其诊断需要从多个方面进行综合评估及鉴别以明确病因。

根据患儿父母的身高计算遗传靶身高(cm)，其中男孩为（父亲身高+母亲身高+13）/2±5 cm；女孩为（父亲身高+母亲身高-13）/2±5 cm；该患儿遗传靶身高为(172±5)cm。根据该患儿父母、姐姐的身高等情况可排除家族性身材矮小症；足月、出生体重、出生身长正常，可排除早产儿或小于胎龄儿生后持续不追赶；无饮食能量摄入不足，可排除营养不良；无便秘、黄疸，无运动发育和智能发育落后，可排除先天性脑发育异常、先天性甲状腺功能减退症等；否认既往有慢性疾病史和服药史，可排除严重疾病或药物所致生长迟缓。需进行下一步的体格检查和检验以明确诊断。

### (二)体格检查

1. 重点检查内容及目的

(1)体格测量指标：身高、坐高、体重，用坐高/身高比值评价身材匀称度，可初步筛查匀称性或非匀称性身材矮小。匀称性身材矮小症多见于生长激素缺乏症、家族性身材矮小、体质性青春期发育延迟、小于胎龄儿、严重营养不良、精神心理性身材矮小症、严重慢性疾病等；非匀称性身材矮小可见于先天性甲状腺功能减退症、软骨发育不良、黏多糖贮积症等。

(2)外观特征：头、颈、胸、四肢、手掌、毛发、皮肤等。观察是否存在特殊面容、特殊体征。男孩若有倒三角脸型、头发卷曲、前额宽、颈蹼、小下颌等特殊面容提示努南综合征可能；同时应注意皮肤有无异常色素沉着、通贯掌及四肢畸形。

(3)全身各器官检查：应注意有无呼吸、循环系统等慢性疾病的体征，有无骨骼和脊柱发育异常，有无肌张力异常等。若有心脏杂音、肝脾肿大，提示继发性疾病；若有前额突出，臀部后凸，四肢短小、鼻梁低平，"三叉戟"手提示软骨发育不全可能。

(4)第二性征发育情况：注意睾丸、阴茎长度、外阴着色、阴毛、腋毛、喉结、乳房等发育情况，判断是否有性发育提早或延迟。

**体格检查结果**

T 36.3 ℃，P 86 次/min，R 20 次/min，BP 110/60 mmHg，体重 24 kg，身高 122 cm，BMI 16.12 kg/$m^2$，坐高 66 cm，坐高/身高=0.54。

神志清，精神好，体型匀称，圆胖面容，较实际年龄幼稚，皮肤黏膜无黄染、皮疹、出血点，发色正常，浅表淋巴结未扪及肿大，颈软，甲状腺未触及肿大。双侧胸廓对称无畸形，双肺呼吸音清，心律齐，心音有力，各瓣膜听诊区未闻及病理性杂音。腹部平软，无压痛及反跳痛，肝、脾肋下未触及，腹部皮下脂肪厚度约 1 cm，分布均匀。双肾区无叩击痛，双下肢无水肿，四肢、脊柱无畸形。双睾丸容积约 3 mL，阴茎长度 3 cm，未见阴毛。四肢肌力及肌张力正常，生理反射存在，病理征阴性。

2. 思维引导　患儿身高低于同种族、同年龄、同性别正常人群的第 3 百分位线，符合身材矮小症定义。根据身高、体重和皮下脂肪体检情况，不考虑营养不良。心肺部查体未见异常，无其他慢性疾病体征，可排除心肺部慢性病所致身材矮小症。否认家族中有遗传代谢性疾病史，身材比例匀称，脊柱、四肢关节无异常，可排除与此相关的骨发育异常或骨代谢疾病。无特殊面容、颈璞，胸廓无畸形，心脏听诊无异常，不考虑努南综合征。不存在肥胖、性发育不良、肌张力低下等可排除普拉德-威利（Prader-Willi）综合征等。需要进一步检查是否为生长激素缺乏症（growth hormone deficiency，GHD）。

### （三）辅助检查

1. 主要内容及目的

（1）血常规、尿常规：排查血液系统疾病、尿崩症等。

（2）甲状腺功能：排查甲状腺功能减退症、亚临床甲状腺功能减退症等。

（3）血清胰岛素样生长因子-1（insulin-like growth factor-1，IGF-1）、胰岛素样生长因子结合蛋白-3（insulin-like growth factor binding protein-3，IGFBP-3）的测定和生长激素（growth hormone，GH）刺激试验。血清 IGF-1 水平在儿科内分泌疾病诊治方面有很重要的应用，主要是用于身材矮小症类疾病的筛查、辅助诊断以及治疗后的监测。在身材矮小症疾病中，常需要评估 GH 水平，但内源性 GH 呈脉冲式分泌，在外周血中半衰期短。IGFBP 是一个包含 6 个具有高度同源性、与 IGF 有高度亲和力的蛋白成员的家族，其中 IGFBP-3 与 GH 关系密切，血液循环中 90% 的 IGF-1 与 IGFBP 结合，仅 1% 左右是游离的。GH 是调节血 IGF-1 和 IGFBP-3 浓度的最主要因素，IGF-1 和 IGFBP-3 水平随 GH 分泌状态而改变，但其改变速度较慢。因此，血中 IGF-1 和 IGFBP-3 水平相对稳定，而且无明显脉冲式分泌和昼夜节律变化，能较好地反映内源性 GH 分泌状态，可以作为反映儿童内源性 GH 分泌状况的可靠指标。生长激素刺激试验在评价下丘脑-生长激素-胰岛素样生长因子-1 轴功能过程中起着非常重要的作用。药物刺激试验是借助于胰岛素、精氨酸、可乐定、左旋多巴等药物促进 GH 分泌而进行的，作用机制随药物而不同，GH 分泌峰值的大小和呈现的时间也不同。为排除外源因素的影响，刺激试验前应禁食、卧床休息，于试验前 30 min 放好留置针头。在上午 8—10 时进行试验。一般认为 GH 峰值<10 μg/L 即为分泌功能不正常，GH 峰值<5 μg/L 为 GH 完全缺乏，GH 峰 5～10 μg/L 为 GH 部分缺乏。由于各种 GH 刺激试验均存在一定局限性，必须 2 种以上药物刺激试验结果都不正常时，方可确诊为 GHD。一般多选择胰岛素加可乐定或左旋多巴试验。

（4）肝功能、乙肝五项：排查乙型肝炎（根据患儿情况，可选做）。

（5）肾功能、电解质、血气分析：排查慢性肾功能不全、肾小管酸中毒、低血磷性佝偻病（根据患儿情况，可选做）。

(6)血糖、空腹胰岛素:排查糖代谢异常。

(7)骨龄:评估身材矮小症重要的工具。可以了解人体骨骼的成熟度,同时X线可了解桡骨、尺骨干骺段有无杯状、毛刷样改变等异常情况,若有应排除骨代谢性疾病,如低血磷性佝偻病等。

(8)下丘脑、垂体的影像学检查:了解有无先天发育异常或占位性病变。原发性生长激素缺乏常可见垂体前叶发育不全、垂体柄断裂、垂体后叶信号异常和蝶鞍空洞等。

(9)染色体核型分析及基因检测:对疑有染色体畸变的患儿应进行核型分析,尤其是身材矮小症女孩。若存在特殊面容、智力落后等临床表现,综合其他实验室检查,决定是否选择相应的基因检测。如具备典型的三联征(低磷血症、下肢畸形、生长缓慢)的患儿,应进行 *PHEX*、*DMPI* 等基因的检测以明确低血磷性佝偻病诊断。

(10)视需要可选择以下检查、检验:如须排除肾上腺、腹腔肿瘤和卵巢发育不良(女童)可行腹部彩超检查;怀疑合并有维生素D缺乏性佝偻病,进行25-羟维生素 $D_3$ 测定;怀疑甲状腺自身免疫损害,可检测 TgAb、TPO-Ab 和 TRAb。根据患儿第二性征发育情况,可检测性腺轴激素水平,如黄体生成素(LH)、卵泡刺激素(FSH)、雌二醇($E_2$)、睾酮(T)、催乳素(PRL)、人绒毛膜促性腺激素(hCG)等评估性腺发育情况。

**辅助检查结果**

(1)血常规:WBC 5.86×$10^9$/L,N% 47.8%,L% 44.8%,RBC 4.35×$10^{12}$/L,Hb 122 g/L,PLT 236×$10^9$/L。

(2)尿常规:未见异常。

(3)生化:ALT 17.3 U/L,AST 25.2 U/L,GLU 5.11 mmol/L(空腹),胰岛素9.3 μIU/mL(空腹)。

(4)乙肝五项定性:HBsAg(-),HBsAb(+),HBcAb(-),HBeAg(-),HBeAb(-)。

(5)甲功三项:$FT_3$ 4.02 pg/mL,$FT_4$ 1.26 ng/dL,TSH 1.44 μIU/mL。

(6)IGF-1 和 IGFBP-3:IGF-1 128 ng/mL(9 岁男孩参考值均值 221.9 ng/mL,-1SD 152.87 ng/mL,-2SD 83.84 ng/mL,+2SD 359.96 ng/mL),IGFBP-3 5.30 μg/mL(9 岁男孩参考值均值 4.86 μg/mL)。

(7)骨龄(G-P 图谱法):7 岁左右。

(8)垂体 MRI:垂体高 4.1 mm,未见明显异常。

(9)生长激素刺激试验:用胰岛素+左旋多巴做激发试验,在 0、15、30、60、90 min 检测血 GH 水平(μg/L),分别为 0.45、2.32、6.23、5.49、4.60,峰值为 6.23 μg/L,提示生长激素部分缺乏。

2.思维引导　身材矮小症男孩,无家族性身材矮小,无外伤和慢性系统性疾病史,无精神心理诱因,出生体重、身长正常,面容幼稚,身材匀称,智能发育正常,无提示畸形综合征的特殊体征,甲状腺功能正常,排除家族性身材矮小症、颅脑损伤、甲状腺功能减退、营养不良、小于胎龄儿、遗传性疾病等病因的基础上,经实验室检查和影像检查发现,患儿骨龄落后,生长激素激发试验显示 GH 峰值低于 10 μg/L,IGF-1 水平处于-1SD 至-2SD,诊断为 GHD(部分缺乏)。身材矮小症的诊断实质上就是一个不断鉴别、排除混杂因素,明确病因的过程。

**(四)初步诊断**

生长激素缺乏症诊断依据:①身高落后于同年龄、同性别正常健康儿童身高的第 3 百分位数以

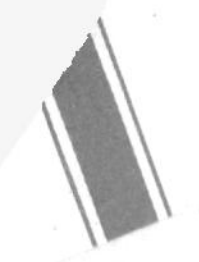



下;②年生长速率<7 cm/年(3 岁以下);<5 cm/年(3 岁~青春期前);<6 cm/年(青春期);③匀称性身材矮小症、面容幼稚;④智能正常;⑤骨龄落后于实际年龄 2 岁以上;⑥两种药物激发试验 GH 峰值均<10 μg/L;排除其他影响生长的疾病。

## 二、治疗经过

### (一)初步治疗

1. 重组人生长激素(recombinant human growth hormone,rhGH) rhGH 2.5 U,每晚 1 次,皮下注射。宜从小剂量 0.1 U/(kg·d)开始,最大量不宜超过 0.2 U/(kg·d)。对于儿童期 GHD 患儿,给予 0.075~0.150 U/(kg·d),采用每天给药方式,于睡前 30 min 皮下注射。

2. 营养指导 按照儿童平衡膳食原则指导家长,注意补充钙剂及优质蛋白摄入。

3. 生活调适 注意睡眠时间,减缓心理压力,保持愉悦心情。

4. 增加运动 跳绳、摸高跳、游泳等。

### (二)思维引导

GHD 主要治疗方法为皮下应用 rhGH,目前大都采用 0.1 U/(kg·d),每晚临睡前皮下注射 1 次(或每周总剂量分 6~7 次注射)的方案,促生长治疗应持续至骨骺闭合为止;结合生活方式干预,注意营养、睡眠和运动。治疗时年龄越小,效果越好,以第一年效果最好,身高增长可达到 10~12 cm,以后生长速率可有下降。

治疗过程中应监测安全性,rhGH 治疗总体不良反应的发生率低于 3%。目前报道 rhGH 治疗的相关不良反应有良性颅内高压、糖代谢的影响、甲状腺功能减退、股骨头滑脱、脊柱侧弯、诱发肿瘤的可能、色素痣、手脚变大等;注射局部红肿及皮疹并不常见。有数据显示 rhGH 治疗不增加无肿瘤患者新发恶性肿瘤的发生风险,但仍应注意规避肿瘤发生的风险。rhGH 治疗前应常规行头颅 MRI 检查,以排除颅内肿瘤。在 rhGH 治疗前及治疗过程中均须定期检查空腹血糖、胰岛素水平,必要时行 OGTT 试验,排除糖尿病及糖代谢异常。应定期监测以下 3 个指标,即生长发育、实验室检查、用药安全性和不良反应指标,包括身高、体重、性发育情况、营养状况、甲状腺功能、IGF-1、IGFBP-3、肝功能、肾功能、肾上腺皮质功能等,每 3~6 个月/次,根据生长情况(体重、性发育状况)、治疗反应、生化检测结果(如 IGF-I)等适时调整用量。如 IGF-I 水平超过正常参照值+2SD,宜暂时停用。长期治疗患儿 1 年复查 1 次骨龄及垂体 MRI。同时应注意在治疗的最初 6 个月,若生长激素治疗剂量合适的情况下,生长速率未增加,血清 IGF-1 水平未增加,通常提示继续 rhGH 治疗是无效的,须进一步评估诊断是否正确,应排除生长激素不敏感综合征、IGF-1 缺乏或其受体缺陷等,二者对外源性生长激素治疗均无反应。

### (三)治疗效果

1. 治疗 3 个月后复诊

(1)症状:生长速率较前增快,无不适。

(2)体格检查:身高 125 cm,体重 25 kg,神志清,精神可,颈软,心肺听诊无异常,腹部软,四肢活动正常。

(3)辅助检查:$FT_3$ 4.36 pg/mL,$FT_4$ 1.57 ng/dL,TSH 1.68 μIU/mL;IGF-1 194 ng/mL,IGFBP-3 5.75 μg/mL;GLU 5.07 mmol/L(空腹),INS 8.1 μIU/mL(空腹)。

2. 治疗 6 个月后复诊

(1)症状:生长速率加快,无不适。

(2)体格检查:身高 128 cm,体重 26.5 kg,神志清,精神可,颈软,心肺听诊无异常,腹部软,四肢活动正常。

(3)辅助检查：$FT_3$ 4.33 pg/mL，$FT_4$ 1.21 ng/dL，TSH 2.16 μIU/mL；IGF－1 236 ng/mL，IGFBP-36.12 μg/mL；GLU 4.78 mmol/L(空腹)，INS 8.8 μIU/mL(空腹)；ALT 15.3 U/L，AST 24.2 U/L。

## 三、思考与讨论

GHD应与身材矮小症常见病因(如：家族性身材矮小症、体质性青春期发育延迟、特发性身材矮小症、先天性甲状腺功能减退症等)及其他内分泌疾病引起的身材矮小症相鉴别。

1. 家族性身材矮小症　家庭成员中有身材矮小症患者，患儿身高常在第3百分位数左右，但其身高年增长率>5 cm，骨龄与年龄相当，智能和性发育正常。

2. 体质性青春发育期延迟　多见于男孩，青春期前生长缓慢，骨龄相应落后，但身高与骨龄一致，青春期开始发育的时间比正常儿童迟3～5年，青春期发育后其终身高正常。父母一方往往有青春期发育延迟的病史。

3. 特发性身材矮小症　病因不明，出生时身长和体重正常；一般年生长速率<5 cm；两种药物激发试验结果均提示GH峰值>10 μg/L，IGF-1浓度正常；骨龄正常或延迟。无明显的器质性疾病，无严重的心理和情感障碍。随着基因检测技术的普及，在越来越多的特发性身材矮小症患儿中发现了不同的基因变异类型，明确了导致这些患儿特发性身材矮小症的病因。

4. 先天性甲状腺功能减退症　生长发育落后、骨龄明显落后，还有特殊面容、智力低下以及基础代谢率低的临床表现，且甲状腺功能检测TSH升高、$T_4$减低。

5. 遗传性疾病　努南综合征、低血磷性佝偻病、Turner综合征、Prader-Willi综合征、各种骨或软骨发育不全等，对身材矮小显著，合并有特殊面容和体态、骨骼、软骨发育异常、智力障碍、同胞或者父母有类似特征者应进行遗传学分析以明确诊断。

对照患儿病史、体格检查和化验检查，排除以上诊断，GHD诊断明确。

目前国内可以用生长激素治疗身材矮小症的疾病除GHD外，还有特纳综合征、Prader-Willi综合征、小于胎龄儿、特发性身材矮小症、努南综合征、短肠综合征、慢性肾功能不全移植前等。rhGH治疗GHD患儿疗程宜长，rhGH除了在儿童期可促进线性生长外，还可使患者在过渡期(从青春期后期线性生长结束到完全成熟为成人个体这一阶段)和成人期获得益处。生长激素禁用于以下情况：活动性肿瘤、布卢姆(Bloom)综合征、范科尼(Fanconi)综合征、唐氏(Down)综合征等有肿瘤风险的疾病；活动性精神病、乙型肝炎、严重肥胖、未控制的糖尿病、未控制的严重阻塞性睡眠呼吸暂停等；骨骺已完全闭合，禁用生长激素用于促生长治疗。医生应根据临床检测指标及以下停药指征，确定是否应该停药：GHD患儿疗程宜长，可持续至身高满意或骨骺融合；特发性身材矮小症患儿生长速率<2 cm/年，和/或男孩骨龄>16岁，女孩骨龄>14岁身高达正常成人范围；小于胎龄儿生长速率<2 cm/年考虑停药；特纳(Turner)综合征获得满意身高或骨龄≥14岁，生长速率<2 cm/年；Prader-Willi综合征持续至达到或接近成人身高，成人期小剂量改善体成分、脂代谢。儿科医生有必要尽早向患者提供医学咨询，并与成人科医生密切合作，帮助患者顺利过渡。同时也应避免滥用rhGH，做到规范使用，保证治疗的有效性和安全性。

## 四、练习题

1. 如何定义身材矮小症？常见病因有哪些？
2. GHD的诊断依据是什么？
3. rhGH在儿科可用于治疗哪些疾病？
4. rhGH治疗GHD过程中需要监测哪些指标？

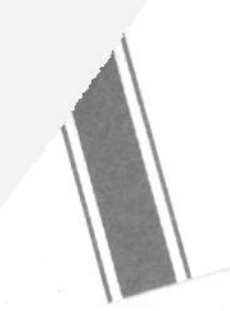



## 五、推荐阅读

[1]中华医学会儿科学分会内分泌遗传代谢学组. 矮身材儿童诊治指南[J]. 中华儿科杂志,2008,46(6):428-430.

[2]梁雁. 基因重组人生长激素儿科临床规范应用的建议[J]. 中华儿科杂志. 2013,51(6):426-432.

[3]王卫平,孙锟,常立文. 儿科学[M]. 9版. 北京:人民卫生出版社,2018.

[4]GRIMBERG A, DIVALL S A, POLYCHRONAKOS C, et al. Guidelines for growth hormone and insulin-like growth factor-i treatment in children and adolescents: growth hormone deficiency, idiopathic short stature, and primary insulin-like growth factor-i deficiency[J]. Horm Res Paediatr, 2016,86(6):361-397.

[5]Xu S S, Gu X F, Pan H, et al. Reference ranges for serum IGF-1 and IGFBP-3 levels in Chinese children during childhood and adolescence[J]. Endocr J,2010,57(3):221-228.

[6]罗小平,梁雁. 儿童矮身材遗传学诊断与研究的挑战和机遇[J]. 中华儿科杂志,2020,58(6):443-446.

(娄　丹　卢亚亚)